Crosslink 薬学テキスト

医薬品情報学

Drug Informatics

編集 **真野泰成**
東京理科大学 薬学部 教授

MEDICAL VIEW

本書では，厳密な指示・副作用・投薬スケジュール等について記載されていますが，これらは変更される可能性があります．本書で言及されている薬品については，製品に添付されている製造者による最新の情報を十分にご参照ください．

Crosslink Pharmaceutical Textbook : Drug Informatics
(ISBN 978-4-7583-2224-9 C3347)

Editor : MANO Yasunari

2025. 1.10　1st　ed

©MEDICAL VIEW, 2025
Printed and Bound in Japan

Medical View Co., Ltd.
2-30 Ichigayahonmuracho, Shinjyukuku, Tokyo, 162-0845, Japan
E-mail　ed@medicalview.co.jp

編集の序

　医療が高度化，複雑化，多様化していくなか，医療DXの推進により，添付文書，処方箋，お薬手帳の電子化，ビッグデータや人口知能（AI）の活用など，医薬品情報を取り巻く環境は飛躍的に進化しています。このような背景において，膨大で多様な情報から有用で価値ある情報を見出し，医療における意思決定をするために「医薬品情報」はますます重要性を増しています。

　医薬品の開発から臨床使用までのライフサイクルにおいて発生する情報は多種多様であり，これらの医薬品情報は製薬現場，医療現場，行政分野などさまざまな立場から収集・評価・伝達されることで，医薬品の適正使用につながっていきます。また，患者個々の薬物治療の最適化，さらには医療機関や地域における適正使用の推進や安全対策の立案を行ううえで，医薬品情報は不可欠です。情報源や情報媒体を把握し，網羅的かつ最新の情報を収集し，正しく評価し，目的に応じて加工・提供する必要があります。このように「医薬品情報学」は，薬の専門家として情報を適切に扱うための知識・技能を学ぶ重要な分野です。医薬品情報をいかに活用するかは医薬品を扱う者の使命といえます。

　本書は，これから薬剤師を目指す薬学生のために，医薬品情報に関する知識と技能を修得できることを目的に企画されました。本書では，医薬品情報の役割と意義，収集，解析と評価，応用と創生，患者情報という医薬品情報の基礎から応用まで広範囲にわたる内容を1冊にまとめています。特に，添付文書や医薬品インタビューフォーム，Webサイトなどの実例を挙げつつ，医薬品情報の特徴と収集方法を解説しています。加えて，情報を解析・評価するための医療統計や臨床研究の解説のほか，腎機能障害，小児，妊娠・授乳中の患者など多様な目的に応じた情報の選択と収集についての解説も充実しています。これらの内容は「令和4年度改訂版薬学教育モデル・コア・カリキュラム」の「D-3医療における意思決定に必要な医薬品情報」に対応しています。

　本書の刊行にあたり，多くの先生方にご尽力いただきました。各々の視点からの知見を集約することで，講義だけでなく実習・臨床にも役立つ内容となりました。ご協力をいただいた執筆者の方々にはこの場を借りて深く感謝申し上げます。

　読者の皆さんが本書から学んだ知識や考え方を臨床現場で活かし，多くの患者ならびに社会に貢献できる薬剤師として活躍されることを心から願っております。

2024年11月

真野泰成

執筆者一覧

編集

真野泰成	東京理科大学 薬学部 教授

執筆者（掲載順）

真野泰成	東京理科大学 薬学部 教授
大津史子	名城大学 薬学部 教授
小川竜一	アムジェン株式会社 メディカルアフェアーズ本部
後藤伸之	福井大学医学部附属病院 薬剤部 教授／薬剤部長
鹿野真弓	東京理科大学 薬学部 嘱託教授
田中雅也	日本製薬工業協会 医薬品評価委員会 ファーマコビジランス部会
定月保就	日本製薬工業協会 医薬品評価委員会 ファーマコビジランス部会
中村美紀	日本製薬工業協会 医薬品評価委員会 ファーマコビジランス部会
川口奈美	日本製薬工業協会 医薬品評価委員会 ファーマコビジランス部会
松本直樹	日本製薬工業協会 医薬品評価委員会 ファーマコビジランス部会
目良朱美	日本製薬工業協会 医薬品評価委員会 ファーマコビジランス部会
若林真希	日本製薬工業協会 医薬品評価委員会 ファーマコビジランス部会
金子亜紀子	日本製薬工業協会 医薬品評価委員会 ファーマコビジランス部会
鈴木栄一	日本製薬工業協会 医薬品評価委員会 ファーマコビジランス部会
竹本信也	日本製薬工業協会 医薬品評価委員会 ファーマコビジランス部会／中外製薬株式会社 セイフティサイエンス第二部 部長
岡田裕子	高崎健康福祉大学 薬学部 教授
齋藤充生	日本医薬情報センター 技術顧問
野村香織	福島県立医科大学 ふくしま国際医療科学センター 先端臨床研究センター 准教授
飯嶋久志	千葉県薬剤師会 薬事情報センター長
冨田隆志	広島大学病院 薬剤部 副薬剤部長
木下 淳	兵庫医科大学 薬学部 准教授
中村敏明	大阪医科薬科大学 薬学部 教授
角山香織	大阪医科薬科大学 薬学部 専門教授
荒 義昭	国立病院機構災害医療センター 薬剤部 薬剤部長
若林 進	杏林大学医学部付属病院 薬剤部 薬剤科長
富野浩充	焼津市立総合病院 薬剤部
赤木祐貴	国立病院機構埼玉病院 薬剤部 副薬剤部長
佐藤弘康	網走厚生病院 薬剤科 薬局長代理
大野能之	東京大学医学部附属病院 薬剤部 副薬剤部長
永田将司	東京科学大学病院 薬剤部 病院教授／薬剤部長

近藤悠希	熊本大学 大学院生命科学研究部 准教授
酒井隆全	名城大学 薬学部
樽野弘之	がん研究会有明病院 先進がん治療開発センター 審査管理部長
村井ユリ子	東北医科薬科大学 薬学部 教授
大場延浩	日本大学 薬学部 教授
今井俊吾	慶應義塾大学 薬学部 専任講師
川口　崇	東京薬科大学 薬学部 教授
高柳理早	順天堂大学 薬学部 先任准教授
新井さやか	千葉大学医学部附属病院 薬剤部 副薬剤部長
渡邉享平	福井大学医学部附属病院 医学研究支援センター／薬剤部 講師
鈴木貴明	山梨大学医学部附属病院 薬剤部 特任教授／薬剤部長
池田俊也	国際医療福祉大学 医学部 公衆衛生学 教授
丸山桂司	帝京平成大学 薬学部 教授
河原昌美	愛知学院大学 薬学部 教授
前田幹広	聖マリアンナ医科大学病院 薬剤部 課長補佐
谷藤亜希子	神戸大学医学部附属病院 薬剤部 薬剤主任
下平秀夫	帝京大学 薬学部 教授
青森　達	高崎健康福祉大学 薬学部 教授
小池博文	横浜市立大学附属病院 薬剤部 副薬剤部長
内倉　健	昭和大学 薬学部 講師
小出大介	東京大学大学院 医学系研究科 特任教授
柴田ゆうか	広島大学病院 薬剤部 副薬剤部長
折山豊仁	東京大学医学部附属病院 薬剤部
平野　剛	北海道医療大学 薬学部 教授

目次

第1章 医療における医薬品情報の役割と意義 … 1

1 医薬品情報とは … 2
1. 医薬品(くすり)と情報 … 真野泰成 2
2. 医薬品の適正使用 … 真野泰成 2
3. デジタル社会における医薬品情報 … 真野泰成 4
4. 医薬品の必須情報 … 大津史子 7
5. 医薬品情報の性質・特性 … 大津史子 8
6. 医薬品情報に関連する職種 … 大津史子 10
7. 医薬品情報を学ぶということ … 大津史子 10
- まとめ … 12

第2章 医薬品のライフサイクルと医薬品情報 … 13

1 医薬品の開発から臨床使用までの医薬品のライフサイクルについて … 小川竜一 14
1. 医薬品のライフサイクルの概要 … 14
- まとめ … 16

2 医薬品の研究開発過程と得られる医薬品情報 … 17
1. 開発過程で実施される試験の概要 … 小川竜一 17
2. 新薬の承認申請資料 … 後藤伸之 21
3. 後発医薬品等の開発過程で実施される試験の概要と承認申請資料 … 後藤伸之 26
4. 承認申請,臨床研究などを取り巻く現状 … 鹿野真弓 29
5. レギュラトリーサイエンス … 鹿野真弓 33
- まとめ … 35

3 医薬品の市販後に行われる調査・試験と得られる医薬品情報 … 36
1. 市販後調査の意義・目的 … 小川竜一 36
2. 市販後に行われる医薬品安全性監視の概要 … 小川竜一 37
3. 再審査制度 … 小川竜一 38
4. 再評価制度 … 小川竜一 39
5. 副作用・感染症報告制度 … 小川竜一 40
6. 製造販売後の体制と基準 … 田中雅也,定月保就 43
7. 安全性情報の収集 … 中村美紀,川口奈美,松本直樹,目良朱美,若林真希 44
8. 製造販売後の調査および試験からの情報収集 … 田中雅也,定月保就 46
9. 電子添文改訂等の安全性情報の提供 … 金子亜紀子,鈴木栄一 48
10. 医薬品リスク管理計画(RMP) … 竹本信也 50
- まとめ … 54

第3章 医薬品の情報源と収集 ... 57

1 医薬品情報源の加工度による分類 ... 岡田裕子 58
- 1 加工度による医薬品情報源の分類 ... 58
- 2 一次資料 ... 59
- 3 二次資料 ... 60
- 4 三次資料 ... 61
- 5 医薬品情報の収集（検索）手順と使い分け ... 65
  - ●まとめ ... 66

2 情報の収集と検索（文献検索） ... 齋藤充生 68
- 1 データベースの種類 ... 68
- 2 PubMedについて ... 69
- 3 その他のデータベース ... 72
  - ●まとめ ... 74

3 医薬品添付文書 ... 75

3-1 医療用医薬品 ... 野村香織 75
- 1 添付文書の位置づけ ... 75
- 2 添付文書の記載項目 ... 77
  - ●まとめ ... 92

3-2 OTC医薬品 ... 飯嶋久志 93
- 1 要指導・一般用医薬品添付文書 ... 93
- 2 添付文書の改訂 ... 96
- 3 専門家向けの情報 ... 98
  - ●まとめ ... 99

4 医薬品インタビューフォーム ... 冨田隆志 100
- 1 概要と記載項目 ... 100
- 2 IFの活用と医療用医薬品添付文書との相違 ... 111
  - ●まとめ ... 112

5 ガイドライン ... 木下 淳 114
- 1 診療ガイドラインとは ... 114
- 2 診療ガイドラインの検索方法 ... 114
- 3 診療ガイドラインの作成方法と構成 ... 116
- 4 入手可能な情報と活用法 ... 117
  - ●まとめ ... 118

6 厚生労働省，PMDAなど行政機関が発行する資料 ……………… 中村敏明 119
- 1 厚生労働省 …………………………………………………………………… 119
- 2 PMDA ………………………………………………………………………… 120
  - ●まとめ …………………………………………………………………… 122

7 製薬企業などが発行する資料 …………………………………… 角山香織 123
- 1 製薬企業などが発行する資料の概要 ……………………………………… 123
  - ●まとめ …………………………………………………………………… 129

8 代表的なWebサイトを利用した情報収集 ……………………………… 131
- 1 医薬品情報関連サイト ……………………………………… 荒 義昭 131
- 2 医療情報関連サイト ………………………………………… 若林 進 135
  - ●まとめ …………………………………………………………………… 137

9 調査目的に合った情報源の選択と収集 ………………………………… 139

9-1 効能・効果，有効性 …………………………………………………… 139
- 1 添付文書・医薬品インタビューフォームからの情報の選択と収集 … 富野浩充 139
- 2 保険適用外の使用法に関する情報の選択と収集 ………… 富野浩充 140
- 3 医薬品情報検索ツール・医薬品集からの情報の選択と収集 … 赤木祐貴 143
  - ●まとめ …………………………………………………………………… 144

9-2 安全性（副作用） ……………………………………………… 佐藤弘康 146
- 1 安全性（副作用）に関する情報収集 ……………………………………… 146
  - ●まとめ …………………………………………………………………… 148

9-3 薬物相互作用 …………………………………………………… 大野能之 149
- 1 薬物相互作用の情報と活用の仕方 ………………………………………… 149
  - ●まとめ …………………………………………………………………… 154

9-4 薬剤鑑別 ………………………………………………………… 佐藤弘康 155
- 1 薬剤鑑別の重要性 …………………………………………………………… 155
  - ●まとめ …………………………………………………………………… 157

9-5 薬物動態 ………………………………………………………… 永田将司 158
- 1 薬物動態（PKパラメータ） ………………………………………………… 158
  - ●まとめ …………………………………………………………………… 160

9-6 腎機能障害・透析患者 ………………………………………… 近藤悠希 161
- 1 腎機能障害・透析患者の薬物療法に関する医薬品情報 ………………… 161
  - ●まとめ …………………………………………………………………… 165

9-7 小児の薬物療法 ………………………………………………… 富野浩充 166
- 1 小児の薬物療法の考え方 …………………………………………………… 166

- 2 投与量の調べ方 ･･･ 167
- 3 小児用量が不明な場合の考え方 ･･････････････････････････ 168
- 4 小児特有の検査値 ･････････････････････････････････････ 169
- 5 内服できない場合 ･････････････････････････････････････ 170
  - まとめ ･･･ 170

9-8 妊娠中の薬物療法 ･･････････････････ 酒井隆全, 大津史子 171
- 1 妊娠中の薬物療法に関する医薬品情報 ･･･････････････････ 171
  - まとめ ･･･ 173

9-9 授乳中の薬物療法 ･･････････････････ 酒井隆全, 大津史子 174
- 1 授乳中の薬物療法に関する医薬品情報 ･･･････････････････ 174
  - まとめ ･･･ 175

9-10 中毒情報 ･････････････････････････ 酒井隆全, 大津史子 176
- 1 中毒に関する医薬品情報 ･･･････････････････････････････ 176
  - まとめ ･･･ 177

9-11 治験・臨床試験 ･･････････････････････････････ 樽野弘之 179
- 1 治験・臨床試験の情報 ･････････････････････････････････ 179
  - まとめ ･･･ 181

第4章 医薬品情報の解析と評価 183

1 医薬品情報の信頼性と妥当性 ･････････････････････ 村井ユリ子 184
- 1 医薬品情報の質の評価 ･････････････････････････････････ 184
- 2 種々の情報源の評価 ･･･････････････････････････････････ 186
- 3 学術雑誌の評価 ･･･････････････････････････････････････ 187
- 4 一次資料(個々の論文)の評価 ･･･････････････････････････ 188
- 5 二次資料の評価 ･･･････････････････････････････････････ 192
- 6 三次資料の評価 ･･･････････････････････････････････････ 193
  - まとめ ･･･ 194

2 医療統計の考え方と実践 ･･････････････････････････ 大場延浩 195
- 1 医療における統計学の役割 ･････････････････････････････ 195
- 2 検定と推定 ･･･ 198
- 3 パラメトリック検定とノンパラメトリック検定 ･･･････････ 200
- 4 回帰分析 ･･･ 202
- 5 生存時間解析 ･･･ 203
  - まとめ ･･･ 206

3 臨床研究デザインと解析 …… 207

1. 臨床研究の代表的な手法と分類 …… 今井俊吾 207
2. 臨床研究におけるバイアスと交絡 …… 今井俊吾 208
3. 観察研究の主な研究デザイン …… 今井俊吾 210
4. 観察研究の結果のパラメータ …… 今井俊吾 214
5. コホート研究とケースコントロール研究の解析例 …… 今井俊吾 216
6. 介入研究について …… 川口 崇 218
7. 臨床試験の目的と試験デザイン …… 川口 崇 218
8. 臨床試験の効果指標 …… 川口 崇 221
   - まとめ …… 224

4 EBMの実践と医薬品情報 …… 高柳理早 225

1. EBMの概念 …… 225
2. EBM実践のプロセス …… 226
3. メタアナリシス …… 229
   - まとめ …… 232

5 医薬品の有効性の評価 …… 233

1. 医薬品の有効性評価に活用できる情報 …… 高柳理早 233
2. 評価指標 …… 高柳理早 234
3. 一次資料(原著論文)の評価と活用 …… 高柳理早 237
4. 審査報告書の活用 …… 高柳理早 237
5. 製薬企業からの情報の評価と活用 …… 新井さやか 238
6. 医療施設における有効性の評価と活用 …… 新井さやか 240
   - まとめ …… 242

6 医薬品の安全性の評価 …… 243

1. 医薬品の安全性評価に活用できる情報 …… 渡邉享平 243
2. 有害事象と副作用 …… 渡邉享平 244
3. 有害事象発現時の評価 …… 渡邉享平 244
4. 有害事象の因果関係評価 …… 渡邉享平 246
5. 安全性シグナルの検出 …… 酒井隆全 249
6. 医療施設における医薬品の安全性評価 …… 鈴木貴明 251
   - まとめ …… 254

7 その他の評価 …… 256

1. 薬剤経済学(医薬品の経済性の評価) …… 池田俊也 256
2. 費用効用分析の批判的吟味のポイント …… 池田俊也 259
3. 健康食品の有効性・安全性評価 …… 丸山桂司 260
4. 医薬品適正使用のための評価 …… 河原昌美 263
5. 医療にかかわる情報の評価 …… 前田幹広 267
   - まとめ …… 268

第5章 医薬品情報の応用と創生 … 269

1 医薬品情報の加工・提供・発信 … 270
- 1 薬剤師が提供する医薬品情報の分類 … 谷藤亜希子 270
- 2 能動的医薬品情報提供 … 谷藤亜希子 272
- 3 受動的医薬品情報提供 … 新井さやか 277
- 4 OTC医薬品に関する情報 … 下平秀夫 279
- 5 薬局における情報提供 … 下平秀夫 281
  - ●まとめ … 283

2 情報を取り扱ううえでの注意点 … 齋藤充生 285
- 1 知的所有権について … 285
- 2 患者情報利用について … 287
- 3 守秘義務について … 288
- 4 医薬品の広告 … 289
  - ●まとめ … 289

3 先発医薬品と後発医薬品・バイオ後続品の比較・評価 … 青森 達 291
- 1 後発医薬品 … 291
- 2 後発医薬品を採用する際の検討事項 … 292
- 3 バイオ後続品(バイオシミラー)の比較・評価 … 293
  - ●まとめ … 294

4 フォーミュラリの運用 … 小池博文 295
- 1 フォーミュラリとは … 295
- 2 フォーミュラリの定義と作成 … 297
- 3 フォーミュラリの運用と影響 … 298
  - ●まとめ … 299

5 情報の創生と課題解決を目指した研究計画の立案 … 内倉 健 300
- 1 臨床研究とは … 300
- 2 臨床研究の進め方 … 301
- 3 研究計画の作成 … 302
- 4 臨床研究に関係する用語 … 303
- 5 臨床研究に関する法令や指針,ガイドライン … 305
  - ●まとめ … 306

6 医療ビッグデータの例と特徴 … 307
- 1 医療分野の電子化 … 小出大介 307
- 2 医療ビッグデータについて … 小出大介 308

3 医療ビッグデータの活用事例 ········· 酒井隆全 310
　● まとめ ·· 312

第6章 患者情報 ··· 315

1 情報と情報源 ··· 316
　1 患者情報と情報源・媒体 ················ 柴田ゆうか 316
　2 薬物治療の個別最適化の考え方 ············ 折山豊仁 319
　3 薬物治療を個別最適化するために把握すべき患者情報 ······ 折山豊仁 320
　4 医薬品の効果や副作用の指標となる患者情報 ······ 折山豊仁 322
　● まとめ ·· 323

2 患者情報の収集・評価・管理 ························ 平野　剛 325
　1 患者情報の収集・評価 ································· 325
　2 問題志向型システム ·································· 325
　3 POSの構成要素 ······································· 326
　4 SOAP形式 ·· 328
　5 守秘義務 ··· 329
　6 個人情報保護 ··· 330
　7 マイナンバーカードの活用 ························· 331
　8 オンライン資格確認 ·································· 331
　9 電子処方箋 ··· 332
　● まとめ ·· 333

索引 ··· 334

「薬学教育モデル・コア・カリキュラム 令和4年度改訂版」対応表

〈医薬品情報学〉

「薬学教育モデル・コア・カリキュラム 令和4年度改訂版」			本書での対応
学修目標	関連する学修目標	学修事項	
D 医療薬学			
D-3 医療における意思決定に必要な医薬品情報			
D-3-1 医薬品のライフサイクルと医薬品情報 1) 医薬品の開発から臨床使用までの医薬品のライフサイクルにおいて，発生する情報の種類を挙げ，その背景と特徴を種々の規制・制度と関連付けて説明する。	1)	(1) 医薬品のライフサイクル	1章，2章-1，2章-2，2章-3
^	^	(2) 医薬品の有効性・安全性を確保するための制度とその過程で発生する情報	2章-2，2章-3
D-3-2 医薬品情報の情報源と収集 1) 医薬品情報の情報源を挙げ，その特徴，位置づけ，情報源の評価について説明する。 2) 添付文書（医療用医薬品，一般用医薬品，要指導医薬品）の法的位置づけを理解し，記載項目の意味を説明し，記載内容を適切に解釈する。 3) 医薬品インタビューフォームの位置づけを理解した上で適切に使用する。 4) ガイドラインの作成方法や適応範囲を確認した上で，適切に使用する。 5) 厚生労働省，医薬品医療機器総合機構，製薬企業などが発行する資料とその特徴，位置づけについて説明する。 6) 医療に関わるインターネット上の情報について，その作成機関や背景を確認した上で，適切に使用する。 7) 医学・薬学文献データベースについて，そのデータベースの特徴を理解し，検索におけるシソーラスの役割を理解して適切に検索する。 8) 調査目的（効能・効果，有効性，安全性（副作用），相互作用，妊婦への投与，中毒等）に適した情報源を選択し，適切な検索の手法を用いて必要な情報を収集する。	1)	(1) 代表的な一次資料，二次資料，三次資料	3章-1
^	2), 3), 8)	(2) 添付文書，医薬品インタビューフォーム	3章-3，3章-4，3章-7，3章-9
^	4), 5), 8)	(3) ガイドライン，医薬品医療機器総合機構より入手可能な情報	3章-5，3章-6，3章-9
^	6), 8)	(4) 代表的なウェブサイトを利用した情報収集	3章-8，3章-9
^	7), 8)	(5) 代表的な医学・薬学文献データベースと文献検索	3章-2，3章-9
D-3-3 医薬品情報の解析と評価 1) 調査目的に対して収集した情報をその情報のエビデンスの質や，信頼性，妥当性に配慮しながら解析・評価する。 2) 研究デザインの種類とエビデンスの質を関連付けて説明する。 3) 根拠に基づいた医療（EBM）の概念を説明し，プロセスを実践する。 4) 臨床研究論文を研究デザインに合わせて批判的に吟味し，結果を適切に解釈する。 5) 医薬品の有効性を収集した情報を用いて適切に解析・評価する。 6) 医薬品の安全性を収集した情報を用いて適切に解析・評価する。 7) 特別用途食品，保健機能食品，いわゆる健康食品等の有効性と安全性について，適切に評価する。	1)	(1) 情報評価の意味と方法	4章-1
^	2)	(2) 研究デザインと使用目的，エビデンスの質	4章-1，4章-3
^	3)	(3) EBMのプロセス	4章-4
^	4)	(4) 臨床研究論文の批判的吟味	4章-2，4章-3，4章-4
^	1), 2), 3), 4), 5), 6)	(5) 医薬品の有効性評価，安全性評価	4章-2，4章-5，4章-6
^	1), 2), 3), 4), 7)	(6) 医薬品以外の医療に関わる情報の評価	4章-2，4章-7

xiii

D-3-4 医薬品情報の応用と創生			
1) 収集・評価した医薬品情報を，その情報を使う対象を考慮して，活用する。 2) 収集した資料やエビデンスを適切に評価し，比較する。 3) 不足している情報の創生や課題の解決を目的に，適切な情報リソースや研究デザインを検討し，研究計画の概要を立案する。	1)	(1) 医薬品情報の加工・提供・発信	5章-1
	1), 2)	(2) 情報を取り扱う上での注意点（知的所有権，守秘義務など）	5章-2
	1), 2)	(3) 医薬品の比較評価（同種同効薬，先発・後発医薬品など）	5章-3, 5章-4
	3)	(4) 医療ビッグデータの例と特徴	5章-6
	3)	(5) 不足している情報の創生や課題解決を目指した研究計画	5章-5
D-3-5 患者情報			
1) 患者基本情報とその情報源及び媒体を説明する。 2) 問題志向型システム（POS）の意義を理解し，SOAP形式等を用い，患者情報より問題点を抽出，評価，計画の記録をする。 3) 薬物治療を個別最適化するために必要な患者情報を抽出し，考慮すべき事項を説明する。 4) 守秘義務と個人情報保護に配慮した患者情報管理の重要性を説明する。 5) 医療における患者情報のデジタル化や，その取扱いについて説明する。	1), 2), 3)	(1) 薬物治療の効果・副作用評価に必要な患者情報（基本的情報，遺伝的素因，年齢的要因，臓器機能，生理的要因等）	6章-1
	2)	(2) 問題指向型システム（POS），SOAP	6章-2
	1), 2), 3)	(3) 患者情報の媒体（調剤録，薬剤服用歴，お薬手帳，処方箋，診療録など）	6章-1, 6章-2
	4)	(4) 守秘義務，個人情報保護	5章-2, 6章-2
	5)	(5) 医療における情報通信技術（ICT）の進展	1章

〈他領域とのつながり〉

「薬学教育モデル・コア・カリキュラム 令和4年度改訂版」		本書での対応
Ⓐ 薬剤師として求められる基本的な資質・能力		1章
Ⓑ 社会と薬学	B-1 薬剤師の責務	1章, 4章-4, 5章-1, 5章-2, 6章-1, 6章-2
	B-4 医薬品等の規制	1章, 2章-1, 2章-2, 2章-3, 4章-7, 5章-5
	B-5 情報・科学技術の活用	1章, 4章-2, 4章-3, 5章-6
Ⓓ 医療薬学	D-4 薬の生体内運命	3章-9
	D-6 個別最適化の基本となる調剤	3章-9

※本書は「薬学教育モデル・コア・カリキュラム 令和4年度改訂版」において「D-3 医療における意思決定に必要な医薬品情報」と 関連の強い項目である「F-1 薬物治療の実践」「F-3 医療マネジメント・医療安全の実践」における内容も含まれています。なお，本書は「薬学教育モデル・コア・カリキュラム 平成25年度改訂版」に基づいた講義にもご活用いただけます。

第1章

医療における医薬品情報の役割と意義

1章 医療における医薬品情報の役割と意義

1 医薬品情報とは

1 医薬品（くすり）と情報

● 医薬品がその機能を発揮するためには情報（医薬品情報）が必須である

　医薬品は化合物であるが，情報が付加されて医薬品としての機能を発揮する．化合物としては名称，分子量，化学構造式，外観・性状，溶解性などの物理化学的性質を表す情報がある．しかし，それらの情報だけでは医薬品とはならない．医薬品として機能を発揮するためには，物理化学的性質を表す情報以外に，さらに効能・効果，用法・用量，有効性，副作用，相互作用などの情報が必要である．医薬品はこれらの医薬品情報が備わり一体となってはじめて，疾病の診断・治療または予防に使うことが可能となる．

2 医薬品の適正使用

● 医薬品のベネフィットを最大限に確保し，リスクを最小限に抑えるためには，医薬品の適正使用の遂行が重要となる
● 医薬品の適正使用の遂行においては，さまざまな段階や領域の情報を俯瞰的かつ横断的にとらえる必要がある

　医薬品（くすり）は，「上から読めばくすり，下から読めばリスク」と言われるように，作用（効果）と副作用がある．つまり，医薬品はベネフィット（効果）とともに，少なからずリスク（副作用）が存在する．

　医薬品を使用する際は，患者の状況などを踏まえてベネフィットとリスクのバランスを常に考えて判断する必要がある．ベネフィットを最大限に確保し，リスクを最小限に抑えるためには，「**医薬品の適正使用**」の遂行が重要となる．

　1993年，**ソリブジン事件**（p.149参照）の発生と並行して，21世紀の医薬品のあり方に関する懇談会の提言が発出され，医薬品の適正使用のサイクルについて次のように提唱された．

　「医薬品の適正使用」とは，的確な診断に基づき，患者の状態にかなった最適の薬剤，剤形と適切な用法・用量が決定され，これに基づき調剤されること，次いで患者に薬剤についての説明が十分理解され，正確に使用された後，その効果や副作用が評価され，処方にフィードバックされるという一連のサイクルを指す．それぞれの段階において，医薬品情報を活用し，正しく判断・対応することで，医薬品の適正使用サイクルを円滑に回していく必要がある（**図1**）[1]．

　言い換えれば，医薬品の適正使用サイクルとは，主に製薬企業における医薬品の開発（創薬）から

2

創出された医薬品情報が承認後,臨床現場において医療関係者から患者に提供され,ベネフィット/リスクバランスを考慮し医薬品が使用され,さらに情報が加わり,これらの過程において,安全性をつかさどる行政(厚生労働省,医薬品医療機器総合機構)にもフィードバックされ,より有効で安全に使用していくプロセスともいえる。最終的なゴールである患者の最適な治療を実施するためには,前述の医薬品情報にかかわる職種が互いに医薬品情報を共有しそれぞれの役割を果たすとともに,医療関係者と患者が協力し合う良好な関係も必要となる。

このように医薬品情報には,医薬品の開発から市販後に至るまでの多種多様な情報が含まれる。医薬品を適正に使用するためには,どの段階でどんな情報があるのか把握したうえで,網羅的かつ最新の情報を収集し,正しく評価し,目的に応じて加工し,提供する必要がある。

医薬品情報は前述のように,物理化学的性質を表す情報以外に薬理,薬物動態,製剤,調剤などに関する情報や,薬剤疫学や統計に関することなどさまざまな情報が含まれる。例えば,同効他剤の薬効・薬理の比較を行う場合,標的部位に対する作用,*in vitro*における受容体への結合親和性,酵素への阻害定数などの基礎的情報に加え,臨床薬理試験や臨床試験における有効性や安全性の情報を入手し,評価する必要がある。医薬品を適正に使用するためには,このようなさまざまな領域の情報を俯瞰的かつ横断的にとらえることが重要となる。

> **学習の要点**
> **医薬品適正使用のための情報提供について**
> 薬剤師は,薬剤師法第二十五条の二の規定により,調剤した薬剤の適正な使用のため,販売または授与の目的で調剤した際は,患者などに対し必要な情報の提供および必要な薬学的知見に基づく指導を行うことが義務づけられている。一方,医薬品の製造販売業者等は,医薬品,医療機器等の品質,有効性及び安全性の確保等に関する法律(薬機法)六十八条の二の規定により,医薬品の有効性や安全性に関する事項や適正な使用のために必要な情報を収集し検討するとともに,これらの情報を医薬関係者へ提供することが義務づけられている。

1章 医療における医薬品情報の役割と意義

図1 医薬品の適正使用サイクル

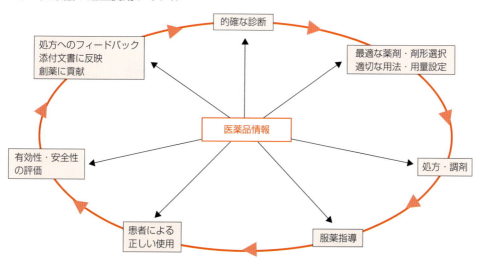

(文献1)を基に作成)

3 デジタル社会における医薬品情報

POINT
- 医療・健康領域でもデジタル化・ICT化が進み，膨大なデータに基づく個別の医療最適化が可能になりつつある
- 医療の効率や質を向上させることを目的に，わが国において医療DXが推進されている

医療DXとは

医療が高度化・複雑化していくなかで近年，科学技術の急速な発展により医療・健康に関するデータのデジタル化・ICT化が進み，膨大なデータに基づく個別の医療最適化が可能になりつつある。デジタルトランスフォーメーション（**DX**）とは，スウェーデンのStolterman博士により，「IT（情報技術）の浸透が，人々の生活をあらゆる面でより良い方向に変化させること」と2004年に定義された[2]。これを踏まえ，**医療DX**とは，保健・医療・介護の各段階（疾病の発症予防，受診，診察・治療・薬剤処方，診断書等の作成，診療報酬の請求，医療介護の連携によるケア，地域医療連携，研究開発など）において発生する情報やデータを，全体最適された基盤（クラウド）を通して，保健・医療や介護関係者の業務やシステム，データ保存の外部化・共通化・標準化を図り，国民自身の予防を促進し，より良質な医療やケアを受けられるように，社会や生活の形を変えることをいう（**図2**）[3]。

わが国における医療DX推進の取り組み

わが国においては政府が主導となり，医療分野でのDXを通じたサービスの効率化や質の向上により，①国民のさらなる健康増進，②切れ目なくより質の高い医療などの効率的な提供，③医療情報の二次利用の環境整備，④医療機関などの業務効率化，⑤システム人材などの有効活用の実現を目指している（**図3**）[4,5]。本項では①～③について詳しく説明する。

①国民のさらなる健康増進

将来的には誕生から現在までの生涯にわたる保健医療データ（**ライフコースデータ**）が自分自身で一元的に把握可能となることで，個人の健

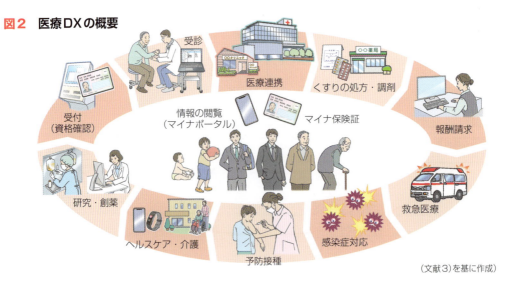

図2　医療DXの概要

（文献3）を基に作成）

---

*ICT: information and communication technology　*DX: digital transformation
*IT: information technology

康増進に寄与する。自分自身では必ずしも記憶していない検査結果情報，アレルギー情報などが可視化されることにより，将来的にも安全・安心な医療の受療が可能となる。さらにライフログデータを活用し，自分に合った健康管理のためのサービスを利用することで，例えば生活習慣病になる前に行動変容を起こし，疾病の予防につなげていくことが可能となる（PHRのさらなる推進）。

② 切れ目なくより質の高い医療などの効率的な提供

本人同意の下で，全国の医療機関などが必要な診療情報を共有することにより，切れ目なく質の高い医療の受療の可能を目指している。2021年3月から，薬局においてオンライン資格確認等システムが導入され，マイナンバーカードを用いて患者から同意を取得したうえで，薬局の薬剤師などの有資格者が薬剤情報や特定健診等情報を閲覧することがすでに可能となっている。

具体的な薬剤情報としては，医療機関などを受診した際に毎月請求される医科・歯科・調剤・DPCレセプト（電子レセプト）から抽出した薬剤の情報が挙げられ，特定健診結果情報には血液検査（肝機能・血糖・脂質など），尿検査などが含まれる。これらのデータを活用することで，複数の医療機関を受診する患者の情報を集約して把握することができるようになった。また，2023年1月から電子処方箋が開始され，複数の医療機関や薬局をまたがる過去の処方・調剤された情報を医師・薬剤師と共有することが可能となり，参照，活用することで重複投薬などのチェックが行える。加えて，患者はマイナポータルや電子版お薬手帳アプリにより自身に処方された薬剤の情報を閲覧することが可能となっている（6章p.325〜333参照）。今後は，オンライン資格確認等システムのネットワークの拡充に伴い，レセプト・特定健診等情報に加え，予防接種，電子処方箋情報，自治体検診情報，電子カルテなどの医療（介護を含む）全般にわたる情報について共有・交換できる全国的なプラットフォーム（全国医療情報プラットフォーム）の創設を目指している（図4）[6]。これにより，災害やCOVID-19の次の感染症危機を含め，全国いつどこの医療機関などにかかっても，必要な医療情

図3 医療DXにより実現される社会

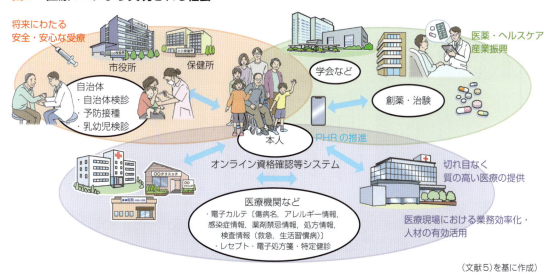

（文献5）を基に作成）

用語解説　PHR　生涯にわたる個人の健康・医療にかかわる情報（個人の健康や身体の情報を記録した健康・医療・介護などのデータ）のことで，個人の健康や医療，介護に関する情報をデジタル化して一元的に管理・活用する仕組みをいう。

＊PHR：personal health record　＊DPC：diagnosis procedure combination

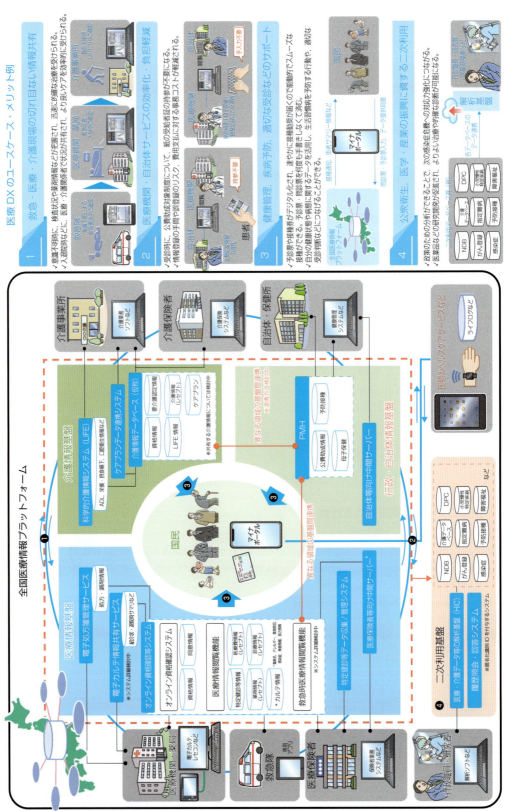

図4 全国医療情報プラットフォームの全体像（イメージ）

*LIFE：long-term care information system for evidence　*ADL：activities of daily living
*PMH：public medical hub　*HIC：healthcare intelligence cloud　*NDB：national data base

報が共有されることとなる。

③医療情報の二次利用の環境整備の実現

　政府と民間事業者との連携を図りつつ，保健医療データの二次利用により，創薬，治験などの医薬産業やヘルスケア産業の振興に資することが可能となり，結果として国民の健康寿命の延伸に貢献する。特に，2018年に施行された「医療分野の研究開発に資するための匿名加工医療情報に関する法律（通称：次世代医療基盤法）」により，国民・患者の医療情報を，個人を特定できないように加工し，新薬や治療法の開発に役立てることが可能となり，健康・医療データ（医療ビッグデータ）としての活用が期待されている（医療ビッグデータの活用例は5章 p.307〜312参照）。これらのデータは，限定的な状況で実施された臨床試験などで得られたデータとは異なり，実際の医療の状況をより反映しているため，リアルワールドデータ（RWD）ともよばれている。

　デジタル社会においては，膨大で多様な情報を整理して，いかに有用で価値あるデータとしていくかが重要となってくると思われる。そのためには，デジタル技術や医療ビッグデータを活用する知識とスキルを身につける必要がある。

　特に医療現場の問題解決にあたっては，医療ビッグデータの解析やAIなどの活用が重要な手段となっていくと予測される。データを抽出・分析し，今まで以上に医薬品情報を有効活用し，個別化した情報提供や意思決定を行い，医療の質の向上や医療の効率化に貢献することが期待される。また，RWDを活用し，新たなエビデンスの創出，すなわち医薬品情報をつくり出す能力もよりいっそう求められ，重要性が増すと予想される。

4 医薬品の必須情報

● 基礎研究から臨床使用までの過程における薬事制度と発生する情報の関連，特徴，その情報のもつ意味を理解する

　化学物質が医薬品になるまで，つまり基礎研究から臨床使用までの過程では，種々の規制や制度を背景として，さまざまな情報が発生する。**それぞれのフェーズで発生する情報の種類や特徴，その情報のもつ意味について，その情報がどこからどのように発生するのか，誰がなぜつくっているのか，背景も含めて理解しなければならない。**

　図5は医薬品の開発から実際に臨床使用されるまでの制度の流れとその過程で発生する必須情報を簡略化し，示したものである。上段に医薬品の開発過程と制度を記載した。下段には，それぞれのフェーズで発生する情報を基礎情報と有効性情報，安全性情報，さらには，経済性情報や使用性情報も加えてイメージ化した。基礎研究のフェーズから臨床使用のフェーズに向かって，情報量は増していく。また，各必須情報の主な媒体を記した。これらの情報媒体の詳細は，2章（p.14〜）で詳しく解説する。

＊RWD：real world data

図5 医薬品の開発から臨床使用までの制度の流れと発生する必須情報

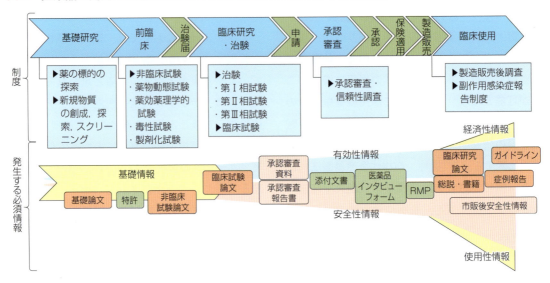

5 医薬品情報の性質・特性

● 医薬品の基礎情報と有効性，安全性情報は密接に関連している

　医薬品の主な基礎情報としては，化学物質としての情報である**物理化学的性状**や**体内動態情報**，そして**薬理作用情報**がある。物理化学的性状とは，構造式，分子式，脂溶性，水溶性などの情報である。これらの情報は，その医薬品が体の中に入ってからの振る舞いを規定する。どのような経路で体内に入り，ターゲットとなる臓器にどのように到達して，どのように薬理作用が現れるのか，また，体外に排泄されるまでにどのような運命を辿るのか，つまりこれらは体内動態情報や薬理作用情報である。そして，これらの基礎情報は有効性情報や安全性情報，さらには使用性情報や経済性情報へとつながっていく（**図6**）。

> **基礎へのフィードバック**
> **物理化学的性状**
> 　物理化学的性状（物性）は，基礎薬学の化学や物理で学んだことを振り返る機会となる。物性情報と体内動態情報を関連づけて理解すると，薬理や薬物治療を理解するうえでもおおいに役立つ。

　そして，その化学物質が薬効を示すのか，その薬効と毒性のバランスを動物実験で確認する。この段階を通過すると，その化合物を医薬品として流通させてよいかを判断する承認審査の段階となる。承認審査のための人での臨床試験，いわゆる治験が行われ，臨床で必要となる有効性情報や安全性情報が発生する。しかし，承認時の情報は治験という限られた状況のなかで収集，評価される。承認時に発生する医薬品情報の特徴として，よく5 toos（p.36参照）と表現されるが，

この状況で発生している情報であることを認識して扱う必要がある。例えば，承認時の副作用と製造販売後の副作用の頻度は大きく異なる。一般的に治験時の副作用の発生頻度に比べ，市販後の副作用の発生頻度は減少するが，実際に市販後に副作用が減少するわけではない。発現頻度が見かけ上減少する理由は，市販後は実際に観察し，測定する機会自体が減少するからである。治験時には患者の状態や訴えを詳細に観察し，検査を実施する。例えば，体内の電解質であるカリウムやナトリウムなども，治験時には異常が起こらないか観察するために実際に検査する。しかし市販後は，クリニックや病院での実臨床において，電解質を常時測定することはまずない。つまり，測定していないので頻度が低いだけであり，実際に電解質異常が起こっていなかったかどうかは，誰にもわからない。また，治験時には腹痛や吐き気など細かな自覚症状も観察する。しかし，日常診療においては患者が訴えない限り，すべての症状を詳しく聞くことはない。つまり，もともと観察していないため発生頻度が低かった，患者自身がその症状を自覚していない，医薬品の服用が原因だと考えていない，などの可能性が排除できない。

承認審査を経て，医薬品の製造承認が認められ，保険適用となり，いよいよ製造販売されると，今度は実際に臨床で使用された結果を反映した有効性情報，安全性情報が発生する。これらの情報は一度発生したらそこで終わりではない。さらに，収集され，評価され，更新されなければならない。なぜなら，実際の臨床現場での使用は，前述の5 toosと違い，さまざまな年齢・背景で，複数の疾患を有し，医薬品を服用している多くの患者に使われることになる。従って，これまでに発生していなかった副作用が観察されるようになる可能性がある（例えば，肝障害がもともとある人には，重篤な副作用が出やすかったり，ある医薬品を服用している場合は効果が半減されるというような情報が発生する）。これらの新たに発生する情報をさらに収集・評価し，新たな情報にバージョンアップしていく必要がある。

一方，情報を必要とする対象もさまざまである。医療従事者や患者，そして家族の場合もある。地域医療のなかでは，ヘルパーや地域で患者を支えるチームの場合もある。また，それぞれの対象により理解の程度にも当然差がある。従って，その情報の供給対象とその情報の利用目的に応

1章 医療における医薬品情報の役割と意義

図6 情報のつながりの例

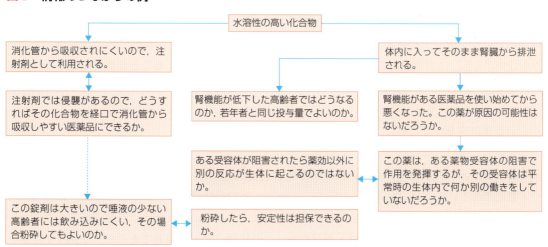

じた「評価」が必要である。
　つまり，医薬品情報は発生過程からその情報が実際に消費されるまでに「評価」を繰り返しながら，更新・バージョンアップされ，供給されなければならない。医薬品情報を使うことは，すなわち評価することと考えてほしい。

6　医薬品情報に関連する職種

● 医薬品の開発から臨床使用までの過程でさまざまな職種が医薬品情報を扱う

　医薬品を扱う人は，必ず医薬品情報を扱う必要がある。つまり，医療従事者すべてが医薬品情報に関連する職種といえる。**図5**上段に示した制度に沿ってみると，基礎研究に携わる研究者，臨床研究にかかわる医療従事者，承認審査や市販後の審査をはじめとする薬事行政，臨床使用での安全性を収集し製造販売後の情報を扱う製造販売企業の薬剤師，製造販売企業や卸業で扱う医薬品の医薬品情報を供給している薬剤師が関連している。実臨床においては，患者のケアに当たる薬剤師，医師，看護師などの医療従事者，さらには，環境行政，食品行政にあたる職種などが関連している。

7　医薬品情報を学ぶということ

● 医薬品情報は，基礎と臨床をつなぐ重要なツールである

　医薬品情報とは，「**医薬品にかかわる人間の行動において，その意思決定をするための根拠**」である。従って，その情報はその利用する対象や環境において，適正かつ最善なものでなければならない。もし，この意思決定の根拠となる「医薬品情報」が誤ったものや不確かなものであれば，利用する者の正しい意思決定を妨げることになる。正しい意思決定をするために，適正な医薬品情報が供給されなければならない。この役割こそ薬剤師に課せられた職能であり，医薬品情報を学ぶ意義である。
　医薬品情報を学ぶ目的は，①目の前の患者，つまり，**個の患者の薬物療法を最善・最適なも**のにするため，②**それぞれの組織・環境での医薬品の有効性/安全性を担保し，適正使用を推進する**ためである。さらに，もし①②を実践していて存在していない情報があることに気づいたら，③**ない情報はつくる**ことが重要である。つまり，医薬品情報を学ぶ意義は①〜③を実施できる能力を身につけることである（**図7**）。

個の患者の薬物療法を最善・最適なものにする（図7①）

　目の前の患者の薬物療法を最善・最適なものにするためには，例えば患者の処方が患者の今の状態にとって最適であるか，なかなかコント

ロールできないとしたら新しい治療法はないのか，もし新しい治療法があればその有効性は現在の治療と比べてどの程度か，もしその治療法を選択するとしたら効果はどのように確認し，どのような副作用を予測して観察すればよいか，患者にどのような説明をし，理解を得なければならないか，という一連の思考過程が重要となる。この過程において意思決定するには，常に医薬品情報を収集し，評価し，そして判断を積み重ねる必要がある。

組織・環境での医薬品の有効性・安全性を担保し，適正使用を推進する（図7②）

組織や環境における医薬品の有効性・安全性を担保して，適正使用を推進する必要がある。例えば，ある医薬品の重篤な副作用が明らかになった場合，その組織・環境でどのように対応するかを検討する必要がある。その医薬品をまさに使用している患者がいる状態で，すぐに中止することができない場合や，そもそも発現率が非常に低い場合があるかもしれない。その場合には，使用患者の特定，その医薬品の使用基準の策定，代替薬の提案，継続する場合のモニタリングの提案などが必要になる。ほかにも，その組織・環境で優先すべき医薬品を評価し，使用実態調査を調査するなど，組織・環境に対する組織・環境全体のマネジメントの中心的な役割を担うことが求められている。

ない情報はつくる（図7③）

これまでのアプローチで，いくら情報を収集しても，まだまだ解明されていないこと，判断が難しいことは多々ある。また，これまでの医療における研究成果は圧倒的に医師が発表していることが多いのが現実である。例えば，珍しいもしくは難しい重篤で治療に難渋した症例を経験すると，医師はその経験を症例報告の形で周知し，次につなげることをはじめとして，市販後の臨床研究や病態解明などの基礎研究へのアプローチといったさまざまな形で情報を発表

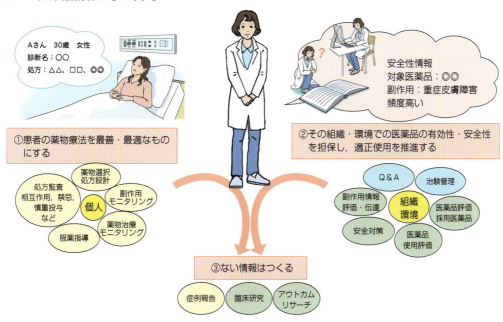

図7　医薬品情報を学ぶ目的

している。一方，薬剤師による情報はまだ限られている。種々の経験を経験のまま終わらせることなく，症例報告，薬剤師視点の臨床研究，アウトカムリサーチなど，なんらかの方法で解明して情報化する行動を起こす必要がある。

まとめ

- 医薬品の適正使用サイクルについて説明せよ（☞p.2，3）。 試験
- 医療DXの概要と推進に向けた取り組みについて説明せよ（☞p.4～6）。 試験
- 医薬品の開発過程とその過程で発生する主な情報の例を挙げよ（☞ p.8 図5）。 試験
- 医薬品の物理化学的性状の特徴と薬物動態の関連性を例を挙げて説明せよ（☞p.8，9）。 実習
- 医薬品情報を学ぶ目的について，適正使用の推進の観点から説明せよ（☞p.11）。 試験 実習

【引用文献】
1) 厚生省薬務局：「21世紀の医薬品のあり方に関する懇談会」最終報告, 1993.
2) Stolterman E, et al.：Information Technology and the Good Life：Information Systems Research, 687-692, 2004.
3) 厚生労働省：医療DXについて（https://www.mhlw.go.jp/stf/iryoudx.html）(2024年11月時点)
4) 内閣官房：第1回 医療DX推進本部幹事会 資料4（https://www.cas.go.jp/jp/seisaku/iryou_dx_suishin/pdf/dai1_kanjikai.pdf）(2024年11月時点)
5) 内閣官房：医療DX推進本部（第1回）資料4（https://www.cas.go.jp/jp/seisaku/iryou_dx_suishin/pdf/siryou4.pdf）(2024年11月時点)
6) 厚生労働省：第4回「医療DX令和ビジョン2030」厚生労働省推進チーム資料について 資料2-2（https://www.mhlw.go.jp/content/10808000/001140173.pdf）(2024年11月時点)

用語解説 アウトカムリサーチ 患者のアウトカムとは，患者になんらかの介入がなされた結果，生じる変化を指す。例えば，QOLの向上やアドヒアランスの向上，血圧コントロールやHbA1cの改善などである。アウトカムリサーチとは，薬剤師が生活習慣の改善やアドヒアランスの改善に介入することで，患者の血圧のコントロールが本当に改善したかをみる研究などをいう。

＊QOL：quality of life

第2章

医薬品のライフサイクルと医薬品情報

2章 医薬品のライフサイクルと医薬品情報

1 医薬品の開発から臨床使用までの医薬品のライフサイクルについて

1 医薬品のライフサイクルの概要

- 医薬品のライフサイクルには基礎から臨床まで複数のプロセスが存在する
- 承認申請前の臨床試験プロセスは大きく第I相から第III相の3段階に分けられる

開発から市販後までの流れ

医薬品のライフサイクルとは，**開発から市販後の臨床的使用までの全体的な流れ**を指す（図1）。このライフサイクルは大きく研究開発期間と市販後期間に分けられ，研究開発期間は医薬品の候補物質の発見から製造販売承認の申請までの期間，市販後期間は製造販売承認の取得から医薬品が実際に患者に処方され使用される期間である。研究開発期間は，さらに探索・創生プロセス，非臨床プロセス，臨床試験プロセス，承認申請プロセスに分けられる。

探索・創生プロセス

探索研究の目的は，有用性の高い新規化合物を探索・創出することである。そのために，最新技術を用いて疾患の原因を理解し，新たな治療法のアイデアを探求する基礎研究を行い，既知の化合物や新規の候補化合物をスクリーニングして，有望な候補化合物を見つける。

探索研究で候補化合物がスクリーニングされた後は，このなかから開発研究へ進む有望なものを選定するプロセスへと進む。ここではまず化合物の物理化学的・生物学的性質を評価し，薬効や安全性を予測する。加えて，大量合成や製剤化などの工業的な研究を行い，製品化に向けた準備も進める。

図1 医薬品のライフサイクルの概要

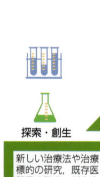

探索・創生
新しい治療法や治療標的の研究，既存医薬品の改良，新化合物の合成

非臨床
新規医薬品の薬理学的評価，動物実験，毒性試験による安全性と有効性の初期情報収集

臨床試験
I相からIII相までの臨床試験による医薬品の安全性と有効性の評価，投与量や投与方法の確立

承認申請
臨床試験データに基づく製造・販売のための承認申請，規制当局による安全性と有効性の確認

市販後管理
市販後の医薬品の安全性や有効性の監視，副作用や安全性情報の収集と対処

研究開発期間 ／ 市販後期間

> **補足**
> **医薬品のアンメットニーズ**
> unmet needsとは文字通りいまだ満たされていない需要のことを意味する。生命予後や生活の質に大きな影響を与える疾病だが，いまだ疾病メカニズムも不明な点が多く，根本的な治療法が存在しないような状況では，医薬品開発のアンメットニーズが非常に高い。unmet medical needsと表現されることが多いが，最近ではunmet patient needsという表現が用いられることもある。製薬業界においても患者中心医療（patient centricity）が重視されており，アンメットニーズに対してもより患者目線で課題を特定しようとする試みが浸透しつつある。

非臨床プロセス

非臨床プロセスは探索・創生プロセスから得られた候補化合物について，人を対象とする臨床試験の実施可能性や被験者の安全性を担保するために必要な情報などを収集するステップである。大きく次の4つの領域において*in vitro*および*in vivo*試験が実施される。

■薬効薬理試験
用量-反応関係や被験薬の標的分子への結合親和性などの検討を行うことで，ヒト初回投与量の設定や薬理作用の個体差予測に用いる。

■安全性薬理試験
薬効以外に副次的に発生しうる薬理作用を人への初回投与前までに主要臓器別に検討する。

■毒性試験
生殖発生毒性や遺伝特性，がん原性，局所忍容性試験などによって潜在的な毒性を検討する。

■薬物動態試験
動物および人の薬物代謝や薬物輸送および血漿タンパク結合に関する*in vitro*試験データを入手し，動物種への薬物投与データと合わせることで，人に対して初めて投与する際の安全な投与量などを検討する。

臨床試験プロセス（治験）

■第Ⅰ相試験（フェーズⅠ）
一般には臨床薬理試験として位置づけられることが多く，健康成人における治験薬の**薬物動態-薬力学**の検討や安全性を検討する。

■第Ⅱ相試験（フェーズⅡ）
探索的試験ともよばれ，少数例の患者を対象として治験薬の**薬効や投与量，投与方法**を検討するとともに，健康成人との安全性の相違の有無なども確認する。

■第Ⅲ相試験（フェーズⅢ）
検証的試験ともよばれ，より多くの患者を対象として既存治療あるいはプラセボとの比較試験を実施し，市販後の臨床的使用に近い状況下で治験薬の**有効性と安全性**を検討する。

> **学習の要点**
> **承認前の臨床試験プロセス**
> 承認前の臨床試験プロセスには大きく分けて第Ⅰ～Ⅲ相試験の3種類が存在する。

承認申請プロセス

承認申請プロセスでは，研究開発期間で得られたデータを基に，医薬品としての製造販売承認を規制当局へ申請する。

> **補足**
> **規制当局**
> わが国の医薬品開発において規制を担当する主要な機関は医薬品医療機器総合機構（PMDA）である。PMDAは，医薬品や医療機器の承認審査，安全対策，国際協力，情報発信などを行っており，規制当局として重要な役割を果たしている。一方，厚生労働省（MHLW）は，医薬品や医療機器に関連するさまざまな政策や施策を担当しているが，直接的な規制当局ではない。PMDAは，医薬品や医療機器の品質，有効性，安全性の確保に関する法律（薬機法）に基づき，製造から販売，市販後の安全対策まで一貫した規制を行っている。また，国際的な薬事規制においても活動しており，世界的な規制当局としての地位を確立することを目指している。

＊ PMDA：Pharmaceuticals and Medical Devices Agency
＊ MHLW：Ministry of Health, Labour and Welfare in Japan

市販後プロセス

　市販後期間では，医薬品の安全性や有効性に関する情報を収集し，分析し，報告する。市販後期間に行われる試験や調査は，市販後調査（製造販売後調査）とよばれ，製造販売承認前の治験で得られる情報の限界を補完するために行われる。市販後調査には，再審査制度，再評価制度，副作用・感染症報告制度などがある。

> **補足**
> **医薬品の販売促進の意義**
> 　医薬品が上市するまでの過程では莫大なコストと時間がかかることはよく知られているため，この分を取り戻すだけの販売収入を得ることについて負のイメージをもたれることは少ないだろう。一方で，それ以上に販売促進の活動には負のイメージをもたれやすい。しかし，多くの開発型企業ではまだ治療法が確立していない疾病の患者に対する新しい医薬品の開発を進めており，新しい開発のために十分な資金を獲得する必要がある。それゆえ，市販後のライフサイクルマネジメントにおいて当該医薬品の価値を最大化し，場合によっては追加適応を取得するなどして，ライフサイクルが終了するまでの間にできるだけ多くの患者に医薬品を届け，その対価として得た利益を新しい医薬品の開発に投資している。

まとめ

- 医薬品のライフサイクルを構成するプロセスを説明せよ（☞ p.14）。 試験
- 臨床試験の第Ⅰ相，第Ⅱ相，第Ⅲ相について，対象と目的を説明せよ（☞ p.15）。 試験

2章 医薬品のライフサイクルと医薬品情報

2 医薬品の研究開発過程と得られる医薬品情報

1 開発過程で実施される試験の概要

- 第I相臨床試験は人に対して初めて治験薬が投与される試験である
- 薬物治療の個別化に必要となる薬物動態情報は第I相臨床試験と非臨床薬物動態試験から得られる
- 第III相臨床試験では科学的方法論に基づいて市販後の適応症に対する治験薬の有効性を検証する

開発過程の試験

■ 非臨床試験：薬理試験

薬理試験にはいくつかの種類が存在するが，主なものは薬効薬理試験，安全性薬理試験，および副次的薬理試験である。

薬効薬理試験

候補化合物の薬理作用およびその作用機序に関する情報が得られ，医療用医薬品添付文書の「薬効薬理」に記載される情報である。

安全性薬理試験

候補化合物が治療用量またはそれ以上の曝露があった場合に生理機能に対して起こりうる望ましくない作用を検討するもので，中枢神経系，心臓血管系，および呼吸器系への作用を必ず確認する。

副次的薬理試験

候補化合物に期待する薬効とは異なる薬理作用についての情報を得るために実施される。薬物への感受性には大きな個人差が存在するため，本試験から得られる情報が将来一部の患者での有害事象の参考になることがある。

■ 非臨床試験：薬物動態試験

候補化合物の吸収（absorption），分布（distribution），代謝（metabolism），排泄（excretion）について，動物を用いた in vivo 試験あるいは動物またはヒト試料を用いた in vitro 試験から検討する。市販後の薬物治療を個別化する際に用いる薬物動態情報の多くは臨床試験プロセスで得られる人のデータに基づくが，ヒト血漿における主な結合タンパクや赤血球中への薬物分布に関する情報は非臨床薬物動態試験から得られることが多い。

■ 非臨床試験：毒性試験

毒性試験は候補化合物への曝露が高くなった場合の安全性に関する情報を in vitro/in vivo 試験から収集することを目的とする。一般毒性試験と特殊毒性試験に大きく分類されるが，試験には複数の種類が存在する（**表1**）。

■ 非臨床試験：安定性試験

安定性試験は成分および製品としての安定性

開発過程の試験の区分

開発過程で実施される試験には，非臨床試験と臨床試験がある。非臨床試験とは動物や細胞などを用いて，医薬品の候補物質の薬理学的・薬物動態学的・毒性学的な特性を調べる試験であり，薬理試験や薬物動態試験，毒性試験などがある。一方，臨床試験は人を対象にして医薬品の候補物質の有効性や安全性を調べる試験であり，I相・II相・III相の3つの段階がある。

表1 主な毒性試験の名称と得られる情報

分類	試験名	主として得られる情報
一般毒性試験	単回投与毒性試験	急性毒性
	反復投与毒性試験	最大無毒性量（NOAEL）：毒性を認めない最大用量，初めて人に投与する際の投与量の設定のための参考情報となる
特殊毒性試験	生殖発生毒性試験	生殖・発生過程における影響，妊娠の可能性のある女性あるいはそのパートナー男性に対する投与の参考情報となる
	遺伝毒性試験	遺伝子突然変異や染色体異常などDNA損傷への影響
	局所刺激性試験	投与部位局所への刺激性，皮膚や粘膜へ適用する際の参考情報となる
	がん原性試験	長期投与に伴うがんの発生，繰り返し投与を続けた場合の発がん性情報
	依存性試験	中枢神経作用薬の精神的・身体的依存性

を評価するために行われ，主として使用期限の設定に用いられる。必要な試験は**長期保存試験**，**加速試験**，および**苛酷試験**である。市販後に一包化調剤の可否を検討する際にもおおいに役立つ情報である。

長期保存試験は，その名称のとおり製品の流通期間を通じて品質を保てるかどうかを確認するための試験であり，承認申請する貯蔵方法において原薬または製剤の物理的，化学的，生物学的および微生物学的性質が有効期間を通じて適正に保持されることを評価するための試験である。規定された条件の下で経時的な品質の変化（外観，色，分解物，水分含量，成分含量）を確認する（**表2**）。

加速試験は，原薬または製剤の化学的変化または物理的変化を促進する保存条件で行う安定性試験である。温度や湿度が高い状態では品質の劣化が早まるため，条件も長期保存試験よりも高温多湿となる。流通期間中に起こりうる通常の貯蔵方法からの短期的な逸脱の影響を評価するために実施される（**表2**）。

苛酷試験は起こりうるよりも極端な条件下における品質変化を確認する試験で，原薬に対して温度，湿度，および光の3条件がより苛酷なものに設定される。品質変化という観点でも情報を与えるが，生成しうる原薬の分解産物の同定や，その分解経路の確立など別の情報としての価値もある。

■ 臨床試験：第Ⅰ相（図1a）

第Ⅰ相臨床試験の代表的なものは臨床薬理試験であり，目的は人における初期の安全性・忍容性の評価と薬物動態の評価である。多くの場合は健康成人が対象となるが，抗がん薬の開発治験ではこの段階からがん患者を対象とする。

第Ⅰ相臨床試験の前までは*in vitro*/*in vivo*試験であり，このプロセスで初めて人に対して治験薬が投与されることになる。人へ初めて投与

表2 長期保存試験および加速試験の実施条件

流通時の保存方法	試験の種類	試験条件	申請時点での最小試験期間
一般保存（室温保存）	長期保存試験	25℃±2℃/60％RH±5％RH	12カ月
	加速試験	40℃±2℃/75％RH±5％RH	6カ月
冷蔵庫保存	長期保存試験	5℃±3℃	12カ月
	加速試験	25℃±2℃/60％RH±5％RH	6カ月
冷凍庫保存	長期保存試験	−20℃±5℃	12カ月
	加速試験	実施なし	

RH：相対湿度

*NOAEL：no observed adverse effect level *DNA：deoxyribonucleic acid *RH：relative humidity

を行う試験はFIH試験とよばれる．非臨床の段階で薬理学的効果と安全性が確認されていたとしても，人では薬効が発揮されない場合や思わぬ有害事象が現れる場合がある．医学的に健康な被験者に対して重篤な有害反応およびそれに伴う永続的な健康障害を引き起こさないよう，非臨床で実施された薬効薬理試験，安全性薬理試験，毒性試験，薬物動態試験などを適切に解釈して安全にFIH試験を実施しなければならない．

人に対して初めて投与するにあたっては初回投与量の設定が重要である．初回投与量の設定には種々の考え方が存在し，非臨床毒性試験から見積もられた最大無毒性量（NOAEL）を体表面積補正してヒト相当の用量を求め，治験薬の種類や特徴を考慮した安全係数で割ることで最小推奨初回投与量（MRSD）を求める方法などがある．非臨床データに基づいて決定された初回投与量を用いて，まずは単回投与漸増（SAD）試験を行って治験薬の安全性と特性を確認し，必要に応じて反復投与漸増（MAD）試験へと段階的に移行していく．

臨床薬理試験から得られる情報は市販後の当該薬物の適正使用，薬物治療の個別化において非常に重要である．薬剤師として臨床薬理試験の結果から特に入手したい薬物動態情報は，薬物代謝酵素やトランスポーターを介した薬物相互作用に関する情報と次の基本薬物動態パラメータである．

経口バイオアベイラビリティ
経口製剤と静脈内投与製剤が存在する場合にはそれぞれの製剤間での投与量の相互変換に用いられる．

未変化体尿中排泄率
当該薬物が消失する際の腎排泄の寄与度がわかる．

ヒト血漿中非結合形分率
多くの薬物において治療上の意義はあまり存在しないが，薬物血中濃度を測定し解釈する場合には重要になることがある．

全身クリアランス
薬物を繰り返し投与あるいは持続注入した際の定常状態平均血中濃度を決定する．消失臓器の障害や遺伝多型などによって個人差が生じるが，適切な治療強度を評価する際に重要なパラメータである．全身クリアランスではなく，ある用量での投与後のAUCとして表現されることも多い．

見かけの分布容積
薬物を急速負荷投与する際に必要となるパラメータである．

血中消失半減期
投与を開始して定常状態に達するまでの時間や投与中止後に体内から消失するまでの時間を見積もる際に用いられる．値は全身クリアランスと見かけの分布容積のバランスで決まる．

このほかにも単回投与後の最高血中濃度（C_{max}）や最高血中濃度到達時間（T_{max}）のデータもよく得られるが，いずれも採血タイミングの影響を大きく受けるので見積もり精度は低い．

■ 臨床試験：第Ⅱ相（図1b）
第Ⅱ相臨床試験は少数例の患者を対象に，薬効の確認，健康成人との安全性プロフィールの相違の検討，用量-反応関係の検出とそれに基づく適切な投与量と投与方法の検討，および効果判定指標の探索などを目的として実施される．より大規模な第Ⅲ相臨床試験へ向けて必要な情報を探索するための位置づけであり，探索的試験ともよばれる．

■ 臨床試験：第Ⅲ相（図1c）
第Ⅰ相・第Ⅱ相を経て人においても想定している薬効を治験薬が有していることが確認され，効果と安全性の観点で適切な投与量，投与計画，

---
*FIH：first-in-human　*MRSD：minimum recommended starting dose　*SAD：single ascending dose
*MAD：multiple ascending dose

および投与方法が決定され，適切な効果判定指標に関する情報も得られたら，より規模の大きな第Ⅲ相臨床試験で対象疾病集団に対する治験薬の有効性と安全性を証明するフェーズに入る。第Ⅲ相臨床試験は**検証的試験**ともよばれ，結果の科学的妥当性を高く保つために試験プロトコール作成の段階から配慮を要する点が非常に多い。

第Ⅲ相臨床試験に限らず，臨床試験においては一般的に試験プロトコールは試験開始前に十分検討され，プロトコールを確定してから試験を開始する。これは，事前規定していない患者の組み入れや解析方法などにより，都合のよい結果への誘導を避けるためである。水面下でプロトコールの不適切な修正が行われないよう，近年では臨床試験プロトコールを事前に公表することが広く行われている。

臨床試験デザインの科学的側面に関してはp.207〜で述べられているため，本項では医薬品開発の目線からプロトコール上の注意点について解説する。

患者選択・除外基準

治験の対象となる患者集団の特性を規定する基準である。原則として，当該治験薬によって治療上の恩恵を受けることが想定される患者集団を広く組み入れる必要がある。その一方で，ここまでに実施してきた非臨床・臨床試験の結果に基づいて，当該治験薬の投与によって不利益がもたらされる可能性が高い患者は適切な除外基準を設定することによって試験に組み入れないようにしなければならない。患者選択・除外基準は新薬承認後の適応に大きく影響し，対象患者を過度に狭めると当該新薬を必要としている患者に対して治療が届きづらくなることにつながる。このため，患者選択と除外基準の適切なバランスをよく検討する。

必要症例数

第Ⅲ相臨床試験の結果を受けて製造承認申請を行うためには，適切にデザインされた試験に基づいて，臨床的に有意な差を統計学的に有意に示すことが原則である。そのため，第Ⅱ相臨床試験で認めた薬効強度なども参考にしつつ，対照群（既存治療やプラセボ）との差異を統計学的に証明するために必要な症例数を見積もる。症例数が多いほど統計学的な検出力は高まるものの，被験者のリクルートに時間がかかり，試験のコストも増加するため，無用に多数の症例数を設定すべきではない。

> **補足**
> **臨床研究**
> 医療における疾病の予防方法，診断方法及び治療方法の改善，疾病原因及び病態の理解並びに患者の生活の質の向上を目的として実施される医学系研究であって，人を対象とするもの（個人を特定できる人由来の材料及びデータに関する研究を含む），と定義されている。

図1 臨床試験（治験）の3つのフェーズ

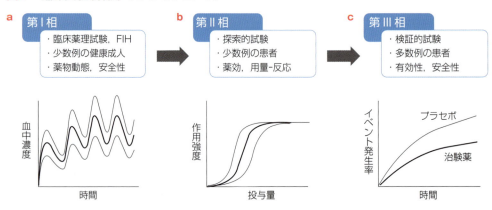

2 新薬の承認申請資料

- 医療用医薬品の承認申請に必要な資料を作成するためにさまざまな試験が実施される
- 新医薬品の承認申請に必要な資料は申請する医薬品のタイプにより異なる
- 承認申請書に添付すべき資料の様式は共通の様式でまとめられる

医薬品の研究開発過程の流れ

医薬品の研究開発は，化学合成や抽出により医薬品の候補を獲得するシーズ探索プロセス，薬理，安全性，薬物動態を動物や *in vitro* で検討する非臨床試験プロセス，人における臨床試験プロセス，承認申請プロセスの4段階を経て，各プロセスから得られた各種試験の結果などの資料により医薬品の製造販売承認申請が行われる場合が多い。

医療用医薬品製造販売承認の申請の際に必要な資料

医薬品の製造販売承認は，当該物質が医薬品として品質，有効性および安全性を有し，製造管理および品質管理の基準に適合した方法で製造されたうえで，適切な品質管理および安全管理体制のもと製造販売され，一般に流通し，国民の医療・保健に使用されることについて適切であると国が認めることをいう。

医薬品の承認申請に際しては，品質，安全性，有効性に関する資料を添付することが求められており，品目ごとに，その名称，成分・分量，用法・用量，効能・効果，副作用などが審査される。承認申請書に添付すべき資料を作成するための試験は，医薬品の安全性に関する非臨床試験の実施の基準（GLP），医薬品の臨床試験の実施の基準（GCP）および申請資料の信頼性の基準を遵守するとともに，十分な設備のある施設において，経験のある研究者により，その時点における医学薬学等の学問水準に基づき，適正に実施されたものでなければならない。表3に医療用医薬品製造販売承認などの申請の際に必要な提出書類の区分と資料の内容を示した。医薬品情報のコンテンツと申請の際に必要な提出書類とのおおまかな関連性は表4のようになる。

ただし，表3に示した提出書類の内容は，表4に示した以外の医薬品情報のコンテンツに関する情報を含んでいることも多いので留意する。

医薬品の研究開発では，試験研究を系統的に実施し，表3に示す医療用医薬品製造販売承認の申請に必要な情報が集められる。しかし，申請する医薬品のタイプにより求められる提出書類の種類が異なる。表5の左欄に（1）～（10）で示した申請する医薬品のタイプに分けられ，タイプ別に表3の申請に必要な書類の区分（イ）～（チ）で示した提出書類を添付する必要性の有無が厚生労働省によって示されている。

コモン・テクニカル・ドキュメント（CTD）

■医薬品規制調和国際会議による薬事規制に関する国際調和

よりよい医薬品をより速く，継続的に世界中の患者の治療に提供するために，世界各国の医薬品規制当局や製薬業界の代表者が集まり，薬事規制に関するガイドラインなどを検討する医薬品規制調和国際会議（ICH）が組織されている。ICHの活動の目的は，医薬品の承認に際して必要な，品質・有効性・安全性にかかわる試験方法や収集すべきデータ，承認申請時のフォーマット，市販後の安全体制などについて共通のガイ

用語解説　**臨床試験**　臨床研究のうち治療法の有効性や安全性を評価する目的で実施されるものをいう。
　　　　　　　治験　臨床試験のなかでも国に対して医薬品等の製造販売承認を申請するために実施されるものを「治験」とよぶ。

* GLP：good laboratory practice　　* GCP：good clinical practice　　* CTD：common technical document
* ICH：International Council for Harmonisation of Technical Requirements for Pharmaceuticals for Human Use

表3　医療用医薬品製造販売承認などの申請の際に必要な提出書類の区分と資料の内容

左欄（区分）	右欄（資料の内容）
（イ）起原又は発見の経緯及び外国における使用状況等に関する資料	1 起原又は発見の経緯に関する資料 2 外国における使用状況に関する資料 3 特性及び他の医薬品との比較検討等に関する資料
（ロ）製造方法並びに規格及び試験方法等に関する資料	1 構造決定及び物理的化学的性質等に関する資料 2 製造方法に関する資料 3 規格及び試験方法に関する資料
（ハ）安定性に関する資料	1 長期保存試験に関する資料 2 苛酷試験に関する資料 3 加速試験に関する資料
（ニ）薬理作用に関する資料	1 効力を裏付ける試験に関する資料 2 副次的薬理・安全性薬理に関する資料 3 その他の薬理に関する資料
（ホ）吸収，分布，代謝，排泄に関する資料	1 吸収に関する資料 2 分布に関する資料 3 代謝に関する資料 4 排泄に関する資料 5 生物学的同等性に関する資料 6 その他の薬物動態に関する資料
（ヘ）急性毒性，亜急性毒性，慢性毒性，催奇形性その他の毒性に関する資料	1 単回投与毒性に関する資料 2 反復投与毒性に関する資料 3 遺伝毒性に関する資料 4 がん原性に関する資料 5 生殖発生毒性に関する資料 6 局所刺激性に関する資料 7 その他の毒性に関する資料
（ト）臨床試験の成績に関する資料	臨床試験成績に関する資料
（チ）法第五十二条第一項に規定する添付文書等記載事項に関する資料	添付文書等記載事項に関する資料

（文献1）を基に作成）

表4　医薬品情報のコンテンツと申請の際に必要な提出書類

①医薬品の物質に関する情報	（イ）（ロ）（ハ）
②有効性に関する情報	（ニ）（ト）
③安全性に関する情報	（ヘ）（ト）
④物質の情報と安全性と有効性，また非臨床試験成績と臨床成績を評価する仲立ちする情報	（ホ）（ト）
⑤使用方法に関する情報	（チ）

ドラインを作成し，医薬品への審査などの標準化（国際調和）を目指すことであり，すでに多くのガイドラインが調和されている．合意に至ると，そのガイドラインの適用が各地域で可能となるよう各国が法的な整備も含めた必要な措置をとる．

■ **新医薬品の製造販売の承認申請に際し承認申請書に添付すべき資料の様式**

　医薬品申請に提出する資料もICHによって日・米・欧の3地域の合意に基づいた共通の様式（**コモン・テクニカル・ドキュメント**，国際共通化資料：**CTD**，**図2**[2]）の様式でまとめられる．この様式でまとめることより日・米・欧いずれの地域の規制当局にも受け入れられるメリットがある．わが国でもICHの合意に基づき新医薬品

表5　医療用医薬品製造販売承認申請パターン別，申請の際に必要な提出書類の区分

左欄	右欄							
	イ 1 2 3	ロ 1 2 3	ハ 1 2 3	ニ 1 2 3	ホ 1 2 3 4 5 6	ヘ 1 2 3 4 5 6 7	ト	チ
(1) 新有効成分含有医薬品	○○○	○○○	○○○	○○△	○○○○×△	○○○△○△△	○	○
(2) 新医療用配合剤	○○○	×○○	○○○	○△△	○○○○×△	○○×××△×	○	○
(3) 新投与経路医薬品	○○○	×○○	○○○	○△△	○○○○×△	○○×△○△△	○	○
(4) 新効能医薬品	○○○	×××	×××	○×○	△△△△×△	×××××△△	○	○
(5) 新剤形医薬品	○○○	×○○	○○○	×○×	○○○○×△	×××××△△	○	○
(6) 新用量医薬品	○○○	×××	×××	○×△	○○○○×△	×××××△△	×	○
(7) バイオ後続品	○○○	○○○	○△△	○××	△△△△×△	△○×××△△	○	○
(8) 剤形追加に係る医薬品（再審査期間中のもの） (8の2) 剤形追加に係る医薬品（再審査期間中でないもの）	○○○	×○○	△△△	×××	××××○×	×××××××	×	○
(9) 類似処方医療用配合剤（再審査期間中のもの） (9の2) 類似処方医療用配合剤（再審査期間中でないもの）	○○○	×○○	○○○	△△×	××××××	○△×××△×	○	○
(10) その他の医薬品（再審査期間中のもの） (10の2) その他の医薬品（(10)の場合あって，生物製剤等の製造方法の変更に係るもの） (10の3) その他の医薬品（再審査期間中でないもの） (10の4) その他の医薬品（(10の3)の場合あって，生物製剤等の製造方法の変更に係るもの）	×××	×△○	××○	×××	××××○×	×××××××	○	○

注1）右欄の記号及び番号は別表1に規定する資料の記号及び番号を示し，原則として，○は添付を×は添付の不要を△は個々の医薬品により判断されることを意味するものとする。

（文献1）を基に作成）

の製造販売の承認申請に際し，承認申請書に添付すべき資料をCTDとして構成している。後発医薬品（ジェネリック医薬品）にも適用されている。

また，ICHにおいてさらなる効率化のため，CTDを申請側から審査側に電子的に提出することができる「電子化コモン・テクニカル・ドキュメント（eCTD）」の導入が合意に至った。CTDは実に膨大な資料になり，紙に印刷して積み上げると数メートルにも及ぶので，現在では電子化したeCTDの形で申請が行われている。

CTDの構成

CTDは，医薬品の開発フェーズの効率化・迅速化を進めるために作られ，図2のような5つの部（モジュール）の階層構造で構成されている。開発過程としては底辺に第3部（モジュール3：品質に関する文書），第4部（モジュール4：非臨床試験報告書），第5部（モジュール5：臨床試験報告書）のそれぞれの情報や試験結果があり，これらに基づいて第2部（モジュール2）はCTDの概要の部分となる品質や臨床などに関する全般

図2 CTDの概念図

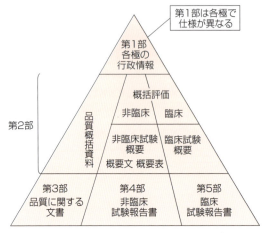

(文献2)を参考として作成

的な概略の情報がある。この第2部から第5部(モジュール2〜5)までは、すべての地域への申請において共通となるよう意図されており、これら4つの部(モジュール)は規制当局に対して受け入れ可能な様式である。第1部(モジュール1)には申請書など行政情報、添付文書に関する情報が格納された各地域に特異的な文書が含まれているのでICHの対象外とされる。

■ **第1部(モジュール1,申請書等行政情報及び添付文書に関する情報)**

当該地域における申請書又は添付文書(案)といった各地域に特異的な文書が含まれる。申請の際に必要な提出書類(**表3**)の「(イ)起源又は発見の経緯、外国における使用状況等に関する資料」、さらに起原又は発見の経緯及び開発の経緯、外国における使用状況等に関する資料、同種同効品一覧表、添付文書(案)、製造販売後調査等基本計画書(案)などが格納される。

■ **第2部〔モジュール2,CTDの概要(サマリー)〕**

作成されたCTDの概要をまとめた部分で、薬理学的分類、作用機序および申請する効能又は効果等の当該医薬品の全般的な概略が格納される。

■ **第3部(モジュール3)**

品質に関する資料で、申請の際に必要な提出書類(**表3**)の「(ロ)製造方法並びに規格及び試験方法等に関する資料」および「(ハ)安定性に関する資料」に相当する。

■ **第4部(モジュール4)**

実施した非臨床試験を大きく薬理試験、薬物動態試験、毒性試験に分類し記述したものである。医薬品の薬理評価、薬物動態評価及び毒性評価について包括的で客観的な評価結果が格納される。申請の際に必要な提出書類(**表3**)の「(ニ)薬理作用に関する資料」「(ホ)吸収、分布、代謝、排泄に関する資料」および「(ヘ)急性毒性、亜急性毒性、慢性毒性、催奇形性その他の毒性に関する資料」の一部に相当する。

■ **第5部(モジュール5)**

臨床試験報告書及び関連情報が格納される。申請の際に必要な提出書類(**表3**)の「(ヘ)急性毒性、亜急性毒性、慢性毒性、催奇形性その他の毒性に関する資料」の一部および「(ト)臨床試験の成績に関する資料」に相当する。

医薬品の製造販売承認審査

医薬品の承認審査は、医薬品医療機器総合機構(PMDA)で行われるので、製造販売承認申請書と添付資料(CTD)はPMDAに提出される。PMDAにおいて承認申請書が受理されると、**図3**に示すプロセスで承認審査が行われる[3]。新医薬品については、品質、非臨床、臨床、統計などの領域分野別の**審査チーム**による詳細な審査が行われ、同チームにより審査報告書が作成される。

---

*PMDA:Pharmaceuticals and Medical Devices Agency

申請資料概要および作成された審査報告書は，PMDAの医薬品医療機器情報提供ホームページで医療用医薬品の承認審査情報として一般公開されている。審査の結果をまとめた**審査報告書**は，**審議結果報告書**，審査報告書〔**審査報告(1)**と**審査報告(2)**〕から構成されている。審査報告(1)は，製薬企業から提出された新薬の申請資料に基づき，提出された資料の概略を示した審査の概略が記されている。また，審査報告(2)は，審査報告(1)を踏まえた専門協議された後の報告書である。審査報告書はPMDA，審議結果報告書は厚生労働省によって作成される。申請資料概要は，申請資料の最終版を承認取得者(企業)が取りまとめて作成したもので，承認後，3カ月以内を目途にPMDAのホームページに掲載される。

図3　医薬品の承認審査業務のフローチャート

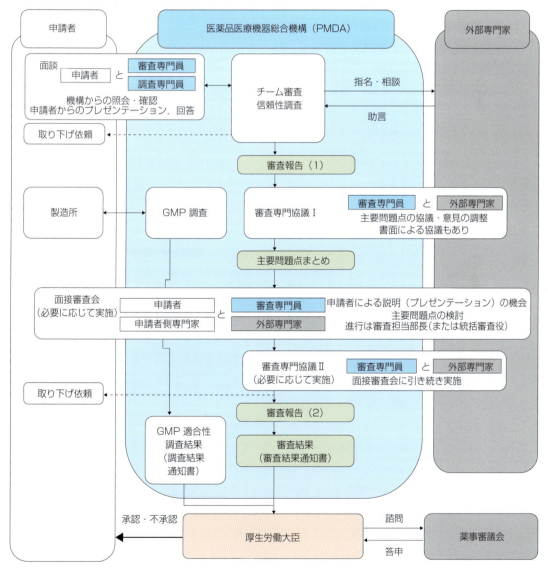

(文献3)を基に作成)

＊GMP：good maunfacturing proctice

医療現場における審査報告書の利活用
　審査報告書には，日常的に使用される添付文書や医薬品インタビューフォームからは得られない情報として審査を担当したPMDAの専門家，あるいは外部の専門家の評価や見解が記載されている。医療現場で新薬を評価して院内安全対策を立案する際，あるいは副作用モニタリングや処方設計を行う際に，自らの情報評価だけでなく「審査報告書」に記載されている専門家の意見の利活用も有益となる。

3　後発医薬品等の開発過程で実施される試験の概要と承認申請資料

- 後発医薬品と先発医薬品では開発過程が異なり，承認申請に必要な資料も異なる
- 後発医薬品の開発過程で得られる医薬品情報の種類を理解する
- 溶出性を確認する品質再評価が行われている
- 後発医薬品とバイオ後続品では承認の際の考え方が異なり，承認申請に必要な資料も異なる
- バイオ後続品については，品質特性に関する同等性/同質性が評価される

後発医薬品（ジェネリック医薬品）とは

　わが国における急速な高齢化の進展により医療を取り巻く環境は大きく変化しており，医療保険財政の厳しさが続くなかで後発医薬品の使用促進により，患者負担の軽減，医療保険財政の改善につなげるとともに，医薬品市場の競争が促進され，医薬品価格の抑制に寄与するというメリットを有している。後発医薬品は，通常，先発医薬品の有効成分である化合物自体の発明に対する物質特許期間（原則として出願した日から数えて20年間），再審査期間（原則として新有効成分医薬品の場合は，承認後8年間）終了後に，先発医薬品と有効成分や規格等が同一であるとして，臨床試験などを省略して承認される医薬品である。多くの後発医薬品の販売名が含有する有効成分の一般的名称（generic name）を冠につけているので，「ジェネリック医薬品」という世界共通の呼称になっている。
　図4に先発医薬品および後発医薬品の開発から発売までの流れを対比して示した。
　後発医療用医薬品は，「新有効成分や新しい効能・効果等を有することが臨床試験等により確認され承認された新薬（先発品とも呼ばれる）の再審査期間終了後に，その新薬と同一の有効成分を同一量含み，同一投与経路の製剤であり，効能・効果，用法・用量も原則的に同一である医薬品で，**生物学的同等性試験**等にてその新薬と**治療学的に同等**であることが検証されているもの」[5]とされている。用法特許が残っている場合や追加された効能では再審査が終了していないなどの理由で，効能・効果や用法・用量が先発医薬品と異なる場合が例外的に存在するため留意する。

後発医薬品の承認申請資料

　後発医薬品は，先発医薬品と治療学的に同等であるものとして，後発医薬品の承認申請において添付すべき提出書類は，通常の新医薬品とは異なり**表5**の区分の「(10の3) その他の医薬品（再審査期間中でないもの）」の区分に該当する場合がほとんどで，承認申請資料の種類は少ない。
　具体的には，**表3**の（ロ）製造方法ならびに規

図4 先発医薬品および後発医薬品の開発から発売までの流れ

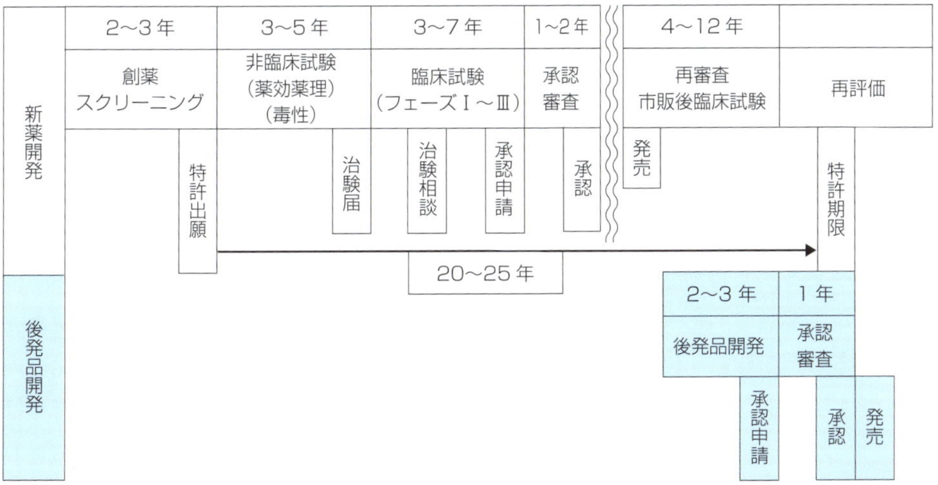

(文献4)を基に作成

格および試験方法などに関する資料の「3. 規格及び試験方法」、(ハ)安定性に関する資料の「3. 加速試験」、(ホ)吸収、分布、代謝、排泄に関する資料「5. 生物学的同等性試験」(薬力学的同等性試験)について書類の提出が求められる。このためそれらに関する試験が実施される。

後発医薬品などの開発過程で実施される主な試験の概要

後発医薬品では、**生物学的同等性**に関する資料をもって有効性・安全性に関する資料としており、その申請には医療用後発医薬品の製造販売承認申請のガイドラインに準拠して添付資料〔「**規格及び試験方法**」「**安定性試験**」「**生物学的同等性試験**」(薬力学的同等性試験)の試験成績〕を取りまとめて承認申請書とともに提出される。ただし、同じ有効成分、剤形であっても、例えば複数規格がある錠剤では、「後発医薬品の生物学的同等性試験ガイドライン」に準拠したものや「含量が異なる経口固形製剤の生物学的同等性試験ガイドライン」に準拠したものが混在するなど、異なるガイドラインに準拠して試験を実施している場合もある。また、局所皮膚適用製剤、吸入粉末剤、水性点眼剤の後発医薬品の生物学的同等性評価に関する基本的な考え方も示されている。

■ 安定性試験(加速試験)

最終包装された状態で、40℃で75％の相対湿度保存条件で6カ月間保存し、有効成分の含有量や不純物の程度などが「規格及び試験方法」の範囲内であることを確認し、通常の保存条件下で3年間安定であるかを推測する。申請時に必要な資料ではないが、これ以外に後発企業が自主的・付加的に実施した長期保存試験や無包装での安定性試験結果を有するものもある。

■ 生物学的同等性試験

吸収過程がある経口薬などでは、有効成分の吸収・分布・代謝・排泄は共通過程であるので治療効果も同等であるとの原理に基づいて消化管内での崩壊・消化液への溶解について**吸収のパターン**(**溶出**)をみて同等性が確認される。実生産と同じスケール(実生産ロットの1/10以上)で製造された試験製剤を用い、原則として健常成人を対象とした**クロスオーバー法**(被験者を

2群に分け，それぞれの群に対して先発医薬品と後発医薬品を交互に投与する）で実施する。AUC（血中濃度-時間曲線下面積）およびC$_{max}$（最高血中濃度）を比較して判定される。

■溶出試験

溶出試験は，即放性製剤において被験者の選択についての情報を与える。薬物動態パラメータのバラツキの大きな医薬品で，ヒト試験のみでは同等性を証明することが難しい場合の補強データとして位置づけられる。

■薬力学的同等性試験

薬力学的同等性試験は，人での生物学的同等性試験では評価できない場合に実施される。その方法は，個別に検討されるが効力を裏づける薬理作用，または治療効果を比較する臨床試験などで同等性が評価される。なお，吸収過程の関与がない静脈注射用製剤では，製剤の浸透圧，pH，変化点pHなどの物理化学的な性質や規定含量が入っていることが同等性担保の指標となる。

■オーソライズドジェネリック（AG）

オーソライズドジェネリックとは，先発医薬品を製造販売する製薬会社から特許権の許諾（オーソライズド）を得て，後発医薬品メーカーが販売するジェネリック医薬品である。特許権の許諾を受けているため，先発医薬品の特許が切れる前に発売することができる。

また現状では，AGは製造方法のプロセスなどから3つのタイプがある。1つ目のタイプは先発医薬品メーカーの原薬，製法，技術，製造ライン（工場）を用いて製造し，後発医薬品メーカーが販売する方法，2つ目は先発医薬品メーカーと同じ原薬を用いて後発医薬品メーカーが製造する方法，3つ目は異なる原薬を用いて同じ製法で後発医薬品メーカーが製造する方法である。1つ目のタイプのみ申請時に生物学的同等性試験が不要とされている。

医療用医薬品の品質再評価

かつて，同一成分の薬剤において，製造企業やロット間で薬効の違いが生じる場合があることが問題となった。溶出速度の差がその原因の1つであることが明らかとなり，後発医薬品の品質を一定に保つために厚生労働省が品質再評価を実施している。内服固形製剤は，消化管内でまず溶出し，続いて吸収される。品質再評価は，消化管内のさまざまなpHを想定した水，酸性およびアルカリ性緩衝液において一定時間に溶出した薬物の量が一定以上となることを規格化するものである。その結果が公的溶出規格を満たすとき，適合とされる。医療用医薬品品質情報集（略称：オレンジブック）は，再評価が必要だとされた医療用医薬品の溶出性に関する情報をまとめたものである。

バイオ後続品（バイオシミラー医薬品）とは

細胞培養技術などを用いて製造されたバイオ後続品は，分子量が大きく構造が複雑，生物活性，不安定性，免疫原性等の品質特性から，化学合成医薬品を有効成分とする後発医薬品と異なり有効成分の同一性を実証することが困難である。そこでバイオ後続品は，先行バイオ医薬品を比較対象とし，品質特性に関する同等性／同質性評価，さらに非臨床・臨床試験データを組み合わせ，品質特性における類似性が高くかつ品質特性に差異があった場合でも最終製品の安全性および有効性を科学的に確認する必要がある。必要に応じて製造販売後調査やリスク管理計画も実施される。バイオ後続品の販売名は，一般的名称に続き，バイオ後続品であることを示すために「BS」，剤形，含量および会社名（屋号など）を付すことが原則である。

＊AG：authorized generic

バイオ後続品の承認申請資料

　バイオ後続品の開発では，複数の機能部位から構成される複雑な構造，生物活性，不安定性，免疫原性などの品質特性から化学合成医薬品と異なり，先行バイオ医薬品との有効成分の同一性を実証することが困難な場合が少なくない。このため，基本的には化学合成医薬品の後発医薬品と同様のアプローチは適用できず，バイオ後続品では後発医薬品とは異なる新たな評価の指針が必要である。バイオ後続品の承認申請時の添付資料は，新有効成分含有医薬品に準ずる**表5**の(7)バイオ後続品の区分に該当する。製造方法においては，独自に恒常性と頑健性のある製造方法の確立が必要であり，構造決定や物理化学的性質などや生物活性，不純物などの品質特性，効力を裏づける試験，薬物動態試験，毒性試験などの非臨床試験，臨床試験において，同等性/同質性を示すデータが求められる。

　先行バイオ医薬品が複数の効能・効果を有する場合，ある効能・効果において先行バイオ医薬品との同等性が臨床試験などで示され，ほかの効能・効果においても薬理学的に同様の作用が期待されることが説明できれば，先行バイオ医薬品が承認を取得している効能・効果をバイオ後続品に外挿できる場合がある。しかし，効能・効果で作用機序が異なっている場合またはその作用機序が明確になっていない場合には，効能・効果ごとに同等性を臨床試験などで証明する必要がある。

4　承認申請，臨床研究などを取り巻く現状

- 医療上必要性が高い医薬品を迅速に導入するための承認制度が複数ある
- 未承認・適応外薬の臨床研究および企業からの資金提供で実施される臨床研究は特定臨床研究となる
- 特定臨床研究は認定臨床研究審査委員会による試験実施計画や利益相反などの審査を受けなければならない

医療上の必要性が高い医薬品の開発促進・導入に向けた制度

　新医薬品の開発には多くコストと時間を要するが，特に必要性が高い医薬品の迅速な市場導入を目指した承認制度も構築されている。その目的などの解説とともに，医薬品，医療機器等の品質，有効性及び安全性の確保等に関する法律（薬機法）などの制度の概略を**表6**に示す[6,7]。

■特例承認（薬機法第十四条の三第一項），緊急承認（薬機法第十四条の二の二第一項）

　いずれも**緊急に必要な医薬品**を導入するための制度だが，海外で使用されている医薬品を国内に導入する制度として特例承認がある。しかしCOVID-19パンデミックの際には，海外で開発中の医薬品や，有効性・安全性のデータ収集が十分でなくとも治療薬として期待される医薬品を迅速に国内に導入する制度が必要とされ，緊急承認の制度が作られた。

表6 医療上の必要性が高い医薬品に関する制度

	目的	条件	特例・優遇措置	備考	優先審査
特例承認	海外で承認されている医薬品を緊急に国内導入する。	・A ・C	品質,非臨床試験の資料の提出猶予のほか,一部規制(表示事項,添付文書記載事項,GMP,GCP,GLP,信頼性調査など)の適用除外		※
緊急承認	治療薬として期待される開発途上の製品を緊急導入する。	・A ・有効性が推定される。 ・有効性に比して著しく安全性が劣らないなど,医薬品としての使用価値が認められる。	製法・品質規格の資料提出は必要だが,それ以外は特例承認と同様		※
公知申請	国内では承認されていない医薬品や適応を迅速に国内導入する。	・B ・Cあるいは論文などで公表された優れた臨床試験成績がある。 ・国の未承認薬適応外薬検討会で,必要な試験,人道的見地から実施される治験への該当性などを含め評価する。	検討会の評価により,臨床試験の一部または全部を実施不要	学会や患者団体などからの要望を検討会および審議会で評価し,認められれば製薬企業に開発要請が行われる。	―
条件付き早期承認	治験実施が困難な医薬品を導入する。	・B ・患者数が少ないなどで治験実施が困難である。	検証的試験以外の試験で一定の有効性・安全性を評価 製販後調査で有効性・安全性を再確認	承認申請前にPMDAに相談し,PMDAの評価報告書を添付して承認申請する。	―
希少疾病用医薬品の指定	希少疾病用医薬品の開発を促進する。	・B ・国内患者数が5万人未満 ・著しく高い有効性安全性が期待される。	規制適用除外などはない。開発指導・助言,助成金交付,税制優遇措置,再審査期間の延長などの支援措置がある。		○
先駆的医薬品の指定	最先端の治療の世界に先駆けた日本への導入	・B ・画期性:新作用機序や画期的な薬物送達システム ・高い有効性:既存薬がある場合は有効性あるいは安全性の大幅な改善が見込まれる。有効性は探索的臨床試験で示唆されている。 ・世界に先駆けて,あるいは他国と同時に日本で開発申請する。	規制適用除外などはない。 PMDAのコンシェルジュによる伴走。優先相談,先駆け相談が受けられる。		○
特定用途医薬品の指定	小児疾病および薬剤耐性病原体による疾病の医薬品の開発促進	・B ・小児用の用法・用量の変更,剤形追加あるいは薬剤耐性病原体を対象とする効能・効果,用法・用量の変更を行う。 ・国際的に標準治療法として確立している,あるいは高いエビデンスが得られている。		厚労省が開発要望または開発提案を募集し,未承認薬・適応外薬検討会議で評価され指定される。	○

条件
A)国民の生命・健康に重大な影響を与えるおそれがある疾病のまん延などの健康被害の拡大防止のために緊急使用が必要な医薬品でほかに適当な方法がないこと
B)医療上の必要性として,対象疾患が重篤で国内に有効な治療法がないこと
C)医薬品の品質・有効性,安全性確保のうえで日本と同等の水準にあると認められる医薬品の製造販売の承認制度がある国として政令で定められている国で使用が認められている
※優先審査の対象に規定されていないが,優先審査より優先的に扱われると考えられる

(文献6, 7)を参考として作成)

■ 公知申請

　海外では標準的な治療法として使用されるが国内では承認されていない医薬品や適応（未承認薬・適応外薬）について，**その効能・効果等が医学薬学上公知**であると国の検討会で認められた場合，臨床試験の一部または全部を新たに実施することなく承認申請が可能となる制度である。

■ 条件付き早期承認制度（薬機法十四条の十二，施行規則第四十五条の四～六）

　重篤な疾患で有効な治療法が乏しく患者数が少ないなどで治験実施が困難な場合，検証的試験以外の試験による一定の有効性・安全性を確認し，製造販売後に有効性・安全性の再確認などのための調査を実施することなどを条件に承認する制度である。

■ 希少疾病用医薬品の指定（薬機法七十七条の二第一項，施行規則第二百五十条，二百五十条の二，第二百五十一条）

　患者数が少ないと開発コストに比して収益が見込めない可能性などが考えられるため，製薬企業の開発インセンティブとして優遇措置を設けた制度である。

■ 先駆的医薬品（薬機法第七十七条の二第二項）

　日本で開発された場合も含め革新的な治療法の開発が欧米で先行し，わが国への導入が遅れる場合が多いことから設けられた制度である。わが国での開発に不慣れなベンチャー企業が革新的技術を有する場合も多く，国内開発に向けてPMDAのコンシェルジュが伴走する。

■ 特定用途医薬品（施行規則第二百五十一条の三，同四）

　小児に対する用法・用量，薬剤耐性病原体による疾病に対する効能・効果や用法・用量が設定されていないなど，医療上のニーズが著しく充足されていない医薬品の研究開発を促進するための制度である。

臨床試験を取り巻く現状

■ 医師主導治験

　臨床試験のうち，医薬品の承認申請の際に提出される資料を取得する治験にはGCPが適用され，臨床試験の科学的信頼性と患者保護のための倫理性が確保されている。ほとんどの治験は企業が主導して実施されるが，医師が自ら治験を実施する医師主導治験にもGCPが適用され，**求められる科学的信頼性と倫理性は企業治験と同等**である。その試験データは企業が医薬品の承認申請を行う際に提出することが可能である。

■ 臨床研究法

　わが国においては，治験以外の臨床試験には倫理指針はあったもののGCP遵守は義務とされておらず，過去に複数の大学病院などでデータの不正な操作やそれらデータの販売促進への利用などが相次いで発覚した。これを契機に，臨床研究に対しても適切な**信頼性確保と患者保護**の観点から，新たに臨床研究法（平成29年法律第十六号）[8]が制定された。

　臨床研究法の対象範囲は**図5**[9]に示すように，医薬品等（医薬品，医療機器，再生医療等製品）の臨床研究のうち，薬機法の適用を受ける治験以外の臨床研究である。

　未承認・適応外薬の医薬品等の臨床研究および製薬企業等から資金提供を受けて実施される当該企業等の医薬品等の臨床研究は特定臨床研究とされ，厚生労働大臣の認定を受けた認定臨床研究審査委員会が臨床研究実施計画や有害事象対応を審査するとともに，資金を提供する製薬企業は資金提供について契約締結や公表が義務

図5 臨床研究法の対象範囲

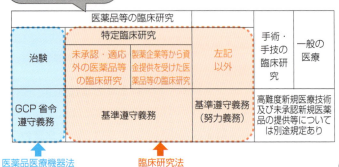

(文献9)を基に作成

づけられた。

■ 分散型臨床試験（DCT）

　診療や臨床試験へのデジタルツールの導入が進められているが，欧米ではCOVID-19パンデミックによるロックダウンを契機に，オンライン診療やウェアラブル機器などを利用することで臨床試験での被験者の医療機関へのビジットを一部あるいはすべてを行わない分散型臨床試験が広く普及した。

　従来の治験では，被験者への説明や同意取得，診察などは医療機関において対面で実施され，検査，治験薬・資材の授受も被験者が医療機関を訪れて実施される。DCTにおいては，被験者説明や同意取得，診察などはオンラインや必要に応じて訪問診療・訪問看護で実施され，治験薬や資材は自宅に配送される。またウェアラブル機器などのデジタル機器で測定したデータはインターネットで送信され，場合によっては，被験者は自宅から近い別のサテライト医療機関で検査を受け，そのデータが治験実施施設に送られる。このように，従来は治験実施医療機関で集中して治験実務が行われていたことに対し，患者の自宅や近隣の医療機関などの複数の場所で治験が実施されることから，分散型臨床試験とよばれる。わが国でも，COVID-19治療薬などの治験で一部DCTが取り入れられた例はあったものの，現行規制では治験薬配送や治験での訪問看護の利用などが難しく，可能な範囲でDCTの導入の試みが始まっているが，今後の規制整備や医療機関の体制整備が待たれるところである。

> **学習の要点**
> **医薬品に関する制度・法律の理解**
> 　医療上の必要性が高い医薬品の制度については，それぞれの制度が適用されるための条件や特例・優遇措置の確認が重要となる。また，臨床研究法は臨床研究の不正が相次いだことが契機となり制定された。特定臨床研究の対象となる研究，それ以外の臨床研究の取扱いを押さえておく必要がある。

＊DCT：decentralized clinical trial

6 レギュラトリーサイエンス

- レギュラトリーサイエンスは,「品質,有効性及び安全性を科学的知見に基づき適正かつ迅速に予測,評価及び判断することに関する科学」と定義されている
- 品質,有効性,安全性の評価という研究的側面と,ガイドラインや必要なルールをつくる行政科学という側面がある

レギュラトリーサイエンスの定義

　日本国内においては,1980年代終盤に,内山が「科学技術を人間との調和のうえで,最も望ましい形にレギュレート(調整)する科学」として,主に医薬品,食品分野を対象に「regulatory science」あるいは「レギュラトリーサイエンス」の用語を最初に用いたとされている。内山は,「レギュラトリーサイエンスの研究的側面として有効性と安全性の評価,また,その研究成果の実践面として,ガイドラインや規制等の技術開発を進める上での必要なルールを作る行政科学という側面を併せ持つ」と論じている。公的な文書としては,健康・医療戦略推進法(平成26年法律第48号)第13条第2項において,レギュラトリーサイエンスは,医療分野の研究開発の成果の実用化に際し「品質,有効性及び安全性を科学的知見に基づき適正かつ迅速に予測,評価及び判断することに関する科学」[10]と定義され,国の方針として,レギュラトリーサイエンスの振興に必要な体制の整備,人材の確保・養成・資質の向上等の施策を講じるとされている。

　日本で最初に普及したレギュラトリーサイエンスの考え方は,2000年代以降,欧米の医薬品・医療機器等の規制当局でも重要性が認識されるようになり,現在では一般的な概念として取扱われている。

薬学分野におけるレギュラトリーサイエンスの意義

■ ベネフィット／リスク比の最大化とレギュラトリーサイエンス研究

　薬学教育においては,薬化学,生化学,分子生物学,物理化学といった基礎的分野から,分析化学,衛生化学,薬剤学,製剤学,薬物動態・代謝学,医療薬学,毒性学,創薬科学,薬物情報科学など,大変広い専門領域を履修する。レギュラトリーサイエンスは,これら幅広い専門領域の研究成果が人間・社会・環境に及ぼす影響を科学的根拠に基づいて予測・評価し,ベネフィットとリスクを評価するとともに,幅広い専門領域の知識や経験を踏まえてベネフィット／リスク比を最大化させる科学である。ベネフィット／リスク比の最大化の一般的な事例として,効果が高く副作用リスクが低い有効性成分の分子デザインや製剤設計,有効性・安全性を客観的に評価する臨床試験デザインの工夫,非臨床試験・非臨床試験データに基づいて有効性が最も期待される患者や副作用リスクが高い患者を特定した治療対象や用法・用量の設定,などが挙げられる。これら幅広い領域において,ベネフィット／リスク比を最大化するためのレギュラトリーサイエンス研究が進められている。

■ レギュラトリーサイエンス研究成果の規制への反映

　前述のレギュラトリーサイエンス研究の成果

2章 医薬品のライフサイクルと医薬品情報

のなかには，一定の範囲の医薬品や医療に共通して適用できる評価・予測・判断の方法が含まれていたり，複数の研究成果から共通する事項をまとめることが可能な場合がある．それらの成果は，有効性や安全性の評価ガイドラインとしてまとめられ公表されることで，医療の開発研究や医薬品などのライフサイクルマネジメントに貢献することが期待される．一方で，ガイドラインは社会的な影響が大きいことから，その作成過程では，学界，産業界，規制当局，また場合によっては患者団体などとの間での密な意見交換を介したコンセンサス形成が重要である．特に，人々の健康維持・増進への影響が大きい場合には，必要に応じて新たな規制立案のベースとなる場合もある．

■ 医薬品のライフサイクルとレギュラトリーサイエンス

一般的に，基礎研究から医薬品シーズの発見，医薬品として開発され承認を得て臨床現場に提供されるまでのプロセスは創薬研究ともよばれる．レギュラトリーサイエンスは，医薬品シーズの開発から承認，さらには製造販売後安全対策や恒常的な製造管理・品質管理の確保，また適応追加などを含む医薬品ライフサイクル全般をカバーする考え方である（図6）．

適応追加における評価の例として，胎児への催奇形性リスクが知られているサリドマイドおよびファビピラビルに関するレギュラトリーサイエンスの考え方を図7に示した．同じ医薬品であっても，対象疾患や使用される状況に応じ

図6　医薬品のライフサイクルとレギュラトリーサイエンス

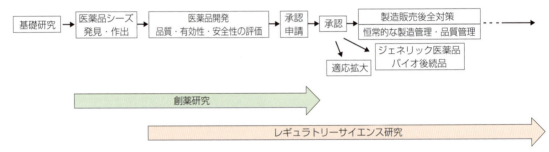

図7　適応追加の際の評価におけるレギュラトリーサイエンスの考え方

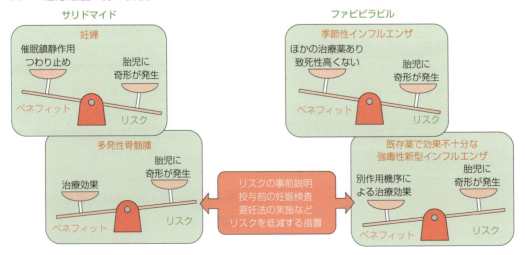

たベネフィットとリスクを適切に評価し，リスクの低減措置も講じることで，ベネフィット/リスク比を評価し，使用の可否を判断することが求められた例である。

> **学習の要点**
> **医薬品に関する制度・法律の理解**
> 本項で解説したように，レギュラトリーサイエンスは，新しい科学技術の成果を人と社会のために最も望ましい形で実用化し，新たな社会的価値を付与するために必要不可欠なサイエンスといえる。定義や目的，薬学教育で習得する専門知識との関連性，ベネフィット/リスク比の最大化の方法を確認しておくとよい。

まとめ

- FIH試験の実施に際して考慮すべき事項について説明せよ（☞p.19）。 試験
- 第Ⅰ相から第Ⅲ相の臨床試験（治験）の相違について簡潔に説明せよ（☞p.18〜20）。 試験
- PMDAホームページ上で公開されている申請試料概要から基本的な薬物動態パラメータを抽出せよ（☞p.19）。 実習
- 承認申請書に添付すべき資料を作成するための試験を実施する際に準拠する基準を挙げよ（☞p.21）。 試験
- 承認申請書に添付すべき資料の共通の様式（CTD）の概要を説明せよ（☞p.21〜24）。 試験
- 医薬品の製造販売の承認審査後に公開される医薬品情報を挙げ，その概要を説明せよ（☞p.24, 25）。 試験
- 後発医薬品の承認申請に必要な資料の項目を挙げよ（☞p.26, 27）。 試験
- 経口製剤においてなぜ溶出性を確認することで品質再評価が可能か説明せよ（☞p.28）。 試験
- バイオ後続品と後発医薬品の承認時の考え方が異なる理由を説明せよ（☞p.28, 29）。 試験
- 海外で使用されている医薬品を日本に迅速に導入するための制度を複数挙げよ（☞p.29〜31）。 試験
- 認定倫理審査委員会の職務を説明せよ（☞p.31）。 試験
- レギュラトリーサイエンスの定義を説明せよ（☞p.33）。 試験
- レギュラトリーサイエンスの研究的側面と実践的側面を説明せよ（☞p.33）。 試験

【引用文献】

1) 厚生労働省：医薬品の承認申請について（https://www.pmda.go.jp/files/000203240.pdf）（2024年10月時点）
2) 日本製薬工業協会：電子化コモン・テクニカル・ドキュメント（eCTD）作成の手引き 第4.1版（https://www.jpma.or.jp/information/evaluation/results/allotment/lofurc0000005exz-att/electronic_common.pdf）（2024年10月時点）
3) 医薬品医療機器総合機構：承認審査業務（申請・審査等）（https://www.pmda.go.jp/review-services/drug-reviews/0001.html）（2024年10月時点）
4) 後藤伸之，ほか：ジェネリック医薬品（後発医薬品）の実態と問題点. MB Derma, 113：8-19, 2006.
5) 医薬品医療機器総合機構：後発医薬品（https://www.pmda.go.jp/review-services/drug-reviews/about-reviews/p-drugs/0017.html）（2024年10月時点）
6) e-GOV法令検索：医薬品，医療機器等の品質，有効性及び安全性の確保等に関する法律（https://laws.e-gov.go.jp/law/335AC0000000145）（2024年10月時点）
7) e-GOV法令検索：医薬品，医療機器等の品質，有効性及び安全性の確保等に関する法律施行規則（https://laws.e-gov.go.jp/law/336M50000100001）（2024年10月時点）
8) e-GOV法令検索：臨床研究法（https://elaws.e-gov.go.jp/document?lawid=429AC0000000016）（2024年10月時点）
9) 厚生労働省：臨床研究法の概要（https://www.mhlw.go.jp/content/10800000/000647734.pdf）（2024年10月時点）
10) e-GOV法令検索：健康・医療戦略推進法（https://elaws.e-gov.go.jp/document?lawid=426AC0000000048）（2024年10月時点）

2章　医薬品のライフサイクルと医薬品情報

3 医薬品の市販後に行われる調査・試験と得られる医薬品情報

1 市販後調査の意義・目的

POINT
- 製造販売承認後は治験の被験者集団よりもさらに多様な患者に対して医薬品が使用される
- ファーマコビジランスは薬害事件を繰り返さないよう国を挙げて取り組む医薬品の安全対策である

製造販売承認前の治験で得られる情報の限界（図1）

　治験は人での使用経験の浅い治験薬を投与するため，被験者に対して望ましくない作用のリスクを最小限にする配慮が行われる。また，製造販売承認を目的としていることから，治験薬の有効性の証明に必要な症例数に限定した期間で治験は実施される。このように，**製造販売承認前の治験から得られる情報にはさまざまな限界（通称「5 toos」）が存在する**。

■ too few

　製造販売承認以前に当該薬物が投与される患者数は国際的な治験でも数千例が一般的だが，当該薬物による有害事象を十分に検出するためには一般的に数万例が必要である。

■ too simple

　治験は治験薬の有効性を証明するために実施されることから，合併症を多く有していたり，併用薬を多数服用しているような複雑症例はリクルート時に除外される。しかし，上市後の実臨床においてはこのような複雑症例が少なくない。

■ too median-age

　非常に若年・高齢の被験者が治験に参加することは一般的にまれだが，上市後にはこのような年齢層の患者に対しても使用される可能性がある。

図1　治験と実臨床の医薬品使用環境の相違

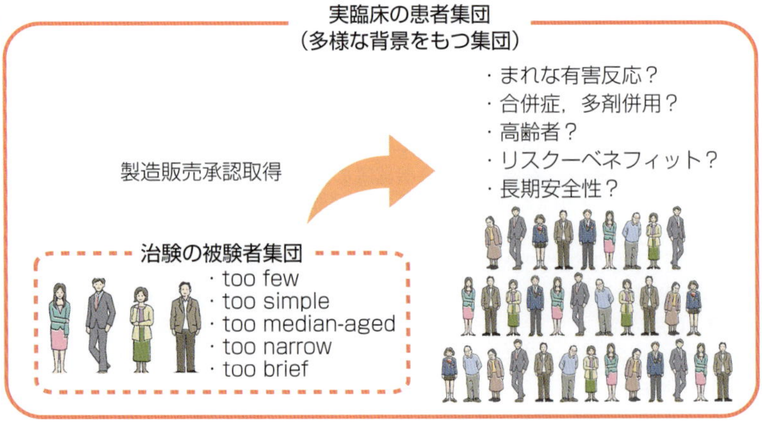

治験の被験者集団
・too few
・too simple
・too median-aged
・too narrow
・too brief

製造販売承認取得 →

実臨床の患者集団
（多様な背景をもつ集団）
・まれな有害反応？
・合併症，多剤併用？
・高齢者？
・リスク-ベネフィット？
・長期安全性？

■ too narrow

治験薬の適応症の定義（範囲）は治験計画書上で明確に示されているものの，上市後には治験でベネフィット/リスクが明確となっていない範囲の関連病態に対しても当該薬が使用される可能性がある。

■ too brief

治験薬の長期的な有害作用について治験中に検出することは困難であり，上市後に長期にわたって使用されることで初めて認識される有害作用も存在しうる。

ファーマコビジランス

製造承認前の治験段階では前述の5 toosのような限界が存在するため，当該治験薬が医薬品として実臨床で使用されるようになった後も，医薬品の安全性を中心に継続的に評価が行われる。これが**安全性監視活動（ファーマコビジランス）**である。WHOではファーマコビジランスを「薬物有害反応やその他の薬物関連問題の同定，評価，理解および予防に関する科学と活動」と定義している。製薬企業として取り組んでいる主なものは製造販売後調査，製造販売後臨床試験（第4相臨床試験），**医薬品リスク管理計画（RMP）**の作成などである。また，国としてファーマコビジランスの一環で制定・運用している安全対策は，医薬品の再審査制度，再評価制度および副作用・感染症報告制度である。

このような安全対策について国を挙げて取り組む背景には，過去に人類が経験した医薬品による健康被害（薬害）からの学びがある。同様の薬害を決して繰り返すことなく，医薬品を使用する患者の安全を確実に保護すべく，繰り返し議論を行いながら世界的に薬事規制を整備している。

> **学習の要点**
> **すべての医療関係者が知っておくべき薬害事件**
> サリドマイド事件，SMON事件，薬害エイズ事件，薬害C型肝炎，ソリブジン事件など，1990年代を中心にさまざまな薬害事件を人類は経験している。それぞれの事件に対して措置が講じられている現在においても，なぜこれらの事件が発生し，社会問題化したのかを知っておくことは今後の新たな薬害を防止する観点から非常に重要である。事件の詳細が曖昧な読者は学び直しておきたい。

2 市販後に行われる医薬品安全性監視の概要

- 市販後の安全性情報を収集し，適切に報告・措置を行うことは製薬企業の責務である
- 主な規制省令はGVP省令とGPSP省令である

製造販売後に実施される各種調査や制度の概要

製造販売承認を取得した後は実臨床における当該医薬品の安全性や使用方法についての情報収集を計画的に行い，必要に応じて適切な措置を実施することが製造販売業者の責務である。この一連の活動を広義では市販後調査とよぶ。市販後調査を規制する主な制度は「医薬品，医薬部外品，化粧品，医療機器及び再生医療等製品の製造販売後安全管理の基準に関する省令」（**GVP省令**）と「医薬品の製造販売後の調査及び試験の実施の基準に関する省令」（**GPSP省令**）である。製造販売承認後に実施される市販後調査の概要を**図2**に示す。

---

* WHO：World Health Organization　* RMP：risk management plan　* GVP：good vigilance practice
* GPSP：good post-marketing study practice

図2 製造販売承認後に実施される調査の概要

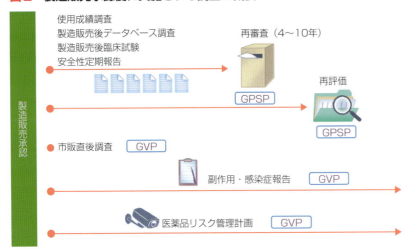

3 再審査制度

● 新医薬品の承認申請区分によって再審査期間が異なる

　医薬品, 医療機器等の品質, 有効性及び安全性の確保等に関する法律 (薬機法) では再審査制度について「新薬の製造販売承認を受けた者は, 当該医薬品について, 定められた期間内に申請して, 厚生労働大臣の再審査を受けなければならない」(第十四条の四) と記載されている。治験に組み入れられる被験者数と治験期間には限りがあるため, **市販後により多くの患者に対して長期間使用された場合には, 治験の段階では確認できなかったまれな有害事象や長期投与に伴う新たな有害事象が発現しうる** (too few, too brief)。また, 治験においては被験者の症状や年齢, 併存症, 併用薬, 試験薬投与量などを厳格に管理して実施されているのに対し, **市販後の実臨床では必ずしも治験と同様に使用されるとは限らない** (too simple, too median-aged, too narrow)。そのため, 承認された効能・効果, 安全性について一定期間経過後に再度確認する制度が設けられている。これが再審査制度である。再審査の結果は次の3つのパターンである。

- 承認の取り消し
- 効能・効果の削除または修正
- 特に措置なし (添付文書は改定される場合がある)

表1 新規医薬品の種類による再審査期間の概要

新医薬品の種類	再審査期間
・希少疾病用新医薬品 ・薬剤疫学調査による長期的治療効果の確認を要する新医薬品	10年
・既存薬とは有効成分が異なる新医薬品	8年
・他の区分に分類されない新医薬品	6年
・既存薬とは効能・効果のみが異なる新医薬品 ・既存薬とは用法・用量が異なる新医薬品	4年

(文献1) を基に作成)

再審査の対象となるのは新医薬品であり，再審査期間は承認申請区分によって定められている。再審査期間の概要を**表1**に示した[1]。

再審査を申請するにあたり，再審査期間中に規定の調査を行い，その結果を申請資料として添付する必要がある。各添付資料の詳細については後述するが，製造販売後の使用成績に関する資料として，使用成績調査，製造販売後データベース調査および製造販売後臨床試験の成績に基づいて資料が作成される。

> **補足**
> **再審査結果の実績[3]**
> 厚生労働省医薬・生活衛生局の調査によると令和元年度末の時点で，再審査対象4,175品目のうち，4,033品目（96.6％）において有効性を認め，142品目（3.4％）で承認事項の一部を変更すれば有効性が認められると判定されている。有効性が認められないと判定された品目は存在しなかった。

4 再評価制度

● 医療は日々進歩しており，現在の治療水準においてはその有用性が薄れてしまう医薬品も存在する

薬機法では「承認を受けている者は，厚生労働大臣が薬事審議会の意見を聴いて医薬品の範囲を指定して再評価を受けるべき旨を公示したときは，その指定に係る医薬品について，厚生労働大臣の再評価を受けなければならない。」（第十四条の六）とされている。これが再評価制度である。**現在の医学・薬学の知見・学問水準に基づいて既承認医薬品の有効性や安全性，ならびに品質などを見直す制度**となっている。長い年月の経過によって，現在の治療水準のなかでは価値が薄れてしまっている医薬品（現在のスタンダードな評価基準ではその有効性が認められないなど）も存在しうる。再評価制度には有効性と安全性を評価する薬効再評価と，溶出性を評価する品質再評価の2つが存在する。

再評価の対象となった場合，その結果は再審査と同じく次の3パターンに分類される。

- 承認の取り消し
- 効能・効果の削除または修正
- 特に措置なし

再評価は承認された時期によって，第一次再評価（1967年9月以前の承認品目，1995年に再評価終了），第二次再評価（1967年10月～1980年3月の承認品目，1996年に再評価終了），新再評価の3種類に区分される。現在は新再評価が運用されており，すべての既承認薬のなかから再評価対象が指定される。

> **補足**
> **再評価種別の評価結果**
> 平成22年版厚生労働白書[4]の資料に掲載されているデータに基づいて，第一次再評価，第二次再評価および新再評価評価結果をみてみると，それぞれ5.6％，2.3％および0.8％であり，古い医薬品ほど現在の治療水準では有用性が認められにくい傾向にあることがみてとれる。ただし，当然ながら古い医薬品であっても現在でも薬物治療の中心的役割を担っていることはあるので，単に承認時期で有用性を判断してはならない。

5 副作用・感染症報告制度

POINT
- 有害事象と副作用の定義は異なる
- 安全性情報の迅速な報告は製薬企業のみならず医薬関係者にもその義務がある

報告制度

治験段階では明らかになっていない副作用ならびに生物由来製品などで懸念されうる感染症はその事象発生の事実を知ってから一定期限内に国へ報告しなければならない。報告に際しては事象の定義を十分に理解して報告することが重要である。

■ 有害事象と副作用

「**有害事象**」とは医薬品投与との因果関係の有無は関係なく，医薬品投与下において認めたすべての好ましくない医療事象のことを指す。一方，「**副作用**」は医薬品投与との因果関係が否定できない有害な医療事象を意味する。

■ 重篤と非重篤

「重篤」な有害事象または副作用とは，死亡，障害，死亡または障害につながるおそれのある事象，治療のために入院または入院期間の延長を要する事象，および後世に対して先天的な異常または欠損を来たす事象のことを指す。これらに該当しない事象は原則的に「非重篤」と判断する。

企業報告制度

企業報告制度は，製造販売承認を取得した製薬企業が，当該医薬品を使用中の患者において発生した副作用や関連性が疑われるその他の医療事象について厚生労働大臣へ速やかに報告する制度である。15日以内報告と30日以内報告が存在する（**表2**）[5]。製薬企業では必要情報の収集と報告サマリーの作成などに要する時間も考慮すると，報告対象となりうる情報を知ってから1～2営業日以内に迅速な対応を始める必要がある。

医薬品・医療機器等安全性情報報告制度

安全性に関する報告の義務は当該医薬品の製造販売元のみならず，病院・診療所・薬局の開設者または医師，歯科医師，薬剤師，登録販売者その他の医薬関係者にもある。医薬関係者による副作用報告件数は一般に製造販売業者からの報告件数に比べて少ないが，症例情報を迅速かつ的確に収集評価できる環境にある医薬関係者からの報告は非常に重要である。医薬品医療機器総合機構（PMDA）のホームページでは報告様式（**図3**）[6]のダウンロードが可能であり，またホームページ上から報告するページ[7]も整備されている。医薬品情報業務の専門家である薬剤師が医薬関係者のファーマコビジランス活動を主導することに期待したい。

感染症定期報告制度

生物由来製品はその原材料が細胞組織などであるため，細菌やウイルスなどの未知の感染因子を含有している可能性を否定できない。さらに，生物由来製品を介した感染症では，免疫抑制作用を有する合成医薬品で生じる日和見感染とは異なり，投与した段階から潜在的に感染が進行するおそれがある。そのため，生物由来製品使用症例における感染症の定期報告を通じて情報を集積し，その頻度や傾向をより綿密に把握し，**感染症のリスクを多角的に評価・検討することを通じて生物由来製品の安全性を監視する**本制度が運用されている。具体的には生物由来製品

＊PMDA：Pharmaceuticals and Medical Devices Agency

表2　企業報告制度における15日以内報告と30日以内報告の対象事象

15日以内報告
死亡の発生のうち，当該医薬品の副作用によるものと疑われるもの
死亡の発生のうち，当該医薬品と成分が同一性を有すると認められる外国で使用されている医薬品の副作用によるものと疑われるものであって，かつ，当該医薬品の使用上の必要な注意等から予測することができないもの又は当該医薬品の使用上の必要な注意等から予測することができるものであって，次のいずれかに該当するもの ・当該死亡の発生数，発生頻度，発生条件等の傾向を当該医薬品の使用上の必要な注意等から予測することができないもの ・当該死亡の発生傾向の変化が保健衛生上の危害の発生又は拡大のおそれを示すもの
次に掲げる症例等の発生のうち，当該医薬品又は外国医薬品の副作用によるものと疑われるものであって，かつ，当該医薬品の使用上の必要な注意等から予測することができないもの又は当該医薬品の使用上の必要な注意等から予測することができるものであって，その発生傾向を予測することができないもの若しくはその発生傾向の変化が保健衛生上の危害の発生又は拡大のおそれを示すもの ・障害 ・死亡又は障害につながるおそれのある症例 ・治療のために病院又は診療所への入院又は入院期間の延長が必要とされる症例 ・死亡又は上記に掲げる症例に準じて重篤である症例 ・後世代における先天性の疾病又は異常
医薬品，医療機器等の品質，有効性及び安全性の確保等に関する法律関係手数料令第七条第一項第一号イ（1）に規定する既承認医薬品と有効成分が異なる医薬品として法第十四条第一項の承認を受けたものであって，承認のあった日後二年を経過していないものに係る上記に掲げる症例等の発生のうち，当該医薬品の副作用によるものと疑われるもの
上記に掲げる症例等の発生のうち，当該医薬品の副作用によるものと疑われるものであって，当該症例等が市販直後調査により得られたもの
当該医薬品の使用によるものと疑われる感染症による症例等の発生のうち，当該医薬品の使用上の必要な注意等から予測することができないもの
当該医薬品又は外国医薬品の使用によるものと疑われる感染症による死亡又は上記に掲げる症例等の発生
外国医薬品に係る製造，輸入又は販売の中止，回収，廃棄その他保健衛生上の危害の発生又は拡大を防止するための措置の実施
30日以内報告
上記に掲げる症例等の発生のうち，当該医薬品の副作用によるものと疑われるもの
当該医薬品若しくは外国医薬品の副作用若しくはそれらの使用による感染症によりがんその他の重大な疾病，障害若しくは死亡が発生するおそれがあること，当該医薬品若しくは外国医薬品の副作用による症例等若しくはそれらの使用による感染症の発生傾向が著しく変化したこと又は当該医薬品が承認を受けた効能若しくは効果を有しないことを示す研究報告

（文献5）を基に作成）

の製造販売承認を受けた日から6カ月ごとに報告を行う。定期報告事項を**表3**に示す。なお，生物由来の医薬品には血液製剤，ヒアルロン酸やコラーゲンなどの組織抽出・分画製品，ワクチン，インスリンやインターフェロンのような遺伝子組換えペプチド・タンパク質製剤などがある。

> **補足**
> **安全性報告の対象となる製品**
> 　本項では医療用医薬品を中心に説明しているが，安全性報告の対象製品は医療用医薬品だけでなく，医薬品投与デバイスやその他医療機器の不具合，再生医療等製品，医薬部外品および化粧品も対象となる。

図3　医薬品の安全性情報報告書様式

PMDAのホームページからダウンロードが可能である。

（文献6）より引用）

別紙1　様式①

□ 医療用医薬品
□ 要指導医薬品
□ 一般用医薬品

医薬品安全性情報報告書

☆医薬品医療機器法に基づいた報告制度です。
記入前に裏面の「報告に際してのご注意」をお読みください。

化粧品等の副作用等は、様式②をご使用ください。健康食品等の使用によると疑われる健康被害については、最寄りの保健所へご連絡ください。

患者情報

患者イニシャル	性別	副作用等発現年齢	身長	体重	妊娠
	□男 □女	歳（乳児：　ヶ月　週）	cm	kg	□無 □有（妊娠　　週）□不明

原疾患・合併症	既往歴	過去の副作用歴	特記事項
1. 2.	1. 2.	□無・□有 医薬品名： 副作用名： □不明	飲酒　□有（　　）□無　□不明 喫煙　□有（　　）□無　□不明 ｱﾚﾙｷﾞｰ□有（　　）□無　□不明 その他（　　　）

副作用等に関する情報

副作用等の名称又は症状、異常所見	副作用等の重篤性 「重篤」の場合、<重篤の判定基準>の該当する番号を（ ）に記入	発現期間 （発現日 ～ 転帰日）	副作用等の転帰 後遺症ありの場合、（ ）に症状を記入
1.	□重篤 →（　　　） □非重篤	年　月　日 ～　年　月　日	□回復 □軽快 □未回復 □死亡 □不明 □後遺症あり（　　　）
2.	□重篤 →（　　　） □非重篤	年　月　日 ～　年　月　日	□回復 □軽快 □未回復 □死亡 □不明 □後遺症あり（　　　）

<重篤の判定基準>　①：死亡　②：障害　③：死亡につながるおそれ　④：障害につながるおそれ　⑤：治療のために入院又は入院期間の延長　⑥：①～⑤に準じて重篤である　⑦：後世代における先天性の疾病又は異常

<死亡の場合>被疑薬と死亡の因果関係：□有　□無　□不明

<胎児への影響>　□影響あり　□影響なし　□不明

被疑薬及び使用状況に関する情報

	被疑薬（副作用との関連が疑われる医薬品の販売名）	製造販売業者の名称（業者への情報提供の有無）	投与経路	1日投与量（1回量×回数）	投与期間（開始日～終了日）	使用理由（疾患名、症状名）
		（□有□無）			～	
		（□有□無）			～	
		（□有□無）			～	

↑ 最も関係が疑われる被疑薬に○をつけてください。

併用薬（副作用発現時に使用していたその他の医薬品の販売名　可能な限り投与期間もご記載ください。）

副作用等の発現及び処置等の経過（記入欄が不足する場合は裏面の報告者意見の欄等もご利用ください。）

年　月　日

※被疑薬投与前から副作用等の発現後の全経過において、関連する状態・症状、検査値等の推移、診断根拠、副作用に対する治療・処置、被疑薬の投与状況等を経時的に記載してください。検査値は下表もご利用ください。

副作用等の発現に影響を及ぼすと考えられる上記以外の処置・診断　：□有　□無
有りの場合 →（□放射線療法　□輸血　□手術　□麻酔　□その他（　　　　））

再投与：□有　□無　　有りの場合→　再発：□有　□無　　ワクチンの場合、ロット番号（　　　）

一般用医薬品の場合：　□薬局等の店頭での対面販売　□インターネットによる通信販売
購入経路→　□その他（電話等）の通信販売　□配置薬　□不明　□その他（　　）

報告日：　　年　　月　　日（既に医薬品医療機器総合機構へ報告した症例の続報の場合はチェックしてください 。→□）
報告者　氏名：　　　　　施設名（所属部署まで）：
（職種：□医師、□歯科医師、□薬剤師、□看護師、□その他（　　　　））
住所：〒
電話：　　　　FAX：

医薬品副作用被害救済制度及び生物由来製品感染等被害救済制度について　：□患者が請求予定　□患者に紹介済み　□患者の請求予定はない　□制度対象外（抗がん剤等、非入院相当ほか）　□不明、その他
※一般用医薬品を含めた医薬品（抗がん剤等の一部の除外医薬品を除く。）の副作用等による重篤な健康被害については、医薬品副作用被害救済制度又は生物由来製品感染等被害救済制度があります（詳細は裏面）。

➢　FAX又は電子メールでのご報告は、下記までお願いします。両面ともお送りください。
（FAX：0120-395-390 電子メール：anzensei-hokoku@pmda.go.jp　医薬品医療機器総合機構安全性情報・企画管理部情報管理課宛）

表3　生物由来製品の感染症定期報告事項

□	当該生物由来製品の名称
□	承認番号及び承認年月日
□	調査期間
□	当該生物由来製品の出荷数量
□	当該生物由来製品の原材料若しくは原料若しくは材料に係る人その他の生物と同じ人その他の生物又は当該生物由来製品について報告された，人その他の生物から人に感染すると認められる疾病についての研究報告
□	当該生物由来製品又は外国で使用されている物であって当該生物由来製品の成分と同一性を有すると認められる人その他の生物に由来する成分を含有し，若しくは製造工程において使用している製品によるものと疑われる感染症の種類別発生状況及び発生症例一覧
□	当該生物由来製品等による保健衛生上の危害の発生若しくは拡大の防止又は当該生物由来製品の適正な使用のために行われた措置
□	当該生物由来製品の安全性に関する当該報告を行う者の見解
□	当該生物由来製品の添付文書又は注意事項等情報
□	当該生物由来製品等の品質，有効性及び安全性に関する事項その他当該生物由来製品の適正な使用のために必要な情報

（文献8）を基に作成）

6 製造販売後の体制と基準

- 厚生労働大臣が定める基準としてGVPとGQPがあり，医薬品等の品質，有効性及び安全性の確保等に係る活動を行うには，総括製造販売責任者，安全性管理責任者及び品質保証責任者の設置が求められている
- 製造販売後調査等を実施する基準としてGPSPが定められている

製造販売後の体制と基準（図4）

新医薬品の承認までに得られる情報は限られているが，製造販売後には広く・多くの患者に使用される。患者の安全性を確保することが医薬品の製造販売業者の責務となるが，その活動の適正な実施などについて厚生労働大臣により定められた基準がある。なお，医薬品の製造販売業の許可要件として，次に述べる**GVP**および**GQP**に適合すること，総括製造販売責任者，安全管理責任者および品質保証責任者を設置することなどの人的要件が求められている。

■ GVP

医薬品の製造販売業者が**安全性情報**を収集，検討およびその結果に基づく必要な措置を行う際の基準が「医薬品，医薬部外品，化粧品，医療機器及び再生医療等製品の製造販売後安全管理の基準に関する省令」（GVP）[9]として厚生労働大臣により定められている。GVPには業務に係る組織体制も規定されており，総括製造販売責任者の責務や安全管理責任者を設置することが求められている。

■ GQP

医薬品等の品質を確保するために行う業務の基準として「医薬品，医薬部外品，化粧品及び再生医療等製品の品質管理の基準に関する省令」（GQP）[10]が定められており，総括製造販売責任者の責務や品質保証責任者を設置することが求められている。

■ GPSP

使用成績調査，**製造販売後データベース調査**及び**製造販売後臨床試験**（製造販売後調査等）は，信頼性の確保を図るために，厚生労働大臣が定める「医薬品の製造販売後の調査及び試験の実施基準」（GPSP）[11]に基づき実施される。GPSPには製造販売後の調査及び試験を実施する際に求められる遵守事項が規定されており，業務に係る組織体制とともに，製造販売後調査等管理責任者を設置することが定められている。なお，製造販売後の試験（製造販売後臨床試験）を実施する際には「医薬品の臨床試験の実施の基準」（GCP）[12]も遵守する必要がある。

図4 製造販売三役等体制

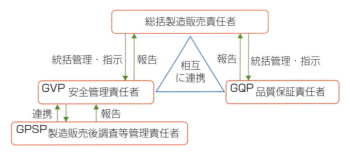

用語解説 **安全性情報** GVP省令では「安全管理情報」と示されている。

＊GQP：good quality practice ＊GCP：good clinical practice

7 安全性情報の収集

- 安全性情報の収集は，ファーマコビジランス活動の起点となる重要なアクションである
- 医薬品のリスクを最小化するために，あらゆる情報源から必要な情報を収集する
- 収集した情報を評価し，適切な安全対策を立案・実施する

安全性情報の収集の目的

ファーマコビジランス活動は，医薬品を使用した患者で起こった副作用などの情報を収集・評価し，適切に安全対策を立案・実施することにより，医薬品の適正使用を実現し，医薬品がもつリスクを最小化するための活動であり，安全対策のサイクル(図5)からなる。

安全性情報の収集は，ファーマコビジランス活動の起点となる重要なアクションである。**医薬品のリスクにいち早く気づき，それを最小化することで医薬品のより安全な使用につなげるために，評価に必要な情報をタイムリーに収集する必要がある。**

安全性情報とは

「医薬品，医薬部外品，化粧品及び医療機器の製造販売後安全管理の基準に関する省令」(平成16年厚生労働省令第135号)(GVP省令)[14]では「医薬品等の品質，有効性及び安全性に関する事項その他医薬品等の適正な使用のために必要な情報」を指し，具体的には**表4**の情報が挙げられる。

安全性情報の情報源

GVP省令[13]で挙げられている情報源と，各情報源の主な情報の例を**表5**に示す。

安全性情報の評価

安全性情報はさまざまな視点で評価される。

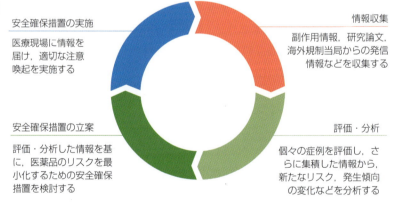

図5 製造販売後の安全対策サイクル

- 安全確保措置の実施：医療現場に情報を届け，適切な注意喚起を実施する
- 情報収集：副作用情報，研究論文，海外規制当局からの発信情報などを収集する
- 評価・分析：個々の症例を評価し，さらに集積した情報から，新たなリスク，発生傾向の変化などを分析する
- 安全確保措置の立案：評価・分析した情報を基に，医薬品のリスクを最小化するための安全確保措置を検討する

表4 医薬品等の品質，有効性及び安全性に関する事項その他医薬品等の適正な使用のために必要な情報

- 医薬品を使用した患者に起こった副作用等に関する情報
- 医薬品の使用により，がんその他重大な疾病，障害若しくは死亡が発生するおそれのあることを示す情報
- 医薬品の使用により，副作用等の発生傾向が著しく変化したことを示す情報
- 医薬品が承認を受けた効能・効果を有しないことを示す情報
- 外国での保健衛生上の危害の発生又は拡大を防止するための措置の実施の情報

代表的な評価手法は次のとおりである。

■ **個別症例評価**

1例ごとに重篤性（**表6**），医薬品との因果関係，電子添文からの予測性（使用上の注意から予測できるものを既知，予測できないものを未知）を評価する。

■ **集積評価**

収集した情報を集団として評価し，1例ずつではわからない医薬品の特徴や副作用との関連性などを検出する。統計的手法を用いる場合もある。

■ **シグナル検出によるリスクの評価**

収集した安全性情報から，医薬品と有害事象との特異的な関連性の可能性について，統計的手法などを用いて検出する。

安全確保措置の立案・実施

収集した安全性情報を評価することで洗い出した医薬品のリスクに対して，そのリスクを最小化するための安全確保措置を検討する。GVP省令[9]で挙げられている安全確保措置と，それぞれの主な例を**表7**に示す。

例えば，公表文献のデータベースを定期的に検索して収集した安全性情報を評価した結果，自社の医薬品Aと他社の医薬品Bを併用した場

表6　ICH E2Dガイドラインにおける重篤性の基準

死に至るもの
生命を脅かすもの
治療のための入院又は入院期間の延長が必要であるもの
永続的又は顕著な障害・機能不全に陥るもの
先天異常・先天性欠損を来すもの
その他の医学的に重要な状態と判断される事象又は反応

（文献14）を参考として作成）

表5　安全性情報の情報源と具体例

情報源	主な情報の例
医薬関係者からの情報	医薬情報担当者（MR）などが収集する医薬関係者からの報告
学会報告，文献報告その他研究報告に関する情報	企業が実施する文献スクリーニング
厚生労働省その他政府機関，都道府県及び独立行政法人医薬品医療機器総合機構からの情報	行政通知，PMDAメディナビ，医薬関係者や患者が直接報告した安全性情報の共有
外国政府，外国法人等からの情報	外国政府が発信する措置情報，CCDS改訂の連絡
他の製造販売業者からの情報	電子添文の改訂情報
その他安全管理情報	報道情報，消費者からの情報

表7　GVP省令で列挙されている安全確保措置と具体例

安全確保措置	具体例
廃棄	保健衛生上の危害防止のため，出荷前の医薬品を廃棄する
回収	保健衛生上の危害防止のため，医薬品を市場から引き取る
販売の停止	保健衛生上の危害防止のため，医薬品の出荷，販売を停止する
電子添文又は注意事項等情報の変更	使用上の注意を改訂する
MR等による医薬関係者への情報の提供	緊急安全性情報（イエローレター），安全性速報（ブルーレター），その他適正使用のための情報を文書などで提供する
法に基づく厚生労働大臣への報告	収集した安全性情報の評価結果を個別症例報告，定期報告などとして報告する
その他の安全確保措置	用法・用量，効能・効果の一部削除など承認事項の一部変更を行う　など

＊MR：medical representative　＊CCDS：Company Core Data Sheet
＊ICH：International Council for Harmonization of Technical Requirements for Pharmaceuticals for Human Use

合に生命にかかわる特定の副作用Xが起こりやすいといった知見が得られた場合，医薬品Aと医薬品Bの併用を避けることで副作用Xの発現を減らすことが可能となる．医薬品Aの製造販売業者は，安全確保措置として医薬品Aの電子添文に「医薬品Bと併用しないこと」という注意喚起を追記する，医薬関係者に併用禁忌であることの情報を伝達する，などの対策を立案し，実施することで副作用Xに関するリスクの最小化につなげることができる（医薬品Bの製造販売業者も同様の対応が必要となる）．

8 製造販売後の調査および試験からの情報収集

- 調査および試験には使用成績調査，製造販売後データベース調査，製造販売後臨床試験の3つの手法がある
- 製造販売後調査等は厚生労働大臣が定める基準（GPSP）に従い，製造販売業者が実施する
- 製造販売後調査等の計画はPMDAに提出し，調査及び試験の結果はRMPに基づきPMDAに提出する

製造販売後調査等の概要

　新医薬品に関しては，承認申請時までに得られた治験等の情報には限りがあり，製造販売後の当該医薬品の使用患者層の広がり（高齢者等）や，長期使用で起こりうる副作用等情報など，継続的な情報収集が必要となる場合が多くみられる．新医薬品の承認審査において，製造販売後に行う製造販売後調査等による情報収集が必要な場合には次の①～④の流れで決定する．なお，製造販売後調査等は，追加の安全性監視活動（医薬品の特性を踏まえ個別に実施される情報収集活動）の1つであり，一律に義務づけられるものではなく，**リサーチ・クエスチョン（具体的かつ明確な調査または試験の課題）** に応じて計画，実施される[14]．

① 承認申請時にRMP案をPMDAに提出し，審査される
② 追加の安全性監視活動として，製造販売後調査等が必要とされた場合には調査又は試験の計画が立案される（RMP）
③ 承認時にRMPの策定が承認条件として義務づけられ，計画した製造販売後調査等が実施される
④ 再審査時に当該調査及び試験結果を含めた再審査申請資料が提出され，PMDAで審査された結果，RMPの策定及び実施に係る承認条件が解除される

　製造販売後調査等を実施するうえでの信頼性確保のための基準は，「製造販売後の調査及び試験の実施の基準に関する省令」（**GPSP**）が厚生労働大臣により定められている．GPSPでは製造販売後調査等として3つの手法（**使用成績調査，製造販売後データベース調査及び製造販売後臨床試験**）が定められており，目的に応じて選択される．

　製造販売後調査等以外の追加の安全性監視の方法として，**市販直後調査（自発報告の収集強化）** などがある．

46

■ 使用成績調査

医療機関から収集した情報を用いて、**日常診療下**において、医薬品の副作用による疾病等の種類別の発現状況並びに品質、有効性及び安全性に関する情報の検出又は確認のために行う調査である。使用成績調査は、**一般使用成績調査**、**特定使用成績調査**、**使用成績比較調査**に分けられ、目的に応じて選択される（**表8**）。

■ 製造販売後データベース調査

医療情報データベースを用い、医薬品の副作用による疾病等の種類別の発現状況並びに品質、有効性及び安全性に関する情報の検出又は確認のために行う調査である。医療情報データベースには、診療報酬および調剤報酬明細書、電子カルテデータ、診断群分類包括評価（DPC）データ、疾患登録データなどが該当する。それぞれ異なる特徴や限界を有するため、目的に応じて、信頼性のある医療情報データベースを選択することが求められる[15]。

■ 製造販売後臨床試験

治験、使用成績調査、製造販売後データベース調査の成績に関する検討を行った結果得られた推定等を検証し、又は診療においては得られない情報を収集するため、承認された用法・用量、効能・効果に従い行う試験である。製造販売後臨床試験の実施にあたってはGPSPとともに**GCP**を遵守する必要がある（**図6**）。

表8 使用成績調査

名称	内容
一般使用成績調査	医薬品を使用する者の条件を定めることなく行う調査（使用成績比較調査を除く）
特定使用成績調査	小児、高齢者、妊産婦、腎機能障害又は肝機能障害を有する者、医薬品を長期に使用する者その他医薬品を使用する者の条件を定めて行う調査（使用成績比較調査を除く）
使用成績比較調査	特定の医薬品を使用する者の情報と当該医薬品を使用しない者の情報を比較することによって行う調査

図6 再審査期間中に実施する調査等

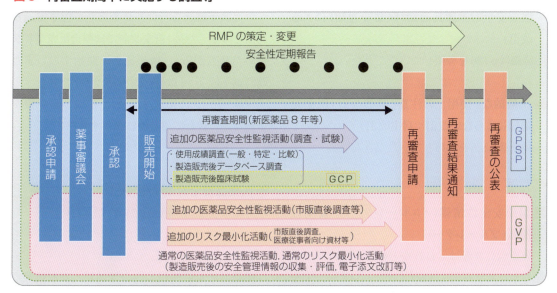

＊DPC：diagnosis procedure combination

9 電子添文改訂等の安全性情報の提供

- 安全性情報の重要度に応じて，情報提供資材が作成される
- 各種の情報提供手段を組み合わせ，迅速性・網羅性の高い情報提供が行われる

安全性情報提供の方法

医薬品の使用による保健衛生上の危害の発生または拡大するおそれが認められた場合は，これを防止するため，厚生労働省からの命令，指示，製造販売業者の自主的な決定などにより，医薬関係者，国民（患者）に対して安全性情報の提供を含めた安全対策上の措置（「安全確保措置」）が講じられる[16, 17]。その際は，**安全性情報の重要度に応じ**，MRによる面談，直接配布だけでなく，電子媒体を利用して**迅速性，網羅性の高い情報提供**が行われる。

■ 緊急安全性情報（イエローレター）
詳細はp.124を参照していただきたい。

■ 安全性速報（ブルーレター）
詳細はp.124，125を参照していただきたい。

■ 一般的な「使用上の注意」等の改訂（医薬局医薬安全対策課長通知（医薬安通知）による改訂）
詳細はp.126を参照していただきたい。

■ 一般的な「使用上の注意」等の改訂（医薬安通知によらない改訂：自主改訂）
詳細はp.126を参照していただきたい。

情報提供活動の流れ

■ 緊急安全性情報（イエローレター）・安全性速報（ブルーレター）
製造販売業者は，自社などのホームページに速やかに緊急安全性情報（イエローレター）/安全性速報（ブルーレター）および改訂電子添文を掲載するとともに，医療機関などに対して直接配布，電子メール・ダイレクトメールなどを使用した情報提供を行う。さらに詳細な情報提供を目的として，MRによる医薬関係者との直接面談，オンライン面談，電話などによる情報提供を実施する。これらの方法は，より効果的に情報が行き渡るよう**組み合わせて実施**する。また，緊急安全性情報では，製造販売業者/厚生労働省による報道発表，新聞社告などとともに医学，薬学などの関係団体への情報提供も行う（**図7**）[18]。

PMDAは，関連情報をPMDAホームページに掲載し，**PMDAメディナビ**を通じて速やかに配信する。

■ 一般的な「使用上の注意」等の改訂（医薬安通知による改訂/自主改訂）
製造販売業者は，電子添文の改訂内容についてPMDAへの届出およびPMDAホームページへの掲載手続きを行い，原則として医薬安通知発出を確認した後（自主改訂では製造販売業者が定めた時点から），情報提供を開始する。また，改訂電子添文，「改訂のお知らせ」を自社などのホームページに掲載するとともに，医療機関，薬局などに対して速やかに提供する[19]。

情報提供の方法

■ 医薬品安全対策情報（DSU）
詳細はp.125を参照していただきたい。

■ PMDAメディナビ
医薬品の承認情報，安全性情報，回収情報な

どを医療機関などへタイムリーにメール配信するためのPMDAによるサービスである。PMDAメディナビに登録することにより，緊急安全性情報，安全性速報を直ちに電子メールで入手することができる。また，「使用上の注意」の改訂情報や，医薬品等のクラスⅠ回収（重篤な健康被害又は死亡の原因となり得る製品の回収），医療安全に関する情報なども迅速に配信される。本サービスを登録する医薬関係者が増えたことで，迅速・網羅的な情報提供が可能となり，日本国民の医療安全に寄与している。

■ MR活動

製造販売業者のMRが「改訂のお知らせ」，改訂電子添文などを用いて，医療機関，薬局などへの直接訪問，Webを介したリモート面談，電話，電子メール送付などを行うことにより安全性情報を提供する。その際，医薬関係者が抱く疑問などに応えることで，より詳細な情報提供が可能となる。

■ ダイレクトメール（DM）

製造販売業者が，MR活動への迅速性または網羅性を補完する目的で利用し，「改訂のお知らせ」，改訂電子添文などを同封して医療機関，薬局などに宛て郵送で送付する。

> **実践!! 臨床に役立つアドバイス**
>
> **PMDAメディナビで配信される情報**
> - 緊急安全性情報・安全性速報
> - 使用上の注意の改訂指示通知
> - 回収情報（クラスⅠ，クラスⅡ）
> - 承認情報
> - 医薬品リスク管理計画（RMP）
> - 適正使用等に関するお知らせ
> - 医薬品に関する評価中のリスク等情報
> - 副作用救済給付の決定のお知らせ　　など
>
> （メディナビ広報協力団体専用サイトより）

図7　緊急安全性情報，安全性速報による情報提供対応の流れ

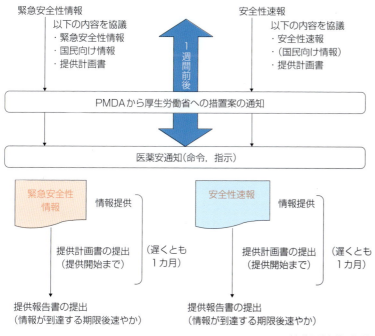

（文献18）を基に作成）

＊DSU：drug safety update　＊DM：direct mail

10 医薬品リスク管理計画（RMP）

POINT
- 主に新医薬品，バイオ後続品で作成され，PMDAホームページで確認できる
- 添付文書に記載されていないリスクも確認できる（重要な潜在的リスクなど）
- 特に活用すべき医療者向けの資材，患者向けの資材を確認できる（RMPマーク）

医薬品リスク管理計画（RMP）とは

医薬品は，有効性とともに一定のリスク（副作用）を伴うものであり，リスクをゼロにすることはできないが，これを可能な限り低減するための方策を講じ，適切に管理していくことが重要となる。RMPとは，製造販売後における安全対策のいっそうの充実強化を図ることを目的として，**医薬品ごとのリスクとその対応策を1つの文書に集約したもの**である。RMPは2010年の薬害肝炎事件の検証及び再発防止のための医薬品行政のあり方検討委員会より発出された最終提言[20]が契機となり，2013年に実装された。

RMPの適用範囲

2013年4月以降に**承認申請がなされる新医薬品・バイオ後続品**においてはRMPの提出が企業に義務づけられた[21]。また，それ以外の医薬品でも緊急安全性情報（イエローレター）や安全性速報（ブルーレター）などの重大な安全性の懸念が判明したときにも策定が必要となる。後発医薬品の場合は，「効能又は効果」などが「RMPが公表されている先発医薬品と同一のもの」について策定が必要[22]となる。

RMPの構成

RMPは，「**安全性検討事項**」「**医薬品安全性監視活動**」「**リスク最小化活動**」の3要素[23]から構成されている（図8）。

■ 安全性検討事項

安全性検討事項とは，開発段階で得られた情報や製造販売後の副作用報告などから明らかとなったリスクのうち，医薬品のベネフィット・リスクバランスに影響を及ぼしうる「重要」なものを，「**重要な特定されたリスク**」「**重要な潜在的リスク**」「**重要な不足情報**」の3つに分類したものである（図9）。

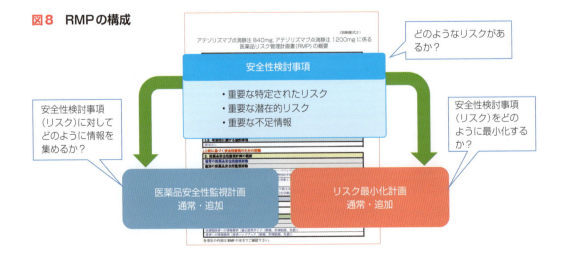

図8　RMPの構成

■ 医薬品安全性監視活動

医薬品安全性監視活動は，安全性検討事項を踏まえて，リスクに関連する情報を収集するための活動である。どの医薬品でも行われる「通常」の活動と，製造販売後の懸念事項を考慮して策定される「追加」の活動から構成される（図10）。図10から，医薬品安全性監視活動とはこれまで述べてきた情報収集の仕組みのうち，その製品で何をすべきかをまとめたものであることがわかる（通常の活動はp.44〜46，追加の活動はp.46，47参照）。

■ リスク最小化活動

リスク最小化活動は，安全性検討事項を踏まえて，明らかとなっているリスクを最小に抑え，ベネフィット/リスクバランスを適切に維持するための活動である。こちらも，「通常」の活動と「追加」の活動から構成される（図11）。「追加」のリスク最小化活動として，通常のリスク最小化活動では不十分な場合や，医薬品の特性やリスクに応じて設定される場合のある適正使用のための資材の配布および使用条件の設定などが挙げられる。追加のリスク最小化活動に基づく資材には後述の「RMPマーク」[24]が表示される（情報提供の詳細はp.48，49参照）。

図9　重要な特定されたリスクと重要な潜在的リスク

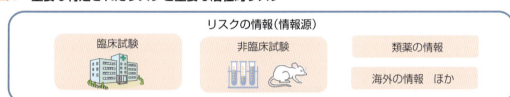

図10　医薬品安全性監視活動

通常
- 副作用症例の情報収集
- 研究報告
- 外国措置報告

追加
- 市販直後調査による情報収集
- 使用成績調査
  - 一般使用成績調査
  - 特定使用成績調査
  - 使用成績比較調査
- 製造販売後データベース調査
- 製造販売後臨床試験

図11　リスク最小化活動

通常
- 電子化された添付文書の作成・改訂
- 患者向医薬品ガイド

追加
- 市販直後調査による情報提供
- 適正使用のための資材の配布
- 使用条件の設定
  - 流通管理
  - 医師・施設要件の設定（研修プログラム，使用医師の登録）
- 安全対策説明

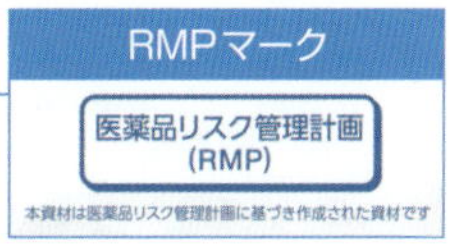

RMPマーク
医薬品リスク管理計画（RMP）
本資材は医薬品リスク管理計画に基づき作成された資材です

RMPの入手方法

■ PMDAホームページでのRMPの参照

RMPは，PMDAのホームページに公開される（図12）[23]。RMPはPDF形式で，すべての公開RMPの冒頭に概要（目次）が付されており，数十ページのRMPの安全性検討事項，医薬品安全性監視計画，リスク最小化計画の概要が一覧で確認できるようになっている。2024年2月時点で，625製品のRMPが公開されており，検索エンジンで「RMP」と検索し，「RMP提出品目一覧」を選択することで容易にアクセスできる。なお，RMPがPMDAのホームページに新規掲載された際には，PMDAメディナビ[25]（事前登録が必要）に掲載の案内が通知される。製薬企業のホームページでもRMPや解説資料を公表している場合もあるため，参照していただきたい。

RMPの医療機関における利活用について

RMPの医療機関における利活用の事例を次に紹介する。

■ 新医薬品採用時のリスク把握の情報源としての活用

RMPは，安全性検討事項にリスクとその根拠が記載されており，新医薬品採用時〔ヒアリング，薬審（薬事審議委員会）〕のリスク把握の情報源として活用されている[26-28]。

■ リスク最小化のための資材の活用（医療従事者向け，患者さん向け）

製薬企業では各種資材を作成しているが，RMPの追加のリスク最小化活動に規定されている「医療従事者向け資材」「患者さん向け資材」については，PMDAが事前に必要性・内容を確認しており，医薬品のリスクを最小化するために特に活用が推奨される重要なものである。2024年の診療報酬改定[29]により，調剤薬局においてRMP資材を用いて患者に説明をした場合に加算が可能となるなど，RMP資材の活用の重要性が増していることが窺える。該当の資材には業界の自主申し合わせでRMPマーク（図13）[24]が表示されるとともに，PMDAホームページに掲載されるため，活用の参考にしていただきたい。

> **補足**
> **令和6年度診療報酬改定（特定薬剤管理指導加算3より抜粋）[30]**
> 令和6年度の診療報酬改訂により，次の特定薬剤管理指導加算3が新設され，RMP資材の活用が推進されている。
> ・患者1人につき当該品目に関して最初に処方された1回に限り，5点を所定点数に加算
> イ：特に安全性に関する説明が必要な場合として当該医薬品の医薬品リスク管理計画に基づき製造販売業者が作成した当該医薬品に係る安全管理等に関する資料を当該患者に対して最初に用いた場合

図12　PMDAホームページ（RMP提出品目一覧）へのアクセス方法

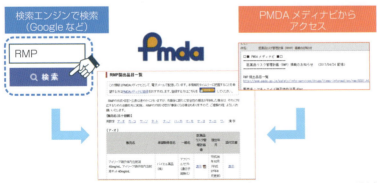

（https://www.pmda.go.jp/より）

■ 副作用モニタリングにおけるRMPの活用

副作用の早期発見・重篤化防止に向け，RMPの安全性検討事項を副作用のモニタリング項目にした活用事例が報告されている（図14）。

図13 RMPマークが付与された資材の例（追加のリスク最小化資材に表示）

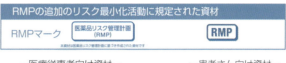

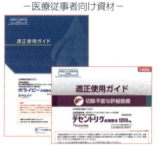
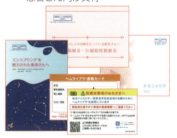

（中外製薬株式会社より許諾を得て掲載）

図14 副作用モニタリングにおけるRMPの活用事例（愛媛大学医学部附属病院の事例）

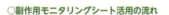
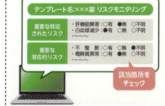

（文献31）より愛媛大学医学部附属病院の許諾を得て掲載）

臨床に役立つアドバイス

　創薬技術の進歩に伴い，従来とは異なる特性の革新的な医薬品で早期承認が得られ始めており，承認時の電子的な添付文書（電子添文）に記載されていない未知の副作用が発売直後に認められる可能性がある。こうしたなか，上市直後の新薬などで特に注目してほしいのが「**重要な潜在的リスク**」である。承認時点で電子添文に記載されていない重要な潜在的リスクが，発売後の集積情報により電子添文の改訂および重要な特定されたリスクへと変更された事例がある（図15）。電子添文に加えRMPを参照することで，副作用が疑われたときに原因薬剤調査の参考とすることができる。また，その副作用をPMDAや製薬企業に報告することで，電子添文やRMPの改訂，ひいては薬害再発防止につながっていく。

図15　重要な潜在的なリスクが重要な特定されたリスクに変更となった事例

アテゾリズマブ　医薬品リスク管理計画　初版（2018年1月26日提出）

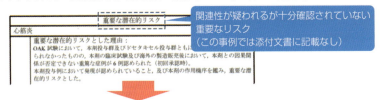

関連性が疑われるが十分確認されていない重要なリスク
（この事例では添付文書に記載なし）

アテゾリズマブ　医薬品リスク管理計画　第3版（2019年8月23日提出）

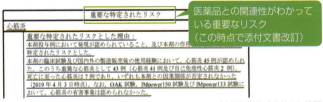

医薬品との関連性がわかっている重要なリスク
（この時点で添付文書改訂）

（中外製薬株式会社より許諾を得て掲載）

まとめ

- 治験の"5 toos"について説明せよ（☞ p.36, 37）。 試験
- 薬害事件を1つ取り上げ，同様の事件を起こさないようにするためにできる医薬品情報活動について議論せよ（☞ p.37）。 実習
- GVP省令とGPSP省令で規定されている製造販売後調査について説明せよ（☞ p.37～41）。 試験
- 新薬承認後の再審査がなぜ必要か説明せよ（☞ p.38）。 試験
- 医薬品の再評価制度が必要な理由を説明せよ（☞ p.39）。 試験
- 副作用と有害事象の違いについて説明せよ（☞ p.40）。 試験
- 副作用発生症例の情報から医薬品安全性報告書をまとめよ（☞ p.42）。 実習
- 製造販売後の安全対策のサイクルを説明せよ（☞ p.44）。 試験 実習
- 安全性情報の具体例を挙げよ（☞ p.45）。 試験 実習
- 製造販売後調査等で実施する調査及び試験の3つの手法とその特徴を説明せよ（☞ p.46, 47）。 試験 実習
- 一般的な「使用上の注意」改訂より重要度の高い安全性情報とは何か答えよ（☞ p.48）。 試験 実習
- 医薬品の安全性情報，回収情報等が発出された際に，タイムリーにその情報をメールによって配信するPMDAによるサービスとは何か答えよ（☞ p.48, 49）。 試験 実習
- RMP資材について，ほかの医薬品情報と何が違うか説明せよ（☞ p.50）。 試験 実習
- 薬剤師がなぜ電子添文に記載されていないリスクを確認する必要があるか説明せよ（☞ p.53）。 試験 実習

【引用文献】

1) 厚生労働省：再審査期間の取扱いについて（https://www.mhlw.go.jp/content/11120000/000665723.pdf）（2024年10月時点）
2) 厚生労働省：「再審査期間の取扱いについて」の一部改正について（https://www.pmda.go.jp/files/000268671.pdf）（2024年10月時点）
3) 厚生労働省：令和2年版厚生労働白書 資料編．（https://www.mhlw.go.jp/wp/hakusyo/kousei/19-2/kousei-data/siryou/xls/sh0204-04-b1.xls）（2024年11月時点）
4) 厚生労働省： 平成22年版厚生労働白書 資料編．（https://www.mhlw.go.jp/wp/hakusyo/kousei/10-2/kousei-data/data/22686.xls）（2024年11月時点）
5) e-Gov法令検索：医薬品，医療機器等の品質，有効性及び安全性の確保等に関する法律施行規則（https://laws.e-gov.go.jp/law/336M50000100001）（2024年10月時点）
6) 厚生労働省：医薬関係者からの医薬品，医療機器，再生医療等製品，医薬部外品及び化粧品の副作用，感染症及び不具合報告の実施要領について（https://www.pmda.go.jp/files/000245515.pdf）（2024年10月時点）
7) 医薬品医療機器総合機構：医薬関係者からの報告（https://www.pmda.go.jp/safety/reports/hcp/0002.html）（2024年10月時点）
8) 厚生労働省：「再生医療等製品及び生物由来製品に関する感染症定期報告制度について」の一部改正について（https://www.pmda.go.jp/files/000242118.pdf）（2024年10月時点）
9) 厚生労働省：医薬品，医薬部外品，化粧品及び医療機器の製造販売後安全管理の基準に関する省令（https://www.mhlw.go.jp/web/t_doc?dataId=81aa6391&dataType=0&pageNo=1）（2024年10月時点）
10) 厚生労働省： 医薬品，医薬部外品，化粧品及び医療機器の品質管理の基準に関する省令（https://www.mhlw.go.jp/web/t_doc?dataId=81aa6392&dataType=0&pageNo=1）（2024年10月時点）
11) 厚生労働省：医薬品の製造販売後の調査及び試験の実施の基準に関する省令（https://www.mhlw.go.jp/web/t_doc?dataId=81aa6623&dataType=0&pageNo=1）（2024年10月時点）
12) 厚生労働省：医薬品の臨床試験の実施の基準に関する省令（https://www.mhlw.go.jp/web/t_doc?dataId=81aa6623&dataType=0&pageNo=1）（2024年10月時点）
13) 厚生労働省：承認後の安全性情報の取扱い：緊急報告のための用語の定義と報告の基準について（https://www.pmda.go.jp/files/000143457.pdf）（2024年10月時点）
14) 厚生労働省：医薬品の製造販売後調査等の実施計画の策定に関する検討の進め方について（https://www.pmda.go.jp/files/000270128.pdf）（2024年10月時点）
15) 厚生労働省：製造販売後の医薬品安全性監視における医療情報データベースの利用に関する基本的考え方について（https://www.mhlw.go.jp/web/t_doc?dataId=00tc2712&dataType=1&pageNo=1）（2024年10月時点）
16) 厚生労働省：緊急安全性情報等の提供に関する指針について（https://www.mhlw.go.jp/file/06-Seisakujouhou-11120000-Iyakushokuhinkyoku/0000064222.pdf）（2024年10月時点）
17) 厚生労働省：緊急安全性情報等の提供に関する指針について」の一部改正について（https://www.mhlw.go.jp/content/001133323.pdf）（2024年10月時点）
18) 日本製薬工業協会：「医療用医薬品の電子化された添付文書」情報提供の手引き（2024年2月版）（https://www.jpma.or.jp/information/evaluation/results/allotment/rs40ob00000011ue-att/guide_for_providing_information_202402.pdf）（2024年10月時点）
19) 日本製薬工業協会：医療用医薬品の注意事項等情報の改訂に伴う改訂後の電子化された添付文書の情報対応について（http://www.fpmaj.gr.jp/industry-info/voluntary-agreement/_documents/nyw778.pdf）（2024年10月時点）
20) 薬害肝炎事件の検証及び再発防止のための医薬品行政のあり方検討委員会：薬害再発防止のための医薬品行政等の見直しについて（最終提言）（https://www.mhlw.go.jp/shingi/2010/04/dl/s0428-8a.pdf）（2024年10月時点）
21) 厚生労働省：医薬品リスク管理計画指針について（https://www.pmda.go.jp/files/000145482.pdf）（2024年10月時点）
22) 厚生労働省： 医薬品リスク管理計画指針の後発医薬品への適用等について（https://www.pmda.go.jp/files/000145421.pdf）（2024年10月時点）
23) 医薬品医療機器総合機構：医薬品リスク管理計画（RMP：Risk Management Plan）（https://www.pmda.go.jp/safety/info-services/drugs/items-information/rmp/0002.html）（2024年10月時点）
24) 厚生労働省：医薬品リスク管理計画（RMP）における追加のリスク最小化活動のために作成・配布する資材への表示について（https://www.pmda.go.jp/files/000218503.pdf）（2024年10月時点）

25) 医薬品医療機器総合機構：医薬品医療機器情報配信サービス（PMDAメディナビ）の利用について（https://www.pmda.go.jp/safety/info-services/medi-navi/0007.html）（2024年10月時点）
26) 日本病院薬剤師会 医薬情報委員会：病院薬剤師業務への医薬品リスク管理計画の利活用について（https://www.jshp.or.jp/activity/guideline/20141215-1.pdf）（2024年10月時点）
27) 日本薬剤師会 DI・医療安全・DEM委員会：薬局薬剤師業務での医薬品リスク管理計画（RMP）の活用について（https://www.nichiyaku.or.jp/assets/uploads/pharmacy-info/20191108_rmp.pdf）（2024年10月時点）
28) 医薬品医療機器総合機構 安全性情報・企画管理部リスクコミュニケーション推進課：3分でわかる！ RMP講座（https://www.pmda.go.jp/files/000229902.pdf）（2024年10月時点）
29) 厚生労働省：令和6年度診療報酬改定（https://www.mhlw.go.jp/stf/seisakunitsuite/bunya/0000188411_00045.html）（2024年10月時点）
30) 厚生労働省保険局医療課： 令和6年度診療報酬改定の概要【調剤】（https://www.mhlw.go.jp/content/12400000/001238903.pdf）（2024年10月時点）
31) 髙田裕介, ほか：RMPを活用した副作用モニタリング業務の構築. 日本病院薬剤師会東北ブロック第8回学術大会, 2018.

第3章

医薬品の情報源と収集

3章 医薬品の情報源と収集

1 医薬品情報源の加工度による分類

1 加工度による医薬品情報源の分類

- 医薬品情報源は，加工度が低い順から，一次資料，二次資料，三次資料の3つに分類される
- 情報収集の手順としては，まず三次資料から情報収集し，三次資料から十分な情報が得られない場合や最新の情報を得たい場合に二次資料を用いて一次資料を検索し，必要な情報を入手する

医薬品情報源は，情報の加工の度合いにより，加工度の低い順から，**一次資料**，**二次資料**，**三次資料**の3つに分類される。各分類の加工度と代表的な情報源の例を**表1**に示した。

表1 加工度による医薬品情報源の分類と代表例

加工度	分類	代表例
低い ↓ 高い	一次資料	原著論文
		特許公報
	二次資料	MEDLINE
		EMBASE
		医学中央雑誌（医中誌）
		Chemical Abstracts
		Cochrane Library
	三次資料	医薬品添付文書
		医薬品インタビューフォーム
		医薬品リスク管理計画（RMP）
		その他　医薬品関連書籍　全般
		Minds（マインズ）ガイドラインライブラリ
		MSDマニュアル・プロフェッショナル版
		UpToDate®
		各種ガイドライン
		その他　疾患・薬物治療関連書籍　全般
		教科書　など

58

2 一次資料

- 一次資料は原著論文や特許公報など，加工度が最も低い資料を指す
- 一次資料の数は膨大なため，二次資料を活用したり，三次資料の引用文献から必要な資料を探すのが一般的である

一次資料とは，加工度が低く速報性が高い資料を指し，原著論文や特許公報などが該当する。

原著論文

原著論文とは，著者が新規で有用な知見を含む研究をまとめ，各種学術雑誌などで発表する学術論文のことである。原著論文の主な構成要素を**表2**に示した。

タイトルには，研究目的や結論が端的に示されているため，論文検索の際はタイトルを読み必要な情報か否かを判断することも多い。

著者名には，その論文作成にかかわった研究者の氏名が，筆頭著者（first author），共著者（co-author）の順に示されている。また責任著者（corresponding author）は，修正原稿の提出を行うなど論文の責任を負う。

要旨は論文を要約した文章であり，**構造化抄録**（structured abstracts）という手法を用いて示されることが多い。構造化抄録とは，読み手が論文の内容を短時間で理解できるよう，必要な情報を「構造化」して抄録を記載する方法である。一般的にはIMRAD方式〔introduction（緒言），methods（方法），results and discussion（結果と考察）〕やHaynes(ヘインズ)らが提案する8項目（目的，研究デザイン，研究施設，対象患者，介入，主な評価項目および統計学的手法，主な結果，結論）

表2 原著論文の主な構成要素と特徴

構成要素	英文例	記載場所・特徴
雑誌名	journal	トップページの上部または下部に記載 略称で書かれている場合も多い
表題	title	トップページに最も大きな文字で記載
著者名	authors	表題の下に記載
著者の所属機関	author's affiliations	著者名の下または欄外に記載
責任著者	corresponding author, correspondence	著者名の右肩に＊（アスタリスク）または欄外に記載
要旨	abstract	トップページに記載
本文		要旨の次に記載
緒言	introduction	本文の冒頭に記載
方法	methods	緒言の次に記載
結果	results	方法の次に記載
考察	discussion	結果の次に記載
まとめ	conclusions	まとめがない場合もある
謝辞	acknowledgements	謝辞がない場合もある
補足資料	supplementary materials	別途，補足資料がある場合に記載
利益相反	conflict of interest, competing interests	近年，開示が必須の場合が多い
参考文献	references	論文の最後に記載

を用いる．

緒言には，研究の背景や仮説などが過去の論文を引用しつつ記載されており，論文の導入部分といえる．前半部分で関連する先行研究の結果を示し，その後に現在まだ明らかでない部分を明示し，文章の最後にこの研究を行った「目的」を簡潔に示している．

方法には，研究手法にもよるが，主に研究対象や材料，実験の方法や研究デザイン，倫理的配慮，データの解析方法，統計解析手法などが項目立てて示されている．

結果には，得られたデータと統計解析結果などが図表や文章を用いて記載される．図表は前から順に番号が付記され，図表のタイトルと，説明文（legend）が示される．

考察は，得られた結果から導かれた新しい知見を先行研究と比較し，当該研究の新規性の根拠を論理的に示し，さらに研究の限界や今後の課題についても記述されており，論文の要ともいえる要素である．考察の後半には，著者らが考えるその研究の限界（limitations）を列挙している場合が多く，論文を批判的に吟味する際の参考になる．

謝辞には，共著者以外に論文作成に当たり援助などを受けたことに対して，感謝の意が示される．

補足資料として，ページ数の関係で掲載できなかった図表を別途公開している場合があり，その際は本文中に「supplementary table 1」など，補足資料であることがわかるように示している．

近年，原著論文に**利益相反の開示**が義務づけられることが多い．金銭および個人的な利害関係を開示し，研究の信頼性の確保やバイアスの有無を示す意味合いがある．

参考文献には，その雑誌の投稿規程に従って，その論文で引用された論文の**書誌事項**が示されている．

> **補足**
> **利益相反の開示方法**
> 　一般的には各雑誌の投稿規定で定められているが，国際的な指針として，医学雑誌編集者国際委員会（ICMJE）が提唱する統一書式を採用する雑誌が増えている．

特許公報

　特許公報とは，特許庁が発行している公報であり，出願（申請）された特許の書類に対して特許庁が審査して特許と認めたものに関する書類である．内容は，①公報の種別（公開特許公報か特許公報），②出願番号，公開番号，（特許番号），③出願日，公開日，（登録日）である．

3　二次資料

- 二次資料は，MEDLINEや医学中央雑誌など，一次資料を特定の目的で検索できるデータベースを指す
- 二次資料は，最新の医薬品情報を得るために欠かせないツールである

　二次資料とは，原著論文などの一次資料を特定の目的で探すことができるようデータベース化された情報源である．ここで強調したいのは，医療関連情報のデータベースはすべて二次資料に該当するのではなく，添付文書などの「三次資料」のデータベースはあくまで「三次資料のデータベース」に該当する点である．このため，両者を区別することが望ましい．

> **用語解説　書誌事項**　書誌事項とは，タイトル，著者名，雑誌名，巻・号，開始ページと終了ページ，発行年などの論文を特定するための情報である．書誌事項の記載方法や記載順序は各雑誌により異なるため，論文を書く際には十分に注意する．

60　＊ICMJE：International Committee of Medical Journal Editors

MEDLINE 英語

　MEDLINEは，米国国立医学図書館（NLM）*が提供している医学・生物系の学術文献データベース[1]であり，PubMedはこのデータベースを無料で検索できるサービス[2]である（p.69～72参照）。MEDLINEでは，独自のMeSHという用語集を用いることができる（p.70参照）。

EMBASE 英語

　EMBASEは，オランダを本拠地とするElsevierが提供している医学・生物系の学術文献データベースであり，EMBASEとMEDLINEを統合したデータベースがEmbaseである[3]。MEDLINEでは入手することができないヨーロッパの化学系の雑誌などの情報を含む広範な情報が入手でき，EMBASEの検索語は，独自のEmtreeシソーラスを用いている。EMBASEの特徴としては，医薬品の商品名からも検索可能（市販薬も含む），薬理メカニズムの索引が豊富，雑誌の収載数が多い，などが挙げられる。

医学中央雑誌（医中誌）日本語

　医中誌は，主に日本語の文献を探す際に用いられる。医学，歯学，薬学，看護学などの学会誌だけでなく，商業誌や紀要も検索できる。医中誌Web[4]は，無料の場合は検索の制限があるが，大学や医療機関で医中誌との契約を結んでいる場合は制限なく検索・閲覧が可能である。

Cochrane Library 日本語

　国際的な非営利団体である「Cochrane」が作成している質の高いシステマティック・レビューを検索することのできるデータベースである[5]。更新頻度は月1回であるため，直近の診断や治療の概要を無料で閲覧したいときに便利である。

4 三次資料

- 三次資料は，専門書・教科書などの書籍や添付文書など，加工度が最も高い資料を指す
- 近年，Web上で頻繁に更新される三次資料も増えているため，三次資料の速報性が上がっている

　三次資料とは，一次資料または信頼のおける二次資料を基にして，特定の情報を収集・整理してまとめた最も加工度の高い医薬品情報源である。代表的な三次資料である添付文書や医薬品インタビューフォームについては，p.75～，100～を参照していただきたい。また，医療にかかわるインターネット上の情報関連サイトはp.131～で詳説するため，ここでは代表例の概要を紹介する。

疾患・薬物治療の情報

　具体的な情報源を**表3**に示す。

感染症関連書籍

　代表的な書籍を**表4**に示す。

医薬品集

　医薬品集には，大型本およびパソコンで検索できるもの（**表5**）や毎年刊行される持ち運べるサイズのもの（**表6**）がある。

がん化学療法関連書籍

　具体的な書籍を**表7**に示す。

---

*NLM：National Library of Medicine

表3　疾患・薬物治療の情報源

名称	情報の入手方法	特徴
Mindsガイドラインライブラリ[6]	無料Web	・診療ガイドライン（p.114〜参照）のデータベースで，厚生労働省の委託で日本医療機能評価機構が運営
MSDマニュアルプロフェッショナル版[7]	無料Web	・MSD社が提供する，医師や薬剤師向けのポケットマニュアルとして広く活用されてきた医学事典（p.135参照）
UpToDate®[8]	有料Web	・オランダのWolters Kluwer社が提供する医療従事者を対象とした治療の意思決定支援システム（p.143参照）

（文献6-8）を基に作成）

表4　感染症関連書籍

名称	情報の入手方法	特徴
サンフォード感染症治療ガイド[9]	書籍 無料Web 英語・日本語版あり	・ライフサイエンス社から書籍版が刊行されて以来，「感染症治療のバイブル」として高い評価を得ており，最新のエビデンスに基づいて改訂を重ねている書籍 ・PfizerProから会員登録すればWeb上で無償で閲覧でき，菌種や疾患からも検索可能[10] ・抗菌薬の適応外の用量なども調べられるため，臨床的に最も汎用されている定番書（p.136参照）
JAID/JSC感染症治療ガイド[11]	書籍 日本語	・2011年に日本感染症学会と日本化学療法学会との共同編集で発刊され，おおむね4年ごとに改訂を実施（最新版は2023年発刊） ・わが国の実状を考慮し，適正な感染症診療と抗菌薬の適正使用を目指す目的で，主要16領域の感染症と耐性菌，ブレイクポイント，PK/PDの情報などを網羅したポケット版

（文献9-11）を基に作成）

表5　大型本およびパソコンで検索できる医薬品集

名称	情報の入手方法	特徴
JAPIC医療用医薬品集[12]	書籍 CD-ROM付	・日本医薬情報センター（JAPIC）が出版している国内流通の全医薬品の添付文書記載事項を網羅した約4,600ページの医療用医薬品集 ・CD-ROM付で医療用医薬品集，一般用医薬品集，薬剤識別コード一覧，薬価情報，後発品の全情報が収録されており，検索が可能
Martindale：The Complete Drug Reference[13]	書籍（英語）	・英国のPharmaceutical Press社が発行する医薬品集 ・世界中で使用されている7,500以上の医薬品，49の国と地域からの125,000以上の独自製剤の適応症と成分，および約700の疾患治療レビューに関するエビデンスに基づいた詳細な情報を収載
Physicians' Desk Reference[14]（PDR）	書籍（英語）	・米国の処方箋医薬品の適応，用法，用量，副作用などを2,000ページ以上にわたって詳しく解説 ・PDR Networkが発行
DRUGDEX®[15]	有料Web（英語）	・株式会社テクノミックが提供する医薬品情報サイト ・Stockley's Drug Interactionsや，配合変化など臨床的に有用な情報を収載 ・比較的高価

（文献12-15）を基に作成）

＊ JAID：Japanese Association for Infectious Diseases　＊ JSC：Japanese Society of Chemotherapy
＊ JAPIC：Japan Pharmaceutical Information Center

表6　持ち運べるサイズの医薬品集

名称	情報の入手方法	特徴
治療薬マニュアル（医学書院）[16]	書籍 有料Web	・持ち運びできる大きさの医薬品集のなかでは，最も情報量が豊富 ・添付文書情報だけでなく，取扱い上気をつけるべき事項や相互作用，適応外使用なども掲載し，より多くの情報を得たい薬剤師が汎用
今日の治療薬（南江堂）[17]	書籍 有料Web	・限られたページ数のなかで，必要な情報と各医薬品の要点を集約 ・各薬効群の冒頭には「最近の動向」「主な診療ガイドライン」や治療の基本と「薬剤師の視点」が示され，同種同効薬の選択に力を発揮する情報が充実
ポケット医薬品集（南山堂）[18]	書籍	・医薬品集のなかでは最もサイズが小さい書籍 ・情報量としてはやや少なめであるが，ポイントが押さえられた内容 ・抗精神病薬の相互作用一覧など薬剤選択の参考となる独自性のある内容を掲載
治療薬ハンドブック（じほう）[19]	書籍	・「処方Point」と「薬剤Point」など，添付文書以上の情報が記載されているため，治療薬の比較に役立つ内容 ・同社の他書籍からの情報で「粉砕可否」や「簡易懸濁」などの項目を収載

（文献16-19）を基に作成）

表7　がん化学療法関連書籍

名称	情報の入手方法	特徴
がん専門・認定薬剤師のためのがん必須ポイント 第5版（じほう）[20]	書籍	・がんの基礎，がん薬物療法，抗がん薬の副作用と対策，緩和医療，がん種別診断と治療の5章で構成 ・特に「がん種別診断と治療」では，各がん種の診療ガイドラインに沿った内容を中心に解説
がん薬物療法のキホンとマネジメント（メジカルビュー社）[21]	書籍	・がん薬物療法に携わる薬剤師に必要な知識と副作用マネジメントについてまとめた書籍 ・冒頭の「がん薬物療法の基礎知識」「がん治療薬の特徴と副作用」などで知識を確認可能 ・「副作用が起きたときにどうする？」の章では，重要な副作用の予防や早期発見のポイントやリスク因子，発現時期や発症率，マネジメントのポイントについて解説
がん薬物療法副作用管理マニュアル（医学書院）[22]	書籍	・がん薬物療法で直面する有害事象をテーマに，その早期発見，重症度評価，原因薬の中止や減量，支持療法など，臨床で役立つポイントを掲載 ・原因薬と発現割合，好発時期，リスク因子のほか，irAEの情報も充実
改訂第7版がん化学療法レジメンハンドブック（羊土社）[23]	書籍	・がん化学療法の234レジメンについて，レジメンごとに投与スケジュール，支持療法，奏効率，副作用対策，服薬指導，減量・休薬基準などを記載

（文献20-23）を基に作成）

副作用・相互作用関連書籍

各テーマを取扱う書籍を**表8**に示す。

妊婦・授乳婦関連書籍

詳細はp.171～175を参照していただきたい。

中毒・毒性関連書籍

詳細はp.176～178を参照していただきたい。

調剤・製剤に必要な情報

具体的な情報源を**表9**に示す。

表8 副作用・相互作用関連書籍

名称	情報の入手方法	特徴
Meyler's Side Effects of Drugs(Elsevier)[24]	書籍 英語	・医薬品の有害事象および相互作用に関連する研究報告を総括した事典(2016年に刊行された第16版が最新版) ・1,500以上の医薬品の副作用についてアルファベット順に掲載
医薬品副作用・安全性ガイドブック(南山堂)[25]	書籍	・薬効群ごとに,「共通」の禁忌や高頻度の副作用などを掲載,各医薬品に特徴的な副作用は「医薬品各論」にまとめて解説 ・同効薬の副作用・安全性情報を比較しており,医薬品の適正使用の指針を安全性の視点からチェック可能
Stockley's Drug Interactions (Pharmaceutical Press)[26]	書籍 英語	・世界中の文献から医薬品同士,医薬品と食品,飲料,ハーブなどとの相互作用に関して,メカニズムや臨床的意義を提示 ・5,300種類以上の相互作用を収載
新版 薬の相互作用としくみ 第2版(日経BP社)[27]	書籍	・薬物動態学的相互作用,薬力学的相互作用の2部に分け,さまざまな相互作用のメカニズムについて詳細に解説

(文献24-27)を基に作成)

表9 調剤・製剤の情報源

名称	情報の入手方法	特徴
調剤指針(薬事日報社)[28]	書籍	・「調剤の概念」「処方箋」「処方監査」「疑義照会」などの調剤業務に関するガイドラインとなる『指針』と,その指針の内容を『解説』した薬剤師の規範書 ・最新版は第十七改正日本薬局方に準拠し,調剤の現場で役立つ知識を収載
錠剤カプセル剤粉砕ハンドブック(じほう)[29]	書籍	・錠剤カプセル剤の粉砕開封に伴う医薬品の安定性や予想される有効性の変化などについてまとめた書籍 ・市販されている先発品およびジェネリック医薬品の95%に相当する約7,900品目(前版は約6,800品目)の粉砕可否およびその理由を,製薬企業より提供された各種データと著者によるさまざまな臨床的判断コメントを加え一覧表として掲載
内服薬 経管投与ハンドブック 簡易懸濁法可能医薬品一覧(じほう)[30]	書籍	・簡易懸濁法の可否について,約7,200品目の経管投与の適否,最小通過チューブサイズ,水での崩壊状況,亀裂を入れた後の水での崩壊状況の情報を記載 ・粉砕の可否の情報も掲載
注射薬調剤監査マニュアル2023(エルゼビアジャパン)[31]	書籍	・日常汎用されている注射薬約500品目について,注射薬調剤監査に必要な製品関連情報,監査のポイント,pH変動試験,配合変化などの注射薬の混合業務で必要な情報やレジメンの情報がまとめられたマニュアル ・点滴などに使用する医療材料(チューブ,フィルター,バッグなど)の注意点や,TDM対象薬ハイリスク薬も明示された実用的な書籍
表解 注射薬の配合変化(じほう)[32]	書籍	・注射薬配合変化の基本的な考え方概念および医療現場で汎用される450品目の注射薬の配合変化一覧とその可否について,各種文献資料を基に表形式でまとめて掲載
UpToDate® Lexidrug (旧Lexicomp Online) (Wolters Cluwer Health)[33]	有料Web	・複数の医薬品情報リソースを検索できる有料の総合医薬品データベース ・静注適合性(I.V. Compatibility)のコンテンツでは,King GuideとTrissel IV-Checkにアクセスし,経静脈注射薬の配合性に関する情報を入手可能

(文献28-33)を基に作成)

＊ TDM：therapeutic drug monitoring

その他

医薬品の情報・保険調剤に必要な情報・腎機能・同種同効薬の比較についてまとめた書籍を**表10**に示す。

> **補足**
> **腎機能低下時に最も注意が必要な薬剤投与量一覧（日本腎臓病薬物療法学会）**
> 腎機能に基づいた用量調節に関して臨床的に汎用されている情報源であり，GFRまたはCCrの区分ごとの投与量が一覧表になっている。年に1回以上改訂されており，2024年4月現在，37版が日本腎臓病薬物療法学会のホームページで公開されている[39]。

表10　その他のテーマの三次資料となる書籍

名称	情報の入手方法	特徴
日本薬局方[34]	書籍	・医薬品，医療機器等の品質，有効性及び安全性の確保等に関する法律（薬機法）第四十一条により，医薬品の性状および品質の適正を図るため，厚生労働大臣が薬事食品衛生審議会の意見を聴いて定めた医薬品の規格基準書 ・日本薬局方の構成は通則，生薬総則，製剤総則，一般試験法および医薬品各条からなり，わが国で汎用されている医薬品を中心に収載 ・現在，第十八改正日本薬局方が公示されており，第十九改正の施行時期は令和8年4月目標（厚生労働省ホームページ[35]参照） ・各社から本書の解説書が刊行
保険薬事典 Plus⁺（じほう）[36]	書籍	・同一成分の剤形や規格単位ごとの薬価に加え，「適応用法」情報が確認可能 ・適応外使用に係る公知申請が認められている薬剤を記載 ・一般名商品名いずれからも検索できる医療用医薬品リストがあり，医薬品の薬価を調べる際や，先発品後発品を網羅的に確認したいときなどに便利な薬局で定番の書籍
腎機能別薬剤投与量POCKET BOOK（じほう）[37]	書籍	・GFRまたはCCr 5 mL/min刻みで腎機能別の推奨投与量が一覧表で掲載 ・最新の第4版では2,000以上の医薬品を収録
患者に合わせた処方意図がわかる！同効薬・類似薬のトリセツ（メジカルビュー社）[38]	書籍	・プライマリケア領域で頻用される医薬品を中心に，117のテーマに基づき「同効類似薬」の使い方を診療科別の処方事例を示し，各薬剤の特徴や使い分けるための要点を解説

（文献34-38）を基に作成）

5　医薬品情報の収集（検索）手順と使い分け

- 三次資料から確認するのが一般的だが，必要な情報によっては二次資料から確認するのが適切な場合もある
- 医薬品情報収集のサイクルを効率的に回すことが重要である

薬剤師が適切な薬物療法を支援するためには，必要とされる医薬品情報を的確に検索・収集し，内容を吟味して取捨選択し，適切に伝達することが重要である。検索の対象となる情報には一次資料，二次資料，三次資料があり，その特徴については前述した。

一般的な情報収集手順としては，情報を集積して理解しやすく加工した**三次資料**を確認し，三次資料では十分な情報が得られなかったり情報をさらに詳細に確認したい場合に，段階的に

二次資料を検索し一次資料に遡ることが適切と考えられる（図1）。

一方，最新の知見を得たい場合には，初めから二次資料を用いて最新の一次資料を検索することや，頻繁にアップロードされているWebサイトの三次資料からスタートするのが望ましい（図2）。

各分類の情報源の特性を理解し，加工度を意識して情報収集することの利点は，より迅速に効率よく，信頼性の高い情報を吟味して収集できる点にある。図1，2に示した医薬品情報収集のサイクルを効率的に回し，正しい情報を活用し，患者に対するよりよい薬物治療に役立てていく必要がある。

医薬品情報の効率的な収集手順

加工度による医薬品情報源の分類と代表例について十分に理解したうえで，「三次資料」または「二次資料」から情報収集を開始することが効率的である。

図1　一般的な医薬品情報を収集する手順

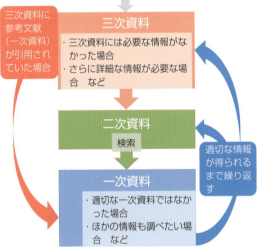

図2　最新の医薬品情報を収集する手順

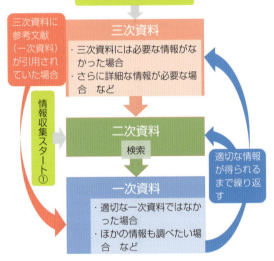

まとめ

- 医薬品情報の一次・二次・三次資料の特徴と代表的な例を挙げよ（☞ p.58〜65）。 試験 実習
- 一次・二次・三次資料を用いて医薬品情報を収集する手順について説明せよ（☞ p.65, 66）。 試験 実習

【引用文献】
1) MEDLINE：医薬文献検索（http://www.jah.ne.jp/~kako/medline.html）（2024年10月時点）
2) PubMed（https://pubmed.ncbi.nlm.nih.gov）（2024年10月時点）
3) ELSEVIER：Embase（https://www.elsevier.com/ja-jp/products/embase）（2024年10月時点）
4) 医中誌Web（https://www.jamas.or.jp）（2024年10月時点）
5) Cochrane Library（https://www.cochranelibrary.com）（2024年10月時点）

6) 日本医療機能評価機構：Mindsガイドラインライブラリ (https://minds.jcqhc.or.jp)（2024年10月時点）
7) MSDマニュアル・プロフェッショナル版 (https://www.msdmanuals.com/ja-jp/professional)（2024年10月時点）
8) Wolters Kluwer：UpToDate® (https://www.wolterskluwer.com/ja-jp/solutions/uptodate)（2024年10月時点）
9) 菊池 賢, ほか監：日本語版 サンフォード感染症治療ガイド2023（第53版）, ライフサイエンス出版, 2023.
10) PfizerPro：日本語版サンフォード感染症治療ガイド-アップデート (https://www.pfizerpro.jp/sanford)（2024年10月時点）
11) JAID/JSC感染症治療ガイド・ガイドライン作成委員会 編：JAID/JSC感染症治療ガイド2023, 日本感染症学会・日本化学療法学会, 2023.
12) 医薬品医療機器レギュラトリーサイエンス財団 編：第十八改正日本薬局方, じほう, 2023.
13) Buckingham R, ed.：Martindale: The Complete Drug Reference, Pharmaceutical Press, 2020.
14) PDF staff, ed.：2017 Physicians' Desk Reference 71st Edition, PDR Network, 2017.
15) 株式会社テクノミック：DRUGDEX® (https://www.technomics.co.jp/database/micromedex/drugdex/)（2024年10月時点）
16) 矢﨑義雄, 監：治療薬マニュアル 2024, 医学書院, 2024.
17) 伊豆津宏二, ほか編：今日の治療薬2024 解説と便覧, 南江堂, 2024.
18) 龍原 徹, 監：ポケット医薬品集 2024年版, 南山堂, 2024.
19) 堀 正二, ほか編：治療薬ハンドブック2024, じほう, 2024.
20) 吉村知哲 編：がん専門・認定薬剤師のためのがん必須ポイント 第5版, じほう, 2024.
21) 倉田宝保, ほか編：がん薬物療法のキホンとマネジメント, メジカルビュー社, 2024.
22) 吉村知哲, ほか監：がん薬物療法副作用管理マニュアル第3版, 医学書院, 2024.
23) 日本臨床腫瘍薬学会 監：改訂第7版がん化学療法レジメンハンドブック, 羊土社, 2022.
24) Aronson JK, ed.：Meyler's Side Effects of Drugs, Elsevier, 2015.
25) 一般社団法人日本医薬品安全性学会 監：医薬品副作用・安全性ガイドブック, 南山堂, 2021.
26) Preston CL, ed.：Stockley's Drug Interactions Twelfth Edition, Pharmaceutical Press, 2019.
27) 杉山正康, 編：新版 薬の相互作用としくみ 第2版, 日経BP, 2022.
28) 日本薬剤師会 編：第十四改訂 調剤指針 増補版, 薬事日報社, 2022.
29) 佐川賢一, ほか監：錠剤・カプセル剤粉砕ハンドブック 第8版, じほう, 2019.
30) 藤島一郎 監：内服薬 経管投与ハンドブック 簡易懸濁法可能医薬品一覧, じほう, 2020
31) 注射薬調剤監査マニュアル編集委員会 編：注射薬調剤監査マニュアル2023（石井伊都子 監訳）, エルゼビア・ジャパン, 2022.
32) 井関 健 監：表解 注射薬の配合変化, じほう, 2015.
33) Wolters Kluwer：UpToDate® LexidrugTM (https://www.wolterskluwer.com/en/solutions/uptodate/pro/lexidrug)（2024年10月時点）
34) 厚生労働省：「日本薬局方」ホームページ (https://www.mhlw.go.jp/stf/seisakunitsuite/bunya/0000066530.html)（2024年10月時点）
35) 日本医薬情報センター 編：JAPIC医療用医薬品集2024, マルゼン出版, 2024.
36) 薬業研究会 編：保険薬事典Plus+ 令和6年4月版, じほう, 2024.
37) 日本腎臓病薬物療法学会 腎機能別薬剤投与方法一覧作成委員会, 編：腎機能別薬剤投与量POCKET BOOK, じほう, 2022.
38) 小池博文 編：患者に合わせた処方意図がわかる！同効薬・類似薬のトリセツ（稲森正彦, ほか監）, メジカルビュー社, 2023.
39) 日本腎臓病薬物療法学会：腎機能低下時に最も注意が必要な薬剤投与量一覧 (https://www.jsnp.org/ckd/yakuzaitoyoryo.php)（2024年10月時点）

3章 医薬品の情報源と収集

2 情報の収集と検索(文献検索)

1 データベースの種類

- 収載するデータの特徴と検索テーマに応じたデータベースの選定が必要となる
- データベースには有料,無料のものがあるが図書館などで契約していれば有料データベースも利用可能である

データベースとは,あるテーマに沿って収集したデータを管理し,蓄積したデータ群から目的とするデータを検索,抽出できるようにしたシステムのことである。GoogleやBing,Yahooのような汎用検索エンジン,国会図書館やJ-STAGEのような各種文献情報を扱うもの,さらに医学薬学分野での主要な情報源として,主に英語論文を対象としたPubMed(MEDLINE),主に国内雑誌を対象とした医中誌がある。本項では無料で使用できるデータベースとしてPubMedを中心に解説する。

表1 代表的な医療・医薬品情報データベースの特徴

	データベース名	作成・提供元	特徴
二次資料	医学中央雑誌(医中誌Web)	医学中央雑誌刊行会	日本の医学,歯学,薬学,看護学系の文献情報データベース
	J-STAGE	科学技術振興機構	学会・協会が学術雑誌掲載論文を搭載する文献情報データベース(無料)
	CiNii	国立情報学研究所(NII)	論文や図書・雑誌などの学術情報のデータベース
	MEDLINE(PubMed)	米国国立医学図書館	Index Medicusを母体とする主に英語の医学,薬学系の文献情報データベース(無料)
	EMBASE	Elsevier	Excerpta Medicaを母体とする欧州を中心とした医学,生物学系の文献情報データベース。国際学会情報などを含みMEDLINEのデータを統制している。
三次資料	医薬品医療機器総合機構ホームページ	医薬品医療機器総合機構(PMDA)	審査・安全性ガイドライン,添付文書,審査報告書など,厚生労働省,製薬企業などから発出された医薬品・医療機器に関する情報などが閲覧できる(無料)。
	iyakuSearch	日本医薬情報センター(JAPIC)	国内外の医薬品情報に関するデータベース(一部無料)
	The Cochrane Library	コクラン共同企画	コクラン共同研究計画で作成された質の高い臨床試験レビューに関するデータベース(サマリーのみ無料)
	Minds	日本医療機能評価機構	わが国で作成された診療ガイドラインなどの医療情報サービス。翻訳版のThe Cochrane Libraryも掲載されている(無料)。

＊NII:National Institute of Informatics　＊PMDA:Pharmaceuticals and Medical Devices Agency
＊JAPIC:Japan Pharmaceutical Information Center

2 PubMedについて

- 米国国立医学図書館がシステムを構築し，無料で公開している
- 英語文献を中心に広い分野をカバーし，データベース研究では世界標準となっている
- 検索式の利用などにより高度な検索条件の設定が可能である

PubMed

　PubMedは米国国立医学図書館（NLM）内の国立生物科学情報センター（NCBI）が作成する生命医学の文献データベースであり，1996年に無料公開された。世界の主要医学系雑誌などに掲載された文献を検索することができ，ライフサイエンス分野では必須の学術情報インフラの1つとなっている。1964年にMEDLARS（MEDLINEの前身）が誕生し，1965年以前のOLD MEDLINEと1966年以降のMEDLINEに分かれている。MEDLINEは，PubMedの主な構成要素であるが，PubMedにはこのほかにオンライン書籍やPMC（ライフ・サイエンス分野のオープンアクセスジャーナルのデジタルアーカイブ）などが含まれている。

PubMedへのアクセス

　インターネット上に無料で公開されており，インターネットに接続するブラウザからURLにアクセスすると初期画面が開く（図1）。検索に際して，事前の契約や登録の必要はない。

■ 基本検索

　図1の初期画面の検索ボックスにキーワード（医学用語・疾患名・薬剤名・雑誌名・著者名など）を入力し，「Search」をクリックする（「Enterキー」でも実行可）。PubMedでは，Automatic Term Mapping（自動マッピング）機能が働き，ほかに適切なキーワードがあれば，入力したキーワードだけではなく，自動的に索引語である**MeSH用語**や雑誌名などに変換して検索する。

■ キーワード入力

①キーワードは英語で入力する。アルファベットの大文字・小文字のどちらでも検索可能である。

> 例；エイズについて検索する場合，"AIDS" "aids" いずれも検索可能
> ＊ただし，論理演算子のAND，OR，NOTは大文字にする。

②記号・アクセント記号は省略する。

> 例；-(半角ハイフン)の代わりにスペースを入力する。!?, %, $ などの記号は省略
> 例；Behçet's syndrome → behcets syndrome

③一部の頻出単語はStop wordsとよばれ，検索対象外となる。

> 例；a, about, and, but, can, either, of, the, no, nor, neither, if, since, than, withoutなど

④ギリシャ文字は英語の綴りで入力する。

> 例；α→alpha，β→beta

⑤分子式の入力は次のように入力する。

> 例；H$_2$O→H2O，37℃→37 degrees C

⑥ローマ数字は小文字で入力する。

> 例；Ⅰ→i，Ⅱ→ii，Ⅲ→iii，Ⅳ→iv

図1　PubMed初期画面

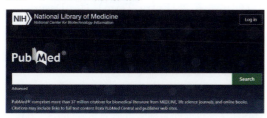

（https://pubmed.ncbi.nlm.nih.gov/ より）

＊NLM：National Library of Medicine　＊NCBI：National Center for Biotechnology Information
＊PMC：PubMed Central　＊MeSH：medical subject headings

⑦前方一致検索機能（Truncation）を利用すると，キーワードの最後にアスタリスク（*）をつけることで，「その後にどんな文字が続いてもすべて検索する」という意味になる。

例；injur*→injury, injuries, injuredなどで検索する（ただし，検索対象は600種類まで）

⑧著者名で検索する場合，ラストネーム（姓）とイニシャル（名）（＋ミドルネームのイニシャル）を記入する。ラストネーム（姓）をフルスペルで，ファーストネーム（名）とミドルネームはイニシャルで入力する。姓と名の間にはスペース，名とミドルネームは続けて入力する。

例；Barry J. Marshall→Marshall BJ，山田太郎→Yamada T

■複数語の入力

①キーワードが複数ある場合，スペースで区切って入力すると自動的にAND検索になる。

例；breast cancer（スペースを入力する）
　　＝breast AND cancer

なお，検索ボックスに入力された語から，Auto Suggest（候補語表示）機能により，これまで検索された頻度の高い用語が例示される。例示の中から目的の語をクリックすれば，検索が実行される。

②""（ダブルクォーテーション）で囲むと，必ずフレーズ検索を行う。

例；"single cells"，"ips cells"

■論理演算子

組み合わせ検索時には，**AND，OR，NOTの論理演算子を用いたAND検索，OR検索，NOT検索**がある（図2）。演算子は必ず大文字で入力し，前後にスペースを入れる。また，演算子にカッコも利用可能である。

①AND検索　論理積（1と2を両方含む）
＊絞り込み検索が可能である

図2　論理演算子の模式図

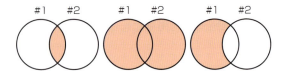

例；gastric cancer AND endoscopic surgery

②OR検索　論理和（1か2のいずれかを含む）
＊網羅的な検索が可能である

例；gastric cancer OR colorectal cancer

③NOT検索　補集合（2を除く1，後ろの語を含まない）
＊AND，ORと併用

例；gastric cancer AND（surgery NOT endoscopy）

■MeSH用語

Index Medicusの索引用語を基に，1960年代に医学用語シソーラス（上位語・下位語といった階層関係や同義関係によって関連づけし，体系的に整理した用語集）として改訂した索引用語である。解剖学，病名，化学物質（医薬品）を中心に，医学・生物学の内容分類に必要な用語を収録し，論文の内容に応じて索引づけする際に用いられる。データベースの専門スタッフがシソーラスに基づいて，統制されたキーワードを各論文に付与しており，論文の検索漏れを防ぐことができ，検索したい論文を絞り込むことができる。統一された用語を統制語（Descriptor Term）とよび，同義語（Entry Term）は，Descriptor Termに関連づけられる。後述するようにMeSHは階層構造をもち，MeSHを使うことで下位語をまとめた検索も可能である。

MeSHはトップページからリンクを辿りMeSHブラウザから検索可能である（図3，4）。

■ アドバンス検索機能を用いた検索

①初期画面で「Advanced」をクリックすると，PubMed Advanced Search Builderが開き(図5)，それまでに検索した「History(検索履歴)」を確認することができる。

②「History」を利用して論理演算子を用いたかけ合わせ検索ができる。

③著者，日付，雑誌，言語，出版形態などでキーワードを選択すると自動で**検索式**を作ることができる(図6)。

■ 検索結果の絞り込みと出力

検索結果からも本文の入手可否などが判別できるが，検索結果画面の左にあるチェックボックスで，本文入手可，試験・論文の種類，発行後の期間などを事後的に絞り込むことができる。

また，画面上にある「Save」で検索結果のダウンロード，「Email」で検索結果のメール転送，「Send to」でクリップボード機能などの出力設定が行える(図7)。

図3　MeSHブラウザ

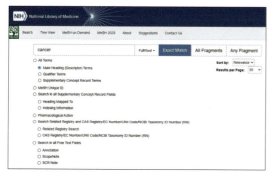

cancerを検索する。　　(https://meshb.nlm.nih.govより)

図4　MeSHの検索結果

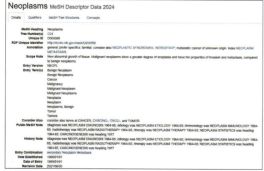

統制語のNeoplasmsで一覧表示される。
(https://meshb.nlm.nih.govより)

図5　アドバンス検索画面

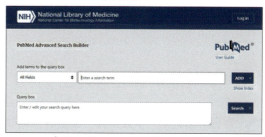

(https://pubmed.ncbi.nlm.nih.gov/advanced/より)

図6　論理記号を用いずに検索式を自動作成

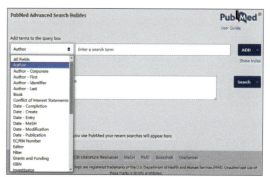

キーワードを選択すると自動で検索式が作られる。
(https://pubmed.ncbi.nlm.nih.gov/advanced/より)

図7　検索結果画面

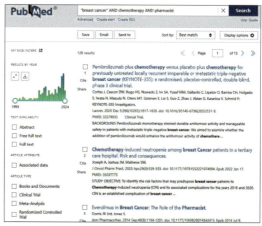

(https://pubmed.ncbi.nlm.nih.gov/advanced/より)

補足
よりよい検索のために
　知りたいことを整理する際には，EBMで用いられる質問定式化の項目（PICO/PECO）を用いると便利である。
　検索結果の文献が多すぎる場合は，絞り込み検索で年代，言語，対象，論文タイプなどを限定するとよい。また，検索語を追加してAND検索したり，MeSH用語や略語のスペルアウトでノイズを減らすことができる。
　検索結果が少なすぎる場合は，検索語を追加してOR検索をしたり，前方一致検索をすると対象を広げる検索となる。また，MeSHの利用，略語とフルスペルの併用なども有用な場合がある。

学習の要点
情報検索のデータベース
　情報検索には，言語，収載範囲などの目的に合ったデータベースの利用が必要である。PubMedは米国国立医学図書館が作成し無料で公開されている。医中誌Webは日本語文献を中心に収集している。PubMedや医中誌WebではMeSH用語シソーラスやAND，OR，NOTの論理演算子を用いた高度な検索が可能である。

3　その他のデータベース

- 日本語文献，学会情報，審査報告書などPubMedを補完する情報源として活用できる
- 文章による検索や被引用関係の表示など独自の機能を有するものもある

医中誌Web[1]

　医学中央雑誌刊行会が作成，提供する**国内発行の医学・歯学・薬学・看護学および関連分野の論文情報データベース**である。

　前身は1903年創刊の抄録誌（国内最古）で，キーワード付与された通常データ（本データ），書誌のみのPre医中誌，1983年3月以前の冊子体の医学中央雑誌をデータ化したOLD医中誌に分けられる。2024年5月段階で約8,000誌，計1,600万件の文献を収載している。

　有料会員登録が必要であるが，大学などで法人契約していれば利用可能である。また，一部の文献はPubMed，J-STAGE，オンラインジャーナルなどのフルテキスト（文献）にリンクしている。

　PubMedと同様に論理記号による検索式での詳細検索が可能である。医学中央雑誌刊行会が作成・管理する医学用語シソーラスも整備され，MeSHとも互換性を有している。また，絞り込み条件の選択も可能である（**表2**）。

　検索結果の出力は印刷，ダウンロード，Eメール，クリップボード，ダイレクトエクスポートなどを選ぶことができ，検索端末以外で使用する場合に便利である。また，検索を行うごとに

表2　医中誌Webの絞り込み条件

絞り込み条件	項目
本文入手	
抄録あり	
論文種類	原著，解説，総説，会議録など
分類	看護，歯学，獣医学
発行年	
チェックタグ	ヒト，動物，小児，成人，高齢者
副標目	診断，治療，副作用，薬物・化学物質
研究デザイン	メタアナリシス，ランダム化比較試験，準ランダム化比較研究，比較研究，診療ガイドライン

＊EBM：evidence-based medicine

履歴表示に連番で検索式と検索結果の件数が表示される。履歴プラス検索では，履歴による再検索や履歴同士を組み合わせた検索，検索式を編集しての検索を行うことができ，検索条件の絞り込みや特定の興味対象を継続的に検索する際に便利である。

また，PubMedの日本語検索や，医学用語シソーラスの用語を調べるシソーラスブラウザ機能もある。新しい試みとして文章から検索できる「ゆるふわ検索」（バックグラウンドで機械学習型検索エンジンを使用）など，キーワードや検索式を用いない検索方法も提案されている。入力文章によっては，まったく異なる結果が表示されることがあり，検索精度や再現性にはまだ改善の余地があるが，厳密さを要求しない検索，不慣れな分野でのキーワードの探索や類似文献の一覧確認などに適していると思われる。

J-STAGE[2]

科学技術振興機構（JST）がプラットフォームを提供し，学協会が発行する学会誌を自ら登録するシステムで，25分野，約4,000誌を収載している。一部，発行後一定期間は会員限定（ID，パスワード管理）のものもあるが，基本的には無料で全文を読むことができる（CiNiiからも同じ情報を見ることができる）。利用規約はおおむね図書館利用に準じ，識別子（DOI）が付されている。

簡易検索に加え，詳細検索では，論文タイトル，資料種別，記事属性，言語，査読，発行年，分野，ライセンス種別での設定が可能である。ライフ系，医学・保健衛生系に加え，工学，人文・社会科学，学際科学，基礎科学系など幅広い分野の雑誌を対象としており，収載誌の網羅性には限界があるものの，関連領域，境界領域の研究などで参考文献を簡便に入手したい場合に役立つだろう。

Google Scholar[3]

Googleが無料で提供する論文検索に特化した検索エンジンで，キーワード（すべてを含む，いずれかを含む，含まないでAND，OR，NOTに相当する指定が可能）に加え，著者，出典，日付で検索でき，期間指定，日本語指定などができる。

出版社や大学，学術リポジトリなどの学術関連の情報源から検索を行うので，通常のWeb検索よりはノイズが入りにくく，また，論文へのリンクもある（リンク先は有料の場合もある）。プレプリントや学位論文なども対象とし，「引用元」リンクで被引用文献も示されるなどのメリットがあり，網羅的な調査を行う前段階の簡易的な検索に適していると考えられる。

iyakuSearch[4]

日本医薬情報センターが作成する医薬関連情報に特化したデータベースで，「医薬文献情報」以外に「添付文書情報」や「新薬の承認に関する情報」「学会関連情報」など複数のデータベースの集合体である。「医薬文献情報」の構築にあたっては，臨床における副作用報告を含む国内医学分野の会議録を広く収集し，内容を精査したうえで，医薬品に関する情報を選択的に索引し収載している（検索，書誌情報の利用は無料，抄録は有料契約が必要）。収載誌は附属図書館への複写申し込みが可能である。

再生医療等製品，生物由来製品（バイオロジックス）の感染症定期報告の情報源の1つにもなっている（平成29年4月28日 薬生安発第1号 厚生労働省医薬・生活衛生局安全対策課長通知）[5]。

また，「日本の新薬」[6]では，1998年1月以降の審査報告書全文をテキスト化して収録し，医薬品名，効能・効果，会社名など全文検索可能な形で無償公開している。

＊JST：Japan Science and Technology Agency　　＊DOI：digital object identifier

まとめ

- PubMedの運営主体は何か（☞p.69）。 試験
- MeSHの特徴について説明せよ（☞p.70）。 実習
- 検索式のAND，OR，NOTについて説明せよ（☞p.70）。 実習
- PICO/PECOを用いて実際の症例に適用可能な文献を検索せよ（☞p.71，72）。 実習
- 日本語資料の検索に利用可能なデータベースを挙げよ（☞p.72，73）。 試験 実習

【引用文献】
1) 医中誌Web（https://www.jamas.or.jp/）（2024年10月時点）
2) J-STAGE（https://www.jstage.jst.go.jp/）（2024年10月時点）
3) Google Scholar（https://scholar.google.co.jp/）（2024年10月時点）
4) iyakuSearch（https://iyakusearch.japic.or.jp/）（2024年10月時点）
5) 厚生労働省：再生医療等製品及び生物由来製品の感染症定期報告に係る調査内容及び記載方法について（https://www.pmda.go.jp/files/000217922.pdf）（2024年10月時点）
6) 日本の新薬－新薬承認審査報告書DB－（https://www.shinsahoukokusho.jp/）（2024年10月時点）

3章 医薬品の情報源と収集

3 医薬品添付文書

3-1 医療用医薬品

1 添付文書の位置づけ

POINT
- 国の指導のもと，製薬企業が作成している
- 電子化された添付文書情報で最新情報を確認する

添付文書の位置づけ

医薬品は医薬品，医療機器等の品質，有効性及び安全性の確保等に関する法律（薬機法）に基づく国の審査を経て承認され，製造販売される。企業によって承認内容に沿った医薬品情報が提供されることは，医師，薬剤師をはじめとする医療者が患者の安全を確保し**医薬品の適正使用**を推進する際に不可欠である。不適正使用となれば，患者が万が一副作用のために入院をしても被害救済制度による支援を受けられなくなる。添付文書は医療訴訟においても裁判における適切性の判断材料となる。

添付文書ができるまで

添付文書に記載される情報は，承認取得までの各種試験（非臨床，臨床を含む）の結果を基に作成され，市販後には**副作用等報告**や**製造販売後調査**などで得られた情報を根拠として改訂されたり，新しい使用方法（剤形追加や効能追加），使用期限の延長や企業情報の変更などによっても改訂が行われる。

医療用医薬品の添付文書の法的根拠

従来，薬機法では製造販売業者に対して，「添付する文書又はその容器もしくはその被包（添付文書等）に，医薬品に関する最新の論文その他により得られた知見に基づき情報を記載すること」を求めていた。その記載内容は1997年に定められた要綱に基づき，添付文書は紙で企業から医療機関に配付されていた。20年を経て，この要綱が見直されるとともに薬機法が改正され，2021年8月以降「電子化された添付文書」という新しい方法で医薬品の情報が提供されるようになっている。製造販売業者は，医療に供する医薬品の容器または被包に**注意事項等情報**を入手するために必要なバーコードや二次元コードを記載する。

電子化された添付文書

医薬品医療機器総合機構（PMDA）ホームページへの記載により公表された文書を「電子化された添付文書（電子添文）」と称する。医薬品の箱やPTPシートなどに印刷されたバーコードや二次元コードをスマートフォンやタブレットのアプリケーションから読み取ることにより，常に最新の内容をインターネットで閲覧できる（**図1**）。

用語解説 **医薬品副作用被害救済制度** 医薬品を適正に使用した場合であっても副作用は起こりうるため，その副作用により重篤な健康被害が生じた場合に，医療費や年金などの給付（金銭的支援）を行う公的な制度である。1980年に導入された制度で，現在はPMDAが運営している。対象となる医薬品は，病院・診療所で処方されたもののほか，薬局などで購入したものも含む[1]。

＊PMDA：Pharmaceuticals and Medical Devices Agency　　＊PTP：press through pack

図1　電子化された添付文書の閲覧方法

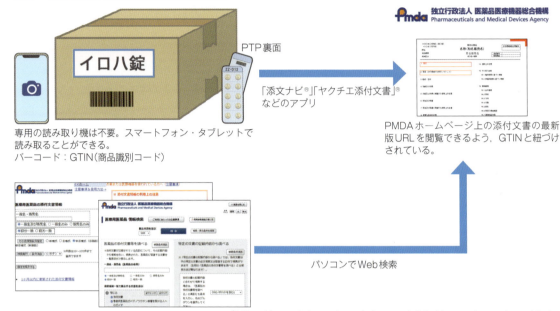

専用の読み取り機は不要。スマートフォン・タブレットで読み取ることができる。
バーコード：GTIN（商品識別コード）

「添文ナビ®」「ヤクチエ添付文書」®などのアプリ

PMDAホームページ上の添付文書の最新版URLを閲覧できるよう，GTINと紐づけされている。

パソコンでWeb検索

（https://www.info.pmda.go.jp/psearch/html/menu_tenpu_base.html
およびhttps://www.pmda.go.jp/PmdaSearch/iyakuSearch/より）

臨床家からのアドバイス

医療DXと医薬品コード

　医療においてもデジタル技術の応用がますます必要になっている。容器包装などに示されるバーコード・二次元コードは，GTINという国際的なルールにより作られた番号を元に作成されたもので医薬品の流通管理に応用される。医療機関・薬局の薬剤師にとって関係が深いのは日本標準商品分類番号が示す薬効分類の名称だろう。これはPMDAの添付文書の検索システムに応用されている。

補足

医療DXと添付文書

　わが国では2000年時点ですでに添付文書情報をインターネット上で公開していた。しかし，医療現場では情報セキュリティの観点から施設のパソコンをインターネットに接続することを控えていたこともあり，添付文書は紙で医薬品納品時に提供されていた。社会的にセキュリティ対策が進むとともに，人々の生活のなかでスマートフォン，タブレットなどのさまざまな情報通信端末が普及した。医療機関・薬局でも情報を得るためにインターネットに接続することが日常的になってくると，添付文書は紙での提供にこだわらないようになってきた。薬機法が改正され，2021年8月から添付文書情報の最新版をインターネット上のデータで閲覧することが基本となり，紙は医療機関などから要望があれば提供するようになった。

＊DX：digital transformation　＊GTIN：global trade item number

2 添付文書の記載項目

- 添付文書には決められた記載方法（フォーマット）がある
- 医薬品情報は，治療成績，生物学的同等性，薬物動態，薬理作用，薬剤の調整・管理に必要な化学的・物理的な情報など，医学的処置に必要な情報が集約されている

記載の形式

電子化された添付文書と併せて企業はA4サイズ（PDFでも提供）の資材も用意している。その場合，文字は8ポイント以上，左余白は17 mmなど，様式が規定されている。警告のある医薬品については，PDFの場合は右上角に赤い枠をつける（図2）。目安はA4版 4ページだが，多いものは8ページを超える。

見出し部分

■ **作成または改訂年月（図2①）**

添付文書の左上隅には作成または改訂年月（括弧内に版数）が記載される。改訂履歴は2回分が記載され，改訂された内容の箇所は「＊」マーク

図2　医療用品薬品添付文書の記載項目・形式

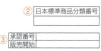

```
① **○○年○月改訂（第○版）
   *◇◇年◇月作成          ⑤ 薬効分類名        ② 日本標準商品分類番号
④ 貯法                    ⑦ 名称（和名販売名）
   有効期間                   英名販売名        ③ 承認番号
⑥ 規制区分                   成分名＋製剤          販売開始
```

記載項目（左列）	記載項目（右列）
1. 警告	15. その他の注意
2. 禁忌（次の患者には投与しないこと）	15.1 臨床使用に基づく情報
3. 組成・性状	15.2 非臨床試験に基づく情報
4. 効能又は効果	16. 薬物動態
5. 効能又は効果に関連する使用上の注意	16.1 血中濃度
6. 用法及び用量	16.2 吸収
7. 用法及び用量に関連する使用上の注意	16.3 分布
8. 重要な基本的注意	16.4 代謝
9. 特定の背景を有する患者に関する注意	16.5 排泄
9.1 合併症・既往歴等のある患者	16.6 特定の患者集団
9.2 腎機能障害患者	16.7 薬物相互作用
9.3 肝機能障害患者	16.8 その他
9.4 妊婦	17. 臨床成績
9.5 生殖可能な男女	17.1 有効性及び安全性に関する試験
9.6 授乳婦	17.2 臨床薬理試験
9.7 小児等	17.3 製造販売後調査等
9.8 高齢者	18. 薬効薬理
10. 相互作用	18.1 作用機序
10.1 併用禁忌（併用しないこと）	19. 有効成分に関する理化学的知見
10.2 併用注意（併用に注意すること）	20. 取扱い上の注意
11. 副作用	21. 承認条件
11.1 重大な副作用	22. 包装
11.2 その他の副作用	23. 主要文献
12. 臨床検査結果に及ぼす影響	24. 文献請求先及び問い合わせ先
13. 過量投与	25. 保険給付上の注意
14. 適用上の注意	26. 製造販売業者等

＜使用上の注意を含む記載項目＞
1. 警告
2. 禁忌（次の患者には投与しないこと）
5. 効能又は効果に関連する注意
6. 用法及び用量
7. 用法及び用量に関連する注意
8. 重要な基本的注意
9. 特定の背景を有する患者に関する注意
10. 相互作用
11. 副作用
12. 臨床検査結果に及ぼす影響
13. 過量投与
14. 適用上の注意
15. その他の注意
20. 取扱い上の注意

＊PDF：portable document format

で示される。新薬の場合，承認されてしばらくの間に頻回の改訂が行われる場合があるので，投与に当たり，注意事項に変更がないことや最新の情報で確認していることへの配慮が特に必要である。

■ 日本標準商品分類番号など(図2②)

「日本標準商品分類番号」とは市場で取引・流通する商品の分類を総務省でとりまとめたもので，統計データを作成する際に活用されている。

■ 承認番号・販売開始年月(図2③)

承認番号ならびに販売開始年月が記載される。医療用の医薬品は厚生労働省で付番する。併せて販売開始年月日が記載される。

■ 貯法・有効期間(図2④)

製剤が包装された状態での保管方法およびその有効期間が記載される。これは承認された内容として規定されている。有効期間は安定性試験など根拠に基づき制定される(図3)[2,3]。

■ 薬効分類名(図2⑤)

医薬品の薬効または性質を正しく表すことのできる分類名が記載される。日本標準商品分類番号が示す名称を利用するほか，企業が名称を設定することができる。

■ 規制区分(図2⑥)

毒薬劇薬，麻薬，向精神薬，覚醒剤，覚醒剤原料，習慣性医薬品，特例承認医薬品および処方箋医薬品の区分が記載される。麻薬および向精神薬は「麻薬及び向精神薬取締法」，その他は薬機法で定められている。

図3 有効期間の記載例

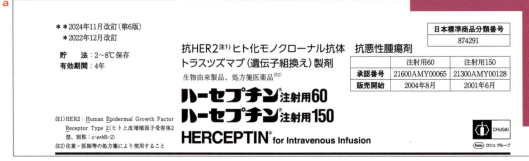

(文献2)より中外製薬株式会社の許諾を得て転載)

(文献3)よりファイザー株式会社の許諾を得て転載)

aはハーセプチン®添付文書第6版(2024年11月改訂)，bはトラスツズマブ添付文書第1版(2023年12月改訂)より。有効期間は各社の安定性試験に基づき設定されている。
トラスツズマブの先発品(ハーセプチン®，a)は4年(48カ月)，バイオ後続品のなかには60カ月の製剤がある(b)。長期保管できることは廃棄リスクの低減につながる。「劇薬」「生物由来製品」「処方箋医薬品」の記載がある(a，b)。

■ 名称（図2⑦）

　承認された販売名が記載され，英字表記がある場合には併記される。日本薬局方に収載されている医薬品は，「日本薬局方」ならびに日本薬局方で定められた名称が記載され，販売名がある場合には併記される（図4）[4]。

本文

　「警告」以降のすべての項目について番号が付与されている。この番号は固定されており，その項目に記載すべき内容がない場合は，その項目の項目番号および項目名は省略され欠番となる（項目番号は繰り上げない，図6）[6]。関連する項目については，相互に参照先として項目番号が記載される。

■ 1. 警告

　非常に重要な内容であるため，赤枠で囲い，赤字で設定した理由とそのうえで適正に使うために必要な行為などについて記載されている。致死的または極めて重篤かつ非可逆的な副作用が発現する場合など，投与に当たり特に注意を要する事項が記載の対象である（図7）[2]。

図4　日本薬局方に収載されている医薬品の記載例

（図：カルブロック®錠8mg／カルブロック®錠16mg　CALBLOCK® TABLETS　持続性Ca拮抗剤　日本薬局方 アゼルニジピン錠）

カルブロック®添付文書第3版（2024年8月改訂）より。日本薬局方で定められたアゼルニジピンという名称と「日本薬局方」という記載がある。
（文献4）より引用）

図5　特定生物由来製品の記載例

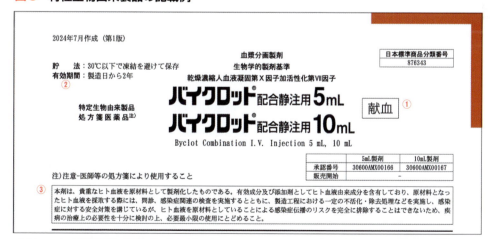

バイクロット®添付文書第1版（2024年7月作成）より。献血を原料として製造されているので「献血」と標記される（①）。「生物由来製品」とは，人その他の生物（植物を除く）に由来するものを原材料として製造される医薬品・医療機器等のうち，保健衛生上特別の注意を要するものである（②）。このうち血液や胎盤などは特に感染性のリスクが高い特定生物由来製品である。医療機関は特定生物由来製品の使用記録を使用日から少なくとも20年保管することで，万が一感染症が発生した場合に該当する患者を特定する。特定生物由来製品の場合は規制区分に記載するとともに「感染症伝播のリスクに関する事項」が枠囲いで記載される（③）。感染症に対する安全対策を講じていること，ならびに感染症伝播のリスクを完全に排除できないことなどが記載される。
（文献5）よりKMバイオロジクス株式会社の許諾を得て転載）

用語解説　特定生物由来製品　輸血用血液製剤やグロブリン，トロンビンなどの血漿分画製剤，尿由来の下垂体性腺刺激ホルモン，胎盤抽出物など，感染リスクを有する製品が該当する（図5）[5]。

図6　漢方薬の記載例

2023年12月改訂（第1版）

日本標準商品分類番号	
875200	
承認番号	16100AMZ03292000
販売開始	1986年10月

貯法：室温保存
有効期間：3年

① ■1■

漢方製剤

ツムラ葛根湯（カッコントウ）エキス顆粒（医療用）

② **3. 組成・性状**

3.1 組成

販売名	ツムラ葛根湯エキス顆粒（医療用）
有効成分	本品7.5g中、下記の割合の混合生薬の乾燥エキス3.75gを含有する。 日局カッコン ‥‥‥ 4.0g 日局ケイヒ ‥‥‥‥ 2.0g 日局タイソウ ‥‥‥ 3.0g 日局シャクヤク ‥‥ 2.0g 日局マオウ ‥‥‥‥ 3.0g 日局ショウキョウ‥‥2.0g 日局カンゾウ ‥‥‥ 2.0g
添加剤	日局ステアリン酸マグネシウム、日局乳糖水和物、ショ糖脂肪酸エステル

③ 3.2 製剤の性状

剤形	顆粒剤
色	淡褐色
におい	特異なにおい
味	辛い
識別コード	ツムラ／1

9.6 授乳婦
治療上の有益性及び母乳栄養の有益性を考慮し、授乳の継続又は中止を検討すること。

9.7 小児等
小児等を対象とした臨床試験は実施していない。

9.8 高齢者
減量するなど注意すること。一般に生理機能が低下している。

10. 相互作用

10.2 併用注意（併用に注意すること）

薬剤名等	臨床症状・措置方法	機序・危険因子
マオウ含有製剤 小青竜湯 麻黄湯 麻黄附子細辛湯　等 エフェドリン類含有製剤 エフェドリン塩酸塩 dl-メチルエフェドリン塩酸塩	不眠、発汗過多、頻脈、動悸、全身脱力感、精神興奮等があらわれやすくなるので、減量する	交感神経刺激作用が増強されることが考えられる。

ツムラ葛根湯添付文書第1版（2023年12月改訂より）。漢方薬は各社が漢方固有の処方番号を記載している（①）。この番号は会社ごとに異なる場合がある。警告および禁忌がないので情報が「3．組成・性状」から始まっている（②）。漢方薬にはにおいと味が特徴として記載されている（③）。「劇薬」「処方箋医薬品」の記載がない。

（文献6）より株式会社ツムラの許諾を得て転載）

図7　警告の記載例

1. 警告

1.1 本剤を含むがん化学療法は、緊急時に十分対応できる医療施設において、がん化学療法に十分な知識・経験を持つ医師のもとで、本剤が適切と判断される症例についてのみ実施すること。また、治療開始に先立ち、患者又はその家族に有効性及び危険性を十分説明し、同意を得てから投与すること。

1.2 心不全等の重篤な心障害があらわれ、死亡に至った例も報告されているので、必ず本剤投与開始前には、患者の心機能を確認すること。また、本剤投与中は適宜心機能検査（心エコー等）を行い患者の状態（左室駆出率（LVEF）の変動を含む）を十分に観察すること。特に以下の患者については、心機能検査（心エコー等）を頻回に行うこと。[8.1、9.1.1-9.1.7、11.1.1参照]

- **アントラサイクリン系薬剤を投与中の患者又はその前治療歴のある患者**
- **胸部へ放射線を照射中の患者**
- **心不全症状のある患者**
- **冠動脈疾患（心筋梗塞、狭心症等）の患者又はその既往歴のある患者**
- **高血圧症の患者又はその既往歴のある患者**

1.3 本剤投与中又は本剤投与開始後24時間以内に多くあらわれるInfusion reactionのうち、アナフィラキシー、肺障害等の重篤な副作用（気管支痙攣、重度の血圧低下、急性呼吸促迫症候群等）が発現し死亡に至った例が報告されている。これらの副作用は、特に安静時呼吸困難（肺転移、循環器疾患等による）のある患者又はその既往歴のある患者において重篤化しやすいので、患者の状態を十分に観察しながら慎重に投与すること。[9.1.8、11.1.2、11.1.3参照]

ハーセプチン®添付文書第6版（2024年11月改訂）より。警告があることを添付文書全体の右上角に赤枠で示している。

（文献2）より中外製薬株式会社の許諾を得て転載）

2．禁忌（次の患者には投与しないこと）

患者の症状，原疾患，合併症，既往歴，家族歴，体質，併用薬剤などからみて投与すべきでない患者について，赤枠に黒字で記載される（図8）[4]。投与してはいけない対象患者ごとに記載し，原則として過敏症以外は［　］に理由を記載する（［症状を悪化させる可能性が考えられる］など）。

図8　禁忌の記載例

2. 禁忌（次の患者には投与しないこと）

2.1 妊婦又は妊娠している可能性のある女性[9.5 参照]

2.2 本剤の成分に対し過敏症の既往歴のある患者

**2.3 イトラコナゾール、ミコナゾール（経口剤、注射剤）、フルコナゾール、ホスフルコナゾール、ボリコナゾール、ポサコナゾール、HIVプロテアーゼ阻害剤（リトナビル含有製剤、アタザナビル硫酸塩、ホスアンプレナビルカルシウム水和物、ダルナビル含有製剤）、コビシスタット含有製剤、抗ウイルス剤（ニルマトレルビル・リトナビル）、エンシトレルビル フマル酸を投与中の患者[10.1、16.7.1 参照]

カルブロック®添付文書第3版（2024年8月改訂）より。イトラコナゾールとの相互作用について，併用禁忌10.1だけでなく　16.7.1に併用時の薬物動態が記載されている。グレープジュースとの相互作用の薬物動態データもある。

（文献4）より引用）

3.1 組成（図9）[7]

有効成分の名称およびその分量を記載する。添加剤は原則として製剤に使用されるすべての成分を記載する。**細胞培養技術**または**遺伝子組換え技術**を応用して製造されるペプチドまたはタンパク質が有効成分である場合，産生細胞の名称が記載される（「本剤は，チャイニーズハムスター卵巣細胞を用いて製造される。」など）。

3.2 性状（図9）[7]

識別上必要な色，形状（散剤，顆粒剤などの分類），**識別コード**などが記載される。容器・包装がなくとも，薬剤に直接示された識別コードから医薬品の特定ができるようになっている。水性注射液にはpHおよび浸透圧比，無菌製剤（注射剤を除く）ではその旨を性状に記載する。

> **臨床に役立つアドバイス**
> **注意が必要な添加剤**
> 多くの場合は配慮する必要はないものの，表1[8]のように配慮が必要な添加物もある。患者情報や製剤を踏まえた対応が求められる。

4．効能又は効果（図10）[9]

承認を受けた効能または効果が記載される。承認された後に効能・効果が追加されたり，修正されたりすることがある。その場合は速やかに添付文書の記載も修正される。

5．効能又は効果に関連する注意（図10）[9]

承認を受けた効能または効果の範囲における患者選択や治療選択に関する注意事項が記載される。原則として「2．禁忌」に該当するものは記

図9　組成・性状の記載例

デグレトール®添付文書第2版（2024年7月改訂）より。日本薬局方に収載されている成分には「日局」と記載する。剤形によって添加剤が異なることがわかる。割線入りの錠剤であることがわかる。割線があるため割りやすくなる。
（文献7）よりサンファーマ株式会社の許諾を得て転載）

表1　注意が必要な添加物の例

添加物名	注意を要する患者	製剤例
カゼイン* 脱脂粉乳（カゼイン含）	牛乳アレルギー	乳酸菌製剤（培地に脱脂粉乳を使用していなければ可），抗生物質，水酸化マグネシウムなど
ゼラチン	ゼラチンアレルギーの患者 豚由来の場合，イスラム教徒	カプセル製剤全般
大豆レシチン*	大豆アレルギー	レゴラフェニブ錠など
卵黄レシチン	卵アレルギー	プロポフォール注など
トウモロコシデンプン	トウモロコシアレルギーの患者	カルベジロール錠，チペピジンヒベンズ酸塩錠など多数
ベンジルアルコール	新生児	ピドキサールリン酸エステル水和物注

*栄養剤の有効成分としても用いられる

（文献8）を基に作成）

載されない。

■ 6. 用法及び用量（図11）[4,10]

「効能及び効果」と同様に，承認を受けた用法および用量が記載される。承認された後に用法・用量が追加されたり，修正されたりすることがある。その場合は速やかに添付文書の記載も修正される。複数の効能・効果が承認されている場合に，それぞれ異なる用法・用量が定められている場合には，効能・効果ごとに記載される。

図10 効能又は効果・効能又は効果に関連する注意の記載例

```
4. 効能又は効果
   ○痛風、高尿酸血症
   ○がん化学療法に伴う高尿酸血症

5. 効能又は効果に関連する注意
   〈痛風、高尿酸血症〉
   5.1 本剤の適用にあたっては、最新の治療指針等を参考に、
       薬物治療が必要とされる患者を対象とすること。
   〈がん化学療法に伴う高尿酸血症〉
   5.2 本剤の適用にあたっては、腫瘍崩壊症候群の発症リスク
       を考慮して適応患者を選択すること。
   5.3 本剤は既に生成された尿酸を分解する作用はないため、
       血中尿酸値を急速に低下させる効果は期待できない。
   5.4 がん化学療法後に発症した高尿酸血症に対する本剤の
       有効性及び安全性は確立していない。
```

フェブリク®添付文書第6版（2024年9月改訂）より。複数の効能・効果がある場合，注意事項などは< >で分けて記載している。
（文献9）より帝人ファーマ株式会社の許諾を得て転載）

図11 用法及び用量の記載例

```
6. 用法及び用量
   通常、成人にはアゼルニジピンとして8～16mgを1日1回朝食
   後経口投与する。なお、1回8mgあるいは更に低用量から
   投与を開始し、症状により適宜増減するが、1日最大16mg
   までとする。
```

a カルブロック®添付文書第3版（2024年8月改訂）より。8mgよりもさらに低用量から投与を開始するには，8mg錠を2分割する。
（文献4）より引用）

```
6. 用法及び用量
   通常、成人にはリバスチグミンとして1日1回4.5mgから開始
   し、原則として4週毎に4.5mgずつ増量し、維持量として1日1回
   18mgを貼付する。また、患者の状態に応じて、1日1回9mgを開
   始用量とし、原則として4週後に18mgに増量することもできる。
   本剤は背部、上腕部、胸部のいずれかの正常で健康な皮膚に
   貼付し、24時間毎に貼り替える。
```

b イクセロン®パッチ添付文書第4版（2024年10月改訂）より。用量の変更が指定されている。
（文献10）よりノバルティスファーマ株式会社の許諾を得て転載）

■ 7. 用法及び用量に関連する注意（図12）[2]

効能・効果に応じた注意事項や，特定の条件下（患者特性など）での用法・用量の指示，あるいは用法・用量を調節する必要があるかどうか考慮すべき根拠が示される。十分な知見が得られていないということも1つの重要な情報である。

■ 8. 重要な基本的注意

重大な副作用または事故を防止するために必要と考えられる情報として，特定の検査の実施，投与期間，休薬時の注意や自動車の運転などに関する事項が記載される。

■ 9. 特定の背景を有する患者に関する注意

患者が腎障害などほかの疾患を併発している場合や年齢など患者が有する特性が要因となり，副作用が早く発現する，発現率が高くなる，より**重篤な副作用**が発現するなどのリスクが高まる場合がある。そのような情報を共有するため，または十分な知見が得られていないという状況について医師・薬剤師などに注意喚起するため記載されている。薬物動態や臨床試験で得られ

図12 用法及び用量に関連する注意の記載例

```
7. 用法及び用量に関連する注意
   〈効能共通〉
   7.1 本剤を投与する場合に、何らかの理由により予定された投与が
       遅れた際には、以下のとおり投与することが望ましい。
   7.1.1 投与予定日より1週間以内の遅れで投与する際は、A法では
         2mg/kgを、B法では6mg/kgを投与する。
   7.1.2 投与予定日より1週間を超えた後に投与する際は、改めて初回
         投与量（A法では4mg/kg、B法では8mg/kg）で投与を行う。なお、
         次回以降はA法では2mg/kgを1週間間隔で、B法では6mg/kgを3週
         間間隔で投与する。
   〈HER2過剰発現が確認された乳癌〉
   7.2 術後薬物療法においては、以下の点に注意すること。
   7.2.1 1年を超える投与の有効性及び安全性は確立していない。
   7.2.2 本剤は「17. 臨床成績」の項を熟知した上で投与すること。
         [17.1.9参照]
   〈HER2過剰発現が確認された治癒切除不能な進行・再発の胃癌〉
   7.3 本剤は、他の抗悪性腫瘍剤との併用により開始すること。本剤
       と併用する抗悪性腫瘍剤は、「17. 臨床成績」の項の内容を熟知
       した上で、選択すること。[17.1.10参照]
```

ハーセプチン®添付文書第6版（2024年11月改訂）より。効能・効果ごとに注意が異なる場合は区別して記載する。「8. 重要な基本的注意」の書き方も同様である。
（文献2）より中外製薬株式会社の許諾を得て転載）

た情報，医療の実態に即した情報など，「用法及び用量に関する注意」や「副作用」と相互リンクしている場合も多い。

図2の9.1～9.8の項目に分けて，薬物動態，副作用発現状況から用法および用量の調節が必要である場合などに記載される（図13）[9]。生殖能を有する者（9.4）として，パートナーが妊娠する可能性のある男性も対象になりうる（例：アザチオプリン）。妊婦および授乳婦に関しては，動物試験のデータが示されることも多い。胎盤通過性および催奇形性のみならず，胎児曝露量，妊娠中の曝露期間，非臨床・臨床データを踏まえた情報が提供される。また，小児等および高齢者では年齢区分を意識して記載される。高齢者は65歳以上を目安とし，必要に応じて75歳以上の年齢区分に関する情報も記載する。

> **補足**
> **小児等の年齢区分**
> 添付文書など医薬品に関する資料において「小児等」と記載される場合は，表2の年齢区分を含んでいる。「9.7 小児等」では，可能な場合はこの区分を考慮して記載される。

■ **10．相互作用**

ほかの医薬品を併用することにより当該医薬品または併用薬の薬理作用の増強または減弱，副作用の増強，新しい副作用の出現または原疾患の増悪などが生じる場合に記載される。治験や市販後に具体的な症例報告がなくとも，薬理作用や薬物動態の変化の程度から予測され，臨床的な影響が大きいことが想定される場合にも記載される。グレープフルーツや納豆など飲食物との相互作用や物理療法との相互作用も含まれる。

10.1 併用禁忌（併用しないこと）

併用禁忌は「2. 禁忌」にも記載される。併用禁忌となる薬剤名には，一般的名称や代表的な販売名が記載される。表の枠線は赤色，字は黒で記載される（2. 禁忌と同様）。

10.2 併用注意（併用に注意すること）

併用注意となる薬剤名には一般的名称または薬効群名が記載される（図14）[4]。

図13　特定の背景を有する患者に関する注意の記載例

> 9. 特定の背景を有する患者に関する注意
> 9.2 腎機能障害患者
> 　9.2.1 重度の腎機能障害患者
> 　　重度の腎機能障害のある患者を対象とした臨床試験は実施していない。[16.6.1 参照]
> 9.3 肝機能障害患者
> 　肝機能障害のある患者を対象とした臨床試験は実施していない。[16.6.2 参照]
> 9.5 妊婦
> 　妊婦又は妊娠している可能性のある女性には，治療上の有益性が危険性を上回ると判断される場合にのみ投与すること。
> 9.6 授乳婦
> 　治療上の有益性及び母体栄養の有益性を考慮し，授乳の継続又は中止を検討すること。動物実験（ラット）で本剤が乳汁中に移行することが報告されている。また，動物実験（ラットにおける出生前及び出生後の発生並びに母体の機能に関する試験）の12mg/kg/日（60mg/日でのヒトの血漿中曝露量の11.1倍）以上で出生児の腎臓にキサンチンと推定される結晶沈着あるいは結石，48mg/kg/日（60mg/日でのヒトの血漿中曝露量の39.3倍）で離乳率の低下，体重低値などの発育抑制，甲状腺の大型化及び甲状腺重量増加の傾向が認められている[1]。
> *9.7 小児等
> 　成長に伴う血中尿酸値の変動を考慮し，定期的に用量調節の必要性を検討すること。低出生体重児，新生児，乳児，幼児を対象とした臨床試験は実施していない。
> 9.8 高齢者
> 　患者の状態を観察し，十分に注意しながら本剤を投与すること。一般に生理機能が低下していることが多い。

フェブリク®添付文書第6版（2024年9月改訂）より。妊婦，授乳婦については動物実験の結果を示すことが多い。
（文献9）より帝人ファーマ株式会社の許諾を得て転載）

> **補足**
> **ワクチンなどの添付文書の記載**
> 予防接種法および関連法規に準ずる表現を用いることになっている。禁忌は接種不適当者，合併症・既往歴等のある患者は接種要注意者，投与は接種，副作用は副反応，患者は接種を受ける者（または単に者）として添付文書に記載する（表3）。

表2　小児等の年齢区分

区分	年齢
新生児	生後4週未満
乳児	生後4週以上1歳未満
幼児	1歳以上7歳未満
小児	7歳以上15歳未満

表3 医療用医薬品とワクチンなどの添付文書における記載の比較

医療用医薬品添付文書記載要領	ワクチン類およびトキソイド類の添付文書記載要領	表現が異なる点
禁忌(次の患者には投与しないこと)	接種不適当者(予防接種を受けることが適当でない者)	禁忌→接種不適当者 患者→接種を受ける者(または者) 投与→接種
特定の背景を有する患者に関する注意 ・合併症・既往歴等のある患者 ・腎機能障害患者 ・肝機能障害患者	特定の背景を有する者に関する注意 ・接種要注意者(接種の判断を行うに際し、注意を要する者) ・腎機能障害患者 ・肝機能障害患者	合併症・既往歴等のある患者→接種要注意者
副作用 ・重大な副作用 ・その他の副作用	副反応 ・重大な副反応 ・その他の副反応	副作用→副反応
過量投与	過量接種	過量投与→過量接種

図14 併用注意(併用に注意すること)の記載例

薬剤名等	臨床症状・措置方法	機序・危険因子
他の降圧剤	過度の降圧が起こるおそれがある。必要があれば他の降圧剤あるいは本剤を減量すること。	作用メカニズムの異なる降圧剤の併用により薬理作用が増強される。
ジゴキシン [16.7.2参照]	ジゴキシンのCmaxが1.5倍、AUCが1.3倍に上昇することが報告されている。必要があればジゴキシンを減量すること。	ジゴキシンの腎排泄(尿細管分泌)及び腎外からの排泄を阻害するためと考えられる。
**アゾール系抗真菌剤	本剤の作用が増強さ	これらの薬剤が
グレープフルーツジュース [16.7.4参照]	本剤の血中濃度が上昇することが報告されている。降圧作用が増強されるおそれがあることから、本剤の服用中はグレープフルーツジュースを飲用しないよう注意すること。	グレープフルーツジュースに含まれる成分がCYP3A4による本剤の代謝を阻害し、クリアランスを低下させるためと考えられる。

カルブロック®添付文書第3版(2024年8月改訂)より。
(文献4)より引用)

■ 11. 副作用

医薬品の使用に伴って生じうる副作用が記載される。副作用の**発現頻度**は治験など客観的に行われた臨床試験などの情報があれば記載するが、市販後に報告された副作用に関する情報を反映させる場合は投与された患者数(母数)が不明なため「頻度不明」となる(**図15a**)[10]。

図15 副作用の記載例

a
11. 副作用
　次の副作用があらわれることがあるので、観察を十分に行い、異常が認められた場合には投与を中止するなど適切な処置を行うこと。
11.1 重大な副作用
*11.1.1 狭心症(0.3%)、心筋梗塞(0.3%)、徐脈(0.8%)、房室ブロック(0.2%)、洞不全症候群(頻度不明)、QT延長(0.6%)
[9.1.2参照]
**11.1.2 脳卒中(0.3%)、痙攣発作(0.2%)
一過性脳虚血発作、脳出血及び脳梗塞を含む脳卒中、痙攣発作があらわれることがある。
11.1.3 食道破裂を伴う重度の嘔吐、胃潰瘍(いずれも頻度不明)、十二指腸潰瘍、胃腸出血(いずれも0.1%)
11.1.4 肝炎(頻度不明)
11.1.5 失神(0.1%)
11.1.6 幻覚(0.2%)、激越(0.1%)、せん妄、錯乱(いずれも頻度不明)
11.1.7 脱水(0.4%)
嘔吐あるいは下痢の持続により脱水があらわれることがあるので、このような場合には、補液の実施及び本剤の減量又は投与を中止するなど適切な処置を行うこと。[8.6参照]

b
11.2 その他の副作用

	5%以上	1〜5%未満	1%未満	頻度不明
感染症	−	−	尿路感染	−
血液及びリンパ系障害	−	−	貧血、好酸球増加症	−
代謝及び栄養障害	食欲減退	−	糖尿病	−
精神障害	−	−	−	不眠症、うつ病、落ち着きのなさ	不安、攻撃性、悪夢

イクセロン®パッチ添付文書(2024年10月改訂)より。副作用は治験などのデータに基づく場合は頻度を記載することができるが、市販後に報告された安全性情報に基づいて添付文書に記載する場合は、報告された件数が明確であっても投与された人数(分母)が不明になるため「頻度不明」となる(**a**)。副作用をMedDRAの器官別大分類(**表4**参照)に基づいて記載している場合もある(**b**)。
(文献10)よりノバルティスファーマ株式会社の許諾を得て転載)

用語解説 MedDRA(国際医薬用語集) 製薬企業が厚生労働省・PMDAへ提出するさまざまな文書を作成する際に使用される国際的な用語集で、医薬品規制調和国際会議(ICH)によって開発された。副作用などの安全性データ(症状、徴候、疾患など)に関する用語が収載されている。日本語のほか各国の言語に対応している。

＊MedDRA：Medical Dictionary for Regulatory Activities
＊ICH：International Council for Harmonisation of Technical Requirements for Pharmaceuticals for Human Use

表4 MedDRA 器官別大分類一覧

- 感染症および寄生虫症
- 良性，悪性および詳細不明の新生物（嚢胞およびポリープを含む）
- 血液およびリンパ系障害
- 免疫系障害
- 内分泌障害
- 代謝および栄養障害
- 精神障害
- 神経系障害
- 眼障害
- 耳および迷路障害
- 心臓障害
- 血管障害
- 呼吸器，胸郭および縦隔障害
- 胃腸障害
- 肝胆道系障害
- 皮膚および皮下組織障害
- 筋骨格系および結合組織障害
- 腎および尿路障害
- 妊娠，産褥および周産期の状態
- 生殖系および乳房障害
- 先天性，家族性および遺伝性障害
- 一般・全身障害および投与部位の状態
- 臨床検査
- 傷害，中毒および処置合併症
- 外科および内科処置
- 社会環境
- 製品の問題

副作用を器官別に27に分類している。

（文献11）を基に作成）

11.1 重大な副作用
副作用の転帰や重篤性を考慮し，特に注意を要するものが「重大」とされる。初期症状，発現機序，発生までの期間，リスク要因，防止策，特別な処置方法などの情報が記載される。

11.2 その他の副作用
発現部位別，投与方法別，薬理学的作用機序，発現機序別などに分類され，発現頻度を区分して（5％以上，1～10％など実態に合わせる）記載される（図15b）[10]。

12. 臨床検査結果に及ぼす影響
医薬品を使用することで臨床検査値が見かけ上変動する場合に，どのような条件でどのように変動するのか，機序も含めて記載される。しかし，判明している医薬品は限られている。カプトプリルやエパレルスタットによる尿中ケトン（アセトン）偽陽性，マルトース含有製剤によるグルコース脱水に伴う酵素法を用いた血糖測定への影響などが知られている。

13. 過量投与（図16）[10]
過量投与時に出現する中毒症状について記載される。過量投与は誤用・濫用や医療過誤に関連して起こるほか，自殺企図，小児等の偶発的曝露が考えられる。観察すべき項目や処置方法（拮抗薬，透析の有用性など）がある場合には併せて記載される。

14. 適用上の注意（図17，18）[4,12]
「薬剤調製時の注意」「薬剤投与時の注意」「薬剤交付時の注意」その他の適切な項目に分けて具体的に記載される。薬剤師が責任を負う業務に直結しており，薬の取扱いに関して患者に指導すべきことがあればここに記載される。特に新薬は企業が関連する薬剤師向けの資材を用意していることが多い。PTPシートの誤飲などの医療事故を防ぐ観点から，記載している場合が多い。

15. その他の注意（図18）[4]

15.1 臨床使用に基づく情報
発がん性や死亡率などに関連して科学的に評価が確立していない情報であっても，安全性の

---

*PTP：press through pack

図16 過量投与の記載例

```
13. 過量投与
13.1 症状
 外国において本剤の過量投与（1回108mg、2日間）の2週間後に死亡したとの報告がある。また、外国における経口投与及び国内外における経皮投与による過量投与例では、嘔吐、悪心、下痢、腹痛、めまい、振戦、頭痛、失神、傾眠、錯乱状態、幻覚、多汗症、徐脈、高血圧、けん怠感及び縮瞳等が認められている。[8.5参照]
13.2 処置
 過量投与時には、速やかに本剤をすべて除去し、その後24時間はそれ以上の貼付を行わない。重度の悪心、嘔吐には制吐剤の使用を考慮すること。また、大量の過量投与時には、アトロピン硫酸塩水和物を解毒剤として使用できる。最初にアトロピン硫酸塩水和物として1〜2mgを静脈内投与し、臨床反応に応じて投与を追加する。解毒剤としてスコポラミンの使用は避けること。
```

```
8.5 本剤の貼り替えの際、貼付している製剤を除去せずに新たな製剤を貼付したために過量投与となり、重篤な副作用が発現した例が報告されている。貼り替えの際は先に貼付している製剤を除去したことを十分確認するよう患者及び介護者等に指導すること。[13.1参照]
```

イクセロン®パッチ添付文書第4版（2024年10月改訂）より。「8. 重要な基本的注意」と相互に参照を記載している。
（文献10）よりノバルティスファーマ株式会社の許諾を得て転載）

図17 適用上の注意の記載例

```
14.1 薬剤調製時の注意
14.1.1 日本薬局方注射用水5mLを抜き取り、本剤を溶解してトラスツズマブ デルクステカン（遺伝子組換え）20mg/mLの濃度とした後、必要量を注射筒で抜き取り、直ちに日本薬局方5%ブドウ糖注射液100mLに希釈すること。
14.1.2 溶解時は静かにバイアルを回転させ、完全に溶解すること。
14.1.3 調製後は速やかに使用すること。なお、調製後やむを得ず保存する場合は、光の影響を受けやすいため遮光し、2〜8℃で24時間以内とすること。また、室温での調製及び投与は合わせて4時間以内に行うこと。残液は適切に廃棄すること。
```

エンハーツ®添付文書第10版（2024年4月改訂）より。特に新薬は企業が関連する薬剤師向けの資料を用意していることが多い。
（文献12）より引用）

懸念や有効性の欠如など特に重要な情報であれば、記載されることがある。「11. 副作用」に記載するほどの根拠はないものの、注意喚起が必要と考えられる場合に記載されることが多い。

15.2 非臨床試験に基づく情報

動物で認められた毒性所見であって特に重要な情報があれば、人への外挿性は明らかではなくとも記載される。

> **基礎へのフィードバック**
> **添付文書と統計学**
> 添付文書には薬物動態や臨床成績のデータが掲載されている。平均値と標準偏差・標準誤差、カプラン・マイヤー生存曲線とハザード比・p値、点推定と95%信頼区間、対応のあるt検定、順位和検定など、添付文書に示される統計値は、データを理解し薬剤の効果や安全性の情報を医師と共有するために不可欠である。

図18 適用上の注意およびその他の注意の記載例

```
14. 適用上の注意
 14.1 薬剤交付時の注意
  PTP包装の薬剤はPTPシートから取り出して服用するよう指導すること。PTPシートの誤飲により、硬い鋭角部が食道粘膜へ刺入し、更には穿孔をおこして縦隔洞炎等の重篤な合併症を併発することがある。
```

a　PTPシートの誤飲などの医療事故を防ぎ、適切な投与に必要な事項を注意喚起する。

```
15. その他の注意
 15.1 臨床使用に基づく情報
  15.1.1 因果関係は明らかではないが、本剤による治療中に心筋梗塞、心不全や不整脈（心房細動等）がみられたとの報告がある。
  15.1.2 CAPD（持続的外来腹膜透析）施行中の患者の透析排液が白濁することが報告されているので、腹膜炎等との鑑別に留意すること。
```

b　「11. 副作用」に記載するほどの根拠はないものの、注意喚起が必要と考えられる場合に記載されることが多い。

a・bはいずれもカルブロック®添付文書（2024年8月改訂）より。
（文献4）より引用）

■ 16．薬物動態

医学部、看護学部などのほかの医療系学部や他領域の理系学部では学ぶ機会のない薬学・薬剤師にとって最大の特徴とも言える専門的な学識領域である。薬物動態は **PK** ともいう。血中濃度および **ADME** について、基本薬物動態パラメータに加え患者が有する特性や他剤との相互作用が与える影響に関して記載される。

＊PK：pharmacokinetics　　＊ADME：absorption, distribution, metabolism, excretion

> **学習の要点**
>
> **添付文書の活用（薬物動態）**
>
> 薬物Aを1日1回服用し，血中濃度が定常状態になった時点から安定的な効果を示す場合に，それまでに必要なおおよその日数はどのようにして求めることができるだろうか。
>
> 薬物動態のパラメータは添付文書の16. 薬物動態に記載されている。実は多くの薬物は一般的に投与を4～5回程度繰り返すと血中濃度が安定することが知られている。投与頻度は半減期を元に設計されていると考え，パラメータのうち半減期を用い，35.4時間×5＝177時間となり1日24時間で割ると7.375日で血中濃度が安定すると考えられる。このようにして安定的な効果を示すまでのおおよその必要な日数を計算し，患者に伝えることができる。

16.1 血中濃度

健康人または患者における血中薬物濃度（C_{max}, T_{max}, $T_{1/2}$, AUC）について，単回投与・反復投与の区別，投与量，投与経路，症例数などが明示される。後発品は先発品のデータを参照して示したうえで，経口剤ではさらに生物学的同等性（BE）が示される。国が市販後に調査した結果を**医療用医薬品最新品質情報集**（**ブルーブック**）で示している[13]。

- **16.1.3 生物学的同等性試験（図19）**[14]

生物学的に同等であるとは，すなわち**生物学的利用率（バイオアベイラビリティ）**が同等という意味である。バイオアベイラビリティとは，未変化体または活性代謝物が体循環血中に入る速度と量を指す。後発品で生物学的同等性試験を行う目的は，先発医薬品に対する後発医薬品の治療学的な同等性を保証することにある。

16.2 吸収（図20）[15]

ヒトでの生物学的利用率（バイオアベイラビリティ）や食事による影響などの情報が記載される。経口投与と静脈内投与のときの違いを理解するのに役立つ。

図19 適用上の注意およびその他の注意の記載例

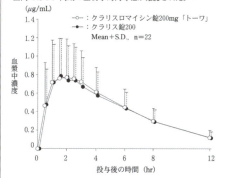

クラリスロマイシン添付文書第2版（2024年6月改訂）より。log対数など基本的な数学，検定や信頼区間など統計の基礎知識を活用してデータを理解する。
（文献14）より東和薬品株式会社の許諾を得て転載）

図20 吸収の記載例

16.2 吸収
16.2.1 バイオアベイラビリティ
健康成人において、クラリスロマイシン錠剤（250mg）を経口投与した場合（2回測定）とクラリスロマイシンラクトビオン酸塩を静脈内投与した場合の薬物速度論的パラメータを比較検討した。その結果、未変化体のバイオアベイラビリティは52、55％であったが、初回通過効果によって生成される活性代謝物（14位水酸化体）を含めたパラメータ解析結果から、クラリスロマイシンは経口投与後ほぼ完全に吸収されていることが示唆された[21]（海外データ）。
16.2.2 食事の影響
健康成人に200mg（力価）を単回経口投与したときの血清中濃度には、食事の影響がほとんど認められなかった[19]。

クラリシッド® 添付文書第3版（2023年4月改訂）より。公開されている引用文献が示されている（ ）。そのため，後発品でも同様の記載が可能となっている。
（文献15）より日本ケミファ株式会社の許諾を得て転載）

 用語解説 **後発医薬品（ジェネリック医薬品）** 先発医薬品と同一の有効成分を同一量含み，同一経路から投与する製剤で，効能・効果，用法・用量が原則的に同一であり，先発医薬品と同等の臨床効果・作用が得られる医薬品である。そのため，「使用上の注意」「取扱い上の注意」は，原則先発医薬品と同じであり，「薬物動態」「臨床成績」「薬効薬理」は，先発医薬品の記載を参照しつつ記載する（内容は同一ではなく同等）。「生物学的同等性試験」には，対照薬剤である先発医薬品の販売名などとともに試験結果を記載する。

* BE：bioequivalence

16.3 分布

組織移行，タンパク結合率などの分布に関する情報が記載されている（図21）[3]。

> 例；カルバマゼピンは，その70〜80％が血漿タンパクと結合し，唾液中の未変化体濃度は血漿中の非タンパク結合型カルバマゼピン（20〜30％）をよく反映する。

図21　分布の記載例

```
16.3 分布
〈ハーセプチン®注射用60・150〉
　HER2過剰発現の腫瘍を皮下移植したヌードマウスに，125I標識トラスツズマブ（10mg/kg）を単回静脈内投与したとき，放射能の正常組織への移行性は低かった。腫瘍中の放射能は投与後24時間に最高値を示した後，正常組織に比べ高く推移し，血清中濃度とほぼ同様の濃度で漸減した[11]。血清中放射能のほとんどはトラスツズマブであった[12]。
```

トラスツズマブ添付文書第1版（2023年11月改訂）より。先発品を参照し，公開されている引用文献が示されている（□）。ヒトではなく動物のデータが示される場合もある。この例ではアイソトープで標識された薬物を用いて組織移行をみている。
（文献3）よりファイザー株式会社の許諾を得て転載）

16.4 代謝（図22）[15]

具体的な代謝酵素，その寄与などの情報，代謝が主要な消失経路であれば，その旨が記載される。

図22　代謝の記載例

```
16.4 代謝
　ヒトにおける主代謝物は14位水酸化体であり，血清中には未変化体とほぼ同量存在した[20]。
　ヒト肝ミクロソームを用いたin vitro試験において，本剤は主としてCYP3Aで代謝されることが報告されている[28]。[10.，16.7.1 参照]
```

クラリシッド®添付文書第3版（2023年4月改訂）より。
（文献15）より日本ケミファ株式会社の許諾を得て転載）

16.5 排泄（図23）[3]

未変化体および代謝物の尿中または糞便中の排泄率などの情報が記載される。排泄が主要な消失経路であれば，その旨が記載される。

図23　排泄の記載例

```
16.5 排泄
〈ハーセプチン®注射用60・150〉
16.5.1 HER2過剰発現乳癌患者
　日本人HER2過剰発現乳癌患者18例にトラスツズマブとして1〜8mg/kg（注3）を90分間点滴静注したとき，投与24時間後の未変化体の尿中排泄率は，0.01％以下であった[13]。
```

トラスツズマブ添付文書第1版（2023年11月改訂）より。
（文献3）よりファイザー株式会社の許諾を得て転載）

16.6 特定の背景を有する患者

腎機能障害・肝機能障害・小児等・高齢者など特に情報がある場合に記載される。

> **添付文書の活用（腎排泄）**　学習の要点
> 　添付文書には代謝経路が示されるとともに，関連する薬物動態データが示されている場合がある。例えば，腎排泄性薬物では，腎機能障害のある患者に投与した場合のデータが示されている（例：クラリスロマイシン）。患者の腎機能と薬物の尿中排泄率がわかれば，この患者に薬剤をどのように投与するか医師に提案することもできる。クレアチニンクリアランス，eGFRなど関連の分野を学ぶ際に，添付文書にどのように記載されているかを具体的に確認しておくとよい。

16.7 薬物相互作用（図24）[4,15]

原則として，「10. 相互作用」に注意喚起のある薬物相互作用について，臨床薬物相互作用試験の結果が記載される。相互作用の機序・危険因子について，ヒト生体試料を用いた in vitro 試験があれば提示される。相互作用の程度が定量的に判断できるよう，血中濃度や主要な薬物動態パラメータの増減などが数量的に記載される。カルシウム拮抗薬とグレープフルーツとの相互作用データ，テオフィリンとクラリスロマイシンの相互作用など，相互作用は他職種から薬剤師への質問が多い項目でもある。

> **添付文書の活用（相互作用）**　学習の要点
> 　患者や医師をはじめとした他職種から薬剤師への質問で相互作用に関する内容は多い。質問の内容は，薬剤同士の相互作用だけでなく食事やサプリメントと薬剤の相互作用まで幅広い。この相互作用を添付文書で確認する際には，10. 相互作用の項目のほかに，2. 禁忌や16. 薬物動態も合わせて確認する。特に薬物動態は，併用される可能性が高い場合に臨床試験で確認していることがある（図8，24）。

16.8 その他

上記以外で，治療薬物モニタリング（TDM）が必要とされる医薬品の有効血中濃度および中毒濃度域，薬物動態（PK）と薬力学（PD）の関係などの情報が記載される。

■ 17．臨床成績

薬物動態と同様に後発品の内容は先発品の記載に準じている。

17.1 有効性および安全性に関する試験

「効能または効果」および「用法・用量」の根拠となる主要な臨床試験（表5）の結果について，試験デザイン（投与量，投与期間，症例数など），有効性および安全性に関する結果の概要が示される（図25）[9, 10]。国内臨床試験だけでなく，海外の臨床試験の成績が記載されることもある。より詳細な情報を得るには医薬品インタビューフォームや審査報告書などが参考になる。患者の治療の効果を裏づけるデータであり，医師が確認することの多い情報である。

17.2 製造販売後調査等

前項目は承認される前の試験データであり，本項目は承認後に得られた情報である。特に，小児や希少疾病用医薬品（オーファンドラッグ）など承認時までの臨床試験データがきわめて限定的な場合であって，市販後に実施された臨床試験や調査結果が承認前に得られた情報を補完するうえで特に重要な場合に記載される。

17.3 その他

有効性評価指標以外の中枢神経系，心血管系，呼吸器系などの特に重要な臨床薬理試験の成績（QT/QTcなど）が，投与量，症例数，対象の区別（健康人・患者，性別，成人・小児等）とともに記載される。

図24 薬物相互作用の記載例

16.7.2 テオフィリン
健康成人男性にテオフィリンを400mg及び本剤を300mg併用した結果，併用5日目でテオフィリンの血清中濃度はCmaxで1.26倍，AUCで1.19倍上昇し，クリアランスは16.4%減少したが統計的に有意差は認められなかった[4]。
また，気管支喘息患児にテオフィリンを300〜600mg/dayで1日分2経口投与し，更に本剤600mg/dayを1日分2併用投与した結果，併用7日目においてテオフィリンの血清中濃度は有意な上昇を示した[5]。[10.2 参照]

a　クラリシッド®添付文書第3版（2023年4月改訂）より。
（文献15）より許諾を得て転載）

16.7.4 グレープフルーツジュースとの相互作用
健康な成人男性8例（23〜40歳）にカルブロック錠8mgをグレープフルーツジュースとともに単回経口投与したところ，水で服用した場合に比較してCmax及びAUCはそれぞれ2.5倍（1.6〜3.2倍）、3.3倍（2.3〜4.3倍）に増加した[12]。[10.2 参照]

b　カルブロック®添付文書第3版（2024年8月改訂）より。
（文献4）より引用）

表5 医療用医薬品の承認のための臨床試験

第Ⅰ相 （主に臨床薬理試験）	第Ⅱ相 （主に探索的試験）	第Ⅲ相 （主に検証的試験）	第Ⅳ相 （承認後の補完的試験）
・初期の安全性及び認容性の推測 ・薬物動態の確認 ・薬力学的な評価 ・初期の薬効評価	・患者における治療効果の探索 ・最適な用法・用量の探索（用量の漸増デザイン，並行用量反応） ・エンドポイント，治療方法，対象患者の評価	・治療上の利益を証明又は確認（承認の根拠データ） ・長期投与，高齢者への投与，他剤との併用などの評価	・薬物相互作用，用量ー反応，安全性など追加の評価 ・承認された適応疾患における使用の評価

＊TDM：therapeutic drug monitoring　＊PD：pharmacodynamics

図25 臨床成績の記載例

17.1.2 国内第Ⅲ相試験(成人)

痛風を含む高尿酸血症患者244例を対象としたアロプリノール対照無作為化二重盲検比較試験を行った。本剤10mg/日又はアロプリノール100mg/日を12日間投与し、その後、それぞれ40mg/日又は200mg/日に増量し44日間投与した。なお、女性患者は本剤群3/122例、アロプリノール群3/121例であった。投与開始後8週の血清尿酸値変化率(主要評価項目)において、本剤40mg/日群のアロプリノール200mg/日群に対する非劣性が示された(P<0.001: 非劣性マージンは5%)。また、投与開始後8週の血清尿酸値6.0mg/dL以下達成率(副次評価項目)は、本剤40mg/日群82.0%、アロプリノール200mg/日群70.0%であった。各投与期間での痛風関節炎の発現割合は下表のとおりであった[25]。

投与開始後8週の血清尿酸値変化率(%)

投与群	血清尿酸初期値(mg/dL)	血清尿酸値変化率a)(%)	変化率の群間差[95%信頼区間](%)	共分散分析
	平均(標準偏差)	平均(標準偏差)		
アロプリノール200mg/日(120例)	8.89 (1.24)	-35.2 (14.7)	-6.24 [-9.65,-2.84]	P<0.001#)
本剤40mg/日(122例)	8.83 (1.32)	-41.5 (12.1)		

a)血清尿酸初期値(投与開始前の血清尿酸値)に対する投与開始後8週の血清尿酸値の変化率

#)非劣性検定におけるP値

a フェブリク®添付文書第6版(2024年9月改訂)より。添付文書に記載される程度の統計のデータを理解できるようになる必要がある。

(文献9)より帝人ファーマ株式会社の許諾を得て転載)

(2) 全般臨床評価(CIBIC plus-J)

投与24週時の全般臨床評価では、プラセボ群と本剤18mg群間には統計学的に有意な差はみられなかった(p=0.067、Wilcoxon順位和検定)[12]。

日本人患者に対する投与24週時のCIBIC plus-Jの群間比較

	プラセボ N=268	本剤18mg N=273
評価例数a)	267	270
Mean (SD)	4.4 (0.94)	4.2 (0.96)
Score-n (%) b)		
(1)大幅な改善	0 (0.0)	0 (0.0)
(2)中程度の改善	5 (1.9)	6 (2.2)
(3)若干の改善	36 (13.5)	53 (19.6)
(4)症状の変化なし	111 (41.6)	109 (40.4)
(5)若干の悪化	84 (31.5)	78 (28.9)
(6)中程度の悪化	29 (10.9)	22 (8.1)
(7)大幅な悪化	2 (0.7)	2 (0.7)

N:有効性評価対象例

SD:標準偏差

a) 評価例数:ベースライン後の評価を有する被験者

b) %は評価例数を分母として算出

b イクセロン®パッチ添付文書第4版(2024年10月改訂)より。国内第Ⅱ・Ⅲ相試験の結果を示している。

(文献10)よりノバルティスファーマ株式会社の許諾を得て転載)

図26 薬効薬理の記載例

18. 薬効薬理

18.1 作用機序

リバスチグミンは、アセチルコリンを分解する酵素であるコリンエステラーゼを阻害することにより脳内アセチルコリン量を増加させ、脳内コリン作動性神経を賦活する。

18.2 脳内コリンエステラーゼ阻害作用及びアセチルコリン増加作用

ラットの脳内アセチルコリンエステラーゼ及びブチリルコリンエステラーゼを阻害し、アセチルコリンレベルを増加させる[14]。

18.3 学習記憶改善作用

コリン作動性神経遮断モデル(スコポラミン処置ラット)やアルツハイマー病モデル(アミロイドβ脳内注入マウス及びAPP23マウス)の学習記憶障害を改善する[15~17]。

a イクセロン®パッチ添付文書第4版(2024年10月改訂)より。

(文献10)よりノバルティスファーマ株式会社の許諾を得て転載)

18. 薬効薬理

18.1 作用機序

トラスツズマブはHER2に特異的に結合した後、NK細胞、単球を作用細胞とした抗体依存性細胞傷害作用(ADCC)により抗腫瘍効果を発揮する[25,26]。

また、HER2分子数を低下させることにより細胞増殖シグナルが低減し、その結果トラスツズマブが直接的に細胞増殖を抑制するとの機序も考えられる[27]。

〈本剤〉

18.2 *in vitro*試験

本剤は*in vitro*試験において以下の作用を示した[28]。

- HER2に対して、先行バイオ医薬品#と同程度の結合活性を示した。
- HER2を過剰発現するヒト乳癌細胞SK-BR-3株の増殖を抑制し、その抑制活性は先行バイオ医薬品#と同程度であった。
- SK-BR-3株に対するNK細胞及び末梢血単核球のADCCを誘導し、そのADCC活性は先行バイオ医薬品#と同程度であった。

#) 先行バイオ医薬品:Herceptin®(EUで承認されたトラスツズマブ(遺伝子組換え)製剤)

〈ハーセプチン®注射用60・150〉

18.3 抗腫瘍効果

HER2高発現のヌードマウス可移植性ヒト乳癌(MCF7-HER2、BT-474(細胞当たりのHER2レセプター数=1.0×10^6))及びヒト胃癌(NCI-N87)に対し抗腫瘍効果が認められた[29~31]。また、NCI-N87において、他の抗悪性腫瘍剤との併用により、抗腫瘍効果の増強が認められた[31]。

MCF-7-HER2に対しては総投与量3~100mg/kg(3回投与)の範囲で、NCI-N87に対しては総投与量70~280mg/kg(6回投与)の範囲で用量依存的に増殖抑制効果を示した[29,31]。一方、BT-474に対しては、1日投与量0.1~30mg/kg(8~10回投与)の範囲で用量依存的に増殖抑制効果を示し、1mg/kg以上の高用量投与群では腫瘍の完全退縮も観察された[30]。

b トラスツズマブ添付文書第1版(2023年11月改訂)より。

(文献3)よりファイザー株式会社の許諾を得て転載)

18. 薬効薬理

効能または効果を裏づける薬理作用および作用機序について記載される(**図26**)[3,10]。

18.1 作用機序

作用機序の概要が簡潔に記載される。「18.2」以降は，薬理作用を適切に示す項目名をつけて記載される。後発品およびバイオ後続品は先発品の内容に準じて記載されている。文献を引用することが多いが，先発品のデータを用いて記載する場合はそのことが明確になるように記載する。

■19．有効成分に関する理化学的知見（図27a）[9]

一般的名称，化学名，分子式，分子量，化学構造式，性状，融点，分配係数などの理化学的情報が記載される．放射性医薬品は半減期や崩壊形式など核物理学的特性，抗体医薬品は産生細胞やタンパク質の性質が記載される．

■20．取扱い上の注意（図27a, b）[4,9]

開封後の保存条件および使用期限，使用前に品質を確認するための注意事項など，見出し部分の「貯法及び有効期間」以外の取扱い上の注意事項について記載される．

■21．承認条件（図27c, d）[3,12]

承認条件とは，承認時に国から指示される条件で，安全性の観点から医薬品リスク管理計画の策定や，治験時の情報が限定されているために全例調査や臨床試験が指示される場合がある．

■22．包装（図27b, d）[3,4]

包装形態および包装単位が示される．製品を構成する機械器具，溶解液などがある場合は，その名称についても併せて記載される．

■23．主要文献

各項目の記載の裏づけとなるデータの根拠として示される．多くは公表論文であるが，入手できない場合や，「社内資料」（非公開情報）である場合は，24．の問い合わせ先に確認する．

■24．文献請求先及び問い合わせ先

文献請求先および問い合わせ先の部署，住所および連絡先，受付時間などが記載される．

■25．保険給付上の注意

公的医療保険の給付対象とならない医薬品（薬

図27 有効成分に関する理化学的知見・取扱い上の注意・承認条件・包装の記載例

```
19．有効成分に関する理化学的知見
一般的名称：カルバマゼピン（Carbamazepine）
化 学 名：5H-Dibenz[b, f]azepine-5-carboxamide
分 子 式：C15H12N2O
分 子 量：236.27
性    状：白色～微黄白色の粉末で，においはなく，味は初
           めないが，後にわずかに苦い．クロロホルムに溶
           けやすく，エタノール（95）又はアセトンにやや
           溶けにくく，水又はジエチルエーテルに極めて溶
           けにくい．
化学構造式：

融    点：189～193℃
分 配 係 数：57.9（1-オクタノール/pH7.4リン酸塩緩衝液）
20．取扱い上の注意
〈テグレトール細粒50％〉
  開封後は湿気を避けて保存すること．
```

a テグレトール®添付文書第6版（2024年7月改訂）より．
（文献7）より帝人ファーマ株式会社の許諾を得て転載

```
*20．取扱い上の注意
  20.1 本剤は光により着色するので，アルミピロー開封後は遮光し
       て保存すること．
  20.2 アルミピロー開封後は湿気を避けて保存すること．
22．包装
〈カルブロック錠8mg〉
  （PTP：乾燥剤入り）  100錠（10錠×10）  500錠（10錠×50）
〈カルブロック錠16mg〉
  （PTP：乾燥剤入り）  100錠（10錠×10）  140錠（14錠×10）
                      500錠（10錠×50）  700錠（14錠×50）
```

b カルブロック®添付文書第3版（2024年8月改訂）より．
光や湿気の影響を受けることが記載されている．
（文献4）より引用

```
21．承認条件
  21.1 医薬品リスク管理計画を策定の上，適切に実施すること．
       〈化学療法歴のあるHER2陽性の手術不能又は再発乳癌（標準的な
        治療が困難な場合に限る），がん化学療法後に増悪したHER2陽
        性の治癒切除不能な進行・再発の胃癌〉
  21.2 国内での治験症例が極めて限られていることから，製造販売
       後，一定数の症例に係るデータが集積されるまでの間は，全
       症例を対象に使用成績調査を実施することにより，本剤の使
       用患者の背景情報を把握するとともに，本剤の安全性及び有
       効性に関するデータを早期に収集し，本剤の適正使用に必要
       な措置を講じること．
```

c エンハーツ®添付文書第10版（2024年4月改訂）より．
（文献12）より引用

```
21．承認条件
  医薬品リスク管理計画を策定の上，適切に実施すること．
22．包装
〈トラスツズマブBS点滴静注用60mg「ファイザー」〉
  1バイアル
〈トラスツズマブBS点滴静注用150mg「ファイザー」〉
  1バイアル
```

d トラスツズマブ添付文書第1版（2023年11月改訂）より．
（文献3）よりファイザー株式会社の許諾を得て転載

3章 医薬品の情報源と収集

価基準に収載されていない)や，効能または効果の一部のみが保険給付の対象となる場合，日数制限がある場合などはその旨が記載される。

■**26．製造販売業者等**

製造販売業者などの氏名または名称および住所が記載される。

添付文書の活用(添加物)

次のような添加物を含む注射剤Aがあるとする。
・添加剤(1 mL中)
・ダイズ油50 mg，中鎖脂肪酸トリグリセリド50 mg，精製卵黄レシチン12 mg，濃グリセリン25 mg，オレイン酸ナトリウム0.3 mg

この情報から，実際に投薬するときの注意点を考えてみよう。例えば，油分を含むことからポリ塩化ビニル製の輸液セットは使用しない。これは，ポリ塩化ビニル樹脂に柔軟性を与えるために加えられる可塑剤であるフタル酸ジ-2-エチルヘキシル(DEHP)が溶出するからである。また，精製卵黄レシチンについては，添付文書に記載がなくとも卵アレルギーへの配慮が必要である。

まとめ

- 国による医薬品の承認と添付文書の記載との関連を説明せよ(☞p.75)。試験
- 製薬企業が「注意事項等情報」をどのような方法で医療者や一般の人に公開しているか説明せよ(☞p.75，76)。試験
- 投薬する前に確認することとして添付文書に記載されている内容を説明せよ(☞p.79〜83)。試験 実習
- 投薬した後に気をつけるべきこととして添付文書に記載されている内容を説明せよ(☞p.84，85)。試験 実習
- 最新の添付文書のほかに参考となる情報を挙げて説明せよ(☞p.87，89，91)。試験 実習
- 医薬品の組成・性状や統計データをどのように臨床に活用できるか説明せよ(☞p.81，86〜90)。試験 実習

【引用文献】

1) 医薬品医療機器総合機構：医薬品副作用被害救済制度(https://www.pmda.go.jp/kenkouhigai_camp/general04.html)(2024年10月時点)
2) 中外製薬株式会社：ハーセプチン®注射用60・150添付文書第6版(2024年11月改訂，2024年11月時点)
3) ファイザー株式会社：トラスツズマブBS点滴静注用60・150mg添付文書第1版(2023年11月改訂，2024年11月時点)
4) 第一三共株式会社：カルブロック®錠8・16mg 添付文書第3版(2024年8月改訂，2024年11月時点)
5) KMバイオロジクス株式会社：バイクロット®配合静注用5・10mL添付文書第1版(2024年7月作成，2024年11月時点)
6) 株式会社ツムラ：ツムラ葛根湯エキス顆粒(医療用)添付文書第1版(2023年12月改訂，2024年11月時点)
7) サンファーマ株式会社：テグレトール®錠100・200mg・細粒50%添付文書第2版(2024年7月改訂，2024年11月時点)
8) 野村香織：薬をもっと使いこなすための添付文書の読み方・活かし方，じほう，2018．
9) 帝人ファーマ株式会社：フェブリク®錠10・20・40mg添付文書第6版(2024年9月改訂，2024年11月時点)
10) ノバルティスファーマ株式会社：イクセロン®パッチ4.5・9・13.5・18mg添付文書第4版(2024年10月改訂，2024年11月時点)
11) MedDRA：MedDRA 器官別大分類一覧(https://www.jmo.pmrj.jp/)(2024年10月時点)
12) 第一三共株式会社：エンハーツ®点滴静注用100mg添付文書第10版(2024年4月改訂，2024年11月時点)
13) ジェネリック医薬品・バイオシミラー品質情報検討会：医療用医薬品最新品質情報集(ブルーブック)データシート 一覧．(https://www.nihs.go.jp/drug/ecqaged/bluebook/list.html)(2024年10月時点)
14) 東和薬品株式会社：クラリスロマイシン錠200mg「トーワ」添付文書第2版(2024年6月改訂，2024年11月時点)
15) 日本ケミファ株式会社：クラリシッド®錠200mg添付文書第3版(2023年4月改訂，2024年11月時点)

3-2 OTC医薬品

1 要指導・一般用医薬品添付文書

POINT
- 要指導・一般用医薬品の添付文書は一般消費者が読むことを前提としている
- 医療用医薬品添付文書とは記載内容や様式が異なる
- 「使用上の注意」は安全に使用するため,特に重要なことが記載される

医薬品は**薬局医薬品**,**要指導医薬品**,**一般用医薬品**に大別される(**表1**)。これら医薬品の有効性と安全性の確保は,科学的根拠に基づく最新情報の使用が前提となる。医療用医薬品は医師や薬剤師などが使用し,添付文書は改訂に対応するため電子化されている。一方,要指導医薬品,一般用医薬品,薬局製造販売医薬品については,一般消費者が使用のたびに添付文書を確認する。必ずしもすべての一般消費者が電子化された情報を確認できるわけではないので,紙媒体の添付文書などが基本となる。

薬局医薬品のうち医療用医薬品は医師や薬剤師などが使用することを前提に作成されているが,OTC医薬品(要指導医薬品,一般用医薬品)は一般消費者が使用するので,専門家でなくても理解できる内容でなければならない。なお,要指導医薬品は薬剤師からの情報提供に基づき消費者が選択することを想定しており,一般用医薬品とは性質が異なる。

専門分野へのリンク

医薬品の管理
医薬品は医薬品,医療機器等の品質,有効性及び安全性の確保等に関する法律(薬機法)で分類されており,それぞれ管理方法が異なる。OTC医薬品は保管場所や人的要件がリスクに応じて規定されている。

記載内容

添付文書に記載される事項は,原則として承認された範囲に限定される。一般用医薬品の添付文書は,「**一般用医薬品の添付文書記載要領**」で**表2**のように定められている[1]。この添付文書は一般消費者が読むため,内容は専門知識がなくても理解できるように作成される。また,情報を正しく伝えるため,必要に応じて図表やイラストが使用されている(**図1**,**2**)[2,3]。OTC医薬品の添付文書は一般消費者が理解しやすいように作成されているので,全体的に柔らかいイメージがある。しかし,OTC医薬品も生命関連製品なので,添付文書の内容は客観性の確保が求められる。

表1 医薬品の分類

医薬品	薬局医薬品	医療用医薬品
		薬局製造販売医薬品
	要指導医薬品	
	一般用医薬品	第1類医薬品
		第2類医薬品
		第3類医薬品

表2 一般用医薬品添付文書の記載項目

1. 改訂年月
2. 添付文書の必読及び保管に関する事項
3. 販売名,薬効名及びリスク区分
4. 製品の特徴
5. 使用上の注意
6. 効能又は効果
7. 用法及び用量
8. 成分及び分量
9. 保管及び取扱い上の注意
10. 消費者相談窓口
11. 製造販売業者等の氏名又は名称及び住所

(文献1)を基に作成)

＊OTC:over the counter

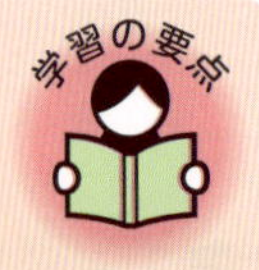

> **学習の要点**
>
> **OTC医薬品の添付文書**
> 医療用医薬品は専門家が使用するが，OTC医薬品は消費者が使用する。添付文書は医薬品適正使用のために使用者に向けて作成されるので，おのずと記載項目や内容が異なる。

図1　小児用坐薬の用法・用量

こどもパブロン®坐薬添付文書第7版（2024年6月改訂）より。
（文献2）より大正製薬株式会社の許諾を得て転載）

図2　保管方法の解説

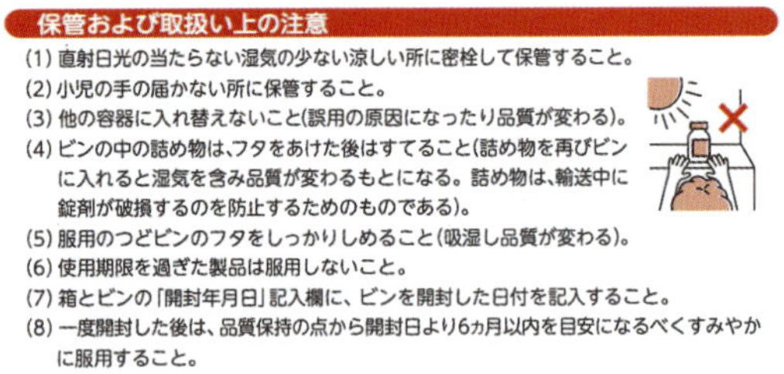

大地の漢方便秘薬添付文書第1版（2023年11月作成）より。
（文献3）よりアリナミン製薬株式会社の許諾を得て転載）

主な記載項目

■ 製品の特徴

消費者が当該医薬品を理解するうえで，「製品の特徴」は重要な項目である。**消費者の理解が目的**なので，広告的要素が強く出てはならず，内容はあくまでも医学・薬学的観点から記載する必要がある。例えば**図3**[4)]は専門的なことを理解しやすいよう説明し，さらにイラストを用いてわかりやすくなるよう工夫されている。OTC医薬品添付文書の目的は，正確な情報をわかりやすく伝え，自ら判断できるようにすることである。

図3　特徴の記載例

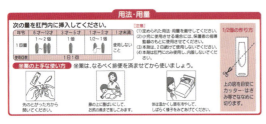

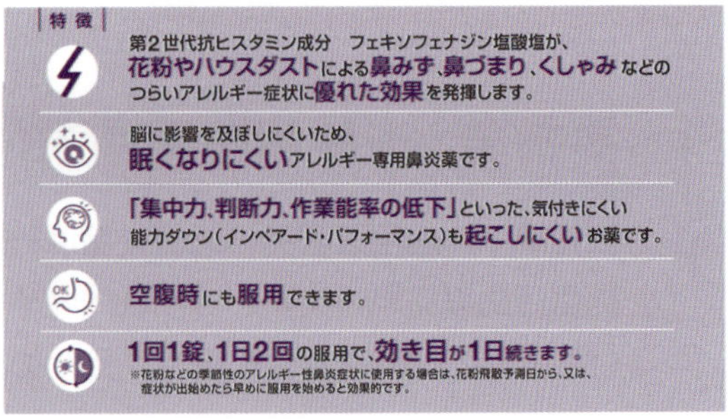

（アレグラ®FX添付文書第8版（2024年5月改訂）より，
情報提供元：PMDA，改変不可）

■ 使用上の注意

医薬品を安全に使用するため，特に重要な事項が記載されている。ここには当該成分特有のことだけでなく，OTC医薬品に共通することや同一薬効群に対することも記載される。記載項目は**表3**のように規定されているが，同じ薬効群でも記載が異なることもある。また，「その他」という項目名は使用せず，注意事項に応じて個別に設定する[5)]。

してはいけないこと

効能・効果の対象内であっても，症状や合併症，部位，妊娠の可能性など，**使用すべきでないこと**が記載される。さらに効能・効果の範囲外であっても，誤って使用されることのある疾病なども記載の対象となる。また，相互作用などの問題から併用に関する注意事項もこの項に記載される。その他，乳汁への移行や重大な事故につながるおそれへの注意などが記載される。

相談すること

- **使用前**の相談：既往歴や妊娠，授乳，年齢，性別などの観点から，医師・薬剤師などに相談することが記載される。

- **使用後**の相談：副作用の初期症状などが記載される。また，改善が認められない場合についても説明されており，このうち一定期間・回数を使用しても症状の改善がみられない場合は，

表3　一般用医薬品「使用上の注意」の記載項目

●してはいけないこと ・次の人は使用しないこと ・次の部位には使用しないこと ・本剤を使用している間は，次のいずれの医薬品も使用しないこと ・その他
●相談すること ・次の人は使用前に医師，歯科医師，薬剤師又は登録販売者に相談すること ・使用後，次の症状があらわれた場合は副作用の可能性があるので，直ちに使用を中止し，この文書を持って医師，歯科医師，薬剤師又は登録販売者に相談すること ・使用後，次の症状の持続又は増強がみられた場合は，使用を中止し，この文書を持って医師，歯科医師，薬剤師又は登録販売者に相談すること ・一定の期間又は一定の回数を使用しても症状の改善がみられない場合は，使用を中止し，この文書を持って医師，歯科医師，薬剤師又は登録販売者に相談すること ・その他
●その他の注意
●保管及び取扱い上の注意

(文献5)を基に作成)

医師・薬剤師などに相談する旨が記載される。この場合の期間・回数は，可能な限り具体的な数値で示すこととなる。

その他の注意

上記以外のことがあれば記載される。

保管及び取扱い上の注意

湿度や温度など保管上の注意事項，小児の手の届かないところに保管することなどが記載される。

■成分及び分量

有効成分と医薬品添加物が記載されている。成分・分量について注意事項があれば，本項目の後に「成分及び分量に関連する注意」として記載される。ただし，「してはいけないこと」「相談すること」に該当する場合は当該項目に記載する[6]。

■効能又は効果・用法及び用量

承認が得られた範囲内の効能・効果，用法・用量が記載される。再評価が終了した場合は，その結果に基づく。また，承認を得ていない年齢区分がある場合は，服用しないことを明記する。

医療用医薬品添付文書は「効能又は効果」に病名が記載されるが，**一般用医薬品は消費者が使用を判断するので，添付文書には症状が記載される**。

「効能又は効果」「用法及び用量」について使用上の注意がある場合は，各項の後に記載される（**図4**）[7]。

情報提供と指導

薬機法では，薬剤師や登録販売者による情報提供が規定されている。提供内容は添付文書を基本とし，消費者ごとに個別の指導が求められる。特に要指導医薬品と第一類医薬品については，薬機法施行規則で**薬剤師の書面による情報提供**が義務づけられている（**表4**）。

表4　情報提供に必要な項目

1. 医薬品の名称 2. 医薬品の有効成分の名称及びその分量 3. 医薬品の用法及び用量 4. 医薬品の効能又は効果 5. 医薬品に係る使用上の注意のうち，保健衛生上の危害の発生を防止するために必要な事項 6. その他医薬品を販売し，又は授与する薬剤師がその適正な使用のために必要と判断する事項

3章　医薬品の情報源と収集

図4　用法・用量に関連する注意

用法・用量

タバコを吸いたいと思ったとき，1回1個をゆっくりと間をおきながら，30〜60分間かけてかむ。1日の使用個数は表を目安とし，通常，1日4〜12個から始めて適宜増減するが，1日の総使用個数は24個を超えないこと。禁煙になれてきたら（1ヵ月前後），1週間ごとに1日の使用個数を1〜2個ずつ減らし，1日の使用個数が1〜2個となった段階で使用をやめる。なお，使用期間は3ヵ月をめどとする。

1回量	1日最大使用個数	使用開始時の1日の使用個数の目安	
		禁煙前の1日の喫煙本数	1日の使用個数
1個	24個	20本以下	4〜6個
		21〜30本	6〜9個
		31本以上	9〜12個

〈用法・用量に関連する注意〉

1. タバコを吸うのを完全に止めて使用すること。
2. 1回に2個以上かまないこと（ニコチンが過量摂取され，吐き気，めまい，腹痛などの症状があらわれることがある。）。
3. 辛みや刺激感を感じたらかむのを止めて，ほほの内側などに寄せて休ませること。
4. 本剤はガム製剤であるので飲み込まないこと。また，本剤が入れ歯などに付着し，脱落・損傷を起こすことがあるので，入れ歯などの歯科的治療を受けたことのある人は，使用に際して注意すること。
5. コーヒーや炭酸飲料などを飲んだ後，しばらくは本剤を使用しないこと（本剤の十分な効果が得られないことがある。）。
6. 口内に使用する吸入剤やスプレー剤とは同時に使用しないこと（口内・のどの刺激感，のどの痛みなどの症状を悪化させることがある。）。

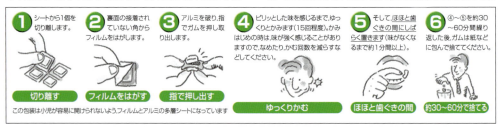

ニコレット®添付文書第7版（2023年6月改訂）より。

（文献7）よりJNTLコンシューマーヘルス株式会社の許諾を得て転載）

2　添付文書の改訂

- 医薬品を安全に使用するため，最新の添付文書を使用する
- 改訂の確認方法は複数あり，得られる情報には特徴がある

　製造販売企業は根拠に基づき添付文書を改訂する。薬局などではこの改訂情報を迅速に入手し，一般消費者に対して最新の情報を提供する必要がある。改訂情報などは後述の方法で確認できる。本項では改訂の確認方法とその内容を解説する。

添付文書

　重要事項が改訂されたら，1枚目の上部に改訂年月が記載される。また，改訂項目に印をつけ，どこが改訂されたか示される（**図5**）[8]。添付文書によるチェックでは，簡潔に改訂箇所を把握することができる。OTC医薬品の添付文書はパッケージ内に収められているが，医薬品医療機器総合機構（PMDA）のホームページからも入手できる。なお，同ページからは**使用者向医薬品ガイド**や**審査報告書**などもダウンロードできる。

医薬品・医療機器等安全性情報

　厚生労働省では約1カ月ごとに**医薬品・医療機器等安全性情報**（**図6**）[9]を発行している。OTC医薬品などについても使用上の注意の改訂，重要な副作用などが取り上げられる。薬局や店舗販売業では，常に最新の添付文書が手元にあるわけではない。定期的に医薬品・医療機器等安全性情報を確認することで，最新情報を管理できる。

＊PMDA：Pharmaceuticals and Medical Devices Agency

図5 添付文書改訂項目

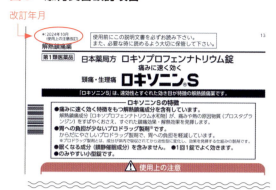

ロキソニン®S添付文書第13版(2024年10月改訂)より。
(文献8)より許諾を得て転載)

図6 医薬品・医療機器等安全性情報

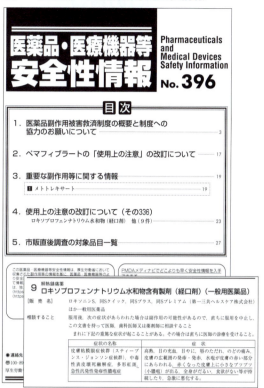

(文献9)を基に作成)

OTC版DSU

日本一般用医薬品連合会は**OTC版DSU**(OTC医薬品使用上の注意改訂情報)を発行し、添付文書の改訂内容を情報提供している（**図7**）[10]。特に「改訂理由」はどのような背景から改訂に至ったのか解説されているので、添付文書と関連づけると、改訂内容が理解しやすくなる。また、この「改訂理由」は消費者個々の指導に役立てることもできる。

図7 OTC版DSU

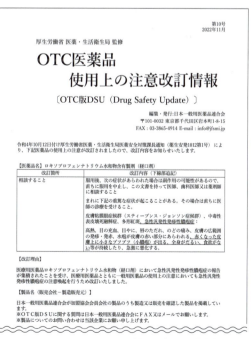

(文献10)より許諾を得て掲載)

* DSU：drug safety update

3 専門家向けの情報

● 専門家向けの情報が必要なときは，企業が作成している資料が参考になることもある

薬剤師などの専門家は，添付文書に基づく情報提供をして，消費者ごとに必要な指導をする。当該製品に関する情報提供は添付文書が基本となるが，OTC医薬品の添付文書は消費者が対象なので，専門家にとって十分な情報とはいえない。そこで，企業では専門家向けの情報を作成することもある。図8[11-13]は「使用上の注意」に関する資料であり，記載事項と設定した理由，重篤な症状が解説されている。

図8 「重篤な症状の解説」，「使用上の注意」と「解説」（第一三共ヘルスケア株式会社）

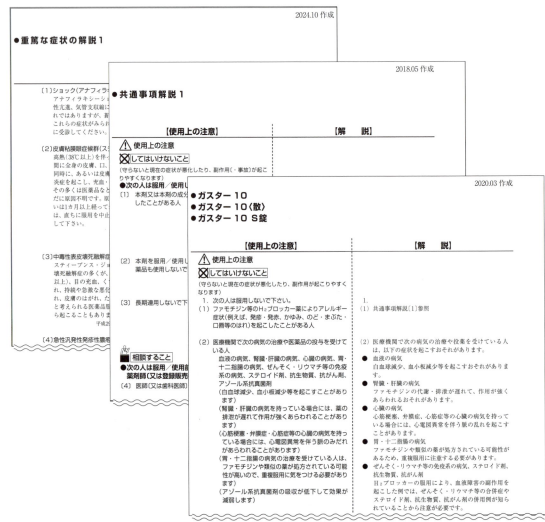

重篤な症状の解説（2024年10月作成），共通事項解説（2018年5月作成），ガスター10[Ⓡ]，ガスター10[Ⓡ]〈散〉，ガスター10[Ⓡ]S錠，使用上の注意・解説（2020年3月作成）より。　（文献11-13）より第一三共ヘルスケア株式会社の許諾を得て転載

まとめ

- 一般用医薬品添付文書の記載項目と記載内容を説明せよ（☞p.93）。 試験 実習
- OTC医薬品の添付文書改訂を確認する方法を列挙せよ（☞p.96）。 実習

【引用文献】

1) 厚生労働省：一般用医薬品の添付文書記載要領について（https://www.mhlw.go.jp/web/t_doc?dataId=00tb7824&dataType=1&pageNo=1）（2024年11月時点）
2) 大正製薬株式会社：こどもパブロン®坐薬添付文書第7版（2024年6月改訂，2024年11月時点）
3) アリナミン製薬株式会社：大地の漢方便秘薬添付文書第1版（2023年11月作成，2024年11月時点）
4) 医薬品医療機器総合機構：アレグラ®FX添付文書第8版（2024年5月改訂）（https://www.info.pmda.go.jp/downfiles/otc/PDF/J1201000287_08_A.pdf）（2024年11月時点）
5) 厚生労働省：一般用医薬品の使用上の注意記載要領について．（https://www.mhlw.go.jp/web/t_doc?dataId=00tb7823&dataType=1&pageNo=1）（2024年11月時点）
6) 厚生労働省：一般用医薬品の添付文書記載要領の留意事項について（https://www.mhlw.go.jp/web/t_doc?dataId=00tb7825&dataType=1&pageNo=1）（2024年11月時点）
7) JNTLコンシューマーヘルス株式会社：ニコレット®添付文書第7版（2023年6月改訂，2024年11月時点）
8) 第一三共ヘルスケア株式会社：ロキソニン®S添付文書第13版（2024年10月改訂，2024年11月時点）
9) 厚生労働省医薬・生活衛生局：医薬品・医療機器等安全性情報 No.396（https://www.mhlw.go.jp/content/11120000/001010376.pdf）（2024年11月時点）
10) 日本一般用医薬品連合会：OTC医薬品 使用上の注意改訂情報〔OTC版DSU（Drug Safety Update）〕第10号（https://www.jfsmi.jp/pdf/20221102_1.pdf）（2024年11月時点）
11) 第一三共ヘルスケア株式会社：重篤な症状の解説1（2024年10月作成，2024年11月時点）
12) 第一三共ヘルスケア株式会社：共通事項解説（2018年5月作成，2024年11月時点）
13) 第一三共ヘルスケア株式会社：ガスター10®，ガスター10®〈散〉，ガスター10®S錠，使用上の注意・解説（2020年3月作成，2024年11月時点）

3章 医薬品の情報源と収集

4 医薬品インタビューフォーム

1 概要と記載項目

- 医薬品インタビューフォーム（IF）は，医薬品添付文書を補完する情報資材であり，日本病院薬剤師会が策定する記載要領，日本製薬工業協会が策定する作成の手引きに基づき，製造販売企業が作成し，提供される
- IFの項目には製造販売承認に必要でない事項も含まれており，存在しない情報を生み出し，提供することは製造販売企業の義務ではない
- IFは電子媒体で提供されることが前提で，冊子作成は義務ではない。PDFファイルは医薬品医療機器総合機構ホームページの医療用医薬品情報検索ページで閲覧できる

医薬品インタビューフォームの概要

医薬品インタビューフォーム（IF）は，医療用医薬品の添付文書を補完する位置づけの情報資材である。歴史的には，医療従事者が自ら記入していくためのひな形だったが，病院薬剤部，製薬企業双方の業務簡略化を図ることも考慮され，日本病院薬剤師会（日病薬）が様式となる**記載要領**を策定し，製薬企業に作成を依頼する形がとられることとなった。IF記載要領は，項目立てと内容の概要を示しており，詳細な内容は日病薬との協議・調整のもと，日本製薬工業協会医薬品評価委員会ファーマコビジランス部会が作成する「**医薬品インタビューフォーム作成の手引き**」[1]に定められている。後発医薬品のIFはさらに日本ジェネリック製薬協会の作成する「後発医薬品インタビューフォーム作成について」[2]に準拠することが求められている。

2009年には日本病院薬剤師会にインタビューフォーム検討会（IF検討会）が設置され，日本製薬工業協会（製薬協）をはじめとする関係団体の代表者とともに，新医薬品のIFの記載内容を確認する作業も行われている。IFは**法的な定めに基づいて作成された資料ではない**が，こういった取り組みから一定の公的な位置づけが認められ，医薬品医療機器総合機構（PMDA）の医療用医薬品情報検索ページにも掲載されるようになった。2024年12月現在，最新のIF記載要領は「医薬品インタビューフォーム記載要領2018（2019年更新版）」[3]である。

IFは電子媒体で提供されることが前提で，冊子作成は義務ではない。PDFファイルはPMDAホームページの医療用医薬品情報検索ページで閲覧できる。

IFの記載事項

記載要領2018（2019年更新版）の項目立ては**表1**のようになっている。本項では各項目を順に解説するが，記載要領に示される細目の内容が記載されているのみのものは省略している。

■ 表紙

商品名や製造販売企業の名称のほか，薬価基準収載日や販売開始年月日の記載がある（**図1**）。昨今は，医療安全対策や製造販売企業の承継などに伴い，同一製品でありながら名称変更や新名称によって新たに薬価収載されるといったこ

＊IF：interview form　＊PMDA：Pharmaceuticals and Medical Devices Agency

表1 IFの項目

表紙
目次
略語集
I. 概要に関する項目
II. 名称に関する項目
III. 有効成分に関する項目
IV. 製剤に関する項目
V. 治療に関する項目
VI. 薬効薬理に関する項目
VII. 薬物動態に関する項目
VIII. 安全性(使用上の注意等)に関する項目
IX. 非臨床試験に関する項目
X. 管理的事項に関する項目
XI. 文献
XII. 参考資料
XIII. 備考

(文献3)を基に作成)

とが多く行われているが，これらの履歴は「X.8 製造販売承認年月日及び承認番号，薬価基準収載年月日，販売開始年月日」の項に記載されることが定められている。

また，表紙右上には**市販直後調査の対象**となっている場合にその旨と調査期間が，承認条件で使用できる医師の制限や流通管理の規定がある場合に「**使用の制限あり**」と記載される。「使用の制限あり」の具体的な制限内容は「I.5 承認条件及び流通・使用上の制限事項」に記載される。

I. 概要に関する項目

■ I.1 開発の経緯

有効成分の起源，作用機序，構造上の特徴，既存製品からの改善点などの開発コンセプトが記載されている。また，初承認までの開発プロセスや，それ以降の効能・効果，用法・用量の追加変更，剤形追加や販売名変更，再審査・再評価といった経過も記載される。海外での開発状況なども記載されることになっており，本項で製剤の概況を知ることができる。なお，海外での承認状況の詳細は「XII.1 主な外国での発売状況」でも確認できる。

■ I.2 製品の治療学的特性，I.3 製品の製剤学的特性

I.2項には当該薬剤の有効性・安全性，それらが評価されている対象集団の特性，取扱い上の特性のほか，対象疾患の治療における位置づけなどについて，I.3項には当該薬剤の製剤学的な工夫や特性，取扱い上の注意点などについて記載される。記載される特性には，その内容が確認できるIF中の項目名やページ番号も付記されており，具体的な情報を参照しやすくなっている。

■ I.4 適正使用に関して周知すべき特性

医薬品リスク管理計画（RMP），RMPで**追加のリスク最小化活動**として作成されている資材，**最適使用推進ガイドライン**，保険適用上の**留意事項通知**の有無が表形式で記載され，「あり」の

図1 IF表紙の記載例

```
202 年 月作成（第 版）              使用の制限あり
                                   市販直後調査
                                   202 年 月～202 年 月
                                 日本標準商品分類番号：87

              医薬品インタビューフォーム
       日本病院薬剤師会のIF記載要領2018（2019年更新版）に準拠して作成
```

(文献3)を基に作成)

場合はその詳細についても記載することになっている。

リスク最小化活動として作成されている資材では主に安全対策のための資材が提示されているが，これらはPMDAの医療用医薬品情報検索ページでもダウンロード可能となっている。その他製造販売企業が作成している関連資材が「X.5 患者向け資材」の項で解説されており，「XIII.2 その他の関連資料」にそれらの内容や参照先が記載される。

最適使用推進ガイドラインや保険適用上の留意事項通知が発出されている場合は，それらについても記載される。最適使用推進ガイドラインは主に高額な医薬品において，ベネフィット／リスクバランス最適化のための情報が整理された資料である。最適使用推進ガイドラインで定められた施設基準などに準拠して医薬品を使用している旨を **診療報酬明細書に記載** することや，添付文書上には定めのない第一選択薬としての使用制限などが，保険給付上のルールとして留意事項通知で定められていることがある（**図2**）。本項には，これらの通知類の存在有無と概要が示され，「X.14 保険給付上の注意」に詳細が示される。記載要領で定められているのは，保険診療上の具体的な制限が課されているものに限られるため，留意事項通知が発出されているすべての医薬品が記載対象となっているわけではない点には注意が必要である。

■ I.5 承認条件及び流通・使用上の制限事項

「(1) **承認条件**」には，当該医薬品の承認にあたって義務づけられた市販後臨床試験などの承認条件が記載されている。条件が解除された際には，当初の制限の経緯や解除の経過についても記載されることになっている。「(2) 流通・使用上の制限事項」には，表紙に「使用の制限あり」とされている場合の **具体的な制限内容** が記載されている。IF作成の手引きにおいて，施設要件，医師要件，流通・患者管理の観点から，「使用の制限あり」とする基準が設けられており，その概要は **表2** を参照していただきたい。**流通上の制限がかかっていると入手に時間を要することがある** ため，必要になりそうな医薬品は早めに確認しておくことが望ましい。

■ I.6 RMPの概要

医薬品リスク管理計画書（RMP）の概要が転載されており，安全性検討事項の項目やリスク最

図2 留意事項通知の例

> (2) ラグノス®NF経口ゼリー分包12g
>   本製剤の使用に当たっては，他の便秘症治療薬（ルビプロストン製剤，エロビキシバット水和物製剤，リナクロチド製剤及びマクロゴール4000配合製剤を除く）で効果不十分な場合に，器質的疾患による便秘を除く慢性便秘症の患者へ使用すること。
> (3) バリキサ®ドライシロップ5000mg
>   本製剤の特殊性に鑑み，本製剤を使用した患者に係る診療報酬明細書等の取扱いにおいては，当該患者の秘密の保護に十分配慮すること。
> (4) ケブザラ®皮下注150mgオートインジェクター及び同皮下注200mgオートインジェクター
>   本製剤の使用上の注意において，「過去の治療において，少なくとも1剤の抗リウマチ薬による適切な治療を行っても，効果不十分な場合に投与すること。」と記載されているため，使用に当たっては十分留意すること。

各医薬品の使用，関連する診療報酬算定上の留意点のほか，保険診療で使用するうえでの制限を課している場合がある。

（文献4）を基に作成）

*RMP：risk management plan

表2 「使用の制限あり」の記載条件例

施設要件
- ICU等の施設・設備が備わっていることが具体的に必要とされている場合
- 特定の専門医資格を有する医師の所属が必要とされている場合

医師要件
- 処方医が特定の講習受講を完了していることや、管理システムに登録されている必要がある場合
- 処方医に特定の専門医資格が必要な場合

流通管理・患者管理
- 全例調査等の契約未締結施設への納入制限が課せられている場合
- 患者単位の登録を要し、専用のシステムでの患者管理や製品流通管理が行われる場合

（文献1）を基に作成）

小化計画の内容が示されている。概要を確認したうえで、安全性検討事項の詳細はRMP本紙を参照していただきたい。重要な特定されたリスクはほぼすべてなんらかの形で添付文書上で取り上げられているが、類薬のリスクや基礎研究から類推される懸念事項を反映する重要な潜在的リスクには、添付文書で言及されていないものもあり、不慣れな品目を取扱うのであれば、一度は確認しておくべきである。

II. 名称に関する項目

販売名の由来や、一般名のステム（共通語幹）、構造式などが確認できる。抗菌薬や抗悪性腫瘍薬などの略号、治験時の記号・番号、海外などで用いられる別称も記載されている。

III. 有効成分に関する項目、IV. 製剤に関する項目

III.1 物理化学的性質、III.2 各種条件下での安定性

有効成分の物理化学的性質、有効成分および製剤の各種条件下での安定性が記載されている。これらの情報は、**錠剤の粉砕といった製剤の加工を必要とする場合などには、数少ない拠り所**となるだろう。また、有効成分や製剤の各種条件下における安定性では、要冷蔵製品の室温環境下での保存性や災害などの緊急回避的状況下での使用可否判断の場面などでの判断材料になりうる。

IV.1 剤形

剤形の区分のほか、徐放性、フィルムコートなどの特性も記載されている（**図3**）[5]。タムスロシン製剤やフェソテロジン製剤など、**徐放性のような特殊性をもつ製剤であっても、販売名称にその特性が反映されていないこともある**ため、「I.3 製品の製剤学的特性」と合わせて、一度確認しておくとよい。

このほか、製剤の外観や性状の項では、錠剤のラインが分割性を担保した割線であるかどうか、コンビネーション製品でのデバイス部分の図示、バイアル内圧や包装内の無菌性担保の状況などが記載される。

IV.7 調製法および溶解後の安定性

用時調製して使用する医薬品の調製法、溶解後の安定性などについて記載される。溶解後の使用可能期間などが定められている場合に、その根拠情報が示されていることがある。添付文書の「14. 適用上の注意」に記載されている内容の解説は「VIII.11 適用上の注意」の項に記される。

IV.8 他剤との配合変化

水剤・散剤や注射剤の他剤との配合変化、錠剤等の一包化調剤で生じる変化に関する検討結果が示される。配合変化表などの別資料が作成されている場合は、「XIII.2 その他の関連資料」に記載されることとなっている。

＊ICU : intensive care unit

■ IV.10 容器・包装

チャイルドプルーフなどの容器の特性，容器に関する注意喚起の内容や，包装に含まれる同梱品，輸液製剤の予備容量，容器類の材質などが示される一例として，レクタブル®注腸フォームでは，添付文書「22.包装」欄には30.8 g/缶×4本とだけ記載があるが，IFでは「なお，1缶あたりアプリケーター14本を同梱している」との記載が付されている[6]。

■ IV.11 別途提供される資材類

医薬品本体に同梱されておらず，別途製造販売企業から提供される吸入剤の補助器具，成分栄養剤のフレーバー，説明用資材類の種類・内容と，それらの請求方法が記載されている[7]。患者に提供する取扱説明書類は主に「X.5 患者向け資材」に記載される。

■ IV.12 その他

記載の実例は少ないが，錠剤自動分包機などの調剤機器類への適合性，調製後注射液のフィルタ通過性，点眼液の1滴容量などの情報が記載される（図4）[8]。

図3　徐放製剤の剤形情報記載例

1. 剤形
（1）剤形の区別
　　錠剤（徐放錠、フィルムコート錠）

（2）製剤の外観及び性状

販売名	外形(mm) 上面	外形(mm) 側面	剤形・色調等
トビエース錠 4 mg	FS　6.5　13	4.8	淡青色 徐放錠
トビエース錠 8 mg	FT　6.5　13	4.8	青色 徐放錠

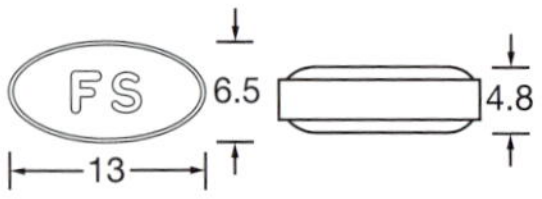

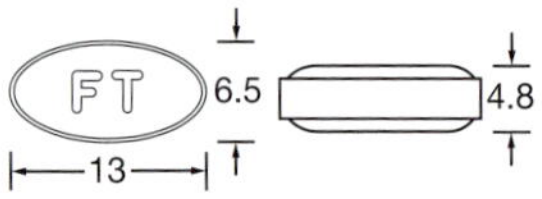

トピエース®錠IF第8版（2024年4月改訂）より。
（文献5）よりファイザー株式会社の許諾を得て転載）

図4　点眼液の1滴容量の記載例

12．その他
　1滴量及び総滴下数について試験した結果は以下のとおりであり，両眼1回1滴，1日2回点眼した場合，30日分滴下可能であった。

繰り返し	総滴下数（滴）	1滴量（μL） 平均値	1滴量（μL） 最大値	1滴量（μL） 最小値
1回目	145	36.42	39.74	30.65
2回目	141	36.65	39.54	33.50
3回目	143	36.22	38.92	32.60

グラナテック®点眼液IF第13版（2023年9月改訂）より。　（文献8）より興和株式会社の許諾を得て転載）

V. 治療に関する項目

■ V.1 効能又は効果，V.2 効能又は効果に関連する注意

承認された効能・効果とそれに関連する注意事項の解説が記載されるほか，必要に応じて**効能・効果の設定理由**が解説されている。効能・効果は承認申請時の内容から審査の過程で変更されることもある。その経緯は審査報告書などから読み取ることができる。

■ V.3 用法及び用量，V.4 用法及び用量に関連する注意

承認された用法・用量とそれに関連する注意事項の解説が記載されるほか，用量反応試験などの概要を示し，**用法・用量の設定経緯や根拠**が記載される。用量反応試験の詳細は「V.5 (3) 用量反応探索試験」の項に記載されている。副作用発現時の減量規定など，**減量しての使用で有効性が維持可能かどうかを推定しうる根拠**にもなる。

内用剤の服用のタイミング，注射剤の調製方法・施用速度，腎機能等の障害時の用量設定など，本項で解説されるべき事項は多岐にわたる。吸収などへの食事の影響は「VII.1 (4) 食事・併用薬の影響」の項を参照していただきたい。

■ V.5 臨床成績

冒頭の「(1) 臨床データパッケージ」の項で，各効能・効果の申請に用いられた臨床試験が一覧できる。各試験のフェーズ，症例数，試験デザイン，患者背景，評価資料・参考資料が確認できる。後段の各種試験の概要紹介で取り上げられていない試験についても，データパッケージとしては示される。また，海外データと国内申請データの関係（ブリッジング，外挿）を示した一覧が提供される場合もある（**図5**）[9]。

「(2) 臨床薬理試験」の項では，主に忍容性試験，薬力学的試験，QT/QTc評価試験について取り上げられる。薬物動態試験は「VII. 薬物動態に関する項目」に記載される。「(3) 用量反応探索試験」の項では用法・用量設定に関連する試験，「(4) 検証的試験」の項では有効性や安全性を評価する試験，「(5) 患者・病態別試験」の項では高齢者などの種々の病態の患者を対象として実施された試験の結果概要が示されている。**用法・用量の設定根拠や妥当性，有効性の検証集団の背景や効果量を客観的に評価し，製剤の治療上の位置づけを見定める**。なお，(3)項については，承認外の用量についても結果を記載するよう定められているが，(4)項にはそのような規定はなく，作成企業によっては承認外の用量群のデータが記載されていないこともあるため，必要に応じて審査報告書や原著論文などの参照を検討する。

「(6) 治療的使用」の項には，市販後臨床試験などの計画が記載されている。承認条件として実施することが課せられた臨床試験についても記載されており，RMPで重要な潜在的リスクや不足情報とされている**安全性検討事項，有効性検討事項についての検証が行われる計画**などが確認できる。

> **専門分野へのリンク**
> **臨床試験結果の評価**
> 承認の根拠となる臨床試験の結果を評価するうえでは，比較対照や評価基準の確認が重要になる。並行群間ランダム化比較試験では，組入れ・除外基準の妥当性，対照群の治療内容の適切性，評価項目の客観性や患者にとっての価値など，多角的な視点での評価が必要である。

VI. 薬効薬理に関する項目

■ VI.1 薬理学的に関連ある化合物又は化合物群

有効成分と薬理学的に類縁の化合物，化合物群とその代表的な化合物名について記載されている。薬理学的に類縁な物質同士でも医薬品としては適応が異なる場合もあるため，注意を要する。

図5 臨床データパッケージの記載例

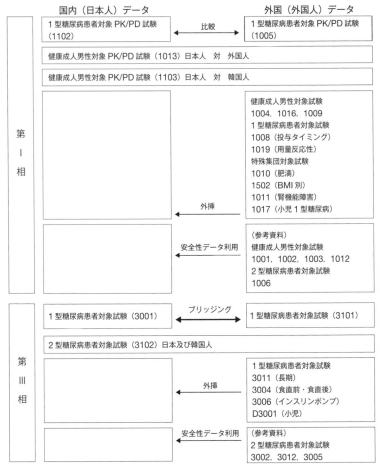

アピドラ®注IF 第8版（2020年5月改訂）より。
各フェーズで海外データを日本人に外挿可能かを評価したブリッジング試験，国内データなしで海外データを外挿した試験などの構成を図示したもの。記載されていることはまれだが，日本人データの有無などの把握が容易になる。

（文献9）よりサノフィ株式会社の許諾を得て掲載）

■ VI.2 薬理作用

承認された効能・効果を裏づける薬理作用・作用機序が解説されている。「IX.1 薬理試験」の内容と合わせて参照すると理解が深まるだろう。

VII. 薬物動態に関する項目

■ VII.1 血中濃度の推移

「(1)治療上有効な血中濃度」の項には，薬物血中濃度モニタリング対象となる薬剤を中心に，文字通り有効血中濃度が記載される。多くの場合，具体的に記載されていないが，基礎試験から受容体占有率などを考慮して維持すべき目標濃度を定めている場合は，腎機能障害によって薬物動態が変化している際の投与設計などの参考にすることもできるだろう。

「(2)臨床試験で観察された血中濃度」の項では，単回投与，反復投与時の血中濃度推移や各種薬物動態パラメータが示されている。ただし，**腎機能，肝機能障害時の薬物動態情報は，「VII.10 特定の背景を有する患者」の項に記載される**。臨床試験では，市販製剤とは異なる製剤が用いられている場合もあるので，その試験ではどのような製剤が使用され，市販製剤と薬物動態が同一であることが担保されているものかどうかも

意識しておくとよいだろう。プロドラッグの場合や活性代謝物が存在する場合など，活性本体となるモニタリングすべき化合物の動態が記載されているかどうか，注視すべきである。

「(3)中毒域」の項では血中濃度や投与量と副作用発現に相関がみられる場合に関連情報を記載することになっており，用量依存的に発現する副作用の回避や，過量摂取，自殺企図の対処などに有益なことがある。

「(4)食事・併用薬の影響」の項は，食事の摂取により薬物動態に変動があるかどうかを把握している場合に記載され，空腹時に服用する内用薬を食後に服用した場合の薬物動態などが示される。その用法が定められた根拠や，**飲み忘れ時の対応検討**などで参考となる場合がある。他剤併用時の薬物動態試験データは，臨床上大きな用量変更を要さないと判断された組み合わせの結果は本項に記載される。

■ VII.2 薬物速度論的パラメータ，VII.3 母集団(ポピュレーション)解析

単回投与，反復投与の薬物動態情報や，母集団薬物動態解析により算出された吸収速度定数，消失速度定数，クリアランス，分布容積などのパラメータが記載される。

■ VII.4 吸収

バイオアベイラビリティ，吸収部位，吸収率，腸肝循環に関する情報が記載される。

■ VII.5 分布

血液-脳関門通過性(脳内濃度や脳・血漿中濃度比)，血液-胎盤関門通過性(胎児血中濃度，胎児-母体血漿中濃度比)，乳汁移行性(**乳汁中濃度-血漿中濃度比：M/P比**，乳児への影響)，髄液移行性(髄液中濃度，髄液-血漿中濃度比)，血漿タンパク結合率などが記載される。胎児，母乳

哺育児への影響は，「VIII.6 特定の背景を有する患者に関する注意」や「IX.2 毒性試験」の各項目も併せて検討する。

> **組織移行性の評価** 〔学習の要点〕
> 治療対象となる疾患に対する有効性が確認されている以上，通常は標的臓器への移行性を特別に意識する必要はないが，特定の部位に生じた副作用の評価および多様な臓器・組織が治療対象となりうる感染症治療薬や抗悪性腫瘍薬の選択，投与設計などでは個別臓器への移行性を検討する必要が生じうる。具体的な組織移行データのほか，脂溶性(油水分配係数)，分布容積などの情報を加味して評価を行う。

■ VII.6 代謝

主たる代謝組織，代謝経路及び関連する酵素種，初回通過効果の有無やその割合，代謝物の活性の有無及び活性比，血中での存在比率などが記載される。薬物代謝酵素の阻害や誘導は薬物間相互作用の重要な要因であり，**各酵素の消失における寄与率**を把握しておくことが重要である。また，代謝物に一定の活性が認められている場合，**代謝物の活性が親化合物よりも相対的に弱かったとしても，体内での存在比が大きければ，代謝物が実質的な活性本体である可能性もある**。活性代謝物の体内動態も併せて評価が必要である。

■ VII.7 排泄，VII.8 トランスポーターに関する情報

VII.7項では，主たる排泄部位及び経路，累積排泄率，各経路の消失への寄与率が記載される。腎排泄の程度を評価する際には，活性を有する成分の尿中排泄率の見極めが重要である。

VII.8項では各種トランスポーターの消失に対する寄与率，阻害作用や誘導作用の程度について記載される。代謝酵素と同様に多くの薬物相互作用に関与するものであり，阻害薬や誘導薬との併用の影響を受けるかどうかを評価する必要がある。

■VII.9 透析等による除去率

腹膜透析，血液透析，血液灌流など，血液浄化療法の薬物動態への影響が記載される。透析時の使用方法が個別に設定されていない医薬品では，この情報に基づいて用法・用量の個別化を検討する。

■VII.10 特定の背景を有する患者

腎機能障害，肝機能障害，小児等，高齢者などの特定の背景を有する患者における薬物動態情報が記載される。

> **基礎へのフィードバック**
> **透析時の用量調整**
> 透析等による除去率のデータは具体的に得られていないことも多い。例外はあるが，一般的には分子量，分布容積，油水分配係数が小さい薬剤，血漿タンパク結合率が低い薬剤は除去率が高い傾向にある。従って，除去率の情報がない場合もこれらの値からある程度類推できる。

VIII. 安全性（使用上の注意等）に関する項目

■VIII.1 警告内容とその理由〜VIII.7 相互作用

警告，禁忌，重要な基本的注意とその理由，特定の背景を有する患者に関する注意，相互作用のそれぞれについて，設定理由などが解説されている。

VIII.7項の相互作用に関しては，「VII.1（4）食事・併用薬の影響」の項で，実際の併用時の血中濃度の変動が注意喚起につながらなかった組み合わせも併せて確認することで，併用薬による薬物動態変動の全体像を把握できる（**図6**）[10]。

■VIII.8 副作用

重大な副作用については必要に応じ項目ごとに個別事例の経過などとともに解説が記載されている。**RMPが作成されている場合，安全性検**討事項の項と併せて確認しておくとよいだろう。
その他の副作用について，複数の臨床試験のデータを併合して発現状況を示す表が提示されていることも多い。どの試験を併合したものかを確認したうえで，その患者背景を踏まえてリスクを評価する必要がある。

■VIII.9 臨床検査結果に及ぼす影響，VIII.10 過量投与，VIII.11 適用上の注意

添付文書の各項目の補足情報があれば，解説されている。

VIII.9項については，検査結果変動の機序，程度，影響を最小化する処置などが補足されている場合がある。同じ検査項目でも，検査方法によって受ける影響が異なることもあり，自施設の検査手法を確認するほか，現れる影響も可能な限り定量的に評価できるよう情報収集することが望まれる。

IX. 非臨床試験に関する項目

各種薬理試験，毒性試験の結果が示されている。「IX.1 薬理試験」では標的分子の選択性などの基礎データを確認できるが，特定の副作用の発現リスク低下などを期待する理論的な意義が，実際に臨床的な有益性に結びついているかは慎重に判断する必要がある。

「IX.2 毒性試験」の項の生殖発生毒性試験の結果は，臨床的な曝露濃度を勘案のうえ，「VIII.6 特定の背景を有する患者に関する注意」の「(4)生殖能を有する者」「(5)妊婦」の情報と併せて評価する必要がある。

X. 管理的事項に関する項目

■X.3 包装状態での貯法，X.4 取扱い上の注意

2019年の添付文書記載要領改定時，医薬品の**貯法は製品の包装状態での保管方法を示すもの**

図6　併用薬剤の血中濃度に及ぼす影響

VII.1（4）2）併用薬の影響

> **2）併用薬の影響**
> 併用において影響を及ぼす薬剤については「VIII-7.相互作用」の項参照
> ・ミダゾラム [54]
> 　外国人健康成人男性（23例）に、CYP3A4の基質であるミダゾラム4mgを単剤あるいはルキソリチニブ1回25mg b.i.d.と併用投与した。ルキソリチニブとミダゾラムを併用投与したとき、ミダゾラム単剤投与時と比較して、ミダゾラムのC_{max}の幾何平均比は14％増加し（90％CI：1.05～1.25）、AUC_{last}及びAUC_{inf}は9％増加した（90％CI：1.03～1.16）。ルキソリチニブはミダゾラムの薬物動態に大きな影響を及ぼさなかった。
> ・経口避妊薬 [55]
> 　（略）

ジャカビ®錠IF第12版（2024年9月改訂）より。
ルキソリチニブはCYP3Aの阻害や誘導作用を示さないとされている。併用の臨床薬理試験で実際に薬物動態に影響を認めなかったCYP3A基質のミダゾラム、エチニルエストラジオール・レボノルゲストレルの試験結果は「VII.1.（4）2）併用薬の影響」の項に記載されている。他方、CYP3A、CYP2C9基質であるルキソリチニブと併用注意に定められている酵素阻害薬ケトコナゾール、フルコナゾールの併用試験結果は、「VII.7相互作用」の項に記載されている。

と定められた。箱から取り出されたバイアルの状態では遮光が必要な製品でも、個装箱に入った状態であればさらに遮光する必要がなければ、貯法に遮光の表示は求められなくなった。X.3項には添付文書記載の包装状態での貯法が記載され、開封後の保存条件に別途定めがある場合はX.4項に解説とともに記載される。「IV.6 製剤の各種条件下における安定性」も併せて確認しておくべきである。

■X.5 患者向け資材

患者向医薬品ガイド、くすりのしおりの有無、およびその他患者向けに作成されている資材類の名称と参照先、入手先が記載されている。「I.4 適正使用に関して周知すべき特性」「XIII.2 その他の関連資料」の項と併せて利用する。

VIII.7 相互作用

> 本剤の薬物代謝酵素及び薬物輸送蛋白質（トランスポーター）を介した薬物相互作用に関するin vitro試験及びin vivo試験の結果をふまえ、以下の薬剤に対しては、併用の際に注意が必要と考えられる。
> ・強力なCYP3A4阻害剤 [77]
> 　外国人健康成人（16例）に本剤10mgの単回投与と強力なCYP3A4阻害剤であるケトコナゾール200mg*を1日2回の用量で併用投与したところ、単剤投与時と比較してルキソリチニブのC_{max}が33％、AUC_{inf}が91％増加し、半減期は幾何平均で3.5時間から5.6時間（平均で3.7時間から6.0時間）に延長したことから設定した。
> 　*国内未承認（経口剤）
> ・CYP3A4及びCYP2C9を阻害する薬剤 [78]
> 　本剤の代謝にはCYP3A4のほか、CYP2C9も寄与すると考えられている。外国健康成人（15例）にCYP3A4及びCYP2C9の両方を阻害する薬剤フルコナゾールを投与（400mgを1日1回投与したあと200mgを1日1回反復投与）した際の本剤10mg（単回投与）の薬物動態への影響を検討した試験では、ジャカビ単剤投与と比較してルキソリチニブのC_{max}及びAUC_{inf}は、それぞれ47％及び232％増加、半減期は2.2時間から5.9時間に延長したことが報告されている。CYP3A4及びCYP2C9を同時に阻害する薬剤やCYP3A4及びCYP2C9を阻害する薬剤を同時に用いる場合には、ルキソリチニブの血中濃度が上昇するおそれがあると考えられることから設定した。

（文献10）よりノバルティスファーマ株式会社の許諾を得て掲載）

■X.8 製造販売承認年月日及び承認番号、薬価基準収載年月日、販売開始年月日、X.9 効能又は効果追加、用法及び用量変更追加等の年月日及びその内容

承認、薬価収載、発売や名称変更、効能・効果の追加承認などの履歴が参照できる。

■X.11 再審査期間

承認事項ごとに定められた再審査期間が記載される。いわゆる55年通知（昭和55年9月3日保発第51号、厚生省保険局長通知）に基づく適応外使用の検討の際には、再審査期間が終了していることが1つの目安となる。

3章　医薬品の情報源と収集

■ X.12 投薬期間制限に関する情報

承認された用法・用量などに基づく処方量の制限や，療担規則，薬担規則に基づく投与期間の上限が設けられている医薬品に関する情報が記載される。

■ X.14 保険給付上の注意

添付文書「25. 保険給付上の注意」のうち投薬期間制限に関する内容を除く内容（予防適応に対して保険が適用されない，など），保険適用にかかる留意事項通知に関する内容が記載される。

XI. 文献

IFの各記載事項の裏づけとなった出典が記載される。添付文書同様，申請資料概要に含まれる資料には資料番号が（CTD～などと記載される），PMIDが付されている学術文献にはPMIDが付される。

XII. 参考資料

■ XII.1 主な外国での発売状況

海外主要国での承認状況として販売名，剤形，販売企業名，効能・効果，用法・用量などの承認内容が概説されている。日本と承認事項に差異がある場合は，その点について説明されることになっているが，海外での使用情報がわが国に外挿可能かどうかの評価や，わが国では適応外であっても**海外では承認されたものとして使用されているといった情報の入手**が可能である。わが国の製造販売企業とはライセンス契約などの関係のない企業によって海外展開されている場合は情報が制限される可能性があり，各自での調査も併せて行うとよい。

■ XII.2 海外における臨床支援情報

妊婦，小児での使用に関する海外の情報が概説されている。本項は原則原文で記載される。妊婦での使用に関しては，オーストラリアのリスク分類が転載されることが多いが，その他多くの情報は各国の添付文書情報の転載にとどまっている。

XIII. 備考

■ XIII.1 調剤・服薬支援に際して臨床判断を行うにあたっての参考情報

2019年更新版で追加された本項には，固形内服薬の粉砕や懸濁に関する情報が記載される。これらの情報は従来承認外の用法にあたると解釈される傾向にあり，特に医療用医薬品の販売情報提供に関するガイドラインの発出以降，企業からの情報提供が縮小しつつあった。IFが**医療関係者からの情報提供の求めに応じて提供されるもの**であり，これらの参考情報をIFに掲載して提供することを認めるとする見解が当局より発出されたことを受けて本項が設定されている。なお，いわゆる「簡易懸濁」の標準的な定義に当てはまらない条件であっても，温度，浸漬時間などの条件を示すことで記載が可能なので，それを踏まえて情報を取扱う必要がある。

本項に記載される情報は，販売企業が粉砕，懸濁したうえで投与することを認める，あるいは推奨するものではなく，あくまでも**事実としての情報を医療従事者が解釈し，可否を判断する**ものである点に留意する。

■ XIII.2 その他の関連資料

種々の関連資料を提示する項で，主に「I.4 適正使用に関して周知すべき特性」「X.5 患者向け資材」の項で説明される資材類（患者向医薬品ガイド，くすりのしおりは除く）が転載される，あるいは概要と参照先URLなどが記載される。

＊ PMID：PubMed unique identifier

2　IFの活用と医療用医薬品添付文書との相違

- 添付文書の記載事項は法の規定に基づいているが，IFは日病薬が記載要領を定めており，法的根拠のあるものではない
- 添付文書では医薬品に設けられた取扱い上のルールが示されているが，IFではそれぞれのルールが定められた根拠・背景情報が確認できる
- IFはその記載内容に従えばよいという性質の情報源ではなく，得られる情報を医療従事者が自ら解釈し，評価，臨床適用を判断するものである

IFの情報資材としての位置づけ

　IFは**添付文書の補足資料という位置づけ**の資材であり，**添付文書の記載事項の根拠情報や背景情報**の確認に利用できるものといえる。添付文書は医薬品，医療機器等の品質，有効性及び安全性の確保等に関する法律（薬機法）の規定に基づいて作成されているが，そこに記載される情報量には限りがある。そのため，IFはこれを補完する総合的な情報集として作成されている。審査報告書や申請資料概要を参照することでより詳細な情報を入手できるが，これらは必ずしも医療従事者が情報取得することに最適化されたものではないため，利用しやすく網羅的な情報資材としては，IFが最も頻用されているといえるだろう。

添付文書記載事項の根拠情報

　製造販売企業から「新医薬品の「使用上の注意」の解説」という資材が提供されているが，「医療用医薬品添付文書等の記載要項」の改訂に伴い，現在その役割はIFに集約されている。添付文書にはさまざまな情報が記載されているが，それぞれの記載事項には記載に至るまでの経緯，根拠がある。IFでは，それらの根拠情報が解説されている。定められた記載事項を遵守するのが原則であるが，臨床現場では患者の病態，生理機能などのさまざまな事情で治療計画を患者ごとに調整する必要に迫られることがある。承認外の用法・用量を検討せざるを得ない状況においては，1日用量，用量変更の頻度，希釈調製の濃度，投与速度，検査頻度などが定められた経緯や，種々の臨床試験での規定などを知れば，改変の余地が評価できる。

IF利用における留意点

　IF利用における留意点は「**医薬品インタビューフォーム利用の手引き**」[14]にまとめられている。IFは既存の情報を整理，提供することを製薬企業に対して依頼しているもので，項目には製造販売承認を取得するうえで必ずしも必要とされていない内容や，承認外の内容も含まれている。この点は基本的に承認内容に基づいて作られている添付文書と大きく異なる点である。

　IFの記載事項は事実そのものをベースとしており，**臨床現場での適用にかかわる評価・判断は利用者自らが行うべきもの**であることも意識すべきである。IFで粉砕後に24時間経過後も有効成分の安定性が保たれていることが確認できたとしても，その粉砕された錠剤を目の前の患者が服用してもよいとする判断は，医療従事者が自ら行う必要がある。

臨床に役立つアドバイス

IFに記載される情報と企業への問い合わせによる情報収集

製造販売企業は，IFのすべての項目を網羅することや存在しない情報を生み出して提供する義務を負っておらず，また，企業機密などにかかわる内容を記載することを強要することもできない。企業によって保有している情報を公開資料であるIFに記載できると判断する基準も異なっているため，企業に直接問い合わせることで，追加の情報収集が可能な場合もあることに留意するとよい。

図7 用法・用量の設定経緯・根拠の記載例

| (2) 用法及び用量の設定経緯・根拠 | 〈慢性心不全〉
成人
本剤はPARALLEL-HFで示された有効性がPARADIGM-HFと同様の傾向であったことから，欧米と同様に目標用量を200mgに設定した。日本人心不全患者での本剤の投与経験は50mg1日2回開始に限られることから，開始用量は50mg1日2回と設定した。
（略）
小児
小児患者に対する目標用量は成人患者における目標用量である200mgと同程度の曝露量が期待できる3.1mg/kgを1日2回とし（「Ⅶ-10．特定の背景を有する患者」の項参照），漸増方法は，PANORAMA-HFで用いた用量漸増法に従い設定した。海外では開始用量、漸増用量、及び目標用量をそれぞれ1.6mg/kg、2.3mg/kg、及び3.1mg/kg（1日2回）に設定し、服薬時の利便性等を考慮して、体重40kg以上の患者に対しては固定用量を設定した。国内における成人慢性心不全に対する開始用量を考慮し、国内の小児慢性心不全に対する用法及び用量としては、すべての体重カテゴリーで外国よりも1段階低い開始用量を設定した。 |

エンレスト®錠/粒状錠のIF第9版（2024年5月改訂）より。
慢性心不全適応の用法・用量として，海外では1回100mg1日2回投与での開始で承認されているが，わが国での開始用量が半量に設定されている経緯が解説されている。なお，審査報告書には，1回量100mgでの開始として申請されていたが，審査の過程でPMDAが日本人患者での安全性が確認されている1回量50mgを選択すべきと評価した過程も記載されている。

（文献11）よりノバルティスファーマ株式会社の許諾を得て転載

まとめ

- IFで当該医薬品に関連して作成されている情報提供資材が掲載されている項を挙げよ(p.103, 109, 110)。 実習
- IFで薬物動態パラメータが記載される患者背景，病態を挙げよ(p.106〜108)。 試験 実習
- IFの記載事項を利用するうえで，注意すべき点について説明せよ(p.111)。 試験 実習

【引用文献】

1) 日本製薬工業協会 医薬品評価委員会：医薬品インタビューフォーム作成の手引き（改訂版）（https://www.jpma.or.jp/information/evaluation/results/allotment/lofurc000000b7ke-att/medicine_interview_form.pdf）（2024年10月時点）
2) 日本ジェネリック製薬協会：後発医薬品インタビューフォーム作成について
（https://www.jga.gr.jp/2020/09/interviewform_prototype_20200918.pdf）（2024年10月時点）

3）日本病院薬剤師会：医薬品インタビューフォーム記載要領2018（2019年更新版）(https://www.jshp.or.jp/activity/interview/20191226-1.pdf)（2024年10月時点）
4）厚生労働省：使用薬剤の薬価（薬価基準）の一部改正等について (https://kouseikyoku.mhlw.go.jp/shikoku/iryo_shido/000080709.pdf)（2024年10月時点）
5）ファイザー株式会社：トビエース®錠 医薬品インタビューフォーム 第8版（2024年4月改訂，2024年11月時点）
6）EAファーマ株式会社：レクタブル®注腸フォーム 医薬品インタビューフォーム 第7版（2022年11月改訂，2024年11月時点）
7）杏林製薬株式会社：フルティフォーム®エアゾール 医薬品インタビューフォーム 第13版（2024年5月改訂，2024年11月時点）
8）興和株式会社：グラナテック®点眼液 医薬品インタビューフォーム 第13版（2023年9月改訂，2024年11月時点）
9）サノフィ株式会社：アピドラ®注 医薬品インタビューフォーム 第8版（2020年5月改訂，2024年11月時点）
10）ノバルティスファーマ株式会社：ジャカビ®錠 医薬品インタビューフォーム 第12版（2024年9月改訂，2024年11月時点）
11）ノバルティスファーマ株式会社：エンレスト®錠/粒状錠 医薬品インタビューフォーム 第9版（2024年5月改訂，2024年11月時点）
12）日本病院薬剤師会：医薬品インタビューフォーム利用の手引き (https://www.jshp.or.jp/activity/interview/20200427-1.pdf)（2024年10月時点）

3章 医薬品の情報源と収集

5 ガイドライン

1 診療ガイドラインとは

- 診療ガイドラインとは，さまざまな健康に関連した課題に対して，エビデンス（科学的根拠）などに基づいて最適と考えられる治療法などを提示する文書のことである
- 診療ガイドラインはEBMを推進するための重要な情報源の1つである

医薬品添付文書や医薬品インタビューフォームなどの情報源は，信頼性の高い情報源として三次資料に分類される。しかし，これらの情報源には単一の医薬品を中心とした情報が収載されているため，医薬品添付文書や医薬品インタビューフォームだけでは，ある疾患に対してどの医薬品をどのように使用するか，標準的治療として用いられる医薬品かどうかを判断することが難しい。

診療ガイドラインとは，「健康に関する重要な課題について，医療利用者と提供者の意思決定を支援するために，システマティックレビューによりエビデンス総体を評価し，益と害のバランスを勘案して，最適と考えられる推奨を提示する文書」と定義されている[1]。つまり，診療ガイドラインには，エビデンス（科学的根拠）に基づき，系統的な手法により作成された「推奨」を含む内容が記載され，これは患者および医療者が臨床での意思決定をする際の判断材料となる。

2 診療ガイドラインの検索方法

- Mindsガイドラインライブラリは質の高い診療ガイドラインの普及を目的とした情報源である
- チェックボックスへのチェックやキーワードを入力することで検索できる

Mindsは「診療ガイドライン評価選定・公開，診療ガイドライン作成支援，診療ガイドライン活用促進を事業の柱とし，診療ガイドラインデータベース『Mindsガイドラインライブラリ』を運営し，インターネットを通じて，いつでも，どこでも，誰もが診療ガイドラインや一般向けの解説等を閲覧できる環境」を提供している[2]。

Mindsガイドラインライブラリは，インターネット経由でアクセス可能なサイトであり，Mindsの概要，診療ガイドラインの活用方法，作成方法，評価や掲載情報など，診療ガイドラインに関する多くの情報が格納されているほか，診療ガイドラインの検索システムが搭載されている。

Minds診療ガイドラインライブラリのトップページ[3]には，Mindsが公開している診療ガイドラインおよびガイドライン解説を検索できる機能が掲載されており，部位，疾患，トピックス

*EBM：evidence-based medicine

に関するチェックボックスへのチェックによる検索やキーワード検索が可能である（図1）。

図2は，キーワードに「高血圧」を入力して検索した結果の例である。医療に関するエビデンスは日々創出されており，新たに生まれたエビデンスに対応するため，診療ガイドラインは一定の期間をおいて改訂されていく性質がある。このため，Mindsに搭載されている最新版の表示，表示順の条件設定などの機能も活用しながら，検索結果から自らが必要とするガイドラインにアクセスし，情報を入手する必要がある。

図3は，『高血圧治療ガイドライン2019』の例である。Minds検索機能を用いて目的とする診

図1 Mindsガイドラインライブラリのトップページ

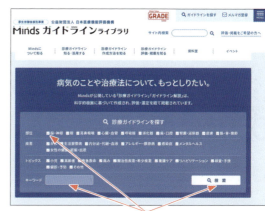

チェックボックスへのチェックやキーワード入力による検索が可能

（https://minds.jcqhc.or.jp/より）

3章 医薬品の情報源と収集

図2 Mindsガイドラインライブラリの検索結果の例

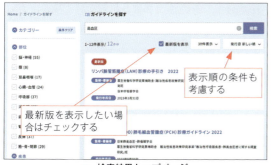

a 検索結果トップページ

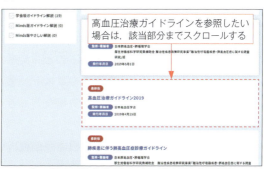

b 『高血圧治療ガイドライン2019』の表示場所

キーワードに「高血圧」を入力して検索した結果を示す（a）。最新版の表示機能，表示順などの機能も搭載されている（b）。
（https://minds.jcqhc.or.jp/より）

図3 Mindsガイドラインライブラリの検索結果の例

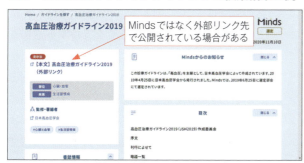

a 外部リンク先で公開されている例
（https://minds.jcqhc.or.jp/より）

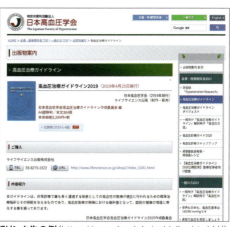

b 外部リンク先の例（https://www.jpnsh.jp/guideline.htmlより）

＊Minds：medical information distribution service

療ガイドラインのページに到達しても，診療ガイドライン本文が格納されている場合や外部リンク先で公開されている場合がある。その場合は外部リンク先にアクセスして，資料ガイドラインの本文情報を入手する必要がある。

3 診療ガイドラインの作成方法と構成

POINT
- 診療ガイドラインはMinds診療ガイドライン作成マニュアルに沿って作成されることが求められている
- 診療ガイドラインには，推奨の強さとエビデンスの強さが表記されている

診療ガイドラインは，患者，医療者が医療を選択する場面において，最適と考えられる推奨を提示する文書であることから，高度な信頼性が求められる。通常，診療ガイドラインは学会などの各種団体がその作成，編集を担うことが多いが，科学的なエビデンスを総体として評価すること，思い込みや偏りを避けること，疾患の治療効果のみならず，有害事象やコスト，患者や医療者に係る身体的，精神的負担なども考慮した検討が求められる。

Mindsを運営している日本医療機能評価機構は，Minds診療ガイドライン作成マニュアルを作成・公開しているが[1]，このマニュアルでは，診療ガイドラインの作成体制として，作成全体を統括する組織，スコープ（scope）やクリニカル・クエスチョン（CQ）を定める組織，CQに沿ったシステマティックレビューを作成し，評価する組織を整備することが望ましいとされている。

このようにして作成された診療ガイドラインの構成の例として，『高血圧治療ガイドライン2019』[4]を取り上げる。『高血圧治療ガイドライン2019』は，序章に続き，第1章 高血圧の疫学，第2章 血圧測定と臨床評価，第3章 高血圧の管理および治療の基本方針，以下，生活習慣や実際の降圧治療，他疾患の合併例，高齢者，女性，小児といった特別な配慮を必要とする患者層への対応など，多岐にわたる記載がある。

『高血圧治療ガイドライン2019』では，各章のはじめに「POINT」として要点が簡潔にまとめられており，その後，詳細な記載が続く構成となっている。また，各章にはその章の内容に関連するCQが提示され，ガイドラインでの推奨が提示されている。CQに対する推奨は，その「推奨の強さ」と根拠となる「エビデンスの強さ」が提示されている。『Minds診療ガイドライン作成マニュアル2020 Ver.3』[1]では，CQに対する推奨として，**推奨の強さ**と**エビデンスの強さ**を記載するよう求めている。推奨の強さは「強く推奨する」「弱く推奨する」および明確な推奨ができない「なし」のいずれかが記載される（**表1a**）。エビデンスの強さは，CQに対するエビデンス総体の総括として，効果の推定値が推奨を支持する適切さに強く確信がある「A（強）」，効果の推定値が推奨を支持する適切さに中程度の確信がある「B（中）」，効果の推定値が推奨を支持する適切さに対する確信は限定的である「C（弱）」，効果の推定値が推奨を支持する適切さにほとんど確信できない「D（非常に弱い）」のいずれかが記載される（**表1b**）。診療ガイドラインは，患者および医療者の医療の選択を支援することが目的であり，読者が誤った解釈をしないよう，各ガイドライ

＊CQ：clinical question

ンの序章に推奨の強さとエビデンスの強さに関する説明が記載されている。情報を用いる際は，これを確認する必要がある。

> **補足**
> **診療ガイドラインの体裁**
> 診療ガイドラインは各学会が作成しており，Webで公開されているものと書籍として販売されているものがある。

表1　推奨の強さとエビデンスの強さ

推奨の強さ：強く推奨する 推奨の強さ：弱く推奨する（提案する，条件付きで推奨する） （推奨の強さ「なし」：明確な推奨ができない）

a　推奨の強さ

A（強）：効果の推定値が推奨を支持する適切さに強く確信がある B（中）：効果の推定値が推奨を支持する適切さに中程度の確信がある C（弱）：効果の推定値が推奨を支持する適切さに対する確信は限定的である D（非常に弱い）：効果の推定値が推奨を支持する適切さにほとんど確信できない

b　エビデンスの強さ

（文献1）を基に作成）

4　入手可能な情報と活用法

POINT
- EBMのステップ2「エビデンスの収集」において，診療ガイドラインから得られる情報を利用する
- 診療ガイドラインで推奨されている治療方針はすべての患者に適用できるわけではない

　EBMは，次の5つのステップで構成されている（①PICOを用いた臨床問題の定式化，②エビデンスの検索と収集，③収集したエビデンスの批判的吟味，④患者へのエビデンスの適用，⑤ステップ①～④の評価）。診療ガイドラインは，ステップ②の情報源として有用性が高いため，多くのケースで有用性が高い情報といえる。しかし，すべての患者に診療ガイドラインで推奨されている治療方針が適用できるわけではない。しっかりとしたPICOを立てたうえで当該患者の臨床問題を明確に定式化し，診療ガイドラインから得られる情報と照らし合わせ，診療ガイドラインで推奨されている治療方針を適用できるかどうかを判断する。適用できない場合であれば別の情報源にアクセスし，必要な情報を収集すべきことを忘れてはならない。

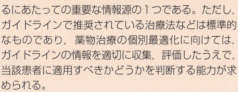

> **学習の要点**
> **診療ガイドラインの患者適用の判断**
> 診療ガイドラインには健康に関連した課題に対する標準的な治療法などがまとめられており，薬物治療を実践するにあたっての重要な情報源の1つである。ただし，ガイドラインで推奨されている治療法などは標準的なものであり，薬物治療の個別最適化に向けては，ガイドラインの情報を適切に収集，評価したうえで，当該患者に適用すべきかどうかを判断する能力が求められる。

> **補足**
> **被験者を考慮した診療ガイドラインからの情報収集**
> 臨床試験によっては，高齢者や特別な配慮を必要とする被験者を除外して実施されている。このため，こういった患者層の標準的治療方針に関する情報は，診療ガイドラインから得づらい場合がある。

> **専門分野へのリンク**
> **個別最適化に役立つ診療ガイドライン**
> 臨床薬学では，個別最適化された薬物治療の実践が求められる。この個別最適化を実現するための情報源の1つとして，診療ガイドラインの有用性は非常に高いといえる。

まとめ

- 診療ガイドラインの位置づけについて簡潔に説明せよ（☞p.114）。 試験 実習
- 診療ガイドラインの検索が可能な情報源を挙げよ（☞p.114）。 試験
- 診療ガイドラインで表現される推奨の強さとエビデンスの強さの分類を説明せよ（☞p.117 **表1a**, **b**）。 試験 実習

【文献】
1) Minds診療ガイドライン作成マニュアル編集委員会 編：Minds診療ガイドライン作成マニュアル2020 ver.3.0（https://minds.jcqhc.or.jp/docs/methods/cpg-development/minds-manual/pdf/all_manual_.pdf）（2024年10月時点）
2) Mindsガイドラインライブラリ：事業概要（https://minds.jcqhc.or.jp/minds/about-minds/overview/）（2024年10月時点）
3) 日本医療機能評価機構：Mindsガイドラインライブラリ（https://minds.jcqhc.or.jp/）（2024年10月時点）
4) 日本高血圧学会高血圧治療ガイドライン2019作成委員会：高血圧治療ガイドライン2019（https://www.jpnsh.jp/data/jsh2019/JSH2019_noprint.pdf）（2024年10月時点）

3章 医薬品の情報源と収集

6 厚生労働省，PMDAなど行政機関が発行する資料

1 厚生労働省

POINT
- 国が率先して取り組んでいる政策に関する情報が網羅されている
- 健康や医療に関連する法律や制度の情報が入手できる

厚生労働省は，「ひと，くらし，みらいのために」をキャッチフレーズに「現在だけでなく未来にわたって人や暮らしを守る」ことを役割としており，同省のホームページから入手できるものに限っても，非常に多岐にわたる多くの情報が発行・公開されている。本項では，そのうちの薬剤師にかかわりの深い「健康・医療にかかわる統計情報など」について抜粋して紹介する。

白書（年次報告書）

白書（年次報告書）は多数公開されている（**表1**）。国が率先して取り組んでいる政策に関する情報が網羅されており，これを見ることで国全体として，どのような問題意識をもって，どう取り組んでいるのかを理解するのに役立つ。さらに，最新の情報に加えて過去の情報も整備されているので，これまでの経過を確認することにより，わが国全体の健康や医療の動向を把握できる。

一方，健康や医療に関連する法律や制度の情報は，厚生労働省のホームページから入手可能であるが，医薬品・医療機器と直接関連する情報に関しては，医薬品医療機器総合機構（PMDA）が窓口となる。より詳細な情報が記載されている場合も多く，併せて確認することが求められる。

健康に関連する政策の情報

ホームページの画像を**図1**に示す。健康づくりや健康管理に関連する国の取り組みについて，

表1　白書（年次報告書）

厚生労働白書	その他
厚生労働行政の現状や今後の見通しについて，広く国民に伝えることを目的に作成される。2001年からほぼ毎年発刊され，2023年度には22冊目が発刊されている。また，それ以前の1956〜2000年までは厚生白書として発刊されている。	・労働経済白書 ・労働白書 ・自殺対策白書 ・過労死等防止対策白書 ・死因究明等推進白書 ・海外情勢報告 ・海外労働情勢 ・働く女性の実情 ・ものづくり基盤技術の振興施策（ものづくり白書） ・子ども手当事業年報 ・月例労働経済報告 ・厚生労働省情報セキュリティ報告書

図1　健康に関する政策の情報（厚生労働省ホームページ）

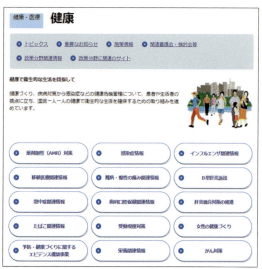

（https://www.mhlw.go.jp/stf/seisakunitsuite/bunya/kenkou_iryou/kenkou/index.htmlより）

＊PMDA：Pharmaceuticals and Medical Devices Agency

項目ごとに分類し紹介されている。

施策の情報

非常に多くの施策情報が掲載されている（図2）。前述の政策の情報とは異なり，医療関係者向けの内容となっており，業務内容に関することや教育研修などの人材育成，人材確保に関する取り組み状況がまとめられている。

医薬品・医療機器の情報

医薬品，医療機器等の品質，有効性及び安全性の確保等に関する法律（薬機法）に基づく規制情報や安全性に関する情報などが掲載されている。

図2 厚生労働省の施策に関する情報（厚生労働省ホームページ）

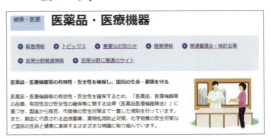

(https://www.mhlw.go.jp/stf/seisakunitsuite/bunya/kenkou_iryou/iryou/より)

図3 医薬品・医療機器の情報（厚生労働省ホームページ）

(https://www.mhlw.go.jp/stf/seisakunitsuite/bunya/kenkou_iryou/iyakuhin/より)

> **厚生労働省のホームページの活用**
> 厚生労働省のホームページでは，健康や医療にかかわる規制や制度の情報が公開されている。社会と薬学の関連科目の参考となる情報が豊富であり，それらの科目を学習する際には，最新の状況を確認する意味でも厚生労働省のホームページにアクセスするとよい。

2　PMDA

- 医薬品や医療機器などに関連する総合的なリスクマネジメントを担う公的機関である
- 医薬品などの健康被害救済，承認審査，安全対策に関する情報が一元管理されている

PMDAは，2004年4月1日に設立された。①医薬品の副作用や生物由来製品を介した感染などによる健康被害に対して，迅速な救済を図る（健康被害救済），②医薬品や医療機器などの品質，有効性および安全性について，治験前から承認までを一貫した体制で指導・審査する（承認審査），③市販後における安全性に関する情報の収集，分析，提供を行う（安全対策），という3つの業務（セイフティ・トライアングル）を通じて，国民保健の向上に貢献することを目的とし，**総合的にリスクマネジメントを行う公的機関**である[1]。

PMDAのホームページには，**医薬品等（医薬**

部外品や化粧品を含む）や医療機器の安全性に関する情報，適正使用に関する情報が一元的に公開されている。PMDAのトップページの一部を図4に示す。項目ごとに分類され，非常にシンプルで入り口がわかりやすい。

添付文書情報

医療用医薬品の添付文書情報を入手するためには，図4a①の「添付文書等検索」をクリックすると，次に製品を選択するためのウインドウが表示され，図4a②の「医療用医薬品情報検索」ボタンをクリックすれば，検索ページに移動する（図4b）。目的とする医薬品名を図4b③に入力して検索するが，検索対象の医薬品に関連した図4b④に示される情報を一括で入手できる。

また，図4b⑤では医薬品名だけでなく検索式を用いて添付文書の記載内容に基づく抽出が可能である。例えば，催眠鎮静薬のうち，添付文書の副作用欄に前向性健忘が記載されている医薬品を抽出することができる。さらに図4b⑥では添付文書以外の情報源からも検索式を用いて必要な情報を入手できる（図4b）。

図4　PMDAのホームページ

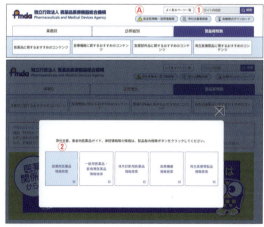

a　トップページ
（https://www.pmda.go.jpより）

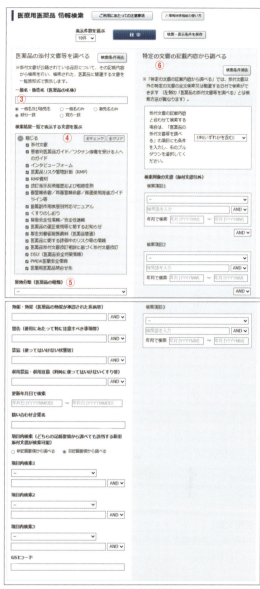

b　医療用医薬品 情報検索ページ
（https://www.pmda.go.jp/PmdaSearch/iyakuSearch/より）

安全性情報など

図4のⒶをクリックすると図5に示すように安全性に関する多くの情報にアクセスできる。緊急安全性情報・安全性速報や医薬品・医療機器等安全性情報といった厚生労働省発表の資料だけでなく，各種関連団体（学会など）ならびに製薬企業からのお知らせも一元的に管理されて

3章　医薬品の情報源と収集

いる。わが国で使用可能な一般用医薬品，化粧品も含めた医薬品や医療機器に関する情報が網羅されているサイトはほかになく，安全性や適正使用を全般的に把握するためには，まずPMDAのホームページをチェックするとよい。

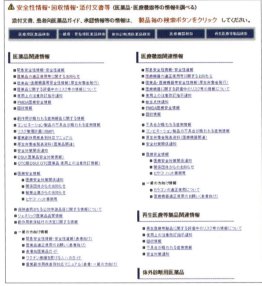

図5 安全性情報・回収情報・添付文書情報等（PMDAホームページ）

（https://www.pmda.go.jp/search_index.html より）

まとめ

- 厚生労働省のホームページから入手できる情報の特徴を述べよ（☞ p.120）。 試験
- PMDAのホームページから必要な情報を抽出する方法について説明せよ（☞ p.121）。 実習

【引用文献】
1) 医薬品医療機器総合機構：PMDAとは（https://www.pmda.go.jp/about-pmda/outline/0001.html）（2024年10月時点）

3章 医薬品の情報源と収集

7 製薬企業などが発行する資料

1 製薬企業などが発行する資料の概要

- 製薬企業などが医薬品の適正使用のために提供する資料は多岐にわたる
- 薬剤師は，目的に応じた適切な資料を参照し，医薬品の適正使用に努めなければならない

新医薬品の発売にあたり，製薬企業は，添付文書をはじめとした新医薬品を適正に使用するうえで不可欠な基本情報を発行する。発売時の各資料は，開発から承認申請までに得られたデータを基に作成される。製造販売後の副作用の発生や適応症の拡大，あるいは再審査・再評価結果などにより情報は随時更新される。各資料は必要に応じて改訂されるため，利用にあたっては，最新の情報を参照する必要がある。

製薬企業が提供する主な情報を**表1**に示した。

表1 製薬企業が提供する主な情報

1. 使用にあたっての基本情報
・医薬品添付文書
・医薬品インタビューフォーム
・医薬品リスク管理計画(RMP)
・製品情報概要
・新医薬品の「使用上の注意」の解説
・医薬品の回収に関する情報
・再審査再評価結果のお知らせ文書
2. 安全性に関する情報
・緊急安全性情報
・安全性速報
・医薬品安全対策情報(DSU)
・使用上の注意改訂のお知らせ文書
3. 新薬の承認に関する情報
・申請資料概要
4. 患者向け資料
・医薬品患者向けガイド
・くすりのしおり
・医薬品リスク管理計画に基づく患者教育用資材
・その他の説明資料など

添付文書

医薬品を適用される患者の安全を確保し適正使用を図るためには，科学的根拠に基づく多様な情報が必要である。添付文書は，医薬品，医療機器等の品質，有効性及び安全性の確保等に関する法律(薬機法)に基づき作成される公的文書であり，効能・効果，用法・用量，使用上の注意などが記載された医薬品の最も基本となる情報源である。厚生労働省が策定している記載要領や製薬業界の自主基準に従い，当該医薬品の製造販売業者によって作成され，必要に応じて改訂される。

医薬品インタビューフォーム(IF)

IFは，医療用医薬品添付文書の情報を補完し，薬剤師等の医療従事者にとって日常業務に必要な医薬品の品質管理，処方設計，調剤，医薬品の適正使用，薬学的な患者ケアなどのための情報が集約された総合的な個別の医薬品解説書である。IFは，日本病院薬剤師会が記載要領を策定し，当該医薬品の製造販売業者または販売に携わる企業により作成される。

医薬品リスク管理計画(RMP)

RMPは，医薬品の安全性の確保を図るために，開発の段階から製造販売後に至るまで，一貫したリスク管理を1つの文書にまとめたものである[1]。

---

*RMP：risk management plan　*DSU：drug safety update　*IF：interview form

2013年4月1日以降に承認申請する品目から策定が開始された。製造販売後において，新たな安全性の懸念が判明したり新たな効能・効果や用法・用量が追加されたりしたときに，当該医薬品の製造販売業者により改訂あるいは作成される。

緊急安全性情報

緊急安全性情報は，国民（患者），医薬関係者に対して，緊急かつ重大な注意喚起や使用制限に係わる対策（製品回収も含む）が必要な状況にある場合に発行される情報である[2]。副作用による死亡症例や障害症例，治療困難な症例の発生状況，未知で重篤な副作用の発現などの医薬品のベネフィット/リスクバランスを損なう安全性上の重大な問題などの状況からみて，緊急安全性情報の発出が必要と判断された場合，通常，厚生労働省からの命令，指示により当該医薬品の製造販売業者が作成する。また，製造販売業者の自主的な決定の場合は，厚生労働省やPMDAと協議し作成することができる。特に注意を喚起するように赤枠を付した黄色用紙に「緊急安全性情報」の文字を赤枠・黒字で記載するため，**イエローレター**ともよばれる（**図1a**）[2]。なお原則として，2011年7月から医療関係者向けに加え国民（患者）向け情報も作成することとなった（ただし，2007年3月以降2024年7月現在まで，緊急安全性情報は発出されていない）。

情報伝達にあたっては，医療関係者にはMRによる直接配布を原則とするが，迅速・網羅性を考慮し，直接配布，ダイレクトメール，FAX，PMDAメディナビによるメール配信などさまざまな方法を活用する。製薬企業は，緊急安全性情報の配布決定日から1カ月以内に，医薬品安全性管理責任者などの医療機関の適切な部署に情報が到達しているか確認が求められている。

安全性速報

安全性速報は，緊急安全性情報に準じ，一般的な使用上の注意の改訂情報よりも迅速な注意喚起や適正使用のための対応（注意の周知及び徹

図1　緊急安全性情報と安全性速報

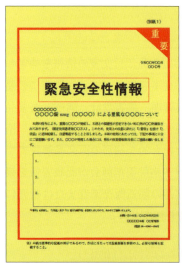

a　緊急安全性情報
（文献2）を基に作成）

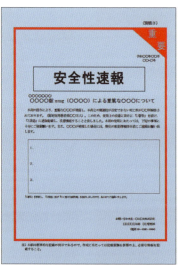

b　安全性速報（医療関係者向け）
（文献2）を基に作成）

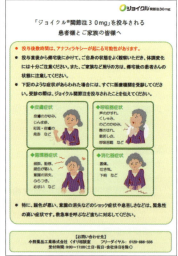

c　安全性速報（国民（患者）向け）
「ジョイクル®関節注30mg」を投与される患者様とご家族の皆様へより。
（文献3）より小野薬品工業株式会社の許諾を得て転載）

*MR：medical representatives　*PMDA：Pharmaceuticals and Medical Devices Agency

底、臨床検査の実施等の対応)の注意喚起が必要な場合に発行される[2]。通常、厚生労働省からの命令、指示により当該医薬品の製造販売業者が作成するが、製造販売業者の自主的な決定の場合は、厚生労働省やPMDAと協議し作成することができる。青色用紙に赤枠が付され「安全性速報」の文字を黒枠・黒字で記載しており、**ブルーレター**ともよばれる(図1b)[2]。なお、2011年7月から、必要に応じて国民(患者)向け情報も作成することになった(図1c)[3]。製薬企業は、通知日などから1カ月以内に情報が到着しているか確認が求められている。

医薬品安全対策情報(DSU)

DSUは、日本製薬団体連合会が、その安全対策情報部会に参加している製薬企業(304社、2024年7月現在)の医療用医薬品の「使用上の注意」改訂に関する情報(改訂内容および参考文献など)を取りまとめて発行している情報である(厚生労働省医薬局監修)。改訂内容の重要度により、3つのランク(最重要、重要、その他)に分けて記載されている(図2)[4]。「使用上の注意」改訂の情報は、さまざまな資料から入手できるが、参照する資料により情報伝達の時期には違いがある点に注意が必要である(図3)。

医療用医薬品製品情報概要

製品情報概要は、医療関係者に個々の医療用医薬品に関する正確な情報を伝達し、その製品の適正な使用を推進することを目的とした資料である。製品情報概要の記載項目を網羅し、製品の全体像を把握できる**総合製品情報概要**(図4a)[5]と臨床成績や薬効薬理などの特定の項目に焦点を当てた**特定項目製品情報概要**(図4b)[6]がある。日本製薬工業協会が作成している自主基準「医療用医薬品製品情報概要等に関する作成要領」[7]に基づき、製薬企業が作成している。

新医薬品の「使用上の注意」の解説

新医薬品の「使用上の注意」の解説は、市販開始直後の最も基本的な安全対策として、当該医薬品を使用する医療機関(使用医師、薬剤師)に提供されるものである。新医薬品の適正使用に必須となる「使用上の注意」について、その記載の根拠がわかりやすく解説されており、原則と

図2 DSU

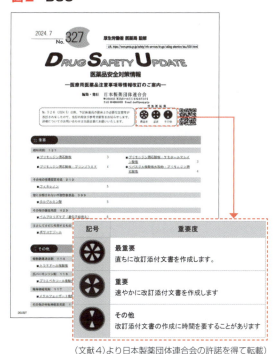

(文献4)より日本製薬団体連合会の許諾を得て転載)

図3 「使用上の注意」改訂情報伝達の時間的流れ

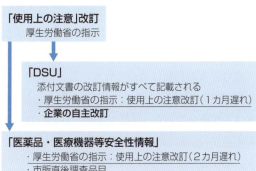

---

*DSU：drug safety update

図4　製品情報概要の例

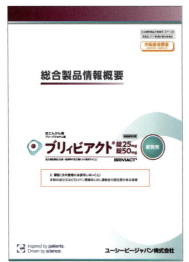
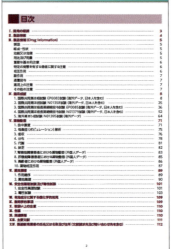
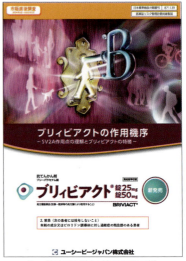

a　総合製品情報概要の例　　　　　　　　　　　　　**b　特定項目製品情報概要の例**

ブリィビアクト®総合製品情報概要より。　　　　　　　　ブリィビアクト®の作用機序より。
　　　　　（文献5）よりユーシービージャパン株式会社の許諾を得て掲載）　　（文献6）よりユーシービージャパン株式会社の許諾を得て掲載）

して当該医薬品の適正使用の促進を目的に市販直後調査期間中に使用される。日本製薬工業協会が発行している自主基準（新医薬品の「使用上の注意」の解説作成の手引き）に基づいて，製薬企業が作成している（図5）[8]。

「使用上の注意」改訂のお知らせ

使用上の注意や取扱い上の注意は，市販後に得られた知見に基づき改訂される。改訂時の情報伝達として，改訂箇所，改訂理由などを記したお知らせ文書を製薬企業が作成し配布している（図6）[9]。このお知らせ文書は，使用上の注意の改訂が厚生労働省の改訂指示による場合は必ず作成される。一方，製薬企業の自主的な改訂の場合は，作成は企業の判断に委ねられている。「使用上の注意」改訂のお知らせ文書の記載内容，レイアウトは各製薬企業によって異なるが，おおむね表紙の上段に「医薬品の適正使用に欠かせない情報です。必ずお読みください」の記載がある。

その他のお知らせ文書

医薬品医療機器総合機構（PMDA）のホームページには，医薬品を安全に使用するために定

図5　新医薬品の「使用上の注意」の解説

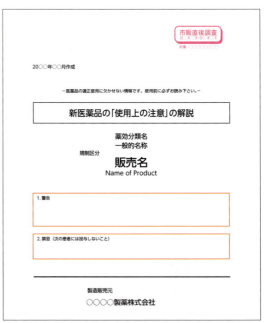

（文献8）を基に作成）

図6 「使用上の注意」改訂のお知らせの例

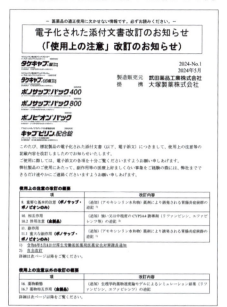

電子化された添付文書改訂のお知らせ(「使用上の注意」改訂のお知らせ)(2024-No.1)より。
(文献9)より武田薬品工業株式会社の許諾を得て転載

図7 PMDAに掲載されている製造販売業者などの自主作成情報提供文書の例

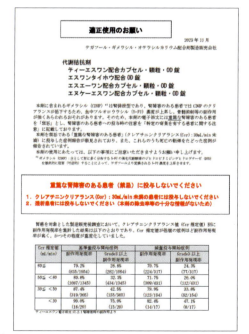

適正使用のお願い 代謝拮抗剤(2023年11月)より。最新情報はPMDAのホームページを参照していただきたい。
(文献10)より大鵬薬品工業株式会社・岡山大鵬薬品株式会社・沢井製薬株式会社・日本化薬株式会社の許諾を得て転載

期的な臨床検査の実施を呼びかけるなどの適正使用情報(図7)[10]や,医薬品の販売名や外観の類似による取り違え防止を目的とした医療安全に関連する文書など,製造販売業者などが自主的に作成した情報提供文書が掲載されている[11]。また,製造販売承認を受けた医薬品の販売を中止する場合(図8)[12]や,種々の事情により安定供給に支障をきたす状況となり出荷調整が必要となった場合,出荷調整を解除する場合あるいは医薬品を市場から回収する必要がある場合などに,製薬企業から各々お知らせ文書が提供される。

患者向医薬品ガイド・くすりのしおり

患者向医薬品ガイドは,医療関係者向けに作成されている添付文書を基に,患者やその家族などが医療用医薬品を正しく理解し,重大な副

図8 製薬企業が提供するお知らせ文書の例(販売中止の案内)

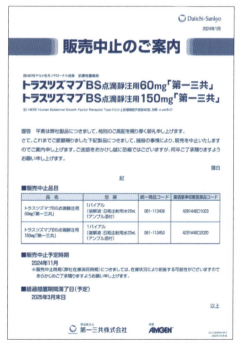

販売中止のご案内 トラスツズマブBS点滴静注用60mg/150mg「第一三共」(2024年1月)より。
(文献12)より第一三共株式会社の許諾を得て転載

作用の早期発見などに役立てられるよう，医薬品を使用するときに特に知ってほしい内容をわかりやすく記載したものである（図9a）[13]。厚生労働省が作成要領を策定[14]し，製薬企業が作成している。医療用医薬品のなかでも，重篤な副作用の早期発見などを促すために，特に患者に注意喚起すべき適正使用に関する情報などを有する医薬品について作成される。

くすりのしおりは，医薬品の情報を患者向けにわかりやすい表現で要約した資料であり，患者およびその家族などの医療に対する意識を高めるとともに，患者およびその家族と医療関係者との適切なコミュニケーションを推進することを目的としている（図9b）[15]。くすりの適正使用協議会（RAD-AR®）が提示している自主基準「くすりのしおり作成基準」[16]に従って，RAD-AR® 会員の製薬企業（185社，2024年7月現在）が作成している。

医薬品卸売販売業が提供する資料

医薬品卸売販売業（医薬品卸）は薬機法に基づき，都道府県知事の許可を受け，製薬企業が製造販売する医療用医薬品や，要指導・一般用医薬品を医療機関・薬局等に販売する業者をいう。さまざまな製薬企業から医薬品を仕入れ，品質管理に努めつつ全国の医療機関・薬局等に迅速かつ確実に安定的に供給することが主な役割であるが，単なる医薬品の「物」としての管理だけでなく，適正使用に必要な医薬品情報や医療現場で必要とされる情報を収集・評価し，加工して提供するなどの機能も求められる。なお，**表2**に示したように，医薬品卸は，医療材料や医療機器など多くの商品の販売を兼ねる業者が多く，その取扱う医療関連情報は非常に幅広い。加えて，

図9 製薬企業が作成している患者向け資料の例

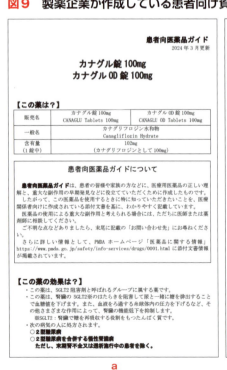
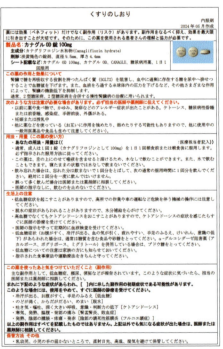

a　患者向医薬品ガイド カナグル錠100mg/カナグルOD錠100mg（2024年9月更新）より。
（文献13）より田辺三菱製薬株式会社の許諾を得て転載）

b　くすりのしおり カナグルOD錠100mg（2024年5月作成）より。
（文献15）より田辺三菱製薬株式会社の許諾を得て転載）

* RAD-AR：Risk/benefit Assessment of Drugs, -Analysis & Response

医薬品は生命関連品であることから，台風や地震などによる大規模災害時や感染症などのパンデミック発生時には，国や地方自治体と協力し，医薬品・医療材料等供給の拠点として，医薬品の安定供給と関連情報の収集・提供に努めることが期待されている。

医薬品卸の営業担当者は，医薬品卸売販売担当者(MS)とよばれる。MSの役割は，医療機関・薬局などを訪問し，医薬品の紹介，商談，医薬品情報の提供や伝達にとどまらず，日頃の営業活動で得た医薬関連情報や医師・薬剤師からの要望などを製薬企業にフィードバックする役割も担っている。製薬企業との契約により，市販直後調査や製品の回収，製薬企業が発出した医薬品情報の文書の配布などをMSが行うこともある。さらに，医薬品卸は，数多くの製薬企業の医薬品と医薬品情報を取扱える立場にあることから，添付文書や医薬品インタビューフォームなどを元に，公平・中立的な評価に基づく同種同効薬の比較情報や品質管理に関する情報などを一覧表・比較表として作成し，提供している。これらの情報は，MSから提供されるほか，情報誌やインターネットによる情報配信など，さまざまな媒体を介して提供されている。

表2　医薬品卸の主な取扱品と機能

主な取扱品	主な機能
・医療用医薬品(麻薬，向精神薬，覚せい剤原料などを含む) ・要指導・一般用医薬品(OTC) ・診断用医薬品 ・動物用医薬品 ・医薬部外品 ・医療機器 ・医療用食品 ・高圧ガス(医療用圧縮酸素など) ・毒物・劇物 ・危険物(アルコール類など) ・試薬，化学薬品	1. 物的流通機能(物流機能) ・仕入　・品揃 ・保管　・配送 ・品質管理
	2. 販売機能 ・販売促進　・適正使用推進 ・販売管理　・コンサルティング
	3. 情報機能 ・医薬品等に関する情報収集および提供 ・顧客カテゴリーに応じた情報提供
	4. 金融機能 ・債権，債務の管理 ・その他の説明資料など
	5. 危機管理 ・災害対応　・パンデミック対応

まとめ

- 製薬企業が提供する資料を5つ以上挙げよ(☞ p.123)。 試験 実習
- 緊急安全性情報と安全性速報の違いを説明せよ(☞ p.124, 125)。 試験 実習
- 医薬品卸に求められる機能について説明せよ(☞ p.128)。 試験 実習

＊MS：marketing specialist　＊OTC：over the counter

【引用文献】

1) 医薬品医療機器総合機構：医薬品リスク管理計画（RMP：Risk Management Plan）（https://www.pmda.go.jp/safety/info-services/drugs/items-information/rmp/0002.html）（2024年11月時点）
2) 厚生労働省：緊急安全性情報等の提供に関する指針について（https://www.mhlw.go.jp/file/06-Seisakujouhou-11120000-Iyakushokuhinkyoku/0000064222.pdf）（2024年11月時点）
3) 小野薬品工業株式会社：「ジョイクル®関節注30mg」を投与される患者様とご家族の皆様へ（https://www.ononavi1717.jp/system/files/2021-06/diclofenac_kanjya.pdf）（2024年11月時点）
4) 日本製薬団体連合会：医薬品安全対策情報 No.327（2024年7月）（https://dsu-system.jp/dsu/web/viewer.html?file=/dsu/327/327.pdf）（2024年11月時点）
5) ユーシービージャパン株式会社：ブリィビアクト®錠25mg/錠50mg 総合製品情報概要（経口版）（2024年6月，2024年11月時点）
6) ユーシービージャパン株式会社：ブリィビアクト®の作用機序－SV2A作用点の理解とブリィビアクト®の特徴－（2024年6月，2024年11月時点）
7) 日本製薬工業協会：医療用医薬品製品情報概要等に関する作成要領（2023年10月）（https://www.jpma.or.jp/basis/drug_info/lofurc0000001vb4-att/2310_1.pdf）（2024年11月時点）
8) 日本製薬工業協会：新医薬品の「使用上の注意」の解説作成の手引き（添付文書新記載要領対応2019年3月版）（https://www.jpma.or.jp/information/evaluation/results/allotment/lofurc000000c5y0-att/usage_notes.pdf）（2024年11月時点）
9) 武田薬品工業株式会社：電子化された添付文書改訂のお知らせ（「使用上の注意」改訂のお知らせ）（2024-No.1）（2024年11月時点）
10) 医薬品医療機器総合機構：適正使用のお願い 代謝拮抗剤 ティーエスワン配合カプセル・顆粒・OD錠/エスワンタイホウ配合OD錠/エスエーワン配合カプセル・顆粒・OD錠/エヌケーエスワン配合カプセル・顆粒・OD錠（2023年11月）（https://www.pmda.go.jp/files/000265342.pdf）（2024年11月時点）
11) 医薬品医療機器総合機構：「製薬企業からの適正使用等に関するお知らせ」ページ及び「製薬企業からの医薬品の安全使用（取り違え等）に関するお知らせ」ページへの情報提供文書掲載にかかる担当部門の変更について（https://www.pmda.go.jp/files/000215896.pdf）（2024年11月時点）
12) 第一三共株式会社：販売中止のご案内 トラスツズマブBS点滴静注用60mg/150mg「第一三共」（2024年1月，2024年11月時点）
13) 田辺三菱製薬株式会社：患者向医薬品ガイド カナグル錠100mg/カナグルOD錠100mg（2024年9月更新，2024年11月時点）
14) 厚生労働省：「患者向医薬品ガイドの作成要領」について（https://www.pmda.go.jp/files/000146043.pdf）（2024年11月時点）
15) 田辺三菱製薬株式会社：くすりのしおり カナグルOD錠100mg（2024年5月作成）
16) くすりの適正使用協議会：くすりのしおり作成基準第7版（新記載要領対応版）（https://www.rad-ar.or.jp/siori/sioriclub/pdf/sakuseikijun_siori_new_20220421.pdf）（2024年11月時点）

3章 医薬品の情報源と収集

8 代表的なWebサイトを利用した情報収集

1 医薬品情報関連サイト

- インターネット上の医薬品情報は，情報の発信元を確認することが重要となる
- いつ発信された情報なのか，最新の情報かを判断する必要がある
- AI翻訳を利用することで，海外の情報も活用できる

インターネット上の情報

今日ではインターネット上にさまざまな情報が溢れている。医薬品情報についても例外ではなく，情報を探す際に医療関係者でもWeb検索を日常的に利用している。

一方で，インターネット上にある情報の真偽については，情報を受け取った者が判断しなければならない。偽の医薬品情報・誤った医薬品情報を患者に適用することは，命にかかわる可能性もある。そのような事態を防ぐためにも，**インターネット・リテラシー**が求められる。

インターネット上の情報の真偽を検討するには，まずはその情報の「発信元」を確認することが重要となる。発信元が国などの公的機関なのか，個人のブログなのかによって，書かれている情報の信頼性は当然異なる。インターネット上の検索結果を確認するときは，掲載されるWebサイトのURLを確認すべきである。URLはいわばインターネット上の住所であり，その発信元を類推できる。

次の例では，example.co.jpの部分を**ドメイン**といい，「example」がexampleという営利企業であること，「.co」→営利法人であること，「.jp」→日本であることを表している。

https://www.example.co.jp/file/index.html

「.co」の部分は，他にも「.or（団体）」「.go（政府機関）」「.ac（学校関係）」「.ne（ネットワークの意，企業でも取得できるが，非営利でも利用できる）」などがある。もちろん，これに当てはまらないこともあるが，インターネット・リテラシーとして知っておくべき知識である。詳細はWeb検索で「ドメイン 意味」などと検索してみるとよい。これらはメールアドレスの表記にも当てはまるので，迷惑メール・詐欺メールの疑いがあるときは，送信元アドレスのドメインを確認することが重要となる。

また，情報は時間とともに変化していく。胃潰瘍の治療方法が現代と戦前ではまったく異なるように，医薬品情報についても以前は正しかったことが，最新の情報では正しくないということもある。また，古い情報が掲載されている可能性もあるため，検索で表示された医薬品情報が最新のものであるか，常に判断しながら利用することが求められる。

公的機関のWebサイト

■ 医薬品医療機器総合機構（PMDA，図1）[1]

添付文書情報を検索するには必須のWebサイトといえる。紙や書籍の添付文書では最新のものとは限らないため，PMDAから検索することで最新の添付文書が入手できる。**電子添付文書**

＊AI：artificial intelligence ＊URL：uniform resource locator
＊PMDA：pharmaceuticals and medical devices agency

も添文ナビ®アプリからPMDAのWebサイトにつながっており，そこから最新の情報を入手できる。添付文書だけでなく，医薬品インタビューフォーム，RMP，審査報告書や適正使用ガイドなどのRMP資材も掲載されており，医薬品情報サイトとしての有用性は高い。添付文書検索の際は，トップページ上部の「添付文書等検索」バナーからアクセスするとよい。

図1　PMDAのトップページ

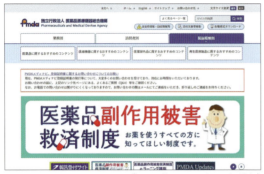

（https://www.pmda.go.jp/より）

■ 厚生労働省(図2)[2]

情報量が膨大で，トップページから目的の情報に到達するのが非常に困難と思われる。医薬品に関連した情報としては，一般名処方マスターや後発品の分類に関する情報，おくすりe情報などが掲載されているが，こちらはインターネット検索から辿るほうがよい。検索ワードを「一般名処方マスター」や「薬価基準収載品目リスト及び後発医薬品」「おくすりe情報」などに設定し，厚生労働省のドメイン上にあるページを表示させるとよい。その際，薬価収載などの関係で古くなってしまった情報が検索されることもあるので，どの時点の情報か留意して利用する必要がある。

図2　厚生労働省のトップページ

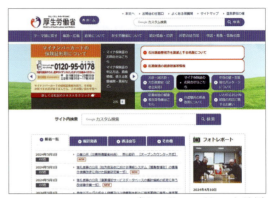

（https://www.mhlw.go.jp/より）

■ 国立医薬品食品衛生研究所[3]

医薬品に関連した情報としては，日本薬局方や海外規制機関の医薬品安全性情報が掲載されている。トップページから「医薬品・医療機器」のページを経由して利用できる。医薬品安全性情報は，海外の規制機関（わが国の厚生労働省に類似する機関）から発出される情報を翻訳して発信されている。隔週ではあるが，海外の情報を日本語で入手できる，非常に有用な医薬品情報サイトである。

■ 臨床研究等提出・公開システム(jRCT)[4]

医療機関で実施される臨床研究について，「臨床研究法」および「再生医療等の安全性の確保等に関する法律」の規定に基づき，厚生労働大臣に対して，実施計画の提出などの届出手続を行うためのシステムである。登録された臨床研究を検索することができる。

企業・団体のWebサイト

■ Mindsガイドラインライブラリ[5]

公益財団法人日本医療機能評価機構が厚生労働省委託事業として運営するWebサイトで，各種診療ガイドラインを検索・閲覧できる。質の高いガイドラインを普及させ，患者・医療者の意思決定支援，医療の質の向上を目的として活

＊jRCT：Japan Registry of Clinical Trials

動している．診療ガイドラインだけでなく，ガイドラインの作成方法や診療ガイドラインの解説など，幅広い情報が掲載されている．

■ 各種学術団体（学会）のWebサイト

ガイドラインについては，前述のMindsガイドラインライブラリで検索できることが多いが，ガイドラインの改訂から間もない時期は，Mindsガイドラインライブラリに掲載されていないこともある．その場合は，ガイドラインを発表している学術団体のWebサイトに直接アクセスする必要がある．

■ くすりの適正使用協議会[6]

過去の副作用被害問題への反省とともに，製薬企業が設立した団体である．患者向け医薬品情報である「くすりのしおり」や児童・生徒へのくすり教育，薬剤疫学の普及などに取り組んでいる．Webサイトでは最新の「くすりのしおり」をダウンロードでき，また英語版も充実している．

■ 医療情報システム開発センター[7]

医療情報システムにおける，各種マスターや用語の標準化を行っている．病名マスターや臨床検査マスター，手術・処置マスター，看護実践用語標準マスターなどがあり，医薬品情報に関連したものとしては，医薬品HOTコードマスター，一般名処方マスター（HOT-MedQ）を提供している．

■ ジェネリック医薬品情報検索システム[8]

ジェネリック医薬品を製造・販売している製薬企業の団体である日本ジェネリック製薬協会が提供している情報で，一般向けの「かんたん差額計算」と医療関係者向けの「情報提供システム」「文献検索」がある．かんたん差額計算では，服用している医薬品の名前，服用量，処方日数などを入力すると，ジェネリック医薬品に置き換えた場合の差額を計算することができる．医療関係者向けの情報提供システムでは，ジェネリック医薬品の製品検索〜資料請求や差額計算，各製薬企業の問い合わせ先などを検索することができる．文献検索では，製薬協会が評価したジェネリック医薬品の品質，有効性，安全性などを取り上げた論文，学会報告がデータベース化されたものを検索することができる．

その他のWebサイト

■ 薬価サーチ[9]

薬価サーチ.com運営チームが運営する，薬価を検索できるWebサイトである．私的な団体が運営しているが，薬価に特化した素早く軽快に検索できるWebサイトとなっている．検索結果からPMDAの添付文書にアクセスできる．

■ おくすり110番[10]

「病院の薬がよくわかるホームページ」として，各種医薬品情報を掲載している個人Webサイトである．添付文書情報だけでなく，薬価，妊娠と薬の情報，禁忌薬，副作用の情報などが網羅され，情報量は多い．1996年から運営されている．利用する際は個人Webサイトであることを念頭に置く必要がある．

■ 抗菌薬インターネットブック[11]

書籍の「抗菌剤ハンドブック」（世界保健通信社）[12]の情報を元に1996年に公開されたWebサイトである．現在，3名の大学教授・医師らが監修委員として内容を監修し，株式会社ミップが運営している．薬剤名から検索できるだけでなく，対象とする菌や投与経路・臓器移行性から薬剤を検索することもできる．

■ SAFE-DI[13]

　医薬品卸企業のアルフレッサ株式会社が中心となって運営している医薬品情報Webサイトである。添付文書情報，後発医薬品情報，医薬品コード検索，相互作用検索，データライブラリなど総合的な医薬品情報サイトとなっているが，利用にはID，パスワードが必要であり，運営などを通じて確認する必要がある。

■ FDA（Drug safety communications[14]，MedWatch，図3）[15]）

　米国の食品医薬品局（FDA）のなかにある医薬品情報提供サイトである。Drug safety communicationsは医薬品の安全性情報を提供しており，添付文書の警告表記の改訂などが掲載される。また，患者がメールアドレスを登録することで，服用中の医薬品に関する新しい安全性情報を入手可能となっている。

　MedWatchは，医療関係者や患者から医薬品などの安全性報告を受けつけている。そして，医薬品だけでなく血液製剤などの生物学的製剤，医療機器，医療用食品や化粧品などに関するアラートやリコール情報を掲載している。

　ほかにも，有料の医薬品情報Webサイトとして，Drugdex®，Poisindex®，Martindale，UpToDate®，UpToDate®Lexidrug（旧Lexicomp）などが挙げられる。有料のため，個人での利用には向かないが，企業・病院などで契約している場合は，国際的にも認められた有用な医薬品情報として利用できる。

図3　Drug safety communicationsのトップページ

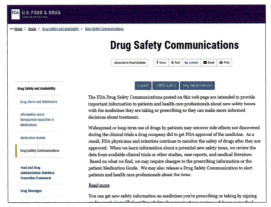

(https://www.fda.gov/drugs/drug-safety-and-availability/drug-safety-communicationsより)

　前述したFDAのWebサイトを含め，いずれも英語で提供される医薬品情報だが，インターネット上のAIを利用した翻訳サイトを活用することで，簡単に翻訳できる。インターネット上の情報は50％以上が英語で記載されており，日本語はわずか4.8％という情報もある[16]。今後は，これら英語の医薬品情報の活用が必須となるだろう。

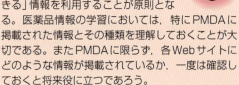

学習の要点

インターネット上の医薬品情報の活用
　インターネット上にはさまざまな医薬品情報があるが，「最新」の「信頼できる」情報を利用することが原則となる。医薬品情報の学習においては，特にPMDAに掲載された情報とその種類を理解しておくことが大切である。またPMDAに限らず，各Webサイトにどのような情報が掲載されているか，一度は確認しておくと将来役に立つであろう。

＊FDA：U.S. Food & Drug Administration

2 医療情報関連サイト

POINT
- 臨床でのさまざまな疑問に対して，インターネット上で情報検索を行うことができる
- 検索サイトなどでの検索結果を単に信頼しない
- 信頼できるWebサイトで検索を行い，検索結果を評価し情報提供を行う

海外で販売されている医薬品情報の検索

■ PDR[17]

米国で販売されている医薬品の基本情報を掲載している。以前はPhysicians' Desk Referenceとして知られており，印刷版の書籍が広く利用されていたが，現在はデジタルプラットフォームに移行し，医薬品情報の検索とアクセスがより容易になっている。

Drug Informationの検索ボックスに薬品名を入力すると，Drug Summaryとして医薬品情報が表示される。薬品名がアルファベット順に並んだリストからも選択可能である。またそれぞれの医薬品に該当する安全性情報も表示されるようになっている。発出された安全性情報はDrug Communicationsからも検索することができる。

■ AHFS® Clinical Drug Information™[18]

AHFS®は，米国病院薬剤師会（ASHP）が提供するデータベースである。米国で販売される医薬品情報のほかに，ガイドラインの情報，患者向けの医薬品情報，供給情報，適応外使用に関する情報が掲載されている。ASHPの主張ではFDAのWebサイトが多岐に分かれているため，統合したポータルサイトを提供しているとのことである。また，米国の医療機関や薬局はFDAからの医薬品安全性情報よりも，ASHPや民間の医薬品データベース企業からの情報を利用しているとのことである。

治療方法・診療ガイドラインなどの検索

■ MSDマニュアル[19]

世界で広く利用されている医学情報源である。次の3つのマニュアルが無料で公開されており，病気や症状の解説，診察や手技の動画，写真，画像，医学計算ツール，医学クイズ，ニュースやコラムなどが掲載されている（旧名称は「メルクマニュアル」）。

MSDマニュアルプロフェッショナル版[20]

医師や医療従事者，医学生などを対象としており，専門家のための高度な内容の医学事典で，日本語版がある。

MSDマニュアル家庭版[21]

患者やその家族，介護者などを対象としており，誰にでもわかりやすい言葉で書かれた医学事典で，日本語版がある。

MSDマニュアル 獣医マニュアル（英語版）[22]

獣医師や獣医療従事者，獣医学生などを対象としており，世界で最も広く利用される獣医学事典の1つである。

■ 東邦大学・医中誌 診療ガイドライン情報データベース[23]

東邦大学医学メディアセンターと医学中央雑誌刊行会（医中誌）が共同で運営する日本国内のガイドライン情報を集約したデータベースである。主にわが国の学会などの機関で作成された診療ガイドライン，およびわが国の学会などの機関で翻訳された診療ガイドラインの情報について調べることができる。幅広い診療領域にわたる最新の診療ガイドラインを収録しており，診療

---

* PDR：Prescribers' Digital Reference　* AHFS：American Hospital Formulary Service
* ASHP：American Society of Health-System Pharmacists　* FDA：Food and Drug Administration

科別やキーワード検索で情報を絞り込むことができ，改訂履歴や更新情報も提供されている。

■日本語版 サンフォード感染症治療ガイド アップデート版[24]

「サンフォード感染症治療ガイド（The Sanford Guide to Antimicrobial Therapy）」は1969年の米国での書籍版刊行以来，**感染症治療のバイブルとして高い評価**を得ており，最新のエビデンスに基づいて改訂を重ね，世界中の臨床家に利用されている。2010年にはSanford Guide Web版が公開され，随時更新が可能となった。「日本語版サンフォード感染症治療ガイド－アップデート版」は，Sanford Guide Web版を翻訳し，日本の医療従事者のために編集された情報提供サイトである。

授乳と薬に関する情報の検索

■妊娠と薬情報センター 授乳と薬に関する情報[25]

妊娠と薬情報センターは厚生労働省事業として2005年10月に国立成育医療研究センター内に設置された。ホームページ内に，「授乳と薬に関する情報」として「授乳中に安全に使用できると考えられる薬 50音順」「授乳中に安全に使用できると考えられる薬 薬効順」「授乳中の使用には適さないと考えられる薬」「授乳中のお薬Q&A」を公開している。

■LactMed®[26]

LactMed®（Drugs and Lactation Database）は，米国国立医学図書館（NLM）の**授乳中の服用薬に関するデータベース**である。Toxnetデータベースの一部として提供されている。授乳中の母親とその乳児に対する薬物の影響に関する情報を集約したもので，授乳中に使用される薬物の母乳中への移行，乳児への潜在的な影響，代替薬

の提案，薬物の作用機序などが解説されている。スマートフォンアプリ版も無料で公開されている。

腎機能と薬に関する情報の検索

■腎機能低下時に最も注意が必要な薬剤投与量一覧[27]

日本腎臓病薬物療法学会が作成する「**腎機能低下時に最も注意が必要な薬剤投与量一覧**」がPDFデータとして公開されている。添付文書，医薬品インタビューフォームや多数の学術論文から得られたデータに基づき，一般的な情報や平均値パラメータを掲載している。添付文書において腎機能低下患者の投与法が記載されている薬物には，常用量の欄に腎機能指標（GFRまたはCCr）を記載している。

アンチ・ドーピングに関する情報の検索

■薬剤師のためのアンチ・ドーピングガイドブック[28]

日本薬剤師会（JPA）は，わが国の薬剤師の職能団体である。薬剤師のアンチ・ドーピング活動の一環として，日本スポーツ協会スポーツ医・科学専門委員会アンチ・ドーピング部会の協力を得て「**薬剤師のためのアンチ・ドーピングガイドブック**」を2004年から毎年作成している。PDF形式でダウンロードすることができ，「使用可能薬リスト」「特に気をつけたい要指導医薬品・一般用医薬品と健康食品・サプリメント」などが掲載されている。

さまざまな医薬品情報の検索

■JAPIC[29]

JAPIC（日本医薬情報センター）は日本の医薬品情報を提供する団体の名称である。書籍の医療用医薬品集，一般用医薬品集などを発行していることで知られているが，多くのデータベースを作成しWeb公開している。医薬品情報デー

タベース「iyakuSearch」はJAPICが提供するWebサービスで医療用医薬品添付文書情報，一般用医薬品添付文書情報をはじめ，**表1**のデータベースを無料で検索することができる。

　追加サービスとして契約を行うことによりJAPIC Daily Mail（国内外の規制当局よりの規制措置情報）やWhere（医歯薬系の学会が発行した学会の抄録集検索）を利用することができる。また，これらのデータベースを統合的に検索するPharma Crossも会員向けサービスとして公開されている。

■ AI-PHARMA[30]

　木村情報技術株式会社が運営しているさまざまな医療機関のQ&Aや，注射薬の配合変化，プレアボイドの情報を取りまとめた，**医薬品情報プラットフォーム**である。検索システムには，自然言語処理AI技術が使われている。無料ではあるが，会員登録が必要である。

その他

■ PubMed[31]

　PubMedは米国国立医学図書館（NLM）内の，国立生物科学情報センター（NCBI）によって運営されている。医学文献データベースのMEDLINEのデータベースなど，さまざまな文献検索が可能である。

■ 日本ワクチン産業協会ホームページ[32]

　「予防接種に関するQ&A」「ワクチンの基礎」などの情報が掲載されている。

表1　iyakuSearchで使用可能なデータベース

医薬文献情報	国内外の医薬品の品質有効性および安全性に関する文献情報
学会演題情報	国内開催の医薬品の品質有効性および安全性に関する学会情報
日本の新薬	新薬の審査報告書の全文をデータベース化したもの
学会開催情報	国内の医学・薬学関連の学会，地方会などの開催情報
医薬品類似名称検索	医薬品名称の類似性を客観的に判断するための検索システム
効能・効果の対応標準病名	医療用医薬品電子添文の効能・効果に対応する標準病名を関連づけて相互に検索できる

> **医薬品情報業務で発生したQ&A情報のデータベース化**　〔学習の要点〕
> 　Q&A情報をデータベース化しておくことで，再び同様の質問が発生した際に，Q&A事例を確認することで容易に回答を導くことができる。単独施設のQ&A情報だけでなく，さまざまな施設でのQ&A情報を共有することにより，情報がさらに充実する。注意する点は，Q&Aが作成された時期が古いために，現在の最適解とならない場合がある。また，他施設で作成されたQ&Aが，自施設での最適解とならない場合がある。

まとめ

- インターネット上の医薬品情報を利用する際の注意点を挙げよ（☞ p.131）。 試験 実習
- インターネット上の医薬品情報について，発信された時期を確認する必要があるのは何故か説明せよ（☞ p.131）。 試験 実習
- 医薬品医療機器総合機構（PMDA）で利用可能な医薬品情報源を5種類挙げよ（☞ p.131，132）。 試験 実習
- 診療ガイドラインを検索するために役立つWebサイトを2つ挙げよ（☞ p.132，135）。 試験
- 感染症治療のバイブルと高い評価を得ており，日本語版も提供されている感染症治療ガイドを挙げよ（☞ p.136）。 試験
- 授乳と薬に関する情報源として役立つWebサイトを2つ挙げよ（☞ p.136）。 試験 実習

---

*AI：artificial intelligence

【引用文献】

1) 医薬品医療機器総合機構：ホームページ(https://www.pmda.go.jp/)(2024年10月時点)
2) 厚生労働省：ホームページ(https://www.mhlw.go.jp/)(2024年10月時点)
3) 国立医薬品食品衛生研究所：ホームページ(https://www.nihs.go.jp/index-j.html)(2024年10月時点)
4) 臨床研究等提出・公開システム：jRCT(https://jrct.niph.go.jp/)(2024年10月時点)
5) 日本医療機能評価機構：Mindsガイドラインライブラリ. https://minds.jcqhc.or.jp/(2024年10月時点)
6) くすりの適正使用協議会：ホームページ(https://www.rad-ar.or.jp/)(2024年10月時点)
7) 医療情報システム開発センター：ホームページ(https://www.medis.or.jp/)(2024年10月時点)
8) 日本ジェネリック製薬協会：ホームページ(https://www.jga.gr.jp/)(2024年10月時点)
9) 薬価サーチ(https://yakka-search.com/)(2024年10月時点)
10) おくすり110番(http://www.jah.ne.jp/~kako/)(2024年10月時点)
11) 抗菌薬インターネットブック(http://www.antibiotic-books.jp/)(2024年10月時点)
12) 大野竜三：抗菌剤ハンドブック，世界保健通信社，1989.
13) SAFE-DI(https://www.safe-di.jp)(2024年10月時点)
14) FDA：Drug safety communications(https://www.fda.gov/drugs/drug-safety-and-availability/drug-safety-communications)(2024年10月時点)
15) FDA：MedWatch(https://www.fda.gov/safety/medwatch-fda-safety-information-and-adverse-event-reporting-program)(2024年10月時点)
16) W3Techs：Usage statistics of content languages for websites(https://w3techs.com/technologies/overview/content_language)(2024年10月時点)
17) PDR by ConnectiveRX®(https://www.pdr.net/)(2024年10月時点)
18) AHFS Clinical Drug Information(https://ahfsdruginformation.com/)(2024年10月時点)
19) MSDマニュアル(https://www.msdmanuals.com/ja-jp)(2024年10月時点)
20) MSDマニュアルプロフェッショナル版(https://www.msdmanuals.com/ja-jp/professional)(2024年10月時点)
21) MSDマニュアル家庭版(https://www.msdmanuals.com/ja-jp/home)(2024年10月時点)
22) MSDマニュアル 獣医マニュアル(英語版)(https://www.msdvetmanual.com/)((2024年10月時点)
23) 東邦大学・医中誌 診療ガイドライン情報データベース(https://guideline.jamas.or.jp/)(2024年10月時点)
24) 日本語版 サンフォード感染症治療ガイド アップデート版(https://www.pfizerpro.jp/sanford)(2024年10月時点)
25) 国立成育医療研究センター：妊娠と薬情報センター 授乳と薬に関する情報(https://www.ncchd.go.jp/kusuri/)(2024年10月時点)
26) LactMed®：Drugs and Lactation Database(https://www.ncbi.nlm.nih.gov/books/NBK501922/)(2024年10月時点)
27) 日本腎臓病薬物療法学会：腎機能低下時に最も注意が必要な薬剤投与量一覧(https://www.jsnp.org/ckd/yakuzaitoyoryo.php)(2024年10月時点)
28) 日本薬剤師会：薬剤師のためのアンチ・ドーピングガイドブック(https://www.nichiyaku.or.jp/activities/anti-doping/about.html)(2024年10月時点)
29) 日本医薬情報センター(https://www.japic.or.jp)(2024年10月時点)
30) 木村情報技術株式会社：AI-PHARMA(https://aipharma.jp/)(2024年10月時点)
31) PubMed(https://pubmed.ncbi.nlm.nih.gov/)(2024年10月時点)
32) 日本ワクチン産業協会ホームページ(http://www.wakutin.or.jp/)(2024年10月時点)

3章 医薬品の情報源と収集

9 調査目的に合った情報源の選択と収集

9-1 効能・効果，有効性

1 添付文書・医薬品インタビューフォームからの情報の選択と収集

- 効能・効果，有効性に関する医薬品情報は，まずは添付文書（電子添文）と医薬品インタビューフォームを調べる
- これらは医薬品医療機器総合機構（PMDA）もしくは各製薬会社のホームページに掲載されている

情報収集の考え方

　調べたい情報によって使う媒体が変わってくる。なるべく簡単にわかりやすい情報を選択し，相手に合わせてアウトプットできることを目指す。

添付文書（電子添文）

　情報収集の際，まずは添付文書を調べられるようにしておく。以前は製剤とともに梱包されていたが，2024年現在はすべてデジタルデータとなっており，PMDA（図1）や各製薬会社のホームページなどで閲覧することができる。

　医療用医薬品では，添付文書に記載されている用法・用量が保険適用となり，記載されていなければ保険適用外となる。一般用医薬品（OTC医薬品，図2）を含め，効果が期待できようとも，**用法・用量からはずれた使い方をした場合には，副作用救済制度の対象外となる可能性がある。**情報を提出するときにはこの点に注意が必要である。

医薬品インタビューフォーム

　毒性や半減期，安定性など，**化学物質として**

図1 PMDA

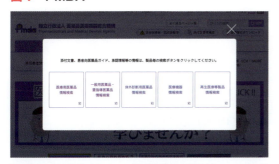

医療用医薬品だけでなく，一般用医薬品（OTC）についても検索できる。
（https://www.pmda.go.jpより）

図2 OTC医薬品の添付文書（説明書）の例

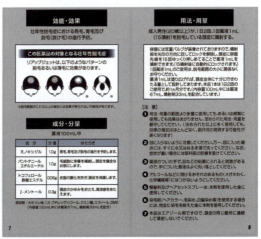

リアップ®ジェット説明書より。
（文献1）より大正製薬株式会社の許諾を得て掲載）

＊PMDA：Pharmaceuticals and Medical Devices Agency　＊OTC：over the counter

の性質を調べたいときは**医薬品インタビューフォームを用いる**。以前はA4サイズの冊子で配布されていたが，こちらもすべてデジタルデータに移行しており，各メーカーのホームページもしくはPMDAからPDF形式で閲覧できる。「冷所保存規定の薬だが外に出しっぱなしにしていた。大丈夫か」「補液に溶解した後の安定性はどのくらいか」「粉砕・脱カプセルしてもよいか」など，どのような保管条件であれば効果が期待できるか，という問い合わせも多い。まずは苛酷試験の結果が掲載されているか確認するとよい。

2 保険適用外の使用法に関する情報の選択と収集

- 国内の便覧として用いられる書籍や各種ガイドラインを調べる
- 海外添付文書を調べることや公知申請も参考となる

国際的に認められた使用法であっても，国内の承認を通っていない場合がある。慣習的に行われている処方であってもエビデンスレベルが低い場合があるので，どの程度信憑性があるのかも併せて把握したい。

書籍

アジスロマイシンの保険適用は3日間であるが，次の処方はどのような目的をもった処方だろうか。

| 患者情報 | 7歳　男児　体重20 kg |
| 処方 | アジスロマイシン　200 mg　分1　5日分 |

添付文書には適用外の使用法は記載されていない。まずは『今日の治療薬』（南江堂）[2]や『治療薬マニュアル』（医学書院）[3]など，辞書代わりに使用できる書籍を調べてみるとよい。**表1**に示すように適用外の項目が記載されている。例に挙げた処方は**咽頭炎か百日咳だろうと推測できる**。書籍によって，編者のコメントがあったり，項目ごとに系統立ててまとめていたりするので，処方の理解だけでなく，検討や変更の参考にもなる。

その他，問い合わせや提案にあたり，注射剤の混合に特化した『注射薬調剤監査マニュアル』[4]（エルゼビア・ジャパン），粉砕や脱カプセルについてまとめている『錠剤・カプセル剤粉砕ハンドブック』[5]（じほう），簡易懸濁法の参考になる『内服薬経管投与ハンドブック』[6]（じほう），腎機能悪化時の投与量を網羅した『腎機能別薬剤投与量POCKET BOOK』[7]（じほう）なども参考となる。

表1 アジスロマイシンの適応外の使用法に関する情報

成人	小児
百日咳：初日は1回500 mg1日1回，翌日から1回250 mg1日1回4日間	中耳炎：1日目10 mg/kg（最大500 mg），2〜5日目5 mg/kg（最大250 mg），1日1回 市中肺炎（≧生後6カ月）：1日目10 mg/kg（最大500 mg），2〜5日目5 mg/kg（最大250 mg），1日1回 咽頭炎：12 mg/kg（最大1日500 mg），1日1回，5日間 急性副鼻腔炎：1回10 mg/kg（最大1日500 mg），1日1回，3日間 百日咳：1回10 mg/kg，1日1回，5日間

（文献2, 3）を参考として作成）

各種ガイドライン

さまざまな疾患の治療ガイドラインがこれまでに策定されてきた。Web上で無料公開されているものも多いが，書籍を購入しないと確認できないものもある。次の処方は川崎病治療でアスピリンが使用できないときの1例である。

| 患者情報 | 3歳　男児　15 kg |
| 処方 | ジピリダモール　60 mg　分3　食後 |

ガイドラインには「インフルエンザ，水痘の罹患中および回復期に川崎病を発症した場合，アスピリンは用いずIVIG単独，あるいは他の抗炎症薬，抗血小板薬で治療を行う」[8]とあり，Reye(ライ)症候群の疑いに注意するために変更する例があることがわかる。ただし，アスピリン以外のエビデンスは少なく，保険適用外となっていることも記載されている。なんらかの理由でやむをえず変更が必要な場合など，ガイドラインを参考にすることが多い。

公知申請

厚生労働省では，「医療上の必要性の高い未承認薬・適応外薬検討会議」を設置している。**海外で適用があり広く使用されているが，日本国内では承認されていない医薬品や用法・用量について，検討会議が評価するとともに公知申請への妥当性を確認している**。また，薬事審議会では，検討会議が作成した公知申請への妥当性に関する報告書に基づき，事前評価を行っており，この事前評価が終了した段階で，**薬事承認（添付文書の改訂）を待たずに保険適用として認められる**。

これらはPMDAのホームページにまとめられている（図3，4）が，随時把握するのは難しいため，組織のDI担当がメール配信を受けて告知する形が望ましいだろう。

公知申請を経て承認されている例として，アモキシシリンの小児高用量（90 mg/kg/day）やクロミフェンの生殖補助医療における調節卵巣刺激の適用などがある。

図3　PMDA公知申請一覧

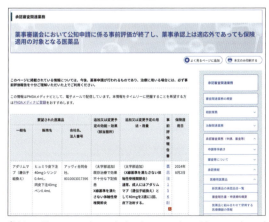

（https://www.pmda.go.jp/review-services/drug-reviews/review-information/p-drugs/0017.htmlより）

図4　公知申請報告の例（審査報告書）

（文献9）より引用）

＊IVIG：intravenous immunoglobulin　　＊DI：drug information

海外添付文書

日本医薬情報センターのホームページ（図5）に海外添付文書が検索できるWebサイト（図6）のリンクがまとめられている。国内で適用がない場合や，服用時点の比較検討をしたい場合などに参考となる。

図5 海外添付文書情報一覧（日本医薬情報センター）

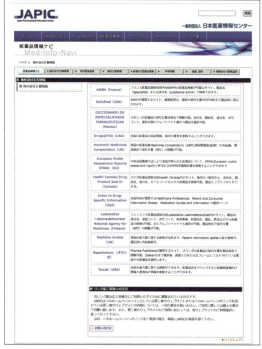

（https://www.japic.or.jp/di/navi.php より）

図6 海外添付文書が検索できるWebサイト（DailyMed）と資料

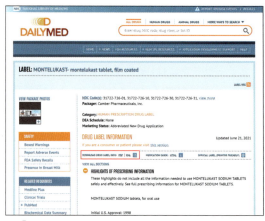

a「DOWNLOAD DRUG LABEL INFO」（□）から，**b**の資料を見ることができる。

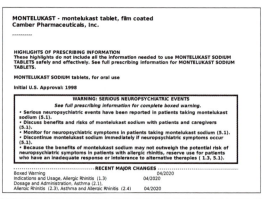

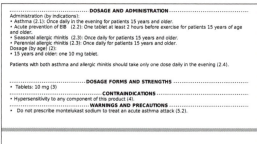

b 日本での適用はすべて就寝前だが，モンテルカストの資料を見ると，喘息は「夕方」，運動誘発の場合は運動予定の2時間前，その他は1日1回の指示のみとなっていることがわかる。年齢的に就寝前内服が難しければ夕食後でも可能，という指導ができる。
ただし，この程度の情報であれば日本の医薬品インタビューフォームにも記載がある。どちらを参照するか，目的によって選択するとよい。

（https://dailymed.nlm.nih.gov/dailymed/drugInfo.cfm?setid=97a682c2-7e00-4d07-a5ac-4436c977f842 より）

3 医薬品情報検索ツール・医薬品集からの情報の選択と収集

POINT
- 疾患や薬物治療，医薬品の有効性に関する調査の際には，必要に応じて海外の医療情報を参照する

　前項までに挙げられた情報源は公的機関，製薬企業，学会および関連団体が発出発行する資料であり，多くの場合はこれらの医療情報を活用することで疾患や薬物治療に関する情報収集を行うことができる。しかし，海外の標準治療を参照する必要がある場合や前項までの情報源では不足する場合などもあり，その際に有用な検索ツールや医薬品集を紹介する。

UpToDate®10)

　世界190カ国以上で使用されている**医療情報検索ツールであり，疾患や医薬品に関する最新のグローバルスタンダードの情報を入手可能である**。医師・薬剤師などの医療従事者の臨床意思決定支援リソースとして，多くの病院で使用されている（**図7**，**表2**）。

図7　UpToDate®のトップページ

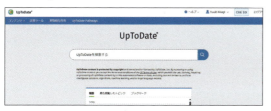

（https://www.uptodate.comより）

　The Lancet や The New England Journal of Medicine をはじめとする主要医学系雑誌400種類以上から得られる情報を基に，各分野の専門家が執筆，編集，レビューなどを行い，日々情報が更新されている。

■ **活用するためのコツ**

- 検索キーワードは，2つの語句でも十分な情報に辿りつくことができる。予測検索機能もあるので，上手に活用するとよい。

  > 入力例；疾患名＋薬物療法（または医薬品名や医薬品グループ名）
  > 　　　　疾患名＋特殊病態を表す用語

- Summary & Recommendations（まとめと推奨事項）を参照すると要点を把握できる。最初にここを読み，疑問解決が可能と考えられる場合に詳細を読み進めるとよい。

実践!!　臨床に役立つアドバイス

英文の情報の活用法
　ブラウザの翻訳機能を使用することで日本語に変換することも可能である。ただし，あくまで原文は英文であるため，臨床現場で活用する際は日本語で概要を把握したうえで，一度原文（または原著論文）を確認することが望ましい。

表2　UpToDate®が臨床で役立つ場面の例

具体例	説明
スペシャルポピュレーションに対する情報	薬物動態や感受性が一般の患者集団と異なる集団に対する情報（腎機能・肝機能低下，妊婦・授乳婦，小児，高齢者など），およびそれらに基づく具体的な処方提案
適応外使用	海外で行われている治療法・使用されている医薬品に関する情報を踏まえた処方計画の立案
まれな疾患に関する情報	頻度の少ない疾患や薬物治療に対する幅広い情報収集
古い文献に基づく情報	発行年が古いなどの理由で入手困難な文献に基づくエビデンスに対する情報収集
がん化学療法のレジメン作成時	がん化学療法におけるレジメン作成時における海外の標準治療の確認

UpToDate® Lexidrug™[11]

　複数の医薬品情報リソースを検索可能なツール（**データベース**）であり，世界各国の薬剤師が日々情報を更新している。薬剤師目線で書かれていることが大きな特徴といえる。UpToDate®同様，スペシャルポピュレーションに対する情報収集，適応外使用に関する情報収集をはじめ，医療現場に携わる薬剤師にとって役立つ場面は多いと考えられる。

Prescribers' Digital Reference® (PDR)[12]

　米国の製薬企業250社以上から提供される添付文書データベースであり，4,000品目以上の医療用医薬品が収載されている。以前は，Physician's Desk Referenceとして刊行されていたが，2017年をもって刊行を終了しており，現在はWebサイトで無料検索できる（**図8**）。

Martindale: The Complete Drug Reference[13]

　米国，英国，オーストラリア，中国を含む世界43カ国の医薬品集であり，6,300品目以上の医療用医薬品が収載されている。欧米のみならず世界各国を調査対象としたい場合に有用な情報源といえる。

図8　PDRのトップページ

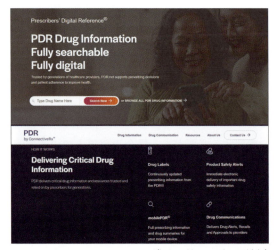

（https://www.pdr.net/より）

> **学習の要点**
> **効能・効果，有効性に関する情報の選択・収集を実践するうえでのポイント**
> 　海外の情報も含めて収集する場合，目の前の患者に適用可能かどうかは別途検討する必要がある。「何に効くか」だけでなく，「どのような患者層に」「どのような状況下で」投与されたかを加味して，総合的に判断する必要がある。適応外使用の場合は，一般的には医薬品副作用被害救済制度の対象外となることにも留意する。

まとめ

- ランソプラゾールを例に情報収集を行い，A4用紙の1/3〜1/4の文章量を目安に薬剤情報を作成せよ（☞p.139〜142）。**実習**
- 妊娠中の静脈血栓塞栓症治療における抗凝固薬の選択について，可能であればUpToDate®を活用してA4用紙の1/2の文章量を目安にまとめよ（☞p.143，144）。**実習**

【引用文献】
1）大正製薬株式会社：リアップ®ジェット説明書（2024年11月時点）
2）伊豆津宏二，ほか編：今日の治療薬2024 解説と便覧，南江堂，2024．
3）矢﨑義雄，監：治療薬マニュアル2024，医学書院，2024．

4）注射薬調剤監査マニュアル編集委員会 編：注射薬調剤監査マニュアル2023（石井伊都子 監訳），エルゼビア・ジャパン，2023．
5）佐川賢一，ほか監：錠剤・カプセル剤粉砕ハンドブック 第8版，じほう，2019．
6）藤島一郎 監：内服薬 経管投与ハンドブック 簡易懸濁法可能医薬品一覧，じほう，2020．
7）日本腎臓病薬物療法学会 腎機能別薬剤投与方法一覧作成委員会，編：腎機能別薬剤投与量POCKET BOOK，じほう，2022．
8）日本小児循環器学会：Ⅶ．抗血小板薬（Table 6），日本小児循環器学会川崎病急性期治療のガイドライン（2020年改訂版）（https://jpccs.jp/10.9794/jspccs.36.S1.1/data/index.html）（2024年10月時点）
9）医薬品医療機器総合機構：ソル・メドロール静注用審査報告書（https://www.pmda.go.jp/drugs/2023/P20230912001/672212000_22000AMX00311000_A100_1.pdf）（2024年10月時点）
10）Wolters Kluwer：UpToDate®（https://www.wolterskluwer.com/ja-jp/solutions/uptodate）（2024年10月時点）
11）Wolters Kluwer ： UpToDate® Lexidrug™（https://www.wolterskluwer.com/en/solutions/uptodate/pro/lexidrug）（2024年10月時点）
12）ConnectiveRx：PDR（Prescribers' Digital Reference®）（https://www.pdr.net/）（2024年10月時点）
13）Buckingham R, ed.：Martindale: The Complete Drug Reference, Pharmaceutical Press, 2020.

9-2 安全性(副作用)

1 安全性(副作用)に関する情報収集

POINT
- 安全性に関する情報の情報源とそれらの特徴を理解する
- 海外の安全性情報や潜在的リスク情報について検索できる

医薬品の安全性(副作用)に関する最も基本的な情報源は**添付文書**である。しかし,添付文書のみでは必要十分な情報とは言えない場面も多い。より詳細な安全性情報の取得には,**医薬品インタビューフォーム**,**医薬品安全性管理計画書(RMP)**,**審査報告書**などが医薬品個別に利用可能な情報源となる(詳細は他項参照)。本項では,医薬品の安全性情報を横断的に収集できる**三次資料**について紹介する。

国内の潜在的リスク情報および自発報告データベース

医薬品(特に新医薬品)においては,投与経験の少ない発売初期はすべての副作用が把握できているわけではなく,市販後の安全性情報の集積により市販後に副作用が追加されることも多い。そのため,必要時には添付文書などに記載のない潜在的なリスク情報についても収集できることが求められる。PMDAのWebサイト「医薬品に関する評価中のリスク等の情報について」(**図1**)には,使用上の注意の改訂などにつながりうるリスク情報や海外規制当局,学会などが注目し評価を始めたリスク情報が掲載されており,情報源の1つとなる。

また,医薬品,医療機器等の品質,有効性及び安全性の確保等に関する法律(薬機法)に基づき,医薬関係者や製薬企業からPMDAに自発的に報告される副作用と疑われる症例の情報は,データベース化されPMDAのWebサイト上で公開されている〔**JADER**という(**図2**)。詳細はp.309

図1 医薬品に関する評価中のリスク等の情報について(PMDAのWebサイト)

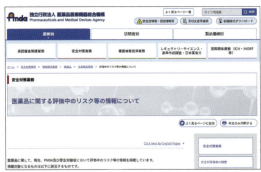

(https://www.pmda.go.jp/safety/info-services/drugs/calling-attention/risk-communications/0001.htmlより)

図2 自発報告データベース JADER(PMDAのWebサイト)

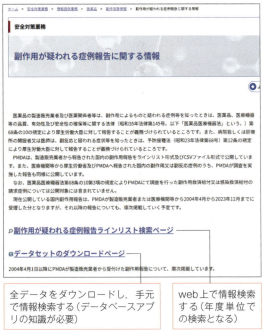

全データをダウンロードし,手元で情報検索する(データベースアプリの知識が必要)

web上で情報検索する(年度単位での検索となる)

(https://www.pmda.go.jp/safety/info-services/drugs/adr-info/suspected-adr/0005.htmlより)

＊RMP:risk management plan ＊PMDA:Pharmaceuticals and Medical Devices Agency
＊JADER:Japanese adverse drug event report database

参照〕。この**自発報告データベース**には膨大な副作用疑い症例が含まれている一方で，十分な因果関係が検討されているものではないなど，活用上留意すべき点がいくつかある。しかし，潜在的リスク情報が含まれている可能性があるため，有効活用できる場合がある。

海外規制当局の安全性情報

わが国の厚生労働省やPMDAと同様に，海外の医薬品規制当局においても，それぞれ医薬品に関する安全性情報が収集・分析され，情報発信および必要に応じた措置が行われている。国立医薬品食品衛生研究所（NIHS）では，これらの海外規制当局の情報をモニタリングし，約2週間に1回の間隔で **NIHS 医薬品安全性情報** としてWeb上で公開している（図3）。わが国で流通している医薬品の安全性情報が国内より早く海外から発信される事例も多く，各国の規制当局からの安全性情報が日本語で網羅的に確認できる情報源として非常に有用である。

NIHS 医薬品安全性情報の各レポートPDFは，目次に該当内容へのリンクが貼られているほか，各情報には情報源となる各国の規制当局の発信情報へのリンクも記載されており，情報元を辿ることができる。

一方で，NIHSの情報には発信タイムラグが存在するため，よりリアルタイムに情報を入手するためには，各国の規制当局のホームページを直接チェックする必要がある。その場合，近年では事前登録したWebサイトの更新情報を自動検出し，メールやSNSで通知してくれるアプリや，Webサイトを自動で翻訳してくれる機能などが存在するので，これらを活用することで効率的な情報収集が可能となる。

化学物質情報

医薬品は医薬品である以前に化学物質であり，一部の医薬品には保管管理上の制約がある。このような化学物質としての特性について情報収集する場合に活用可能なWebサイトとして **Webkis-Plus** を紹介する。

Webkis-Plusは，国立環境研究所が運営する化学物質情報データベースであり，化学物質名で検索することにより物性情報をはじめ，法規制，曝露情報，急性・慢性毒性試験，リスク評価情報などさまざまな安全性に関する情報が入手可能である（図4）。

国際的医薬品情報データベース

Micromedex® および **UpToDate® Lexidrug™**（旧名 **Lexicomp®**）は，世界中で利用されている医薬品情報の総合データベースで

図3 「NIHS 医薬品安全性情報」のトップページ，およびそのレポートPDFの実例

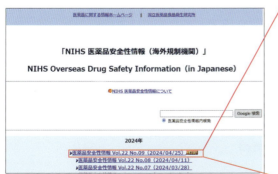
（https://www.nihs.go.jp/dig/sireport/index.html より）

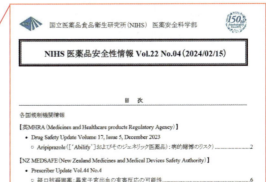

＊NIHS：National Institute of Health Sciences　＊SNS：social networking service

図4 「Webkis-Plus」のトップページ

（https://www.nies.go.jp/kisplus/より）

あり，さまざまな医薬品情報を含んでいる。有償の医薬品情報データベースであるため，契約条件により利用可能なコンテンツは異なるが，国際的医薬品情報が検索でき，利用可能な施設においては有用な情報源となりうる。

Micromedex®はその構成コンテンツとして，米国で医薬品情報の標準資料として認定されているデータベース（DRUGDEX®）や英国薬剤師会による国際的な医薬品情報集（Martindale：The Complete Drug Reference），妊婦・授乳婦への投与に関する情報（Reproductive Effects），過量投与時の中毒症状・対処法に関する情報POISINDEX®，相互作用情報を検索できるPDR（旧名：Physician's Desk Reference）など，さまざまなデータベースを統合している。

UpToDate® Lexidrug™（旧名 Lexicomp®）も主要国で多く利用されている医薬品情報の包括的アプリケーションであり，最も有名な臨床意思決定支援システムの1つであるUpToDate®において採用されている医薬品情報源である。医薬品基本情報の薬剤間比較や安全性情報，毒性情報，医薬品相互作用，患者教育資材などさまざまな医薬品情報を活用可能である。

MedscapeやEpocrates®も国際的に広く活用されている医薬品情報アプリケーションであり，これらのモバイルアプリはiOS版，Android版の両方において無償でダウンロードし，利用可能である。

ほかの海外医薬品情報Webサイトとして，いずれも米国の総合医薬品情報サイトであるDrugs.com[1]やRxList[2]，PDR.Net[3]などがあり，安全性情報をはじめとするさまざまな医薬品情報を検索可能である。

診療ガイドラインの患者適用の判断

診療ガイドラインには健康に関連した課題に対する標準的な治療法などがまとめられており，薬物治療を実践するにあたっての重要な情報源の1つである。ただし，ガイドラインで推奨されている治療法などは標準的なものであり，薬物治療の個別最適化に向けては，ガイドラインの情報を適切に収集，評価したうえで，当該患者に適用すべきかどうかを判断する能力が求められる。

まとめ

- 医薬品の安全性情報を横断的に調べるための情報源を複数挙げよ（☞ p.146～148）。 実習
- 潜在的な安全性情報を検索・収集することの重要性について述べよ（☞ p.146～148）。 実習
- 潜在的な安全性情報を検索・収集するための情報源を挙げよ（☞ p.146～148）。 実習

【引用文献】
1）Drugs.com（https://www.drugs.com/）（2024年10月時点）
2）RxList（https://www.rxlist.com/）（2024年10月時点）
3）PDR.Net（https://www.pdr.net/）（2024年10月時点）

＊PDR：Prescribers' Digital Reference

9-3 薬物相互作用

1 薬物相互作用の情報と活用の仕方

- 薬物の組み合わせの数はほぼ無限であり，情報のある組み合わせは一部であるが，それでも薬物相互作用の情報は膨大である
- 情報源の特徴を理解する必要がある。また，情報の有無にかかわらず，まずは薬動態学的な特性などから起こりうる相互作用を考察する必要がある
- 情報の有無だけでは不十分で，その臨床的影響の程度とマネジメントを評価・考察することが不可欠である

薬物相互作用とは

　薬物相互作用とは，ほかの薬物や飲食物・嗜好品などを併用することにより，薬物の効果の増強または減弱，副作用などが生じることである。薬物相互作用は，ときに重大な臨床的帰結を引き起こすことがある。1990年代前半に日本で起きた抗ウイルス薬と抗がん薬との薬物相互作用により生じた**ソリブジン事件**では，15名もの犠牲者を出し，これを受けて医薬品添付文書の問題点が議論され，記載要領が改定された。また，重大な薬物相互作用が原因で開発が中止されたり，市場から撤退した医薬品も少なくない。一方で，医薬品の開発過程における薬物相互作用の検討方法および情報提供に関して，欧米との調和を図りながらわが国でも改訂作業が進められ，2018年7月に厚生労働省より**医薬品開発と適正な情報提供のための薬物相互作用ガイドライン**が発出された[1]。しかし，近年においても死亡例を含む薬物相互作用による重篤な被害が多数報告されており，それらの主な原因は医療現場で適切なマネジメントが行われていなかったこ
とにある。

　特に近年，医療の高度化と多様化，高齢化社会の進展などに伴い，複数科受診による重複投与および多剤併用投与による薬物相互作用のリスクが増加している。複数の薬剤を処方されている患者の60％に相互作用の可能性があるとの報告がある[2]。また，英国において医薬品有害事象は入院原因の6.5％であり，そのうちの約17％は相互作用が原因との報告がある[3]。そのため，医療現場では膨大な薬剤の組み合わせの処方内容から，臨床的に重大な相互作用を見逃さないことが重要となる。

> **補足**
> **医薬品開発と適正な情報提供のための薬物相互作用ガイドライン[1]**
> 　医薬品開発と適正な情報提供のための薬物相互作用ガイドラインは，主に医薬品の開発時において，薬物代謝酵素や薬物トランスポーターを介する薬物相互作用を*in vitro*試験で検出し，モデル解析などに基づき必要に応じて薬物相互作用試験を実施し，それらの結果を添付文書に反映させるまでの流れを，最新の科学的知見を基盤として詳述したものである。現在，医薬品開発時にこのガイドラインに沿った薬物相互作用が検討され，添付文書で注意喚起される例が増えている。

用語解説　ソリブジン事件　1993年に起きた薬物相互作用による薬害である。帯状疱疹の抗ウイルス薬ソリブジンとフルオロウラシル系抗がん薬（FU）の併用により，2カ月の間に15名が死亡した。ソリブジンは，1979年に合成された化学物質の成分名で帯状疱疹の薬として開発が進められた。1986年から1989年まで臨床試験が行われ，1993年7月に製造が承認されて，9月3日から「ユースビル®」の商品名で販売が開始された。しかし，FUと併用されることでFUの血中濃度が上昇する相互作用により，1993年10月末までに15名が死亡と報告された。販売会社は，FUとの併用により死亡の危険があることをソリブジンの販売前に十分に認識していたとされ，また添付文書にはFUとの「併用投与を避けること」と小さく記載はされていた。しかし，実際には併用を防ぐことができずに，企業や行政の情報提供のあり方や薬剤師の職能についても問われた事件である。

＊FU：fluorouracil

薬物互作用の種類

薬物相互作用の発現機序には，薬物動態学（pharmacokinetics）的相互作用と薬力学（pharmacodynamics）的相互作用がある．薬物動態学的相互作用は，薬物の吸収，分布，代謝，排泄がほかの薬物により影響を受け，血中濃度が変動することによって過剰な効果の発現（中毒）や効果の減弱が起こる場合をいう．代表的なものには，肝臓での薬物代謝酵素活性の阻害などがある．薬力学的相互作用は，薬物の体内動態（血中濃度）には変化がないが，受容体などの作用部位での相互作用によって，効果の増強や減弱が起こる場合をいう．ニューキノロン系抗菌薬と非ステロイド系消炎鎮痛薬の併用によるけいれん誘発などが例として挙げられる．また，飲食物などとの相互作用についても重要なものがあり，患者の食生活，嗜好品なども十分考慮する必要がある．薬物相互作用の約40％が代謝部位での薬物動態学的相互作用であることが報告されており，その相互作用のほとんどがシトクロムP450（CYP）を介した機序である[4]．医薬品のなかには，このようなCYPに関連した相互作用が原因で市場撤退した薬剤も多数ある．小腸や肝臓，腎臓に発現している薬物トランスポーターの機能が薬物相互作用によって変動すると全身クリアランスが変化するので血中濃度が変動する場合もある．また，血液脳関門や血液胎盤関門など関門組織に発現している薬物トランスポーターの機能が薬物相互作用によって変動すると，血中濃度は変化しなくても，局所では大きな薬物濃度の変化を生じている可能性がある．

医薬品添付文書では，相互作用の注意喚起は「併用禁忌（併用しないこと）」と「併用注意（併用に注意すること）」に分けて記載されている．併用注意に関しては，実際には必要上併用することも少なくないため，相互作用のメカニズムや危険性（程度），適切な代替薬の有無なども把握したうえで，患者個別に対応を判断する必要がある．

薬物動態学的相互作用の具体的な評価方法（クリアランス寄与率の評価，阻害・誘導の強さの評価，血中濃度変動の評価）

特に薬物動態学的相互作用の評価においては，**どの代謝排泄のステップがその薬にとって鍵となるかを理解しておくことが重要**である．すなわち，ある特定の消失経路の寄与率（すわなち，全身あるいは経口クリアランスに対する特定の消失経路のクリアランスの寄与率）が高ければ，その消失経路が併用薬によって阻害されると，その消失クリアランスは低下するので，その程度に応じて血中濃度曝露量（すなわちAUC）が大きくなる．

CYPを介する相互作用に関して，$in\ vitro$データではなく典型的な薬物間相互作用の$in\ vivo$の臨床試験の報告からCYP分子種の基質薬のクリアランスへの寄与率（CR）と阻害薬の阻害率（IR）あるいは誘導薬によるクリアランスの増加（IC）を算出することにより，ほかの多くの併用による基質薬の血中濃度の変化の程度を予測する方法がある[5, 6]．これは該当するCYP分子種の基質薬のCR，阻害薬のIR，誘導薬のICを用いることによって，臨床報告のない組み合わせでも，阻害および誘導による薬物間相互作用に伴う基質薬の血中濃度AUCの変化をそれぞれ次の式で予測するものである．

$$\frac{AUC_{+inhibitor}}{AUC_{control}} = \frac{1}{1-CR \times IR} \quad \cdots\cdots\cdots (1)$$

$$\frac{AUC_{+inducer}}{AUC_{control}} = \frac{1}{1+CR \times IC} \quad \cdots\cdots\cdots (2)$$

この理論に基づいて，相互作用のなかでも特に臨床上注意すべき代謝酵素の**主な基質と阻害**

*CYP：cytochrome P450

剤および誘導剤はリストにしてまとめられている[7, 8)]。

例えば，経口クリアランスへのCYP3Aの寄与が95％の基質薬（すなわちCR$_{CYP3A}$＝0.95の基質薬）であれば，CYP3Aが完全に阻害されると（すわなちIR$_{CYP3A}$＝1の阻害剤と併用すると），基質薬のAUCは20倍にも上昇することになる。一方でCR$_{CYP3A}$が50％の基質薬であれば，CYP3Aが完全に阻害されても2倍に上昇するに過ぎない。ただし，予測精度としては予測値のおおむね67～150％の範囲であることや，ほかの機序に基づく相互作用の可能性にも十分に配慮する必要がある。

すなわち，基質薬であればその寄与率，阻害薬であればその阻害の強さ，誘導薬であればその誘導の強さを見積もることが重要である。

医療用医薬品添付文書

添付文書は薬剤の有用性や安全性を法的にも裏づける基本的な情報であり，まずは確認すべき情報源である。一方で，多くの記載の工夫がなされてきたものの，禁忌，副作用，注意などの記載について，羅列的にときに重複して掲載されるためわかりにくく，また分類の根拠が不明確であるなどの課題があった。特に多剤併用が日常的で，患者の高齢化が進んだ現在の医療のもとでは，薬物相互作用について，明確かつ網羅的な注意喚起が十分ではないなどの課題があった。

2017年の記載要領の改正に伴い，前述のような課題の改善が図られてきている。例えば，薬物相互作用による薬物クリアランスの変動は，効果や副作用に影響を与えるため，その程度を定量的に評価することが重要であるが，そのためには，薬物の主たるクリアランス経路やクリアランス変動要因の情報が必要である。すなわち，薬物動態の代謝や排泄に関する情報，腎機能障害などの特定の背景を有する患者での薬物動態情報，薬物相互作用試験の情報などが必要であり，これらの情報に関する記載が充実することになった。

■ 相互作用の項

新しい記載要領では，相互作用の項で，「血中濃度の変動により相互作用を生じる場合であって，その発現機序となる代謝酵素等に関する情報がある場合は，前段にその情報を記載すること」とある。また，日薬連発385号・424号の通知のQ&Aにおいて，具体的に「前段には相互作用に関連する薬物動態特性にあたる発現機序として，代謝酵素分子種とその寄与割合の目安，代謝酵素分子種への阻害または誘導作用，吸収・分布・排泄に関与する薬物輸送機序等の概要を記載すること」とある。

医薬品開発と適正な情報提供のための薬物相互作用ガイドラインでも「薬物相互作用を生じる経路の in vivo での寄与率〔例えばContribution Ratio(CR)などを参考に算出する〕などを踏まえ，『主にCYP○○で代謝され，一部はCYP▲▲で代謝される』のように記載する。なお，『具体的な寄与率などに関する情報は薬物動態の項などで合わせて情報提供することが望ましい』」とされている。

すなわち，相互作用の項目の前段で，起こりうる相互作用の概要，代謝酵素分子種とその寄与割合の目安，代謝酵素分子種への阻害または誘導作用などの概要が把握しやすくなった。

さらに，ガイドラインQ&Aの，「添付文書においてCYP3Aを介した薬物動態学的相互作用を注意喚起する場合の『相互作用』の項の記載方法」については，「併用注意の場合の『薬剤名等』の欄への記載については，『強いCYP3A阻害薬』『CYP3Aにより代謝される薬剤』など，併用注意となる対象をカテゴライズする表現を記載し

＊ AUC：area under the concentration-time curve ＊ CR：contribution ratio ＊ IR：inhibition ratio
＊ IC：increase in clearance

たうえで当該カテゴリー内の代表的な一般的名称を例示として併記する。**記載している薬剤の一般的名称は代表例に過ぎず，ほかにも併用注意の対象となる薬剤があることを医療現場に情報提供するために適切にカテゴライズする。**なお，カテゴライズの方法について，臨床症状・措置方法が同一の場合には，複数の強度分類をまとめて記載することでも差し支えない。併用禁忌の場合の『薬剤名等』の欄への記載については，上述のカテゴリーの記載はせず，併用禁忌となる対象薬剤の一般的名および代表的な販売名を記載する。」と記載されており，事例も紹介されている。

また，CYP3A以外を介する薬物動態学的相互作用を注意喚起する場合の「相互作用」の項の記載方法については，「併用注意の場合の『薬剤名等』の欄への記載については，『CYP2D6阻害薬』，『CYP1A2により代謝される薬剤等』，併用注意となる対象をカテゴリーで表現する必要があって，適切にカテゴライズ可能な表現があればそれを記載したうえで当該カテゴリー内の代表的な一般的名称を例示として併記する。阻害または誘導の強度分類については特に記載が必要な場合のみ『機序・危険因子』の欄に記載する。併用禁忌の場合の『薬剤名等』の欄への記載についてはCYP3Aを介した薬物動態学的相互作用同様，カテゴリーの記載はせず，併用禁忌となる対象の一般的名称及び代表的な販売名を記載する」とされている。

■薬物動態の項

記載要領には，薬物動態の項の「16.7 薬物相互作用」として，次の①②とある。

①原則として，「10. 相互作用」に注意喚起のある薬物相互作用について，**臨床薬物相互作用試験の結果を記載すること**。必要に応じて，相互作用の機序・危険因子について，ヒト生体試料を用いた *in vitro* 試験などのデータを補足すること。

②臨床薬物相互作用試験の結果を記載する場合には，**相互作用の程度が定量的に判断できるよう，血中濃度や主要な薬物動態パラメータの増減等の程度を数量的に記載**すること。

この相互作用試験では，基本的には該当する分子種の寄与率（CR）の高い基質，阻害作用（IR）の強い阻害薬で行われることになる。

すなわち，典型的な薬物との薬物相互作用試験が実施され，そのAUC変化などが添付文書で確認できる。例えば，ある新規薬物がCYP3Aの強力な阻害薬であるイトラコナゾール〔CYP3Aに対する阻害率（IR_{CYP3A}）=0.95〕と相互作用試験でAUCが5倍になっているのであれば，その新規薬物CYP3Aの寄与率（CR_{CYP3A}）は前述の理論式から0.84と評価できる。CRが評価できればIRがわかっている阻害薬との併用によりAUCが何倍程度になるのかを，相互作用試験が行われていなくても前述の理論式から予測値として評価できることになる。ただし，限界や注意点もあるので，詳細は成書や論文を参考にしていただきたい[5-7]。そして，その評価や予測した血中濃度の変動が，どの程度臨床的に効果や副作用に影響するのかという考察も必要不可欠であること，そして，その対応（回避方法やマネジメント）をどうするかというのも，ケースごとに患者背景も十分に考慮して検討する必要があることを強調しておきたい。相互作用を回避するために代替薬に変更するのであれば，その代替薬の有効性と安全性を患者個別に考える必要がある。そこまでを含めて相互作用マネジメントであり，そのような評価は当然添付文書情報だけでなく，次に紹介する情報源，ガイドライン，個々の患者の背景など，多くの情報を参考にして検討されるべきである。その考え方も成書やガイド[9]などを参考にしていただきたい。

医療用医薬品添付文書に基づいた各種検索システム

　Webで利用可能な医療用医薬品添付文書の記載内容に基づいた検索システムは，添付文書の相互作用の項目に記載されている薬物を漏れなく抽出してチェックするのに便利である．しかし，前述した添付文書情報の内容や限界を正しく理解しておくことが各システムを活用する前提となる．

■ Lexicomp® Drug Interactions[10]

　医薬品の組み合わせごとに検索して，その組み合わせの相互作用のRisk rating，Summary，Patient management，Category interacting members，Discussionを確認することができる．Patient managementでは併用を避ける期間など具体的な対応策が紹介されている．Category interacting membersは相互作用の機序から同様に相互作用が推定される医薬品がリストアップされる．逆に直接的な相互作用の報告がなくてもCategory interacting membersに含まれていれば相互作用として検出して情報を得ることができる．Discussionでは根拠となる相互作用試験の結果などの臨床情報が引用文献とともに具体的に記載されている．添付文書情報を質と量の両面から補強してくれる有用なデータベースである．

■ Stockley's Drug interactions[11]

　英国薬剤師会（The Royal Pharmaceutical Society）が提供している相互作用のデータベースであり，書籍版とWeb版がある．書籍版（12版，Pharmaceutical Press）では約29,000の組み合わせの相互作用の索引があり，約5,000の相互作用のモノグラフで構成されている．各モノグラフは簡潔なsamarry，clinical evidence，mechanism，importance and managementの項目で構成され，システマティックレビューを含む刊行物の情報の基づいており，それらの引用文献リストもある．根拠となる具体的な臨床情報が得られやすい点が特に有用である．Web版は医薬品情報データベースのMedicines Completeを通じて利用可能であり，情報が定期的に更新されている．

■ Drugs.com[12]

　Drugs.comは，24,000を超える処方薬，市販薬，天然物に関するWebデータベースである．このデータベースは教育目的のみに提供されており，医学的アドバイス，診断，治療を目的としたものではない．データソースには，Micromedex®，Cerner Multum，ASHP®などが含まれている．
　Drug Interaction Checkerの機能は，異なる薬物を同時に服用した場合に発生する可能性のある相互作用のリストを提供する．相互作用のカテゴリー（Major，Moderate，Minor，Therapeutic duplication）のほか，根拠となる具体的な臨床情報やマネジメントに関する情報，それらの引用文献リストが得られる．ただし，ブロチゾラムやエチゾラムといった米国では使用されていない薬剤は登録されていない．

■ DDI-Predictor[13]

　DDI-Predictorは，前述のCR-IR法の予測原理[5-7]に基づいてCYP3A，2D6，2C9，2C19および1A2を介する薬物相互作用の薬物曝露への影響（すなわちAUC変化），およびこれらのCYP分子種の遺伝子多型の影響，肝硬変患者の影響の予測をする定量的予測に特化したWebデータベースである．非常に多くの薬物の各CYP分子種に対するCRやIRなどが登録されている有用な予測ツールとなるが，その予測原理および限界や予測精度については十分に理解したうえで使用することが不可欠となる．

> **学習の要点**
>
> **薬物相互作用情報の注意点**
> 薬物相互作用はその有無による二元論ではなく，臨床的にどの程度の影響があるか，どのようなマネジメントが必要となるかを個別に考えることが重要である。また，情報がなくとも薬物相互作用が生じることもあるので，各薬剤の起こりうる薬物相互作用の機序を理解する必要がある。

まとめ

- 薬物相互作用の概要と種類について説明せよ（☞p.149，150）。 試験 実習
- 薬物相互作用の評価方法について説明せよ（☞p.150，151）。 試験 実習
- 薬物相互作用の情報源と特徴について説明せよ（☞p.151〜153）。 試験 実習

【引用文献】

1) 厚生労働省：医薬品開発と適正な情報提供のための薬物相互作用ガイドラインについて（https://www.pmda.go.jp/files/000225191.pdf）（2024年10月時点）
2) Egger SS, et al.：Potential drug-drug interactions in the medication of medical patients at hospital discharge. Eur J Clin Pharmacol, 58(11)：773-778, 2003.
3) Pirmohamed M, et al.：Adverse drug reactions as cause of admission to hospital: prospective analysis of 18 820 patients. 329(7456)：15-19, BMJ, 2004.
4) 千葉　寛：チトクロームP450を介した薬物間相互作用. ファルマシア, 31：992-996, 1995.
5) Ohno Y, et al.：General framework for the quantitative prediction of CYP3A4-mediated oral drug interactions based on the AUC increase by coadministration of standard drugs. Clin Pharmacokinet, 46(8)：681-696, 2007.
6) Ohno Y, et al.：general framework for the prediction of oral drug interactions caused by cyp3a4 induction from in vivo information. Clin Pharmacokinet, 47(10)：669-680, 2008.
7) 大野能之，ほか編：これからの薬物相互作用マネジメント 臨床を変えるPISCSの基本と実践 第2版（鈴木洋史 監），じほう, 2021.
8) Maeda K, et al.：Classification of drugs for evaluating drug interaction in drug development and clinical management. Drug Metab Pharmacokinet, 41：100414, 2021.
9) 日本医療薬学会：医療現場における薬物相互作用へのかかわり方ガイド（https://www.jsphcs.jp/file/asc1.pdf）（2024年10月時点）
10) Lexicomp® Drug Interactions：UpToDate®: Trusted, evidence-based solutions for modern healthcare（https://www.wolterskluwer.com/en/solutions/uptodate）（2024年10月時点）
11) The Royal Pharmaceutical Society：Stockley's Drug interactions（https://www.pharmaceuticalpress.com/products/stockleys-drug-interactions/）（2024年10月時点）
12) Drugs.com：Find Drugs & Conditions（https://www.drugs.com/）（2024年10月時点）
13) DDI-Predictor（https://www.ddi-predictor.org/）（2024年10月時点）

9-4 薬剤鑑別

1 薬剤鑑別の重要性

- 患者が現在服用している医薬品を特定・把握することは医療において重要である
- 薬剤鑑別の手段を知り，実際にその手段を用いて薬剤鑑別できることが求められる

薬剤鑑別の目的・方法

　病院・診療所における入院時や転院時，あるいは退院後の通院治療や在宅医療など医療の移行期（さらには，災害医療）において薬剤師が介入する場合には，まず患者の服用・使用医薬品を把握することから始まる。しかし，国内で承認されている医療用医薬品は約2万品目あり，薬剤師であっても，自施設で取扱いのない医薬品の成分および薬効を製品名や外観から認識することは困難である。薬剤師による薬剤鑑別情報を基に，医師が継続・中止指示，あるいは追加の薬物療法を行うため，薬剤師はその後の医療提供の方針を決定していくうえで重要な役割を担う。従って，薬剤を鑑別するための手段（ツール，アプリなど）の知識および実際に鑑別できる技能を有することは重要である。

　また，複数疾患を合併している患者では，複数の診療科あるいは医療機関から多数の医薬品が投与されることも少なくない。多剤が併用されている場合には，その時点で服用している医薬品および今後開始予定の薬物療法との間での重複投与や併用禁忌などの相互作用を十分確認する必要がある。これらも，薬剤鑑別の重要な目的である。

　医薬品を鑑別する方法には，製品名による検索，成分名による検索，色・形状からの検索，識別記号（刻印）による検索，バーコード読み込みによる検索などさまざまであり，ツールやアプリにより可能な検索方法は異なる（図1）。

　薬剤鑑別ツールとしては，電子カルテや調剤支援システム，レセコンシステムに連携したアプリケーションを各メーカーが提供しており，病院や薬局において多用されているが，本項では単体で利用可能なツール・アプリケーション・情報源について紹介する。紹介するアプリおよびWebサイトなどは2024年10月時点のものであり，変更・公開中止となる場合があるため，これらの情報源へのアクセス・利用の際には注意していただきたい。

図1 医薬品を鑑別する方法

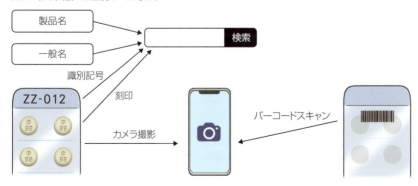

薬剤鑑別ツール

■ モバイルアプリ

汎用されている市販の医薬品情報集[1-3]のアプリ（電子版）では，**識別コード**をはじめ，さまざまな方法で医薬品検索が可能であり，検索結果として添付文書をはじめ各種医薬品情報をモバイル端末から確認可能であることから，近年多用されている。ほかにも，薬品名や識別コードから医薬品検索が可能なモバイルアプリは多数あり，医薬品情報を閲覧するアプリや電子お薬手帳アプリにも医薬品鑑別や検索機能を備えているものが複数存在する。

また，まれにではあるが海外の医薬品の鑑別が必要となる場合がある。その際，ラベル表記が英語以外の言語である場合は医薬品の特定が困難である。そのような場合に，リアルタイムに翻訳してくれるアプリを用いてモバイルデバイスのカメラで映すことにより識別可能となる場合がある。

■ Webサイト

PMDAや各社製薬企業のホームページをはじめ医薬品名を入力し添付文書などの医薬品情報を検索することが可能なWebサイトは多く存在する。識別コードからの検索が無償で可能なWebサイトの一例を**表1**に示す。

■ 添文ナビ®

近年，医療用医薬品には**GS1データバー**というバーコードが表示されており，2019年の医薬品，医療機器等の品質，有効性及び安全性の確保等に関する法律（薬機法）改正により表示が義務化されている。モバイルアプリ「**添文ナビ®**」はこの医薬品バーコードを読み込むことにより，添付文書をはじめ各種医薬品情報を表示する（**図2**）。iOS版，Android版の両方で無償公開されており，持参薬鑑別やベッドサイド，在宅など臨床現場において医薬品の製品名や成分などを特定するためのツールとしても活用できる。

「添文ナビ®」は，バーコードを読み込むことで医薬品情報を閲覧できるため，製品名や識別コー

図2 添文ナビ®

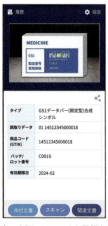

（日本製薬団体連合会，GS1 Japanより許諾を得て掲載）

表1 識別コードから検索可能なWebサイト

	URL	料金	ユーザ登録	製品名検索	識別コード検索
DATA iNDEX （データインデックス株式会社）	https://www.data-index.co.jp/medsearch/ethicaldrugs/	無償	不要 （要同意）	○	○
ハイパー薬事典 （おくすり110番）	http://www.jah.ne.jp/~kako/frame_dwm_search.html	無償	不要	○	○
QLifeお薬検索 （株式会社QLife）	https://www.qlife.jp/	無償	不要	○	△
SAFE-DI	https://www.safe-di.jp/	無償	必要	○	○

※著者調べ（2024年10月時点）

ドの入力が不要な一方で，対象となる医薬品にバーコードが表示されていないと利用できないというデメリットがある。

> **まとめ**
> - 薬剤鑑別の必要性・重要性を述べよ(☞ p.155)。 実習
> - 薬剤鑑別をするためのツール・アプリを複数挙げよ(☞ p.156，157)。 実習

【引用文献】
1) 伊豆津宏二，ほか編：今日の治療薬2024 解説と便覧，南江堂，2024．
2) 矢﨑義雄 監：治療薬マニュアル2024，医学書院，2024．
3) 堀　正二，ほか編著：治療薬ハンドブック2024 薬剤選択と処方のポイント，じほう，2024．

9-5 薬物動態

1 薬物動態（PKパラメータ）

- 医療現場で活用する際に必要な薬物動態の基本パラメータは，バイオアベイラビリティ，クリアランス，分布容積，未変化体尿中排泄率，血中遊離形分率の5つである
- 薬物動態パラメータは，参考書，医薬品インタビューフォーム，審査報告書，原著論文などから入手できる

薬物動態の基本パラメータ

医療現場では，薬物の投与量決定，治療薬物モニタリングの評価，薬物間相互作用の評価，スペシャルポピュレーション（肝・腎機能障害患者，小児，高齢者，妊婦など）への投与設計において，薬物動態パラメータの活用は欠かすことができない。このような場面で活用する際，知っておきたい薬物動態パラメータは次の5つである。

■ バイオアベイラビリティ

経口（または血管外）投与された薬物が全身循環に到達する割合を示す。薬物の投与経路を静脈内投与から経口投与に切り替える際の投与量調節時に役立つ。

■ クリアランス

体内から薬物が消失する速度と薬物血中濃度を関係づける比例定数であり，生体における薬物の除去能力を表す。クリアランスおよびバイオアベイラビリティから，薬物の生体内曝露量である血中濃度-時間曲線下面積（AUC）を求めることができる。

■ 分布容積

体内の薬物量と薬物血中濃度を関係づける比例定数である。分布容積から，薬物の血中濃度を速やかに目標血中濃度に到達させるために必要な投与量（負荷量）を求めることができる。

■ 未変化体尿中排泄率

静脈内投与された薬物が，未変化体のまま尿中に排泄される割合を示す。このパラメータにより，薬物の代謝排泄経路を推定することができる。

■ 血中遊離形分率

血液中で，アルブミンやα1酸性糖タンパクなどのタンパク質と結合していない遊離形（非結合形）の割合を示す。遊離形分率が低い（およそ20％以下）薬物は，分布容積やクリアランスがタンパク結合変動の影響を受ける可能性がある。

そのほか，**生物学的半減期**も重要な薬物動態パラメータであり，クリアランスおよび分布容積から計算することができる。

薬物動態パラメータの収集方法

薬物動態パラメータは，参考書，添付文書，医薬品インタビューフォーム，審査報告書，原著論文などから入手できる。それぞれの特徴は次のとおりである。

■ 参考書

『臨床薬物動態学-薬物治療の適正化のために』（丸善出版）[1]）や『Goodman and Gilman's The Pharmacological Basis of Therapeutics』（McGraw-Hill）[2]）には，先に述べた5つの基本パ

＊AUC：area under the blood concentration-time curve

ラメータが整備されているため，簡便に薬物動態パラメータを入手することができる。一方で，記載されている薬物が限られているため，知りたい薬物の情報が掲載されていない場合は，下記のような別の方法で入手する必要がある。

■ 添付文書・医薬品インタビューフォーム

製薬企業のホームページでは，各医薬品の添付文書や医薬品インタビューフォームなどが公開されている。また，医薬品医療機器総合機構（PMDA）もホームページ内で各医薬品の添付文書などを公開している（図1，2）[3]。これらの資料は，医薬品に関する広範な情報を提供しているが，5つの基本パラメータがすべて網羅されているわけではない。特に投与経路が経口投与のみの医薬品の場合，クリアランスなどの情報は経口投与後の見かけの値しか得られないことがほとんどであり，注意が必要である。また尿中排泄率についても，代謝物を含む総排泄率が示されていることが多く，この情報だけで薬物

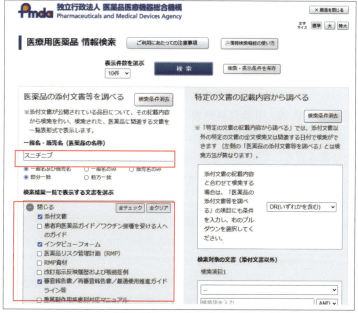

図1　PMDAホームページの医療用医薬品情報検索画面

□で囲んでいるところにほしい情報を入力・チェックすることで，情報が得られる（図2）。

（https://www.pmda.go.jp/PmdaSearch/iyakuSearch/より）

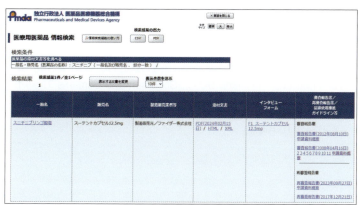

図2　PMDAホームページの医療用医薬品情報検索画面から検索した結果画面

（https://www.pmda.go.jp/PmdaSearch/iyakuSearch/より）

＊PMDA：Pharmaceuticals and Medical Devices Agency

の代謝排泄経路を推定することが難しい場合がある。さらに，未変化体尿中排泄率の情報が得られたとしても，投与経路が経口投与である場合はこの情報だけで代謝排泄経路は推定できない。薬物の代謝排泄経路を推定するためには，静脈内投与時の未変化体尿中排泄率の情報が必要である。

> **補足**
> **経口投与後の未変化体尿中排泄率**
> 　経口投与後の未変化体尿中排泄率から薬物の代謝排泄経路を推定するためには，バイオアベイラビリティの情報も併せて得ることが必須となる。例えば，ある薬物を経口投与した際の未変化体尿中排泄率が20％である場合，この薬物の主たる代謝排泄経路はどのように考えられるであろうか。仮にこの薬物のバイオアベイラビリティが100％であれば腎排泄の割合は少ないと考えられるが，この薬物のバイオアベイラビリティが20％であれば，100％未変化体のまま腎臓から排泄されるため，腎排泄型と推定される。

■ 審査報告書・申請資料概要

　添付文書や医薬品インタビューフォームだけでは得られない重要な情報が，PMDAのホームページからアクセスできる各薬物の審査報告書や申請資料概要に含まれていることがある。これらの資料には，医療現場で役立つ詳細な情報が記載されているが，資料が膨大であるために目的の情報を見つけることが難しい場合がある。これらの資料を効率的に利用するためには，事前に読み方を習得しておくことが望ましい。

■ 原著論文

　スペシャルポピュレーションにおける薬物動態を調査する際には，原著論文が有用である。一方で，論文に記載されているデータが必ずしも日本人に適応可能とは限らないため，当該論文の母集団や用法・用量についての情報を必ず確認し，患者への適応可能性を慎重に評価する必要がある。

> **学習の要点**
> **薬物動態パラメータの情報の活用**
> 　薬物動態パラメータに関する情報収集を行う目的は，薬物の吸収・分布・代謝・排泄を理解し，患者に最適な治療を提供するための根拠を得ることにある。これにより，個々の患者に適した投与量や治療計画の立案が可能となり，安全かつ効果的な薬物療法を実現できる。

まとめ

- 薬物動態パラメータの代表的な情報源を挙げ，それらの特徴について説明せよ（☞ p.158〜160）。 試験 実習

【引用文献】
1) 緒方宏泰 編著：臨床薬物動態学 薬物治療の適正化のために 第5版，丸善出版，2023.
2) Brunton LL, Knollmann BC ： Goodman and Gilman's The Pharmacological Basis of Therapeutics, 14th Edition, McGraw-Hill, 2022.
3) 医薬品医療機器総合機構：医療用医薬品 情報検索（https://www.pmda.go.jp/PmdaSearch/iyakuSearch/）（2024年10月時点）

9-6 腎機能障害・透析患者

1 腎機能障害・透析患者の薬物療法に関する医薬品情報

POINT
- 透析患者を含む腎機能障害患者においては，腎排泄型薬剤の投与量・投与間隔に注意が必要である
- 腎排泄型薬剤の投与量・投与間隔に関する情報は，添付文書だけでは不十分な場合も多い

腎機能障害時の薬物動態の変化

慢性腎臓病（CKD）患者は近年増加しており，成人の8人に1人に該当する約1,330万人に達するとされている。また，腎機能は加齢とともに低下し，高齢者においては実に3人に1人がCKDであるとも言われるため，腎機能障害患者の薬物療法に関する医薬品情報は非常に重要である。

患者に投与された薬剤は，全身循環に到達した後，肝臓での代謝を受ける，もしくは腎臓より排泄されることで生体内から消失する。薬剤の消失過程はこの肝臓における代謝と腎臓からの排泄によって成り立っており，一般的にその薬剤の全消失過程のうち腎臓からの排泄がおおむね60～70％を超える薬剤が腎排泄型薬剤とよばれる。**腎排泄型薬剤は，腎機能障害時には排泄が遅延し，血中濃度が上昇することで中毒性副作用のリスクが増大**する（図1）。そのため，腎機能障害患者に腎排泄型薬剤を投与する際には，患者の腎機能に合わせて投与量や投与間隔を調節することが必須である。

腎機能障害患者・透析患者に関する医薬品情報

腎機能障害時の投与量に関する情報源として，まずは添付文書が挙げられる。特に**近年上市された新しい医薬品の場合は，腎機能障害時の投与量・投与間隔に関する情報は添付文書に記載**されている場合が多い。例えば，抗ヘルペスウイルス薬バラシクロビル塩酸塩（商品名：バルトレックス®）など腎機能障害患者に注意が必要な薬剤であれば，「9．特定の背景を有する患者に関する注意」「9.1合併症・既往歴等のある患者」内の「腎機能障害患者」の項目に注意すべき内容が記載されている（図2赤枠部分）。特に当該薬剤が腎排泄型薬剤であれば，「7．用法及び用量に関連する注意」にクレアチニンクリアランスなどの腎機能に基づいた投与量・投与間隔に関する情報も記載されていることが多いため，患者の腎機能評価を行い，この情報を参考として投与量を決定する。例えば，クレアチニンクリアランスが45 mL/minの帯状疱疹患者にバラシクロビルを投与する場合，推奨される投与量・投与間隔は1000 mgを12時間毎（1回1000 mg，1日

図1 腎排泄型薬剤を反復投与した際の血中濃度推移例

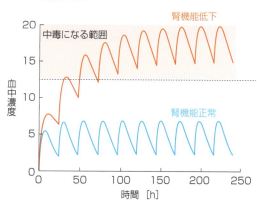

＊CKD：chronic kidney disease

2回）となる（**図2**青枠部分）。

前述したように，比較的近年に上市された医薬品の場合は，腎機能障害患者における投与量調節に関する情報が添付文書に記載されていることが多い。一方で，**古い薬の場合，腎機能障害患者における投与量情報が添付文書に記載されていないことも珍しくない**。腎機能障害時の薬物投与量に関する専門書籍は多数存在するので，詳しくはそちらを確認することを推奨するが，本項では特に腎機能低下患者において注意が必要な薬剤について簡便に確認できるインターネット上の情報を紹介する。**日本腎臓病薬物療法学会のホームページでは，腎機能障害患者において特に注意が必要な医薬品について，その投与量情報を「腎機能低下時，最も注意が必要な薬剤投与量一覧」として公開**している（**図3**）。これは

図2　腎機能障害患者に関する医薬品情報の例

抗ウイルス化学療法剤
日本薬局方
バラシクロビル塩酸塩錠
バルトレックス錠500

9．特定の背景を有する患者に関する注意
9.1 合併症・既往歴等のある患者
9.1.1 免疫機能の低下した患者
水痘の治療において、悪性腫瘍、自己免疫性疾患などの免疫機能の低下した患者に対する有効性及び安全性は確立していない。本剤の使用経験がない。
9.1.2 脱水症状をおこしやすいと考えられる患者（腎障害のある患者又は腎機能が低下している患者、高齢者、水痘患者等）
適切な水分補給を行うこと。［9.2.1、9.8参照］
9.2 腎機能障害患者
9.2.1 腎障害のある患者、腎機能が低下している患者
投与間隔及び投与量を調節し、患者の状態を観察しながら慎重に投与すること。本剤の活性代謝物であるアシクロビルの曝露量が増加した場合には、精神神経症状や腎機能障害が発現する危険性が高い。適切な減量投与が行われなかったために過量投与の状態となった腎障害患者において、精神神経症状や腎機能障害が発現した症例が報告されている。［7.2、8.2、9.1.2、11.1.3、11.1.4、13.1、16.6.1参照］

7．用法及び用量に関連する注意
〈効能共通〉
7.1 本剤の投与は、発病初期に近いほど効果が期待できるので、早期に投与を開始することが望ましい。
7.2 腎障害を有する成人患者におけるクレアチニンクリアランスに応じた本剤の投与間隔及び投与量の目安は下表のとおりである。また、血液透析を受けている患者に対しては、患者の腎機能、体重又は臨床症状に応じ、クレアチニンクリアランス10mL/min未満の目安よりさらに減量（250mgを24時間毎 等）することを考慮すること。また、血液透析日には透析後に投与すること。なお、腎障害を有する小児患者における本剤の投与間隔及び投与量調節の目安は確立していない。［8.2、9.2.1、9.8、13.1、16.6.1、16.6.3参照］

	クレアチニンクリアランス（mL/min）			
	≧50	30～49	10～29	＜10
単純疱疹 造血幹細胞移植における単純ヘルペスウイルス感染症（単純疱疹）の発症抑制	500mgを12時間毎	500mgを12時間毎	500mgを24時間毎	500mgを24時間毎
帯状疱疹 水痘	1000mgを8時間毎	1000mgを12時間毎	1000mgを24時間毎	500mgを24時間毎

バルトレックス®の添付文書第1版（2020年12月改訂）より。（文献1）よりグライソ・スミスクライン株式会社の許諾を得て転載）

図4　日本腎臓病薬物療法学会「腎機能低下時に最も注意が必要な薬剤投与量一覧37版」

分類	薬剤名			透析性	禁忌	腎障害	常用量			
	一般名	番号	商品名				>80	70	60	50
							正常または軽度低下		軽度～中等度	
DOAC（トロンビン直接阻害薬）	ダビガトランエテキシラートメタンスルホン酸塩	56	プラザキサカプセル	○	禁	○	【腎機能指標：eCCr（E）】 1回150 mgを1日2回。ただし，経口P-gp阻害薬（ベラパミル，シクロスポリン，キニジン，リトナビル，ネルフィナビル等）併用患者，70歳以上の患者，消化管出血の既往のある患者では，1回110 mgを1日2回を考慮			

図3 腎機能低下時，最も注意が必要な薬剤投与量一覧へのアクセス方法

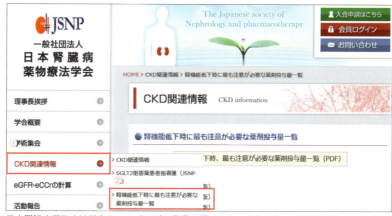

日本腎臓病薬物療法学会ホームページで①②の順にクリックするとアクセスできる。
（https://www.jsnp.org/より）

非会員であっても登録なしで参照可能な情報である。この一覧表には，各腎排泄型薬剤について，腎機能に応じた推奨投与量，透析に関する情報が記載されている（図4）[3]。

末期腎不全となり，血液透析を受けている患者においては，腎機能が低下しているために腎排泄型薬剤の投与量を調節する必要がある。さらに，**血液透析実施時に薬剤が透析により除去されることもあり，そのような場合には，血液透析終了時に除去された薬剤の補充が必要となることがある**。一般に，分子量が小さい，タンパク結合率が低い，分布容積が小さい薬剤は，透析により除去されやすい。このように複雑な透析患者に対する薬物投与量に関するデータベースとして，特定医療法人仁真会 白鷺病院が公開している「**透析患者に対する投薬ガイドライン**」[4]を紹介する。このデータベースは，各医薬品について商品名ごとに「透析患者への投与方法」，「各種薬物動態パラメータ」などの情報が掲載されている。なお，本データベースは無料で使用できるが，利用は医療関係者に限定され，申請と登録が必要である。

腎機能障害患者・透析患者における医薬品情報へのデジタル技術の活用

ここまで紹介してきたように腎機能障害患者

3章 医薬品の情報源と収集

	GFRまたはCCr(mL/min)				HD(血液透析) PD(腹膜透析)
	40	30	20	10>	
低	中等度～高度低		高度低下	末期腎不全	
1回110 mg を1日2回 経口P-gp阻害薬併用患者には投与を避ける ただし，Giusti-Hayton法による計算では1日220 mg の投与量自体が過量投与である可能性あり (EO) 経口P-gp阻害薬（ベラパミル）併用時は，2時間の投与間隔をあける，もしくは1回75 mg を1日2回へ減量する (CPT Pharmacometrics Syst Pharmacol 8: 118-126, 2019) AUCは，健常者の3.2倍になる		禁忌（血中濃度が上昇し，出血の危険性が増大する）AUCは，健常者の6.3倍になる			（文献3）より日本腎臓病薬物療法学会の許諾を得て転載）

における医薬品情報は，添付文書や各種書籍，Webサイトなどで確認することができる。しかしそのためには，腎機能障害患者に処方されている薬剤が腎機能に注意が必要な薬剤であるかを薬剤師が処方監査時に気づけるかが重要である。しかし，**腎機能に注意が必要な薬剤をすべて暗記し，多忙な業務のなかで見逃さずに処方監査することは極めて困難**である。そこで，近年ではデジタル技術が活用されている。例えば電子薬歴と連動し，患者が処方された薬剤に腎排泄型薬剤が含まれている場合，パソコン上でアラートを発して薬剤師に気づかせる機能と，腎機能の推算に必要な血清クレアチニン値などのパラメータを入力するとその患者の腎機能に合わせた推奨投与量を計算して表示するシステムが実際に臨床で使用されている（図5）。また，処方箋上の腎排泄型薬剤に「腎」と表示し，処方箋に患者の腎機能を掲載する試みを行っている病院もある（図6）。このような試みは，腎機能低下患者への投与量エラーを減少させることが臨床

図5 腎排泄型薬剤処方監査システムの例

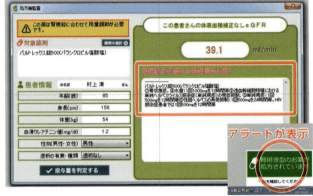

腎排泄型薬剤処方監査支援システム「compRete®」
（株式会社安全医療システム研究所：https://sms-lab.org/compreteより許諾を得て掲載）

図6 院内処方箋における腎排泄型薬剤の注意喚起および投与量チェックシート

院内処方箋（模擬）				
患者ID	12345	診療科	神経外科	
患者名	薬師寺 情太郎	病棟	8階	
年齢	80歳	処方医	日本太郎	
性別	男性	処方日	10/28/2016	
身長	150 cm (10/20/2016)			
体重	50 kg (10/20/2016)			

Rx1: 【腎】アロプリノール 100mg	3錠
テプレノン 50mg	3カプセル
モサプリド 5mg	3錠
用法：1日3回 毎食後	
	14日分

Rx2: アムロジピン 5mg	1錠
カンデサルタン 4mg	1錠
用法：1日1回 朝食後	
	14日分

調剤者	監査者	eCCr (mL/min)	SCr (mg/dL)
		27.78	1.50 (10/24/2016)

腎機能に応じた至適投与量チェックシート

薬剤名	腎機能 (mL/min)	腎機能別投与量
アロプノール	50<eCCr	200-300 mg/day
	30<eCCr≤50	100 mg/day
	eCCr≤30	50 mg/day
	Dialysis	100mg after dialysis
シベンゾリン	60≤eCCr	300-450 mg/day
	30≤eCCr<60	50-100 mg/day
	15≤eCCr<30	50 mg/day
	eCCr<15	25 mg/day
	Dialysis	Contraindicated
ファモチジン	60≤eCCr	40 mg/day
	30<eCCr<60	20 mg/day
	eCCr≤30	10 mg/day or 20 mg/2-3day
	Dialysis	10 mg/day or 20mg after dialysis
ピルシカイニド	60≤eCCr	150-225 mg/day
	30≤eCCr<60	50 mg/day
	15≤eCCr<30	25 mg/day
	eCCr<15	25 mg/2day
	Dialysis	25 mg/2day

研究によって報告[5]されている。

学習の要点 腎機能障害時における薬物療法の最適化を企図した医薬品情報の活用

腎機能障害患者や透析患者の薬物療法では，薬剤の排泄遅延に伴う中毒性副作用の回避のため，腎排泄型薬剤の投与量・間隔調整が重要である。その投与設計には，添付文書や医薬品インタビューフォームに加え，専門書籍やガイドラインから適切な情報を入手する必要がある。また，近年は電子薬歴上でのアラートシステムなど，デジタル技術が進展している。これらの医薬品情報源とツールの正しい活用が患者の安全を守るポイントとなる。

まとめ

- 腎機能低下患者において投与量の調節が必要なのはなぜか説明せよ（☞ p.161）。 試験 実習
- 薬物の透析性について情報を得るべき透析による除去を受けやすい薬剤の一般的な特徴を説明せよ（☞ p.162，163）。 試験

【引用文献】
1) 日本薬局方：バルトレックス®錠500 添付文書 第1版（2020年12月改訂，2024年11月時点）
2) 日本腎臓病薬物療法学会：CKD関連情報 - 腎機能低下時に最も注意が必要な薬剤投与量一覧（https://www.jsnp.org/ckd/yakuzaitoyoryo.php）（2024年10月時点）
3) 日本腎臓病薬物療法学会：腎機能低下時に最も注意が必要な薬剤投与量一覧 37版（https://www.jsnp.org/files/dosage_recommendations_37.pdf）（2024年10月時点）
4) 医療法人仁真会 白鷺病院：透析患者に対する投薬ガイドライン（https://www.shirasagi-hp.or.jp/guideline.html）（2024年10月時点）
5) Sonoda A, et al.：In-Hospital Prescription Checking System for Hospitalized Patients with Decreased Glomerular Filtration Rate. Kidney360, 3：1730-1737, 2022.

9-7 小児の薬物療法

1 小児の薬物療法の考え方

POINT
- 子どもは大人のミニチュアではない
- 体重，年齢，体表面積など，投与量基準はさまざまなものがある

小児の場合も，医薬品情報を調べる際の基本は成人と同じである。本項では，どのようなポイントがあるか，その例をいくつか紹介する。

小児DIの前に

子どもは大人の体を単純に小さくしたものではない。小児科は0～15歳までを扱うが，成長に伴って各臓器の働きが変化し，大人に近づいてくるため，各年齢で注意すべき事柄がある。例えば新生児や乳児は腎臓の働きが未熟であるため，濃い尿や薄い尿を大人ほどうまく作れない。そのため，極端に水を飲ませたり，極端に濃いものを飲ませると，体が水中毒になったり，ナトリウムが不足しやすい。もちろん体も小さいため，下痢や嘔吐で簡単に脱水することにも注意が必要となる。

代謝も年齢ごとに違うため，薬の使い方に注意が必要な場合もある。フェノバルビタールは表1のように細かい目安が示されている。また，乳児の代謝の悪さを逆手に取ったカフェイン製剤（レスピア®など）も存在する。

投与の基準は多種多様

小児用医薬品の多くは体重基準で投与量が設定されているが，薬により，年齢基準のものや体表面積基準のものがある（表2）[2-8]。また，就寝前限定のものなど，保険上内服時点が設定されている薬品がある[6]。

ところが，年齢基準の薬であっても，体格により投与量を調整したり，アドヒアランスの面から夕食後処方とすることがある。これらは保険適用をはずれてくるため，薬学的に問題がなくても疑義照会が必須となる。**万が一副作用が起こった場合，救済制度を受けられなくなる可能性もあるため**意識しておきたい。

表1 フェノバルビタール小児投与量

対象	1日量[mg/kg]	用法
新生児	3～5	1～2回
乳児	5～6	1～2回
1～5歳	6～8	1～2回
6～12歳	4～6	1～2回
13歳以上	1～3	1～2回
成人	1回30～200 mg	就寝前

（文献1）を参考として作成）

臨床に役立つアドバイス

小児に対する体重当たりの処方
体重当たりで処方されたときに，成人量を超えてしまうことが多々ある。基本的に疑義照会の対象となるが，アモキシシリンなどの例外も存在するので覚えておくとよい。

*DI：drug information

表2 投与量の例

投与量基準	薬品例	1回量	参考文献
体重	アセトアミノフェン	10～15mg/kg/回	カロナール®錠添付文書[2]
体重	アンピシリンナトリウム・スルバクタムナトリウム注射用	60～150mg/kg/日	ユナシン-Sキット®静注用添付文書[3]
年齢	レボセチリジン塩酸塩	6カ月以上1歳未満：1回2.5mL，1日1回 1歳以上7歳未満：1回2.5mL，1日2回 朝食後及び就寝前 7歳以上15歳未満：1回5mL，1日2回，朝食後及び就寝前	ザイザル®添付文書[4]
年齢	ツロブテロールテープ	0.5歳以上3歳未満：0.5mg 3歳以上9歳未満：1mg 9歳以上：2mg	ホクナリン®テープ添付文書[5]
年齢	モンテルカスト	1歳以上6歳未満：4mg細粒 6歳以上の小児：5mgチュアブル錠 成人：10mg錠	各キプレス®添付文書[6]
基準なし	シアノコバラミン点眼液	1回1～2滴を1日3～5回点眼する	サンコバ®点眼添付文書[7]
体表面積	ラロトレクチニブ	1回100mg/m²（1回100mgを超えない）	ヴァイトラックビ®添付文書[8]

（文献2-8）を参考として作成）

2 投与量の調べ方

POINT
- まずは電子添文（添付文書）を確認する
- 小児薬用量をまとめている書籍を確認する
- 各ガイドラインも参考にするとよい

小児薬用量の調べ方

　小児の処方を受けたとき・相談されたときに，まず確認するところは処方量の是非である。添付文書に明確な記載がある場合はそれに従えばよいが，明確な記載がない場合は小児薬用量をまとめた実用書[9,10]や疾患別のガイドラインを参照する。これらには，添付文書に記載するための十分な根拠となる臨床試験が実施されていなくても，一定のコンセンサスが得られている薬剤の使用経験が記載されている。わが国の実用書に記載がない場合は，海外の実用書（「Pediatric Dosage Handbook」など）やPubMedなどから実例を参考とすることもあるだろう。ただ，それぞれの薬剤で，エビデンスの量や質に大きな差があることは念頭に置いていただきたい[11]。

　次に，疾患別ガイドラインを調べるにあたっては，**小児専用のものがあることを理解しておく**（例；「小児気管支喘息治療・管理ガイドライン」「小児特発性ネフローゼ症候群診療ガイドライン」）。喘息における治療のステップや，ネフローゼにおける寛解後の糖質コルチコイドの減量など，成人の治療と異なる部分が多々ある。例えば，成人の喘息治療ではステップによらず吸入ステロイド薬（ICS）を推奨しているが，小児でステップの低いうちはロイコトリエン受容体拮抗薬（LTRA）をメインに治療する。

＊ICS：inhaled corticosteroid　＊LTRA：leukotriene receptor antagonist

3 小児用量が不明な場合の考え方

- 小児用量が設定されていない医薬品は多い
- 剤形変更の際に調べる項目を理解する

小児用量の実際

2010年4月〜2015年3月に，新たに医薬品として認められたものは629品目，そのうち子どもに使用できるものは190品目（約30％，図1）である。過去のデータでは，子どもの治療に使用されている薬のうち，70％以上が適応外使用であるとの報告もある（図2）。

治験の手間や金銭上の問題により，子どもの薬は置き去りにされている。これは，therapeutic orphan（治療上の見捨てられた孤児）と言われ，長年問題となっている。徐々に改善はしているものの，依然として適応外使用を余儀なくされる場面があり，使用の可否や用量設定など薬剤師が活躍できる場面も多い。

用量設定の例

小児薬用量を求める代表的な式を表3に示す。一般的には，体表面積を用いたクロフォード

図1 小児に対する医薬品の適応取得状況

新たに発売された医薬品全体
子どもに使用できる医薬品 約30％

（文献12）を基に作成）

図2 小児医薬品（調剤薬）の適応外使用の状況

子どもの治療に使用されているくすり全体
適応外使用の割合 約75％

（文献12）を基に作成）

表3 小児薬用量を求める代表的な式

	計算式	長所・短所
ヤング Young式	小児量 $= \dfrac{（年齢）}{（12＋年齢）} \times （大人量）$	・長所：古くから使われており，年齢だけで計算ができるため簡便である。 ・短所：2歳以上にしか使えない。投与量が少なく算出される傾向にある。
クロフォード Crawford式	小児量 $= \dfrac{（大人量）\times（体表面積：[m^2]）}{1.73}$	・長所：体表面積を用い，より正確な投与量を算出できる。 ・短所：体表面積を算出する際に手間がかかる。
アウグスバーガー Augsberger式	小児量（2歳以上）$= \dfrac{（年齢\times 4＋20）}{100} \times （大人量）$	・長所：計算は簡便だが，体表面積で算出する投与量によく近似する。 ・短所：年齢に対して直線的に投与量が増加するため，新生児や乳幼児では投与量が多く計算される。特に1歳未満では別の式〔（体重[kg]×1.5＋10）/100×成人量〕を用いる必要がある。
クラーク Clark式	小児量（2歳以上）$= \dfrac{（体重：[ポンド]）}{150} \times （大人量）$ （1ポンド＝0.45359237kg；150ポンド＝68kg，110ポンド＝50kg）	・長所：計算が比較的簡便である。 ・短所：2歳以上にしか使えない。日本の成人の平均体重は68kgでよいのか議論がある
ディリング Dilling式	小児量 $= \dfrac{（年齢）}{20} \times （大人量）$	・長所：計算が簡単で便利である。 ・短所：大雑把な計算になる。

式が算出方法として優れるとされているが，計算が煩雑なため，これによく近似するアウグスバーガー式が用いられることも多い。

また，各式で変数がそれぞれ異なるため，1人の患者に対して，値にかなりの幅が生じる。それぞれの特徴を理解したうえで，投与量提案および監査をしたい。

散剤の販売がない場合

治験が進まないため，小児用の剤形が存在しない薬品も多い。つまり，錠剤やカプセルしか存在しない薬品が多くあり，これを投与するときには，錠剤粉砕や脱カプセルにより対応することになる。粉砕後の安定性を調べるのはもちろんだが，味についても忘れてはならない。もともと錠剤やカプセルで内服することを想定しているため，粉砕後の味や刺激については考慮されていない。曝露に注意が必要な薬品もあるため，調剤時や内服管理に指導が必要な場合も考えられる。

これらの情報の多くは医薬品インタビューフォームで調べることができるが，情報をまとめている書籍[13]も存在する。

4 小児特有の検査値

● 採血結果やバイタルデータは小児の基準値で判断する

小児の身体は常に発達しているため，成人とは標準値が違うものもある。例えば血清Crは，出生直後は母親と同値だが，数日後には0.4 mg/dL程度となり，腎機能の発達とともに1歳代で0.2 mg/dL程度となる（**表4a**）。その後は筋肉量の増加とともに上昇していき，思春期以降は急上昇する。また，この頃から男女間で筋肉量に差が生じてくるため，基準値が別となる（**表4b**）。

ほかにも特徴的なものとして，ALPは成人の3～6倍を呈する。アイソザイムのうち，ALP3は骨形成亢進時に上昇するため，新生児期や思春期をはじめ，小児期全般において成人より高値を示す。

このように，小児特有の標準値をもつ検査値も多い。しかし，病院で印刷される標準値は成人のものであることが多いため，見かけ上標準からはずれることも珍しくない。**採血だけでなく，血圧や心拍数など，成人基準で判断しないように注意すべきである。**

表4 血清Crの基準値

a　10歳までの基準値

年齢	2.5%tile	50%tile	97.5%tile
3～5カ月	0.14	0.2	0.26
1歳	0.16	0.23	0.32
3歳	0.21	0.27	0.37
6歳	0.25	0.34	0.45
10歳	0.3	0.41	0.57

（文献14）を基に作成）

b　12～16歳の基準値

年齢	2.5%tile 男児	2.5%tile 女児	50%tile 男児	50%tile 女児	97.5%tile 男児	97.5%tile 女児
12歳	0.4	0.4	0.53	0.52	0.61	0.66
14歳	0.54	0.46	0.65	0.58	0.96	0.71
16歳	0.62	0.51	0.73	0.59	0.96	0.74

（文献14）を基に作成）

第3章　医薬品の情報源と収集

5 内服できない場合

● 医薬品インタビューフォームや海外添付文書を用いて服用時点の検討をする

行き詰まったら

　小児においては，**保険適用よりも「内服させる」ことが優先される場合がある**。適用からはずれたときに，どのくらい効果が変化するのか，変化したとして内服に問題が生じるのか，調べられる手段をもっておきたい。例えば，服用時点を食後から食前に変えることで若干効果が落ちる薬を処方されているが，食前のほうがアドヒアランスが上がるとわかっているのであれば，飲ませることを優先して服用時点の変更も検討すべきである。

　医薬品インタビューフォームや海外添付文書を用いて，薬物動態や海外での使用法を調べてみるのも参考になる。

　また，「どうしても飲ませなければ」とプレッシャーを感じてしまう保護者も少なくない。**処方された薬の重要度を理解し，どうしても飲ませたい薬なのか，飲めれば飲んだほうがよいレベルなのかを指導することも重要である。**

> **補足**
> **海外添付文書の調べ方**
> 　海外添付文書は，日本医薬情報センター（JAPIC）のサイト[15]にまとめられている。

まとめ

- アモキシシリンの成人量を超えるのは，体重何kgからか。また，その体重はおよそ何歳の平均体重か述べよ（☞ p.166，167）。[実習]
- 年齢別Hbの標準値を調べて回答せよ（☞ p.169）。[実習]
- 夕食後すぐ寝てしまうため，就寝前指示のモンテルカストのアドヒアランスが悪い2歳児に対してどのように指導するか，その根拠とともに述べよ（☞ p.170）。[実習]

【引用文献】
1）浦部晶夫，ほか編：今日の治療薬2020．p.913，南江堂，2020．
2）カロナール®錠添付文書第4版（2023年10月改訂，2024年11月時点）
3）ユナシン-Sキット®静注用添付文書第2版（2022年11月改訂，2024年11月時点）
4）ザイザル®錠添付文書第1版（2021年8月改訂，2024年11月時点）
5）ホクナリン®テープ添付文書第3版（2024年7月改訂，2024年11月時点）
6）キプレス®錠5mg/10mg/OD錠10mg添付文書第2版（2024年5月改訂，2024年11月時点）
7）サンコバ®点眼液添付文書第1版（2022年2月改訂，2024年11月時点）
8）ヴァイトラックビ®第9版カプセル25mg/100mg/内用液20mg/mL添付文書第9版（2024年4月改訂，2024年11月時点）
9）加藤元博，ほか編：新 小児薬用量 改訂第10版，診断と治療社，2024．
10）甲斐純夫，ほか監：実践 小児薬用量ガイド 第4版，じほう，2024．
11）板橋家頭央 総監修：小児薬物療法テキストブック，p.27，28，じほう，2017．
12）小児治験ネットワーク：小児治験の現状（https://www.pctn-portal.ctdms.ncchd.go.jp/history/state.html）（2024年10月時点）
13）佐川賢一，ほか監：錠剤・カプセル剤粉砕ハンドブック 第8版，じほう，2024．
14）水口 雅，ほか編：小児臨床検査ガイド 第2版，文光堂，2017．
15）Japan Pharmaceutical Information Center：海外添付文書情報（https://www.japic.or.jp/di/navi.php?cid=1）（2024年10月時点）

9-8 妊娠中の薬物療法

1 妊娠中の薬物療法に関する医薬品情報

POINT
- 妊娠中の医薬品の安全性評価には，疫学研究が重要な役割を果たす
- 妊娠中の薬物療法に関する情報源でそれぞれ得られる情報の特性を把握すべきである

妊娠中の薬物療法の安全性評価

妊婦の医薬品服用の有無によらず，先天異常は3〜5％，流産は約15％程度の頻度で発生するといわれている（これらは**ベースラインリスク**とよばれる）[1]。従って，妊娠中の薬物療法の安全性を正しく評価するためには，単一の症例のみで評価するのではなく，多数の症例を集積して行われた疫学研究を参照して評価する必要がある。しかし，すべての医薬品で疫学研究の情報が利用可能とは限らず，胎盤通過性や動物実験の結果などが唯一得られる重要な情報源となることもある。

本項では，妊娠中の医薬品の安全性評価に有用な情報源について紹介する。種々の書籍やインターネットサイトでは，各医薬品の評価としてアルファベットや数字などを用いた種々の**カテゴリ分類**でリスクの程度が示されていることも多い。米国食品医薬品局の分類はその代表例であるが，現在は撤廃されている。これらはわかりやすい一方，ときにはカテゴリ分類のみで臨床判断が行われることでかえって混乱を招くことが懸念されたためである[2]。当然，種々の情報源のカテゴリ分類にもこの懸念は当てはまる可能性があり，カテゴリ分類の定義や，その背景にある疫学研究，動物実験の概要などを確認し，評価を行っていくべきである。また，実際の服用可否の判断においては，医薬品を服用した場合のリスクだけではなく，医薬品を服用しなかった場合の母体や児に対するリスクも勘案する必要がある。

妊娠中の薬物療法に関する情報源

■ **添付文書・医薬品インタビューフォーム・審査報告書**

医療用医薬品の添付文書記載要領では，添付文書の「9.5 妊婦」の項目には「胎盤通過性及び催奇形性のみならず，胎児曝露量，妊娠中の曝露期間，臨床使用経験，代替薬の有無等を考慮し，必要な事項を記載すること」とされている。そのため，添付文書から単純な使用可否に関する記述のみではなく，それらの根拠となった情報を一部確認することができる。また，**胎盤通過性**や**生殖発生毒性試験**のより詳細な情報は，医薬品インタビューフォームや審査報告書から入手可能な場合がある。その他，医薬品インタビューフォームの「XII．参考資料」の項目で，米国や欧州の添付文書の記載を確認することが可能な場合も多い。

■ **Therapeutic Goods Administration：Prescribing medicines in pregnancy database**[3]

オーストラリア保険省薬品・医薬品行政局のサイトに構築されたデータベースである。オーストラリアの医薬品評価委員会による分類を検索することができるほか，CSVファイルもダウンロード可能である（**図1**）。**カテゴリ分類**として，大きく**A**，**B**，**C**，**D**，**X**に分類され，Bは動物

図1 Prescribing medicines in pregnancy database における検索の一例

アモキシシリンについて調査したものであり，このデータベースでは1文字入力するたびに検索結果が更新される．amoxiciでアモキシシリンの情報が特定できている．
(https://www.tga.gov.au/products/medicines/find-information-about-medicine/prescribing-medicines-pregnancy-database より)

を用いた研究に基づき，さらにB1～B3に分類される．

■ **薬物治療コンサルテーション 妊娠と授乳**[1]

2010年に初版が発行され，2014年に第2版，2020年に第3版が発行されている．第1章に総論として，妊娠・授乳中の薬物療法に関する基礎的な解説があり，第2章に各論として薬効分類別に医薬品情報がまとめられており，第3章に症例に基づく薬物治療の解説がある．第2章の冒頭の表において代表的な医薬品を安全，グレーの塗りつぶし，禁忌，空欄の4種類に**カテゴリ分類**している．分類表の後には個々の医薬品の詳細な評価が記載されており，そこで代表的な疫学研究の結果なども説明されている．

■ **Briggs Drugs in Pregnancy and Lactation: A Reference Guide to Fetal and Neonatal Risk**[4]

医薬品ごとに本書独自の**カテゴリ分類**であるPREGNANCY RECOMMENDATION，1パラグラフ程度の概要としてのPREGNANCY SUMMARY，より詳細な解説であるFETAL RISK SUMMARYが記載されている．FETAL RISK SUMMARY は Animal Data, Placental Transfer, Human Data などの項目で一部項目立てされている．幅広く情報が集積されており，個別の疫学研究の結果も詳細に記載されている．書籍にはオンラインサイトへのアクセス用コードが付属しており，サイトでは検索やコピーなどの機能も利用できるため利便性が高い．

■ **よくある不安や疑問に応える 妊娠・授乳と薬のガイドブック**[5]

愛知県薬剤師会 妊婦・授乳婦医薬品適正使用推進研究班が作成した書籍である．主に**薬局薬剤師**から構成される「妊娠・授乳サポート薬剤師」が応需した相談件数の多い医薬品に関する医薬品情報および模擬相談事例と模擬回答例が記載されている．

■ **Mother To Baby Fact sheets**[6]

OTISがよくある質問に対して回答し，医薬品ごとにまとめたものである．医薬品だけでなく嗜好品や化粧品，感染症，職業性曝露などのさまざまな曝露について作成されている．米国国

* CSV：Comma Separated Values　　* OTIS：the Organization of Teratology Information Specialists

立生物工学情報センター（NCBI）の運営する NCBI Bookshelf でも利用可能である[7]。

その他の情報源

前述の情報源のほかに，書籍として『実践 妊娠と薬 第2版』[8]（じほう）や有償のデータベースとして TERIS，Reprotox® が挙げられる。

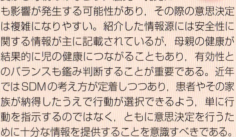

妊娠・授乳中の薬物療法における意思決定

妊娠・授乳中の薬物療法は，投与を受ける母親のみならず，胎児・乳児にも影響が発生する可能性があり，その際の意思決定は複雑になりやすい。紹介した情報源には安全性に関する情報が主に記載されているが，母親の健康が結果的に児の健康につながることもあり，有効性とのバランスも鑑み判断することが重要である。近年ではSDMの考え方が定着しつつあり，患者やその家族が納得したうえで行動が選択できるよう，単に行動を指示するのではなく，ともに意思決定を行うために十分な情報を提供することを意識すべきである。

まとめ

- 妊娠中の医薬品服用可否を判断する際に，単一の情報源のカテゴリ分類のみで判断することの危険性を説明せよ（☞p.171）。 試験 実習
- 妊娠中の薬物療法に関する医薬品情報源として代表的なものを列挙し，それぞれの特徴について説明せよ（☞p.171～173）。 試験
- ある医薬品について，種々の医薬品情報を収集して妊娠中の服用の安全性について評価し，評価理由とともに説明せよ（☞p.171～173）。 実習

【引用文献】
1) 伊藤真也, ほか編：薬物治療コンサルテーション 妊娠と授乳 改訂第3版，南山堂，2020．
2) U.S. Food and Drug Administration ： Questions and Answers on the Pregnancy and Lactation Labeling Rule（http://www.fda.gov/Drugs/DevelopmentApprovalProcess/DevelopmentResources/Labeling/ucm093311.htm）（2024年10月時点）
3) Therapeutic Goods Administration: Prescribing medicines in pregnancy database（https://www.tga.gov.au/products/medicines/find-information-about-medicine/prescribing-medicines-pregnancy-database）（2024年10月時点）
4) Briggs GG, et al. : Briggs Drugs in Pregnancy & Lactation: A Reference Guide to Fetal & Neonatal Risk Twelfth Edition. WOLTERS KLUWER, 2021．
5) 愛知県薬剤師会 妊婦・授乳婦医薬品適正使用推進研究班 編：よくある不安や疑問に応える 妊娠・授乳と薬のガイドブック，じほう，2019．
6) The Organization of Teratology Information Specialists: Mother To Baby®Fact sheets（https://mothertobaby.org/fact-sheets/）（2024年10月時点）
7) National Library of Medicine ： Mother To Baby Fact Sheets（https://www.ncbi.nlm.nih.gov/books/NBK582980/）（2024年10月時点）
8) 林　昌洋, ほか編：実践 妊娠と薬 第2版 10,000例の相談事例とその情報，じほう，2010．

＊SDM：shared decision making

9-9 授乳中の薬物療法

1 授乳中の薬物療法に関する医薬品情報

- 授乳中の医薬品の安全性評価では，疫学研究はごく限られており，薬物動態に関する情報から判断することが多い
- 授乳中の薬物療法に関する情報源でそれぞれ得られる情報を把握すべきである

授乳中の薬物療法の安全性評価について

授乳中の薬物療法では，疫学研究が行われていることは少ない。少数の母乳サンプルや母体・乳児の血液サンプルから医薬品の**乳汁移行性**を調査した報告や乳児における有害事象の追跡調査を根拠としていることが多い。

また，乳児の月齢や状態，授乳の頻度や量によって判断が異なる可能性もあるため，本項で紹介する情報源から得られた情報と併せて総合的に判断する必要がある。

授乳中の薬物療法に関する情報源

■添付文書・医薬品インタビューフォーム

医療用医薬品の添付文書記載要領では，添付文書の「9.6 授乳婦」の項目には「①乳汁移行性のみならず，薬物動態及び薬理作用から推察される哺乳中の児への影響，臨床使用経験等を考慮し，必要な事項を記載すること。②母乳分泌への影響に関する事項は，哺乳中の児への影響と分けて記載すること」とされている。多くの医薬品で，「治療上の有益性及び母乳栄養の有益性を考慮し，授乳の継続又は中止を検討すること」と記載されているが，判断根拠となる情報を添付文書から十分に得ることは難しい場合がほとんどである。また，医薬品インタビューフォームのなかに，人における医薬品の乳汁移行性について記述されている場合がある。

■Drugs and Lactation Database (LactMed®，図1)[1]

現在は，NCBI Bookshelf で公開されている。専門の担当者により**ピア・レビュー**されたデータベースであり，根拠となる文献も References の項目に列挙されている。References には，書誌事項が記載されているほか，PubMed へのリンクも付与されており，一次資料へのアクセスが容易で詳細が確認しやすい。概要の後に薬物濃度，哺乳児への影響，授乳・母乳への影響，（存在する場合は）考慮すべき代替薬，と続く構成となっている。

■Hale's Medications & Mothers' Milk [2]

独自の**カテゴリ分類**（L1〜L5）のほか，文献などから得られたM/P比や乳児相対摂取量（RID）

図1 NCBI Bookshelf における LactMed® のページ

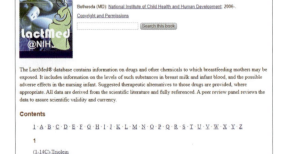

（https://www.ncbi.nlm.nih.gov/books/NBK501922/より）

＊M/P比：milk/plasma ratio ＊RID：relative infant dose

といった情報が掲載されている。書籍が定期的に改訂・刊行されているほか，オンラインのデータベースも提供されている（有償）。2023年版は日本語訳も出版されている。

■ 国立成育医療研究センター 妊娠と薬情報センター：授乳中の薬の使用について[3]

「授乳中に安全に使用できると考えられる薬」「授乳中の使用には適さないと考えられる薬」のリストが掲載されている。前者は50音順と薬効順のものが掲載されている。成分名や代表的な商品名，代表的な薬効分類が示されているのみであり，判断根拠となる情報は示されていない。また，一定以上の相談件数があった医薬品が掲載されるため，「授乳中に安全に使用できると考えられる薬」に掲載されていないことが必ずしも医薬品の危険性を示唆するわけではない。

■ 妊娠中の薬物療法に関する医薬品情報で紹介した書籍

次の書籍は，妊娠中だけでなく授乳中の薬物療法についても解説している。

- 『薬物治療コンサルテーション 妊娠と授乳』[4]
- 『よくある不安や疑問に応える 妊娠・授乳と薬のガイドブック』[5]
- 『Briggs Drugs in Pregnancy and Lactation: A Reference Guide to Fetal and Neonatal Risk』[6]

まとめ

- 授乳中の薬物療法に関する医薬品情報源として代表的なものを列挙せよ（☞p.174, 175）。試験
- ある医薬品について，種々の医薬品情報を収集して授乳中の服用の安全性について評価し，評価理由とともに説明せよ（☞p.174, 175）。試験

【引用文献】

1) NCBI Bookshelf : Drugs and Lactation Database（LactMed®）（https://www.ncbi.nlm.nih.gov/books/NBK501922/）（2024年10月時点）
2) Hale TW, et al : Hale's Medications & Mothers' Milk 2023, 20th ed, SPRINGER PUBLISHING, 2023.
3) 国立成育医療研究センター：妊娠と薬情報センター 授乳と薬に関する情報（https://www.ncchd.go.jp/kusuri/）（2024年10月時点）
4) 伊藤真也, ほか編：薬物治療コンサルテーション 妊娠と授乳 改訂第3版，南山堂，2020.
5) 愛知県薬剤師会 妊婦・授乳婦医薬品適正使用推進研究班 編：よくある不安や疑問に応える 妊娠・授乳と薬のガイドブック，じほう，2019.
6) Briggs GG, et al. : Briggs Drugs in Pregnancy & Lactation: A Reference Guide to Fetal & Neonatal Risk Twelfth Edition. WOLTERS KLUWER, 2021.

9-10 中毒情報

1 中毒に関する医薬品情報

- 中毒の情報源としては，医薬品のみならず化学物質や自然毒について調査できるものが重要である
- 近年では環境の変化により，家庭内に種々の医薬品や化学物質が存在する危険が増えている

中毒の医薬品情報

近年では，中高生のオーバードーズが社会問題になっており，医薬品の中毒情報が必要な機会も増えている。また，在宅医療や外来化学療法などの浸透により，家庭に存在する医薬品が，「one pill can kill a child」[1]と言われるような小児が誤飲すると命にかかわる場合も多くなってきた。一方，家庭用品による中毒も相変わらず発生しているが，コロナ禍を経て，その原因物質として新たにこれまでに家庭内に存在しなかった物質での誤飲・中毒も増えている。例えば，エタノール消毒剤などの消毒剤，次亜塩素酸などを主成分とするウイルス除去製品や，防腐剤としてアジ化ナトリウムを含む新型コロナの抗原キットなどである。従って，中毒の情報源としては，幅広い化学物質をカバーしたものが必要となる。

中毒における情報源

■添付文書・医薬品インタビューフォーム

医療用医薬品の添付文書記載要領により，添付文書の「13 **過量投与**」の項目には中毒の症状や処置についても記載がある。また，「11.1 重大な副作用」の項目に記載されている場合や，透析時の対応が記載されている場合もある。医薬品インタビューフォームには，透析による除去率なども記載され，血液透析が中毒時の除去に利用できるかどうかの情報が記載されている場合がある。

■書籍

新版 急性中毒標準診療ガイド（へるす出版）[2]

2008年に刊行された『急性中毒標準診療ガイド』（日本中毒学会 編）を同学会の監修のもと全面改訂し，最新の知見，エビデンスを踏まえ，新版として編集された。急性中毒の**標準治療**とモニタリング手法や検査方法などについて総論，医薬品，自然毒，化学物質の中毒について各論で解説している。

発生状況からみた急性中毒初期対応のポイント 家庭用品編（へるす出版）[3]

公益財団法人日本中毒情報センターの中毒110番に蓄積された100万件以上の中毒事故のデータを基に，家庭用品による事故の応急手当や受診の必要性について判断するポイントを示している。家庭用品約100種類が収載されている。

発生状況からみた急性中毒初期対応のポイント 農薬・工業用品（TICs）編／化学剤編（へるす出版）[4]

家庭用品編と同様に，中毒110番に蓄積された100万件以上の中毒事故のデータを基に，農薬や工業用品の初期対応や毒性，治療の注意点を収録している。

発生状況からみた急性中毒初期対応のポイント 医薬品・自然毒編（へるす出版）[5]

医薬品49項目および自然毒20項目について，事故の発生状況を基に初期対応に役立つ情報を収載予定である（2024年発行予定）。

■ Webサイト

日本中毒情報センター[6]

日本中毒情報センターは，会員制ですべての中毒の情報提供を行っているが，無料で有用なデータを一部公開している（図1）。特に，一般に公開されている「中毒事故の問い合わせが多い家庭内の化学製品」では，問い合わせの多い化学製品29品目の症状や応急処置が紹介されている。また，医療従事者向けの中毒情報の1つである「医師向け中毒情報データベース」では，医薬品，農薬，化学物質などの毒性，症状，治療などの概要を閲覧可能である。

POISINDEX（有料）[7]

国内の中毒情報センターだけでなく，海外の中毒センターが採用しているデータベースである。商業用薬品，医薬品，生物学的物質など中毒事故の発生時の対処と鑑定に利用でき，それぞれの物質には被曝時の臨床影響，安全域，治療プロトコルなどが記載されている。

専門分野へのリンク

多岐にわたる中毒情報

中毒では，承認時の用法・用量から逸脱した過量の医薬品が投与されたり，医薬品ではない物質に患者が曝露することになる。医薬品の治療的使用と異なり臨床情報が存在しないことも珍しくなく，物理化学的性質，動物における薬物動態・薬理作用などの情報も重要となる。本項で示した情報源から得られる情報も，基礎から臨床まで多岐にわたる。

図1　日本中毒情報センターのWebサイト

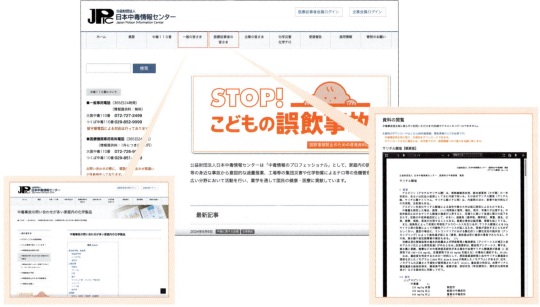

（https://www.j-poison-ic.jp/より）

まとめ

- 中毒に関する医薬品情報源として代表的なものを列挙せよ（☞p.176，177）。 試験
- ある医薬品のオーバードーズ事例への初期対応について説明せよ（☞p.176，177）。 実習

177

【引用文献】

1) Koren G, et al.：Drugs that can kill a toddler with one tablet or teaspoonful: A 2018 Updated list. Clin Drug Investig, 39：217-220, 2019.
2) 日本中毒学会 監：新版 急性中毒標準診療ガイド, へるす出版, 2023.
3) 吉岡敏治 総監修：発生状況からみた急性中毒初期対応のポイント 家庭用品編（公益財団法人日本中毒情報センター 編）, へるす出版, 2016.
4) 吉岡敏治 総監修：発生状況からみた急性中毒初期対応のポイント 農薬・工業用品（TICs）編/化学剤編（公益財団法人日本中毒情報センター 編）, へるす出版, 2016.
5) 吉岡敏治 総監修：発生状況からみた急性中毒初期対応のポイント 医薬品・自然毒編（公益財団法人日本中毒情報センター 編）, へるす出版, 2024.
6) 日本中毒情報センター（https://www.j-poison-ic.jp/）（2024年10月時点）
7) 株式会社テクノミック：POISINDEX（https://www.technomics.co.jp/database/micromedex/poisindex/）（2024年10月時点）

9-11 治験・臨床試験

1 治験・臨床試験の情報

POINT
- 治験・臨床研究の情報公開は，WHOが主導して世界的に取り組んでいる
- WHO Primary Registryは臨床研究を登録・公開するレジストリとして，WHOが定めた基準を満たしている
- 「臨床研究等提出・公表システム」(jRCT)はWHO Primary Registryに2018年12月5日付で認められた

治験・臨床研究については，世界保健機関（WHO）の主導により事前に情報を公開することでその透明性を確保し，被験者保護と治験・臨床研究の質が担保されるよう世界的に取り組んでいる。臨床試験の情報は，医療関係者向けと患者や家族など一般向けに大きく分けられる。

ClinicalTrials.gov[1]

ClinicalTrials.govは，世界最大の臨床試験（治験）データベースであり，米国国立衛生研究所（NIH）が運営している。このデータベースには，全米50州および世界各国で実施されている臨床試験の情報が掲載されている。また，臨床試験結果の要約情報を公開するプラットフォームとしても利用されている。

EU-CTR

EU域内で実施される臨床試験は，すべてEU臨床試験データベースに登録されなければならない。また，治験依頼者は臨床試験の結果にかかわらず，その要約を公のデータベースに掲載することが義務づけられている。

わが国における治験・臨床研究のデータベース

わが国では，治験や臨床研究について情報を公開し，透明性を確保するためにさまざまな登録機関が活動している。

■臨床研究情報ポータルサイト[2]

本サイトは国立保健医療科学院が運営しており，わが国で行われている治験を含む臨床研究の情報を検索できるサイトである。**表1**に示す4つの登録機関の情報を単一の検索窓口で容易に検索できる。

■JPRN

JPRNは，UMIN・JAPIC・JMACCTの3つの登録機関による協力体制を構築している。わが国における治験・臨床研究登録機関として，WHOが指定する治験・臨床研究登録機関（WHO Primary Registry）として2008年10月16日に認められ，臨床研究の実施者が医学雑誌編集者国際委員会（ICMJE）に参加する雑誌へ投稿することが可能となった。

補足
Final Rule for Clinical Trials.gov
　Clinical Trials.govのFinal Ruleが42 CFR Part11となった（施行日：2017年1月18日）。Final Ruleは，米国連邦政府が新しい規則を制定する際の最終段階を指し，FDA申請を目的として実施する。Clinical Trials.govに登録している臨床試験（米国）は，適用可能な臨床試験の治験実施計画書の要約情報を，最初の患者が登録されてから21日以内にClinicalTrials.govの公開レジストリに提出することが求められている。また，更新や改訂があった場合は，変更後30日以内にClinicalTrials.govレジストリに提出する必要がある。さらに，有害事象情報を含め，原則として初回完了日の1年以内に結果登録を行う。

＊WHO：World Health Organization　＊jRCT：Japan Registry of Clinical Trials
＊FDA：Food and Drug Administration　＊NIH：National Institutes of Health
＊EU-CTR：EU Clinical Trials Register　＊EU：European Union　＊JPRN：Japan Primary Registries Network

表1 臨床情報ポータルサイトで検索可能な登録機関の情報

登録機関	内容
大学病院医療情報ネットワーク(UMIN)	大学病院などで行われている臨床研究の情報
日本医薬情報センター(JAPIC)	製薬企業などが実施する企業治験を含む臨床研究の情報
日本医師会治験促進センター(JMACCT)	医師主導治験などの情報
厚生労働省(MHLW)	治験や臨床研究の情報

その後，JPRNは厚生労働省が整備するデータベース「臨床研究等提出・公表システム」（jRCT）を4つ目の登録機関として加えた形で，再度WHO Primary Registryに認められ，その旨が2018年12月5日に公表された。

なおその後，医薬品，医療機器等の品質，有効性及び安全性の確保等に関する法律（薬機法）改正を受け，2020年9月1日から治験新規登録はjRCTに1本化された。

■ 臨床研究法とjRCT[3]

jRCTは前述の情報を公開する機能に加え，臨床研究法(p.31)の規定に基づき，厚生労働大臣に対して，実施計画の提出などの届出手続を行うためのシステムである（図1）。研究開始時に研究責任医師は，アカウント登録し，実施計画を入力・登録する。

なお，特定臨床研究など(p.31)について，実施計画の提出などの届出手続と公表部分は，手続きの簡素化のため一部分離された。

■ 臨床研究のIPD公開

2018年よりICMJEによる投稿時の要件として，介入研究データの公開情報の記載が求められている。このため，IPDデータ（患者1人ひとりのデータ）を共有する計画について，あらかじめWHO Primary Registryに記載する必要がある。

■ 登録機関検索方法

ClinicalTrials.govでは，試験の目的，研究の

図1　jRCT

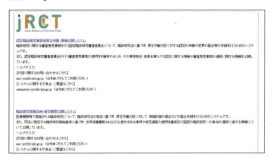

※2018年4月当時のもの

> **補足**
> **ICMJEの勧告**
> 医学雑誌編集者国際委員会(ICMJE)は，複数の国際的な医学系学術雑誌からなる会議体である。現在，16の医学雑誌が参加しているが，参加していない雑誌であっても，ICMJEの勧告に従うことを求めているものがある。ICMJEでは，医学雑誌におけるすべての臨床試験は一般にアクセス可能なレジストリ(WHO Primary Registryなど)に登録することが求められている。
> ICMJEが作成したICMJE Recommendationsは，医学研究の透明性と研究倫理を保ちつつ，成果発表の品質向上を目指している。

用語解説
WHO Primary Registry　臨床研究を登録・公開するレジストリとしてWHOが定めた基準を満たし，その旨が認められたものを指す。2024年8月現在，日本を含む世界で16の国や地域におけるレジストリがWHO Primary Registryとして認められている。
特定臨床研究　臨床研究法では，臨床研究のうち，①医薬品等製造販売業者等から研究資金等の提供を受けて実施する臨床研究，②承認外/適応外の医薬品等を用いる臨床研究等を特定臨床研究と定義している。

---

* UMIN：University Hospital Medical Information Network
* JAPIC：Japan Pharmaceutical Information Center
* JMACCT：Japan Medical Association Center for Clinical Trials
* MHLW：Ministry of Health, Labour and Welfare
* ICMJE：International Committee of Medical Journal Editors　　* IPD：Individual Patient Data
* ICMJE Recommendations：Recommendations for the Conduct, Reporting, Editing, and Publication of Scholarly Work in Medical Journals

ステータス，疾患，薬剤名，参加募集状況，参加条件，実施国，医療機関および研究者名などを指定して臨床試験（治験）を検索できる。検索結果から試験を選択し，詳細情報を閲覧可能で，試験のデザイン，参加者数，主要な評価項目および予定された終了日などが記載されている。

■ データベースの使用上の注意

データベースには登録されているデータがそれぞれ異なるため，医師主導治験が充実しているなど，データベースの特性に合わせて検索することが重要となる。

学習の要点

治験・臨床試験に関する情報を調査する目的について

論文を作成する際，また，製薬企業などや医療機器会社が新薬・医療機器の開発および市販後の臨床研究を実施する際に，公平な医薬品，医療機器に関する論文情報は重要で，申請の要否にかかわらず，論文を調査する必要がある。現在，jRCTの登場によって，臨床試験情報に関しては製薬企業などや医療機器会社のみならず，患者が臨床試験を探すための大きな手段になっており，これからの発展が期待される。

まとめ

● FDA申請を目的として実施し，Clinical Trials.govに登録している臨床試験は，何を実施しなければならないか説明せよ（☞ p.179）。試験

【引用文献】
1) ClinicalTrials.gov（https://clinicaltrials.gov）（2024年10月時点）
2) 国立保健医療科学院：臨床研究情報ポータルサイト（https://rctportal.niph.go.jp/s）（2024年10月時点）
3) Taruno H, et al.：Impact of the Clinical Trials Act 2018 on clinical trial activity in Japan from 2018 to 2020: a retrospective database study using new and conventional Japanese registries. BMJ Open, 12(7)：e059092, 2022.

第4章

医薬品情報の解析と評価

4章 医薬品情報の解析と評価

1 医薬品情報の信頼性と妥当性

1 医薬品情報の質の評価

- 医薬品情報を用いるときには，まずその情報の質を評価する必要がある
- 医薬品情報の質の評価における観点には，信頼性，科学的妥当性，新規性，具体性などがある
- 医薬品情報の質を適切に評価するには，使用目的を考え，それに沿って種々ある評価の観点の重みづけをする

評価の観点

　医薬品情報は医療における意思決定の根拠になるものである。人々の暮らしや，ときには生命をも左右することがあるため，医薬品情報を用いるときには，手にした情報の質をまず適切に評価しなければならない。

　医薬品情報の質の評価における観点には主に後述する事柄が挙げられる。ある情報を用いようとする場面の環境は刻々と変化しているので，最善・最適な薬物治療のための医薬品情報を適切に取扱うには，例え同じ情報であってもそれを使う場面によってこれらの評価観点の重みづけが異なることを理解しておく。情報の受け取り手の状況なども含め，そのときの重みづけを考えて評価を行う必要がある（図1）。

■ 信頼性

　信頼のおける確かな情報であるかどうか，という観点である。多くの場合，その情報の「作り手」の評価であることが多い（例えば，個人的な

図1　医薬品情報の収集・評価・活用

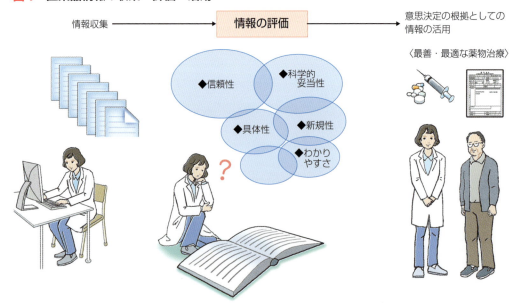

見解であるか，それとも学会や行政機関などの公の見解であるか，個人の見解であれば，その個人がどのような立場の人物か，など)。学術論文であれば，査読を経て出版された論文は査読を受けていない論文に比べて信頼性が高いといえる（p.187，188参照）。

■ **科学的妥当性**

科学的に正しく適切な情報かどうか，また定性的な議論か，数値で表されるデータを用い定量的な客観的根拠に基づいた議論かという観点である。

■ **新規性**

情報がいつつくられたのか，新しいか古いかという観点である。

■ **具体性**

一般論として表現されているか，それとも事例について具体的に述べられているかという観点である。両方で説明されている場合もある。

■ **情報媒体の種類**

紙面の情報，電子データ，文字情報，図や写真などの画像情報，音声情報などが挙げられる。

■ **わかりやすさ**

文章が簡潔に書かれているか，見出しや図表などが適切に用いられているかはわかりやすさに大きく影響する。配色，フォント（種類，大きさ）なども情報のわかりやすさを左右する重要な要素である。

■ **公平性**

どのような立場でつくられた情報か，偏った立場の情報でないかという観点である（p.186参照）。

> **学習の要点**
>
> **情報の評価をよりよい情報提供に活かす方法**
>
> 情報の評価の観点を知り，自分で情報収集する場合には情報を評価しながら収集するとよい。また，自分が情報の作り手になるときにも，よりよい情報をつくるために評価の観点を意識する。その際には情報の受け手の理解度（医療スタッフか一般の方か，認知症などの疾患にかかわるファクター，年齢）や機能障害の有無（聴力，視力，色や形状の認知）などコミュニケーション上のわかりやすさへの配慮も必要である。それぞれのケースにより情報評価のどの観点が大事か，重みづけして評価する必要がある。UDフォント（ユニバーサルデザインフォント，図2）や色覚障害に配慮したカラーユニバーサルデザインなどを使用するのも方策である。

図2　UDフォント

これはUDフォントの例です

多くの人にわかりやすく読みやすいように工夫されたフォントである。

加工度と情報の質

一般的に，加工度が低い一次資料は三次資料に比べて新規性は高いが，逆に加工度の高い三次資料のほうが一次資料に比べて信頼性は高いことが多い。情報の質を考えるとき，信頼性と新規性はいずれも非常に大切な要素であるが，一方を重視するともう一方の条件は満たされないという互いに"trade-off"の関係にある（図3）。

図3　情報の信頼性と新規性（"trade-off"の関係）

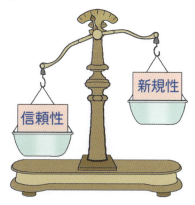

情報を使う場面によって信頼性の高い三次資料を重視するか，新規性の高い一次資料を重視するかを考える必要がある。 例えば最新治療は，特に副作用などの面で情報が十分集積・評価されていないことが考えられるが，ある患者に対して診療ガイドラインなどの三次資料に則り標準的治療を行って効果が得られなかった場合は，診療ガイドラインに未掲載の最新一次資料に基づいた治療が選択されることもありうる。

情報の公平性（利益相反）

どのような立場でつくられた情報か，偏った立場の情報でないかは，情報の評価における1つの重要な観点である。情報の作成者に特定の利害関係との結びつきがないかどうか，**利益相反（COI）** を確認する必要がある。

利益相反とは，利益関係によって公正かつ適正な判断が損なわれること，また，損なわれるのではないかと第三者に疑われかねない状態のことをいう。

金銭的な利害関係や個人的な関係によって情報が書き変えられたり，特定の個人や団体に有利な評価が示されるようなことは好ましくない。多くの学術雑誌ではそれぞれの論文の公平性や中立性を示すために，論文内に筆者のCOIを開示することが義務づけられている。COIがあること自体が問題なのではなく，それによって情報が歪められるかどうかが問題である。COIを開示したり，さまざまな立場の人が合議して結論を得たりすることはその問題の解決策の例である。

臨床に役立つアドバイス

一次資料の評価の重要性

臨床では，医薬品添付文書や医薬品インタビューフォーム，わかりやすく編集された医薬品集や診療ガイドラインなど，信頼性の高い三次資料を用いることが多い。一方で，それらの資料で足りない場合や詳細が知りたい場合には一次資料に遡って検討する必要があるため，それらを評価できるようになることが大切である（p.188～191参照）。

2　種々の情報源の評価

- いわゆる定番の情報源は，長年多くの評価を受けて定評が得られたものが多い
- 個々の情報源を用いるときには，常にその批判的吟味や品質評価を行う

一次・二次・三次資料の評価の要点

いわゆる定番の情報源は，長年多くの人々の評価を受けて定評が得られたものが多い。それぞれの作成者や作成過程を知り，前述した評価の観点などで自分自身でも改めて評価して確認しておくとよい。一次・二次・三次資料，各々の評価については別項に示す（p.188～194参照）。

個々の情報を用いるときには，前項で挙げたような評価の観点に沿って，常にその**批判的吟味・品質評価**（p.188参照）を行いながら読み進めることが大切である。いずれの資料も，情報の根拠を示しているかどうか確認する。

インターネット情報の評価

近年，インターネットを通じて種々の医薬品情報を得る機会が非常に多くなった。検索は簡単であり新しい情報が容易に入手できる。一方，情報の書き変えも容易で情報の質は玉石混交であるため，真偽をしっかり評価する必要がある。SNSを含めインターネット情報を利用する際には，

＊COI：conflict of interest　＊SNS：social network service

情報を評価して自身の目的に合うように利用できる情報活用力，いわゆる**情報リテラシー**が特に求められる。閲覧数を上げて広告収入を得ようとするWebサイトもあるので，目をひくような内容など情報に偏りがないか慎重に見極める必要がある。インターネット情報を評価する主なポイントを右に示す。

- 情報の作り手が信頼できるかどうか評価する（特にCOIがないか）
- 一般的に，公共性が高い政府や地方自治体，法人格の学会などが運営するサイトは信頼性が高いといえる。
- 偽サイト，フェイク情報でないか見極める
- 情報の真偽は複数の情報源にあたって確認する
- いつ作成された情報か確認する

3 学術雑誌の評価

POINT
- 学術雑誌の評価の観点には，どの分野の雑誌か，査読があるかなどがある
- インパクトファクターはその雑誌の分野内影響力を示す1つの客観的指標である

査読

学術雑誌はその編集方針（scope）に沿って編集される。掲載される論文が**査読**（peer review）を受けることが定められているかどうかは，その雑誌を評価する重要な観点である。査読者（peer reviewer）は論文の筆者と同様にその領域を専門にする研究者が担当する（"peer"は「同輩」を意味する）。査読の観点は**表1**に示すとおりである。

査読者は1名よりも複数で行われる雑誌のほうが信頼性は高いといえる。なお学会発表の要旨集や抄録集に掲載されている内容は，最新の情報であるが査読がない場合も多いため，学術論文の正式な引用文献とは通常認められていない。

表1 学術論文の査読の主な観点

- 目的が明示されているか
- 新規性：目的に応じた新しい知見が含まれるか
- 有用性：読者にとって価値ある内容が含まれるか
- 科学的妥当性：客観的事実が論理的に正しくとらえられているか
- 学術用語が適切に用いられているか
- 表現がわかりやすく，簡潔であるか
- 倫理的配慮がなされているか
- COIが開示されているか

臨床における患者への適用も慎重になるべきである。

インパクトファクター

ある学術雑誌がその専門分野内でもつ影響力の大きさを示す客観的指標である。**被引用回数**を基に求められる。その雑誌に掲載された論文が1年当たりに引用される回数の平均値で表され，一般にはこの値が大きい学術雑誌ほどその分野での影響力が大きいと評価される。

その他

客観的指標としては，発行継続年数，発行間隔，発行部数や購読者数などがある。

その他の評価の観点として，次のようなことが挙げられる。詳細は**表2**も参照していただきたい。

- 発行機関が経済的に中立かどうか（営利企業か非営利団体か。COIを開示しているか）
- 定期的に発行されているか

- 編集委員名は公表されているか
- 論文採択基準は明確で，正しく運用されているか
- 研究倫理基準は明確で，正しく運用されているか
- 訂正や撤回が正しく行われているか
- レイアウトや印刷はきれいか，誤植はないか

表2 一次資料の情報の質の評価の要点（学術雑誌）

観点	主な評価項目	主な客観的指標
専門分野	・どの学術分野が対象か。	
発行機関	・学会か，企業か。	
論文採択	・採択基準が明確か。 ・査読が行われているか。 ・研究倫理基準が明確か。 ・訂正や撤回が適切に行われているか。 ・編集委員名が公表されているか。	・査読者数
影響力	・被引用回数はどうか。 ・オープンアクセスジャーナル*かどうか。 ・定期刊行されているか。	・インパクトファクター ・発行継続年数，巻数 ・発行部数，購読者数
COI	・COIを開示しているか。 ・経済的に中立か。	
わかりやすさ	・レイアウトや印刷はきれいか。 ・グラフィカルアブストラクト**が採用されているか。	

*掲載論文を，インターネット上に無料で全文公開する雑誌
**研究のコアとなる成果を図などを用いて簡潔に視覚的に伝えるタイプの論文要旨

4 一次資料（個々の論文）の評価

- 一次資料は批判的吟味を行って臨床で活用する
- 臨床研究論文の批判的吟味にあたっては内的妥当性と外的妥当性を評価する

一次資料の評価と批判的吟味

表3に個々の論文の評価について要点をまとめた。一次資料のうち，査読を受けて出版された臨床研究論文は，ある程度信頼性が担保されていると考えられるが，その結果を臨床で活用するときには批判的吟味を行い，応用できるか評価したうえで用いる。臨床研究論文の批判的吟味にあたっては，その論文の**内的妥当性**（研究結果の正確さや再現性）と**外的妥当性**（研究結果の一般化の可能性）について評価する。

臨床研究論文に関しては，倫理性やCOIについての評価も重要視される。

用語解説 批判的吟味・品質評価（critical appraisal・quality assessment） 情報の批判的吟味・品質評価とは，一定の方法を用いて臨床研究論文のデータの信頼性や科学的妥当性などを評価することである。研究デザインごとに批判的吟味のためのチェックリストが作成され，用いられている。批判的吟味は，システマティックレビュー（SR，p.191，226参照）のプロセスの中心的な部分である。臨床上の意思決定を支援するために，根拠に基づく医療（p.225参照）のプロセス中にも1つの大切なステップとして組み込まれている。情報を扱うときには常に批判的吟味を意識すべきである。

*SR：systematic review

表3 一次資料の情報の質の評価の要点（個々の論文）

観点	主な評価項目	主な客観的指標
新規性	・いつの時点の論文か。	・掲載年
科学性	・理論に筋道が通っているか。 ・客観的データに基づいているか。 ・統計学的に正しい解析がなされているか。	
信頼性	・査読を経た論文か。 ・掲載誌の信頼性はどうか。 ・筆者のCOIはどうか。	
倫理性	・倫理審査を受けているか。	

詳細は**表1**も参照していただきたい。

補足
臨床研究，臨床試験，治験の関係
　三者の関係は図4のように示すことができる。

図4 臨床研究，臨床試験，治験の関係

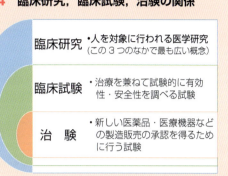

 臨床に役立つアドバイス

PICOとPECOによる臨床問題の定式化・構造化
　個々の臨床論文では，臨床上生じた疑問（CQ）を研究疑問（RQ）として次のPICOあるいはPECOの形に沿って定式化・構造化したうえで研究が進められる。

- P（patients/participants）：誰を対象に
- I（intervention）：どんな介入を行い／
  E（exposure）：どんな要因・曝露があると
- C（comparison）：何と比較・対照して
- O（outcomes）：どのような効果・転帰となるか
※ Iは介入研究の場合，Eは観察研究の場合

　臨床でのPICO/PECOの活用例を示すと，臨床研究論文の批判的吟味を行うときに，PICO/PECOでRQを明確にしてから論文を読むと理解が進みやすい。また，文献検索をするときに，自分が必要な論文をPICO/PECOで表現し，それを基に検索キーを定めればスムーズに検索を進めることができる。将来，自分で研究を立案・計画するときにも役立てることができる。

内的妥当性

　内的妥当性の評価とは，その論文の結果の科学的な正確さや再現性の度合いなどを評価することをいう。正確さや再現性を低下させる原因として，**バイアス**（ずれ，偏り）や**偶然誤差**（ぶれ）があり，ずれが小さいことが正確さ（妥当性）につながり，ぶれが小さいことが再現性（信頼性）につながる。バイアスや誤差をできる限り排除するよう研究が組まれているかどうか，論文の「方法（methods）」の項を中心に読み，次のような観点から評価する。

■ 研究デザイン
　介入研究や観察研究がある（p.191参照）。

■ 被験者選択基準・除外基準
　計画した有効性や安全性の評価が適切に行える被験者といえるか検討する。

■ 無作為化
　ランダム化（randomize）ともいう。介入試験の場合，対照群を置いて無作為割付けが行われているか評価する。

＊CQ：clinical question　＊RQ：research question

■ マスク化

盲検化（masking）ともいう。被験者や効果判定を実施する医師が，対照群か被験薬群かわからないように設定されているか評価する。

■ 脱落率

なんらかの理由により予定の最終観察まで至らなかった被験者の割合をいう。脱落率は低いほうがよい。

■ 追跡率

予定の最終観察まで至った被験者の割合をいう。おおむね80％以上が望ましいとされる。

■ 評価指標

エンドポイント（endpoint）ともいい，その臨床研究論文での評価項目を指す（用語解説参照）。エンドポイントのうち，本来の評価すべき評価項目のことを**真のエンドポイント**（true endpoint）といい，真のエンドポイントの代わりになる評価項目を**代用エンドポイント**（surrogate endpoint）という。評価指標は客観的で再現性があるものがよい。

> **補足**
> **評価指標に対する評価**
> 評価指標について，スタチン系高コレステロール血症治療薬の評価を例として解説する。本来スタチン系薬剤による治療効果を評価するには，コレステロールを下げたかではなく，心血管疾患・脳血管疾患の発生が減ったかどうかを確認する必要がある。この場合，真のエンドポイントは「心血管疾患・脳血管疾患の発生」であり，「血漿中コレステロール値」は代用エンドポイントである。時間と研究費用が十分にあり，対象患者の同意が得られれば，治療開始後から心血管疾患・脳血管疾患の発生まで追跡調査を実施することが望まれる。しかし，通常は迅速・簡便に測定できる代用エンドポイントの値を用いて治療効果の評価が行われることが多い。

■ 結果の提示とデータ解析

ITTはどの臨床研究でも定義は等しいが，FASやPPSはそれぞれの研究で定義されるため，個々の論文で把握して評価する必要がある。**ITT解析**は脱落例も含んだ解析，**PPS解析**結果は脱落例を除いた解析結果であるが，実臨床では治療決定（臨床研究では2群への割付けに相当）後になんらかの理由で治療継続できない事態が起こりうるため，ITT解析結果のほうが実臨床を反映していると評価される場合が多い。

■ その他

症例数や研究期間が十分かどうか，統計学的に正しく解析されているかなどを評価する。症例数が多いほど，統計学的な有意差は得られやすい。結果が正しく解析され，考察されているか評価する。

> **補足**
> **ITT，FAS，PPS**
> 多くの論文では，ITT（もしくはFAS）解析を主な結果として，PPSの解析結果は感度解析的に示される。ITTとPPSの結果が一貫しているほうがよいとされる。

外的妥当性

外的妥当性の評価とは，その論文の研究結果がどれくらい一般化の可能性があるかどうか評価することをいう。臨床研究で得られた知見をどれだけ実臨床に外挿・応用できるかの評価である。

内的妥当性が認められた研究で，被験薬群が対照群に比べて統計学的に有意に効果があったという結果が得られたとする。このような場合，対象症例数を多くして検出力を増せば，小さな差でも統計学的に有意な差として検出できるこ

ITT 被験者として選ばれ，ランダム化された全被験者の集団をいう。
FAS ITTから，一度も投与を受けていない被験者や有効性のデータが1つもないなどの被験者を除いた，最大の解析集団をいう。
PPS FASからプロトコール（研究計画）違反などの脱落例を除いた，プロトコールに合致した被験者の集団をいう。
アウトカム 研究の最終的な成果のことをいう。成績，転帰などとも言い換えられることがある。
エンドポイント アウトカムを測定・決定するときの具体的な変数，評価項目のことをいう。

* ITT：intent to treat   * FAS：full analysis set   * PPS：per protocol set

とを思い出す必要がある．被験薬群の効果と対照群の効果の差の大きさが臨床的に意味のある大きさであるかを評価しなければならない．

さらに臨床で個々の患者に結果を応用するには，その論文で検討された対象被験者と除外者を吟味して応用できるかどうかを評価する（p.225〜参照）．

> **補足**
> **RQの評価と「FINERの基準」**
> よいRQに基づいた臨床研究論文は価値が高いといえる．よいRQかどうかの評価基準の1つとして「FINERの基準」がある．これは，次の項目からなる．
>
> F（feasible）：実施可能性があり
> I（interesting）：興味深く
> N（novel）：新規性があり
> E（ethical）：倫理的で
> R（relevant）：切実な問題である
>
> 自身の研究を計画するときにはRQをこの基準に当てはめて評価し，修正することがよい研究に通じることになる．

研究デザインの種類とエビデンスの質

個々の論文のエビデンスの質は，一般に研究デザインにより階層構造で表され，**エビデンスレベル**とよばれることが多い（**表4**）．

しかし，これは主に内的妥当性の観点から科学性を重んじて評価されている．個々の情報の価値は臨床で実際に用いられる場面で外的妥当性とともに評価されるべきで，その情報が用いられる状況によって価値も変化するため，エビデンスレベルが高い研究デザインが常に高い価値をもつわけではない．副作用に関しては観察研究が主体であること，まれな症状や経過は症例報告でなければ発表できないこと，患者の個別性（**ナラティブ**）を尊重する流れ（EBMに対して**NBM**という）があることなども，エビデンスレベルだけで情報の価値を決められない要因である．

> **補足**
> **システマティックレビューとメタアナリシスはどう違う？**
> システマティックレビュー（SR）は，あるテーマについて臨床研究論文を網羅的に検索・収集して，それら複数の論文の結果を評価・統合したものである．メタアナリシスはSRのうちの統計解析手法であり，定量的SRともいわれる．それに対して定性的SRは，結果を表形式に統合したり文章として記述したりするのみで，統計解析を行わないSRをいう．

表4　科学的根拠としてのエビデンスレベルと臨床研究デザイン

エビデンスレベル	研究デザイン		対照群
高 ↑ ↓ 低	—	システマティックレビュー メタアナリシス	—
	介入研究	無作為化二重盲検比較試験 無作為化比較試験	あり
	観察研究	コホート研究	あり
		症例対照研究	あり
		横断研究	あり/なし
		症例集積研究 症例報告	なし

---

*EBM：evidence-based medicine　　*NBM：narrative-based medicine

5 二次資料の評価

● 二次資料の評価の観点は，どの分野の一次資料を集積しているか，網羅性やデータ内容はどうか，更新頻度はどれくらいか，などである

　二次資料の評価の観点は，どの分野の一次資料を集積しているか，網羅性やデータ内容はどうか，更新頻度はどれくらいか，などである。

　従来二次資料は紙媒体（冊子体）であったが，現在は多くの場合インターネットを経由して電子データとして利用できるようになり，二次資料の評価の観点である検索の利便性は飛躍的に向上した。利用のための機器類が必要か，有料か無料か，有料ならばどのくらい費用が必要かなども二次資料の現実的な評価指標である（**表5**）。

　検索漏れのない網羅性のある検索や上手な絞り込み検索が簡単にできるような，使い勝手のよい二次資料が望まれる。これらに対しては**シソーラス**やAIを用いた検索支援機能が充実しているかどうか，今後注目すべき評価の観点になると考えられる。

表5　二次資料の情報の質の評価の要点

観点	主な評価項目	主な客観的指標
専門分野	・どの分野の一次資料が対象か。	
網羅性	・対象分野の一次資料を網羅しているか。	・掲載誌数（対象分野でのカバー割合）
データの内容	・検索項目は十分か。 ・古い情報が含まれているか。 ・新しい情報が含まれているか。	・検索項目数 ・データ収載開始年 ・レコード数 ・更新頻度
検索機能	・シソーラスが整っているか。 ・簡易検索機能と詳細検索機能があるか。 ・一次資料全文へのリンク機能があるか。	
操作性	・操作が簡単か。 ・わかりやすい操作マニュアルがあるか。	
経済性	・無料か有料か。 ・有料の場合，有用性と見合う金額か。	・利用料金

6 三次資料の評価

- 三次資料の評価の観点には情報の作成者，情報の新規性，使用の利便性やわかりやすさなどがある
- 手にした三次資料の評価を行って足りない部分は，二次資料を用いて一次資料を積極的に入手する

　三次資料の評価の観点としては，情報の作成者・発信者，情報の新規性，情報源の提示，使用に際しての利便性やわかりやすさなどがある（表6）。版数の多さ，出版年あるいは更新年月などは客観的な評価指標になる。

　入手した三次資料はこれらの観点により評価を行い，疑問な点や不十分な部分があれば二次資料を用いて積極的に一次資料を入手し，検討を行うようにする。

医薬品添付文書・医薬品インタビューフォーム

　日常多用する医薬品添付文書や医薬品インタビューフォームなどは最新版かどうかが重要である。医薬品医療機器総合機構（PMDA）や各製薬企業のWebサイトから得た最新版を利用する。

診療ガイドライン

　診療ガイドラインは，各専門領域の学会により必要な情報が網羅的に収集され，SR（補足参照）に基づいて作成される。臨床研究が進展して新たな情報がもたらされると，ガイドライン中に示される推奨レベルが大きく変化することがある。また，人種や遺伝的素因などの背景が異なると同じ情報の評価が異なる場合がある。従って，診療ガイドラインを用いるときには，最新版かどうか，どの（国の）学会が作成したガイドラインかを評価・把握して用いることが重要である。

　個々の診療ガイドラインにも評価指標が検討されている。わが国の診療ガイドラインセンターであるMindsガイドラインライブラリでは，AGREE Ⅱという国際基準で国内の診療ガイドラインを評価し，一定の基準を満たしたガイドラインをWebサイトで公開している。その評価は「ガイドライン全体の目的が具体的に記載され

表6　三次資料の情報の質の評価の要点

観点	主な評価項目	主な客観的指標
情報の作成者・発信者*	・個人か団体か。学会か。 ・政府や地方自治体などの公的機関か。 ・その分野で評価されているか。 ・COIはあるか。	
情報の新規性	・いつの情報か。 ・改訂・更新頻度はどうか。	・発行年月日，出版年 ・改訂数
情報源の提示	・引用文献が示されているか。	・引用文献数
利便性	・索引があるか。 ・電子データか紙媒体か。	
わかりやすさ	・文章表現，図表，フォント，レイアウト，配色などはどうか。	

＊情報の作成者と情報の発信者は異なる場合がある

＊PMDA：Pharmaceuticals and Medical Devices Agency

ている」「対象集団（患者，一般市民など）の価値観や希望が調べられた」「推奨を作成する方法が明確に記載されている」「資金提供者の見解が，ガイドラインの内容に影響していない」などの項目で行われる。

> **補足**
> **審査報告書の利活用**
> 　新薬の承認審査時の審査報告書がPMDAのWebサイトで公開されている。この審査報告書は，各専門領域の専門家が製薬企業から提出された承認申請資料という医薬品情報を評価した結果であるととらえることができる。自身で医薬品情報を評価する際にはぜひ参考にしていただきたい。審査報告書は膨大で読むのに躊躇するかもしれないが，全体の構成を知り，「審査報告(2)」のほうから読んでみるとよい[4]。

まとめ

- 医薬品情報の評価の重要性について説明せよ（☞ p.184）。 試験 実習
- 医薬品情報の質の評価について主な観点を挙げよ（☞ p.184，185）。 試験 実習
- 一次資料，二次資料，三次資料の評価についてそれぞれ説明せよ（☞ p.188，192，193）。 試験 実習

【引用文献】

1) 村井ユリ子：医薬品情報の信頼性と妥当性. コンパス医薬品情報学 改訂第3版（小林道也，中村　仁 編）, p.115-121, 南江堂, 2022.
2) 医薬品医療機器総合機構：医療用医薬品情報検索.(https://www.pmda.go.jp/PmdaSearch/iyakuSearch/)（2024年10月時点）
3) 日本医療機能評価機構：診療ガイドライン評価.(https://minds.jcqhc.or.jp/methods/guideline-evaluation/)（2024年10月時点）
4) 日本病院薬剤師会　医薬情報委員会：病院薬剤師業務への審査報告書の利活用について(1)(https://www.jshp.or.jp/activity/guideline/)20151214-1.pdf(2024年10月時点）

4章 医薬品情報の解析と評価

2 医療統計の考え方と実践

1 医療における統計学の役割

- 集団の特徴を記述する統計量を通じて，どのような集団か解釈する
- 比較する群間の検定を通じて，統計学的に違いがあるか理解する

母集団と標本

　母集団（population）は，**標本**（sample）が抽出される全体集合であり，必ずしも人の集団とは限らず，その単位は施設や記録，事象の場合もある[1]。標本は母集団全体を代表するように抽出されるが，**偶然誤差**や**系統誤差**のため標本が母集団から異なる場合は，母集団とは異なる結果を与える可能性がある。標本は母集団からランダムに抽出される場合もあればそうではない場合もあるので，母集団の推定に標本を用いる場合には，母集団から抽出した標本が母集団と異なっていないか，あるいは母集団を代表したものであるかに留意する。

データの種類と代表的な基本統計量

　臨床研究に関する論文のなかで，多くの場合，最初に研究対象者に関する情報が表にまとめて示されている。対象患者の特徴を理解することは重要なので，実際の例（**表1**）を基に確認してみる。このランダム化（無作為化）比較試験（研究デザインの詳細はp.207～，219～参照）は，ALLHAT研究といわれ，55歳以上の高血圧とそれ以外に最低1つの心血管疾患のリスク因子をもつ33,357人について，クロルタリドン（わが国で未承認の利尿薬），アムロジピン，リシノプリルのいずれかをランダムに割付け，心血管疾患による死亡や非致死的な心筋梗塞の発生について検討したランダム化比較試験である[2]。

　表1に，各薬剤使用者における対象患者の特徴（年齢，人種，性別，高血圧治療の有無など）が示されている。実際には，示される対象集団の特徴を理解し，各群におけるそれぞれの特徴に違いがあるのか，違いがあるとすれば，その違いが臨床研究の結果に影響を与えうるものかを読み取る必要がある。この研究論文の本文（"RESULTS"のセクション）には，"There were nearly identical distributions of baseline factors in the 3 treatment groups."[2]と記載されている。ランダム化比較試験の場合には，ランダム化によって多くの因子について違いが認められることは少ないが，偶然，違いが認められることもある点に留意する。

　離散型変数（discrete variable）の場合，高血圧治療の有無のようなカテゴリーが2つである二値変数（binary variable）の場合や人種のように3つ以上の複数のカテゴリーがあるものがある。性別や人種のような分類の**名義尺度**と検査の結果に関して，例えば肥満，普通体重，低体重といった**順序尺度**がある。

　年齢や血圧値のような**連続型変数**（continuous variable）の場合，要約統計量（基本統計量ともよばれる）として，対象患者の**平均値**（mean）と**標準偏差**（standard deviation）や**中央値**（median）と**四分位範囲**（IQR）で示されることが多い。標準

---

*ALLHAT：Antihypertensive and Lipid-lowering Treatment to Prevent Heart Attack Trial
*IQR：interquartile range

表1 ALLHAT研究に参加した対象患者の特徴

特徴		対象患者数(%)		
		クロルタリドン (n=15,255)	アムロジピン (n=9,048)	リシノプリル (n=9,054)
年齢，平均(標準偏差)[歳]		66.7(7.7)	66.7(7.7)	66.7(7.7)
年齢[人]	55〜64	6,471(42.4)	3,844(42.5)	3,869(42.7)
	≧65	8,784(57.6)	5,204(57.5)	5,185(57.3)
人種[人]	白人(非ヒスパニック系)	7,202(47.2)	4,305(47.6)	4,262(47.1)
	黒人(非ヒスパニック系)	4,871(31.9)	2,911(32.2)	2,920(32.3)
	白人(ヒスパニック系)	1,912(12.5)	1,108(12.2)	1,136(12.5)
	黒人(ヒスパニック系)	498(3.3)	302(3.9)	290(3.2)
	その他	772(4.0)	422(4.7)	446(4.9)
女性[人]		7,171(47.0)	4,280(47.3)	4,187(46.2)
教育，平均(標準偏差)[年]		11.0(4.0)	11.0(3.9)	11.0(4.1)
高血圧治療歴[人]		13,754(90.2)	8,171(90.3)	8,164(90.2)
血圧，平均(標準偏差)[mmHg]		146(16)/84(10)	146(16)/84(10)	146(16)/84(10)
	治療開始時	145(16)/83(10)	145(16)/83(10)	145(16)/83(10)
	未治療時	156(12)/89(9)	157(12)/90(9)	156(12)/89(9)
危険因子[†][人]	喫煙	3,342(21.9)	1,980(21.9)	1,981(21.9)
	動脈硬化性心疾患[‡]	7,900(51.8)	4,614(21.9)	4,684(21.9)
	心筋梗塞または脳卒中の既往	3,581(23.5)	2,098(23.2)	2,058(22.7)
	冠動脈再建術の既往	1,986(13.0)	1,106(12.2)	1,218(13.5)
	その他の動脈硬化性心疾患	3,604(23.6)	2,145(23.7)	3,212(35.5)
	著明なST下降もしくはT波逆転	1,572(10.4)	908(10.1)	940(10.5)
	2型糖尿病	5,528(36.2)	3,323(36.7)	3,212(35.5)
	HDL-C＜35mg/dL	1,798(11.8)	1,018(11.3)	1,061(11.7)
	左室肥大(心電図)	2,467(16.2)	1,533(16.9)	1,474(16.3)
	左室肥大(心エコー)	695(4.6)	411(4.6)	402(4.5)
冠状動脈性心疾患の既往[§][人]		3,943(26.0)	2,202(24.5)	2,270(25.3)
BMI，平均(標準偏差)[kg/m²]		29.7(6.2)	29.8(6.3)	29.8(6.2)
薬物療法[人]	アスピリン	5,426(35.6)	3,268(36.1)	3,258(36.0)
	エストロゲン補充療法(女性のみ)	1,273(17.8)	752(17.6)	727(17.4)
脂質に関する臨床試験の参加者[人]		3,755(24.6)	2,240(24.8)	2,167(23.9)

(文献2)を基に作成)

偏差をデータ数の平方根で割ったものが標準誤差である．

平均値は，測定値の合計をデータ数で割ったものである．**中央値**は測定値を並べた際，真ん中の値である．**最頻値**は，最も頻度の高い測定値である．範囲(range)は，最小値から最大値である．代表値を示す場合に，平均値あるいは中央値のどちらを用いるかはデータの分布による．分布を視覚的に理解できる代表的なものに，頻度の分布を示したヒストグラムや中央値を含み四分位範囲(25〜75％)を箱として示した箱ひげ図がある(**図1**)．

代表的な分布

図2に示すように，正規分布（ガウス分布ともよばれる）のような左右対称のものと右側あるいは左側に歪んだ分布がある。**分布が左右対称の場合には，最頻値（mode）と中央値（median），平均値（mean）は等しくなるが，歪んだ分布の場合には，最頻値と中央値，平均値は一致せず，平均値よりも中央値のほうが中心的傾向を表している。**臨床研究の論文における対象患者の表などで，中央値が示されている場合には，このような背景が潜む可能性がある。

基本統計量の重要性

基本統計量の違いについての理解は，臨床研究における対象集団をより正確に認識するうえで有用である。例えば，対象集団の年齢が中央値と四分位範囲で示されていた場合には，年齢が正規分布ではなく，若年者あるいは高齢者が多いため，分布が歪んでいると想像できる。基本的なものは学習の要点となるが，医療現場においても問題解決のために臨床研究の論文を読む機会は多くある。そのような場面で研究内容を理解するうえでも基本統計量は重要となる。

図1　ヒストグラムと箱ひげ図の例

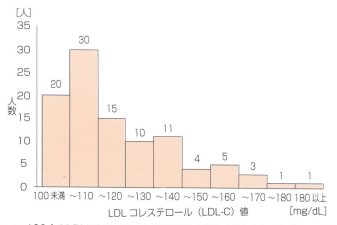
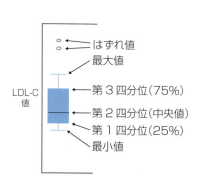

a　100人のLDLコレステロールの区間ごとの度数を示したヒストグラムの例　　b　ヒストグラムを箱ひげ図として示した例

a：100人のLDL-C値の分布をヒストグラムで示している。中央値は，50人目の値となるので，LDL-Cは100〜110mg/dL未満であることがわかる。第1四分位点の25％値は25人目の値となるので，LDL-C値は100〜110mg/dL未満，第3四分位点の75％値は75人目の値となるので，LDL-C値が130〜140mg/dL未満と考えられる。
b：aの箱ひげ図を示したものがbである。箱の部分が，四分位範囲の第1四分位点（25％点）から第3四分位点（75％点）である。箱以外の部分（ひげ）は，最小値から最大値が示され，それ以上のものは，○（はずれ値，outlier）として示される[3]。

図2　分布の形と代表値の関係

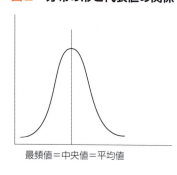
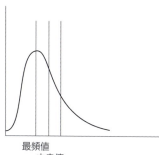
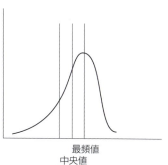

　　a　左右対称の分布　　　　　　b　右に歪んだ分布　　　　　　c　左に歪んだ分布

2 検定と推定

- 検定に関する帰無仮説と対立仮説を理解する
- 点推定値と区間推定値から，得られた結果の程度と有意な違いの有無を読み解く

帰無仮説と対立仮説

臨床研究の論文中では，帰無仮設や対立仮説をこのように設定したと明示的に記載されていないことが多いが，**仮説**，**検定**，**p-value（p値）**，**有意水準**（αや危険率といわれる）は密接に関係している。例えば，2群間に違いがあるかを確認したい場合に検定を行う。この場合には，次のような仮説が設定される。

> 帰無仮設（null hypothesis）：群間の平均値に違いがないとする仮説
> 対立仮説（alternative hypothesis）：群間の平均値に違いがあるとする仮説

仮説検定（hypothesis test）は，例えば曝露群と非曝露群のデータに違いが認められるかを調べるものである。2群間における指標の平均値に違いが認められる確率（p値）によって群間に違いがあるかを検討する。まず，群間に違いが認められることを確認したい場合には，群間に違いがないとする仮説（帰無仮説）を設定し，これを棄却することで群間に違いがあると考え，対立仮説を支持することになる。帰無仮説を棄却する際，多くの場合は有意水準5％が用いられ，統計学的に有意と判断される（これはp<0.05で判定することと同様である）。統計的に有意な違いが認められること，それが臨床においてどのような意味をもつのかについては留意すべきである。

第一種の過誤と第二種の過誤

検定を行う際に，誤った判断に至ることがある。代表的なものが，**第一種の過誤**と**第二種の過誤**である（**表2**）。第一種の過誤とは有意水準（α）の確率で起こり，αエラーともよばれる帰無仮説を誤って否定してしまう過誤で，違いが認められていないのに違いがあると判断してしまうことである。第一種の過誤が起こらない確率は$1-\alpha$となる。第二種の過誤は，起こる確率をβとするとβエラーともよばれ，誤っている帰無仮説を否定しない過誤で，違いがあるにもかかわらず違いがないと判断してしまうことである。第二種の過誤が起こらない確率は$1-\beta$で，これは検出力とよばれる。これらについてはかなり以前から，「あわてんぼうのαエラー，ぼんやりもののβ」としてよく知られている。

有意な違いが認められなかった場合に，有意差がないことが証明されたと考えることは誤りで，差があるとはいえないと解釈する必要がある[4]。

点推定と区間推定

対象集団の特徴を推定することは，推定の目

表2 第一種の過誤と第二種の過誤について

真実	検定の結果	
	帰無仮説を採択	帰無仮説を棄却
差がない	正しい判断（$1-\alpha$）	誤った判断（帰無仮説を誤って棄却），第一種の過誤（αエラー）
差がある	誤った判断（誤った帰無仮説を棄却できない誤り），第二種の過誤（βエラー）	正しい判断（$1-\beta$）

的の1つである．対象集団の特徴は**表1**のように示される．**表1**からクロルタリドン，アムロジピン，リシノプリルの使用者はいずれも平均年齢は66.7歳であることがわかる．代表となる1つの値を推定値としたものを**点推定値**という．ここでは，標準偏差（SD）とともに示されているように，幅をもって値を推定することを**区間推定**という．

95％信頼区間（95％CI）

臨床研究の論文においては，対象集団に関する特徴を示すことに加え，比較する群間での検定結果がp値とともに示されるので，比較する群間が異なっていないか検討できる．さらに，発生割合や発生率といった発生の指標に加え（p.214, 215参照），比較する群間における相対リスク（relative risk）などの効果の指標とその95％CIが示されることが多い（**表3**）．相対リスクの場合には，それが発生割合の比（リスク比）と発生率の比（率比）のどちらを意味するか注意する必要がある．

表3には主要評価項目である心血管疾患について，各薬剤におけるイベント発生件数と発生率，相対リスクとその95％CIが示されている．発生率の分母は，観察期間の合計であり，表の中の数値からは直接求めることはできない．例えば，アムロジピンとクロルタリドンを比較した相対リスクをみると，点推定値は0.98，95％CIは0.90-1.07である．95％CIに1.0が含まれることや

p値が0.65であることから，これら2群間の心血管疾患の発生に対する効果に違いは認められなかったと解釈することができる．最近では，95％CIのみが示される臨床研究も多い．

表4に示す臨床研究は，高血圧患者における降圧薬を服用するタイミング（朝あるいは夕方）の違いは心血管疾患の発生に影響があるかについて検討したランダム化比較試験である[5]．この研究では，血管疾患による死亡，非致死的な心筋梗塞や脳卒中を主要な複合アウトカムとし，降圧薬を朝服用する群と夕方服用する群におけるアウトカムの発生について比較検討されている．前提とされている帰無仮説は，降圧薬の朝服用と夕方服用によるアウトカムの発生に違いはない，となる．**表2**によれば，夕方服用群におけるアウトカムの発生割合（3.4％），発生率（0.69/100人年），朝服用による発生割合（3.7％），発生率（0.72/100人年）であり，ハザード比は0.95（95％CI：0.83 -1.10），p値＝0.53であるので，両群に統計的に有意な違いは認められなかった．つまり，降圧薬の服用方法の違いはアウトカムの発生に関連していないと解釈できる．

> **学習の要点**
> **点推定と区間推定**
> **表3**では，RRと95％CIが示されている．このように，代表となる1つのRRの推定値を点推定値という．近年では，点推定値の95％CIが同時に示されることが多い．また，幅をもって値を推定することを区間推定という．

表3　ALLHAT研究における心血管疾患に関する各薬剤の効果

	クロルタリドン		アムロジピン		リシノプリル		アムロジピン vs クロルタリドン			リシノプリル vs クロルタリドン		
	発症数	過去6年間の100人当たりの発症数	発症数	過去6年間の100人当たりの発症数	発症数	過去6年間の100人当たりの発症数	RR(95%CI)	Zスコア（標準得点）	p値	RR(95%CI)	Zスコア（標準得点）	p値
CHDの主要アウトカム	1,362	11.5 (0.3)	798	11.3 (0.4)	796	11.4 (0.4)	0.98 (0.90-1.07)	−0.46	0.65	0.99 (0.91-1.08)	−0.24	0.81

（文献2）を基に作成）

＊SD：standard deviation　＊95％CI：95％ confidence interval　＊SLD：specific leaning disorder
＊DCD：developmental coordination disorder

表4 アウトカム発生について朝服用と夕服用を比較した研究の結果

		夕服用群(n=10,503)		朝服用群(n=10,601)		ハザード比 (95%CI)	p値
		対象患者数 [人](%)	発生率 [/100人年] (95%CI)	対象患者数 [人](%)	発生率 [/100人年] (95%CI)		
主要複合アウトカム		362(3.4%)	0.69 (0.62-0.76)	390(3.7%)	0.72 (0.65-0.79)	0.95 (0.83-1.10)	0.53
副次心疾患・死亡率アウトカム	非致死性心筋梗塞による入院	134(1.3%)	0.25 (0.21-0.30)	150(1.4%)	0.27 (0.23-0.32)	0.92 (0.73-1.16)	0.48
	非致死性脳卒中による入院	129(1.2%)	0.24 (0.20-0.29)	143(1.3%)	0.26 (0.22-0.31)	0.93 (0.73-1.18)	0.54
	血管性死亡例	115(1.1%)	0.22 (0.18-0.26)	108(1.0%)	0.20 (0.16-0.24)	1.10 (0.84-1.43)	0.49
	全死亡例	437(4.2%)	0.82 (0.74-0.90)	434(4.1%)	0.79 (0.72-0.87)	1.04 (0.91-1.18)	0.59
	うっ血性心不全による入院または死亡例	76(0.7%)	0.14 (0.11-0.18)	99(0.9%)	0.18 (0.15-0.22)	0.79 (0.59-1.07)	0.12

(文献5)を基に作成)

3 パラメトリック検定とノンパラメトリック検定

POINT
- 基本的な統計量から分布の違いを理解する
- 分布の違いを考慮して，適切な検定方法を選択する

　基本的な統計量を用いた実際の検定には，主に正規分布のような特定の分布を仮定した**パラメトリック検定**と特定の分布を仮定しない**ノンパラメトリック検定**がある。また，2群間を比較する場合と3群での比較する場合に用いられる検定方法を区別して認識することは重要である。

　パラメトリックを前提とした2群間の比較に関する検定方法として，平均値が同じであるか否かを比較するt-test（t検定）がある。対応関係の有無によって方法が異なる点に注意する。

2群間の比較に関する検定方法

■パラメトリック検定
対応なしの場合：Student t-test/Welch's t-test
　例えば，**表1**で各薬剤における平均年齢を比較する場合のように，対応する群間の対象者が異なる場合に用いられる。

対応ありの場合：Paired t-test
　例えば，対象者の食事の前後における平均血糖値を比較する場合のように，比較する群間で対応関係がある場合に用いられる。

■ノンパラメトリック検定
　特定の分布を仮定しないノンパラメトリック検定における対応のない2群比較の方法には，Wilcoxon rank sum test〔ウィルコクソン順位和検定，これはMann-Whitney U test（マン・ホイットニーのU検定）と同じ検定〕がある。対応のあるものについては，Wilcoxon signed-rank test（ウィルコクソン符号順位検定）がある。

3群以上での比較に関する検定方法

3群以上での比較を行う場合，正規分布を仮定した対応のないパラメトリック検定にはanalysis of variance（分散分析）がある。これにより，群間に違いがあるかを確認し，Tukey法（テューキー法）などの**多重比較検定**により，各群間の比較が行われる。

対応のないノンパラメトリック検定には，Kruskal-Wallis test（クラスカル・ウォリス検定）がある。対応のある場合には，Friedman's test（フリードマン検定）が行われる。

■ Chi-square test（カイ2乗検定）

例えば，2×2表に示した各値が同じ割合であるかを検定する方法である。**表5**について有意水準（α）を0.05とすると，帰無仮説（割合は両群で等しい）は，p値が0.0007で棄却されるため，各割合は等しいとはいえないことになる。つまり，ミロガバリンはプレガバリンよりも傾眠の発生割合が有意に高いと解釈できる。表に示した場合に，セルの値が小さい場合には，Fisher's exact test（フィッシャーの正確検定）が用いられる。

サンプルサイズ

実際に臨床研究を行う場合には，あらかじめ必要なサンプルサイズ（対象患者数）がどのくらいであるかを検討しておく必要がある。研究に必要なサンプルサイズを集めることができないにもかかわらず，臨床試験を行うのは倫理的ではない。また，必要なサンプルサイズを達成するために，どのような研究計画を立てるべきかを検討することにも関連する。

表5　カイ2乗検定の例

副作用	ミロガバリン (n=1,650)	プレガバリン (n=2,244)	p値
傾眠	7.1%	4.5%	0.0007

わが国の保険薬局において，ミロガバリンとプレガバリンの新規使用者を対象として傾眠の発生割合を比較し，カイ2乗検定を行った結果である。

（文献6）を基に作成）

補足

論文で見かけるstandardised difference（標準化差）とは？

対象患者間を比較する場合，p値が示されることは多い。**表6**の女性の割合をみると，2群間の違いはいずれも有意（p<0.001）であるが，右側に示すサンプルサイズが小さい場合には重要な違いはないのかもしれない。standardised differenceは，2群の割合の差を標準偏差で割ったものである。この値が0.1以上の場合はインバランスである，0.1未満の場合はバランスがとれていると判断できる。

表6　standardised differenceの例

		比較1：全高齢者			
		非定型抗精神病薬 (n=34,960)	抗精神病薬使用なし (n=1,251,435)	p値	標準化差
年齢[人]	平均（標準偏差）	80.46(7.63)	74.50(6.58)	<0.001	0.90
	中央値（四分位範囲）	80 (75-86)	73 (69-79)	<0.001	0.90
女性(%)		21,720 (62.1)	714,829 (57.1)	<0.001	0.10

		比較2：認知症高齢者			
		非定型抗精神病薬 (n=21,427)	抗精神病薬使用なし (n=33,263)	p値	標準化差
年齢[人]	平均（標準偏差）	81.69(7.11)	81.96(7.17)	<0.001	0.04
	中央値（四分位範囲）	82 (77-87)	82 (77-87)	<0.001	0.04
女性(%)		13,406 (62.6)	20,151 (60.6)	<0.001	0.04

（文献7）を基に作成）

サンプルサイズの計算方法には，精度に基づくものと検出力に基づくものがある[8]。前者は信頼区間の幅をどのくらいにするかに基づいて計算される。後者は例えばコホート研究であれば，αやβに加え，非曝露群の発生割合を基にどのくらいの相対危険度を検出したいかによって計算され，症例対照研究の場合には，コントロール群における曝露ありの割合を基に，どのくらいのオッズ比を求めたいかによって計算される。データベースを用いた研究では，サンプルサイズに関する記載が論文のなかに示されていないことも多い。例えば，比較的まれな医薬品について検討する場合，データベースを使用するにしても必要な対象患者数を確保できるかは不明なので，事前に検討しておく必要がある。

4 回帰分析

- 回帰分析における目的変数と説明変数の関係を理解する
- どのような共変量で調整されているかを理解する

回帰分析（regression analysis）は，目的変数（従属変数ともよばれる）のYと説明変数のX（独立変数ともよばれる）から予測する$Y = \beta X + b$といった一次式（回帰直線）を求めるものである[4]。βは，パラメータ（回帰係数）であり，bは切片である。

図3は，炭酸リチウムによるリチウム中毒が散見されていたことから，血中濃度の測定に関する注意喚起が医薬品医療機器総合機構（PMDA）から発出され，その効果を確認するために各月の血中濃度の測定割合を示したものである[9]。横軸に各月や勧告の有無（説明変数），縦軸に血中濃度の測定割合（従属変数）をとり，観測値をプロットしたものから，回帰直線を求めている。2012年4月の勧告がなければ，緑色の実線で示す結果となっていた可能性がある（**図3**）。従属変数が量的変数の場合には，**線形回帰分析**といわれる。これに対して，従属変数が二値変数の場合には，**ロジスティック回帰分析**といわれる。多くの場合，統計ソフトを用いて行われ，2群間でのアウトカムの有無について比較する場合やアウトカムに影響を与える因子について検討する際には，複数の因子を組み込むことが可能である。

例えば，炭酸リチウムの血中濃度の測定に与える因子について解析するような回帰分析では，**図3**に示したような説明変数に限らず，複数の変数を組み込むことが可能である。説明変数が1つの場合には**単回帰分析**，2つ以上組み込んだ場合には**重回帰分析**といわれる。臨床研究の場合，例えば，年齢（若年者と高齢者）や性別（男性と女性）といった1つの因子で層に分けて，層別解析を行うことはよくあるが，複数の因子をモデルに組み込んだ場合には手計算で推定値を求めることは困難なので，統計ソフトが解析に用いられる。

複数の因子がある場合，モデルに組み込む因子は，先行研究や変数選択法（backward法やforward法，stepwise法）を用いて十分に検討した後，最終的に選択される。

＊PMDA：Pharmaceuticals and Medical Devices Agency

図3　各年月の炭酸リチウムの血中濃度測定の割合から求めた回帰直線

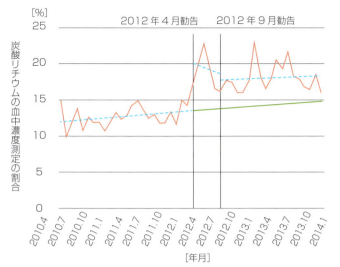

（文献10）を基に作成）

5　生存時間解析

- カプランマイヤー曲線を理解する。縦軸と横軸が何を示すかに注意する
- log-rank testとCox比例ハザードモデルの違いを理解する

Kaplan-Meier curve（カプランマイヤー曲線）

　臨床研究のなかで追跡開始後打ち切りを考慮し、どの時点でイベントが発生しているかを示すものとして、Kaplan-Meier estimate（カプランマイヤー推定）がある。これによって示されたグラフが生存曲線あるいはKaplan-Meier curve（カプランマイヤー曲線）である。縦軸には、累積生存割合あるいは累積死亡割合、横軸には追跡時間が示される。縦軸が生存割合の場合には追跡開始時点では全員が生存しているので100％から始まり低下していくが、死亡割合の場合には0％から増加していく。このため、どちらのイベントを示したものであるか、縦軸が示す内容をよく確認する必要がある。重症COVID-19感染症の患者にレムデジビルを投与した後の累積の臨床的改善率を図4に示した[10]。2020年時点において、重症COVID-19感染症の半数程度の患者が臨床的に改善するには16日程度を要することが確認できる。

log-rank test（ログランク検定）

　2群間を比較するような臨床研究の場合、2つのカプランマイヤー曲線が示されることがある。2群間の生存曲線が一致しているか否かを検定するものが、log-rank testである。

　図5にカプランマイヤー曲線に関する例を示した。①〜⑥の時点における生存数と死亡数、累積生存割合について考えてみる（表7）。

①の時点：①の直前の生存確率1.0、①の時点の生存確率は18/20なので、1.0×18/20が累積生存割合（0.9）となる。

②の時点：②の直前の生存確率0.9、②の時点の

図4 レムデジビル投与後の臨床的改善の累積発生割合

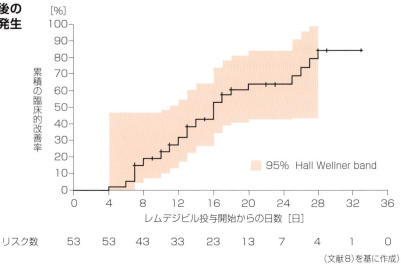

(文献8)を基に作成)

図5 カプランマイヤー曲線の例

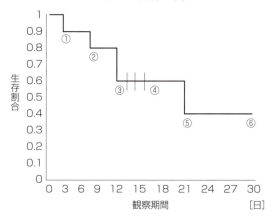

対象患者20名が参加した臨床研究において、死亡をイベントとして20名の生存時間をカプランマイヤー法で示した。＋は脱落を表している。

生存確率は16/18なので、0.9×16/18が累積生存割合(0.8)となる。

③の時点：③の直前の生存確率0.8、③の時点での生存確率は12/16なので、0.8×12/16が累積生存割合(0.6)となる。

④の時点：③から④までに打ち切りが3名認められるが、打ち切りは累積生存割合に影響しないので、累積生存割合は0.6のままとなる。

⑤の時点：⑤の直前の生存確率0.6、⑤の時点での生存確率は6/9なので、0.6×6/9が累積生存割合(0.4)となる。

⑥の時点：⑤からは変化なしである。

表7 カプランマイヤー法による累積生存割合

試験期間(x軸)	被験者数	脱落の人数(打ち切り数)	死亡数	生存数(a)	累積生存割合(y軸)	その他
開始時(ゼロ)	20	0	0	20	1.0	開始時点では全員生存
①の時点	18	0	2	a=18	0.9(=1.0×a/20)	a人生存とすると、(a/20)=0.9からa=18。20-18=2人(死亡数)。
②の時点	16	0	2	a=16	0.8(=0.9×a/18)	0.9×(a/18)=0.8からa=16
③の時点	12	0	4	a=12	0.6(=0.8×a/16)	0.8×(a/16)=0.6からa=12
④の時点	9	3	0	9	0.6	3人打ち切りのため、12-3=9
⑤の時点	6	0	3	a=6	0.4(=0.6×a/9)	0.6×(a/9)=0.4からa=6
⑥の時点	6	0	0	6	0.4	

図6の臨床研究は，60〜80歳の高血圧患者に対して，収縮期血圧の目標値を130〜150 mmHg（standard treatment, 標準治療）あるいは130〜110 mmHg（intensive treatment, 強化療法）にランダムに割付けた多施設ランダム化比較試験の結果の一部である．横軸を観察期間［月］，縦軸を累積のイベント発生割合とし，標準治療群と強化療法群のカプランマイヤー曲線が示されている．

2つの曲線が一致しているか否かについては，log-rank testを行うが，標準治療に対するhazard ratio（ハザード比）の推定には，ハザード比が一定であることを前提に，カプランマイヤー曲線の違いについて，Cox回帰分析からハザード比とその95％CIを求めることができる[11]．標準治療群を比較群としたプライマリーアウトカム（主要評価項目）の発生に関するハザード比は0.74，その95％CIは0.60-0.92であった（図6）．このことから，強化療法により26％心血管イベントのリスクが低下することがわかる．

発生したイベント件数にもよるが，Cox回帰分析を用いることで，複数の交絡因子をモデルに組み込むことが可能となり，未調整のハザード比に加え，性・年齢を調整したハザード比や複数の因子を調整したハザード比の推定が可能である．最近では，propensity score（傾向スコア，p.213参照）を用いてマッチングしたり，調整因子に組み込んだ臨床研究が散見される．傾向スコアは，個人が特定の治療（曝露）を受ける確率である[8]．

図6 プライマリーアウトカムに対する累積発生割合（コックス比例ハザードモデル）

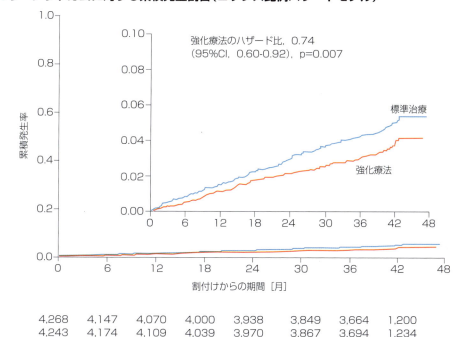

プライマリーアウトカムは，脳卒中や急性冠症候群，急性非代償性心不全，冠血行再建術，心房細動，心臓死からなる複合アウトカムである．

（文献12）を基に作成）

臨床に役立つアドバイス

臨床研究の結果の解釈

カプランマイヤー曲線とハザード比が示される臨床研究は多く散見される。まずは，2つのカプランマイヤー曲線から比較する2群間にどの程度の違いが認められるのか，ハザード比とその95%CIから理解する必要がある。さらに縦軸のスケールに着目し，統計的に有意な違いがあるかだけでなく，得られた結果が臨床の場で実際にどのようなインパクトを与えるものかについても考えることは，臨床研究で得られた結果の深い理解につながる。

まとめ

- 集団の特徴を記述する基本統計量には，どのようなものがあるかについて説明せよ（☞ p.195～197）。[試験]
- 臨床研究において検定を行う際，背景にある帰無仮説と対立仮説は何か説明せよ（☞ p.198）。[試験]
- 2群間での比較や3群以上での比較に用いる，パラメトリック検定やノンパラメトリック検定の種類と特徴について説明せよ（☞ p.200, 201）。[試験]
- 2つのカプランマイヤー曲線を比較する際に用いる検定方法について説明せよ（☞ p.205, 206）。[試験]
- Cox回帰分析において，未調整のハザード比と複数の因子を調整したハザード比の違いを説明せよ（☞ p.205）。[試験]

【引用文献】

1) Porta M ed.: A dictionary of epidemiology, 6th edition, OXFORD UNIVERSITY PRESS, 2014.
2) ALLHAT Officers and Coordinators for the ALLHAT Collaborative Research Group. The Antihypertensive and Lipid-Lowering Treatment to Prevent Heart Attack Trial: Major outcomes in high-risk hypertensive patients randomized to angiotensin-converting enzyme inhibitor or calcium channel blocker vs diuretic: The Antihypertensive and Lipid-Lowering Treatment to Prevent Heart Attack Trial (ALLHAT). JAMA, 288: 2981-2997, 2002.
3) 高柳良太：SAS Enterprise Guide 基本統計編 (SAS Institute Japan 監), オーム社, 2014.
4) 磯　博康, ほか総編集：はじめて学ぶやさしい疫学改訂第3版 (日本疫学会 監), 南江堂, 2018.
5) Mackenzie IS, et al.: Cardiovascular outcomes in adults with hypertension with evening versus morning dosing of usual antihypertensives in the UK (TIME study): a prospective, randomised, open-label, blinded-endpoint clinical trial. Lancet. 400: 1417-1425, 2022.
6) Nakajima R, et al.: Safety of mirogabalin and pregabalin in Japanese patients with neuropathic pain: a retrospective cohort study. Expert Opin Drug Saf, 22: 841-848, 2023.
7) Mamdani M, et al.: Reader's guide to critical appraisal of cohort studies: 2. Assessing potential for confounding. BMJ, 330(7497): 960-962, 2005.
8) 景山　茂, ほか編：薬剤疫学の基礎と実践 改訂第3版, ライフサイエンス出版, 2021.
9) Ooba N, et al.: Prevalence of Therapeutic Drug Monitoring for Lithium and the Impact of Regulatory Warnings: Analysis Using Japanese Claims Database. Ther Drug Monit. 40: 252-256, 2018.
10) Grein J, et al.: Compassionate Use of Remdesivir for Patients with Severe Covid-19. N Engl J Med,382: 2327-2336, 2020.
11) Zhang W, et al.: Trial of Intensive Blood-Pressure Control in Older Patients with Hypertension. N Engl J Med, 385: 1268-1279 , 2021.
12) 田中司朗, ほか：医療統計セミナー 論文読解レベルアップ30, 羊土社, 2016.

3 臨床研究デザインと解析

1 臨床研究の代表的な手法と分類

- 臨床研究は介入研究と観察研究に大きく分類される
- 代表的な介入研究の手法としてランダム化比較試験がある
- 臨床研究は記述的研究と分析的研究にも分類できる

臨床研究の目的

医薬品やその候補となる化合物の疾患に対する効果や副作用は，その多くが試験管内や動物実験などの基礎研究（非臨床研究）で見出される。しかし，これらの**非臨床研究の結果がヒトで再現されるとは限らない**。そのため，このような基礎研究の知見がヒトにおいても再現されるかを検証するための試験，すなわち**臨床研究が必須**となる。また，医薬品市販後のリアルワールドにおける有効性や安全性を確認することも臨床研究の重要な目的である。

臨床研究の分類と代表的手法

臨床研究は**介入研究**（interventional study）と**観察研究**（observational study）に大きく分類される。介入研究とは，特定の疾病を有するような研究対象集団に，新しい治療法や予防法などの**介入**を試み，その効果を調べる研究である。新薬承認時に行われる，患者集団を試験薬と対照薬にランダムに割付ける**ランダム化（無作為化）比較試験**は，その代表事例である。観察研究とは，対象とする集団に対して，このような介入を行わず（ありのままの状態を観察し），健康・疾病に関する情報を収集・分析して，有益な知見を得るための研究である。代表事例として，病院の電子カルテから薬Aが投与された集団を特定し，有害事象が生じた群と生じていない群に分類し，患者の特徴の違いを分析することで，どのような患者背景が副作用リスクに寄与するかを検討する研究がある。近年，医療現場に勤務する薬剤師が，このような観察研究を主体的に実施する事例が増えており，臨床的に価値のある多くの研究成果が見出されている。臨床研究の代表的な手法と分類を**表1**に示す。

臨床研究は**記述的研究**（descriptive study）と**分析的研究**（analytical study）にも分類できる。記述的研究は特定の集団の行動，特徴，または状態を観察し，記述する研究であり比較対照群をもたない。具体的には「症例報告，症例蓄積」は特定の病態や疾患の1例以上の患者を観察し報告する記述的研究である。分析的研究は，新しい治療法などの介入や，ある要因への曝露

表1 臨床研究の分類と代表的な手法

分類	代表的な手法
介入研究	ランダム化比較試験（RCT） 非無作為化試験
観察研究	症例報告（ケースレポート） 症例集積（ケースシリーズ） 傾向分析 断面研究（横断的研究） 症例対照研究（ケースコントロール研究） コホート研究 ハイブリッドデザイン ネステッドケースコントロール研究 （コホート内ケースコントロール研究） ケースコホート研究 実態調査

＊RCT：randomized controlled trials

のアウトカムへの効果や影響を評価する。多くの場合には帰無仮説や対立仮説を立て，得られたデータを統計解析していくことで明らかにしたい因果関係や相関関係を証明していく。分析的研究にはランダム化比較試験や症例対照研究が含まれる。

記述的研究
　記述的研究は，現象や状況を詳細に観察し，その特徴やパターンを明らかにする手法である。特に医療分野では，病気の発生や健康状態の分布を「時間」「場所」「人」の視点から観察し，特定の集団における健康関連事象の傾向やパターンを明らかにするために汎用される。記述的研究は因果関係や相関関係の直接的な証明はできないものの，それらの仮説形成につながる重要な手法である。

2　臨床研究におけるバイアスと交絡

- 臨床研究によって得られた推定値には誤差が含まれる
- 誤差はその発生要因により偶然誤差と系統誤差に分類される
- 系統誤差はバイアスともよばれ，バイアスには選択バイアス，情報バイアス，交絡がある

バイアスと交絡の重要性

　臨床研究の遂行に当たり，**バイアス**や**交絡**の考え方を正しく理解し，その制御を適切に行うことが重要である。また，バイアスにはさまざまな種類が存在することを理解すべきである。バイアスや交絡は，医療従事者が臨床研究で得られた知見（臨床研究論文）を目の前の患者に適用できるか否かを検討する際にも熟慮すべき事項である。

■偶然誤差とバイアス

　臨床研究により得られた値（推定値）は必ずしも真の値ではなく，**誤差（error）** が含まれる。臨床研究における誤差は，その発生要因により**偶然誤差（random error）** と**系統誤差（systematic error）** に分類される。偶然誤差は読んで字のごとく，偶然によって生じるばらつきを示す。系統誤差は，特定の原因によって測定値が偏る誤差を示す。例えば，薬剤を飲み忘れる頻度について，患者を対象としたアンケートを行うとする。たまたま調査対象者に薬を飲み忘れる者が多かった場合，この誤差は偶然誤差である。一方，対象とする集団が忙しい勤労世代に偏った場合（飲み忘れる頻度が高い方向に偏る可能性）やアンケート参加者から健康への意識が高い人が抽出された場合（飲み忘れる頻度が低い方向に偏る可能性）は，正しい結果を得ることができず，結果に偏りが生じる（系統誤差）。この系統誤差は**バイアス（bias）** ともよばれる（バイアスの分類については後述）。

　一般的に，偶然誤差は症例数（サンプルサイズ）を大きくすることで小さくできるが，バイアスは研究対象集団自体の偏りにより生じることから，サンプルサイズを増やしても小さくならない点に留意すべきである。

　バイアスの分類を**表2**に示す。バイアスは**選択バイアス（selection bias）**，**情報バイアス（information bias）**，**交絡（confounding）** に分類される。選択バイアスは研究対象者を選択する際に生じるバイアスである。例えば，A薬とB薬の有効性を比較する際に，A薬のほうが疾患の重症度が高い患者が選択される傾向があ

れば，当然ながらA薬の有効性は低く見積もられる。また，その研究が外来患者を対象としていた場合，途中で一定数の患者が外来に来なくなる（追跡できなくなる：lost to follow-up）ことによって生じるバイアスも選択バイアスである。情報バイアスは研究対象者から必要な情報（曝露やアウトカムなど）を得る際に生じるバイアスである。新生児に奇形が見つかった母親は，妊娠中に使用した薬剤などの潜在的な原因について，健常な子供を生んだ母親よりも些細なことでも思い出すという有名な現象は，**思い出しバイアス（recall bias）**とよばれる。交絡とは，曝露がアウトカムに与える影響と，曝露とは別のなんらかの要因がアウトカムに与える影響が混合することにより生じる偏りである（**図1**）。例えば，飲酒者と非飲酒者では飲酒者の肺がん発生率が高くなるという結果が得られたとする。しかし，これは飲酒者に喫煙者が多いことが原因であり，喫煙が肺がんの真の原因である。この際，曝露（飲酒）の真の影響を歪める要因である別の因子（喫煙）を**交絡因子**とよぶ。

交絡を避けるためのゴールデンスタンダードは無作為割付けである。一方で，医療現場の薬剤師が日常臨床でランダム化比較試験を行うことは簡単ではない。ランダム化比較試験の実施には多大なる労力や費用を要するからである。そのため，おのずと薬剤師が行う臨床研究のほとんどは後ろ向き観察研究となり，交絡の制御は研究遂行上の重要な課題である。交絡の制御のために最も重要なことは「考えられる交絡」を臨床的な視点から見定め，それを可能な限り漏らさずに測定することである。これさえできれば，患者背景のマッチング，標準化，層別解析，多変量解析などのさまざまな統計解析手法により，交絡のある程度の制御が可能である。しかし，実際には交絡因子となりうる情報が得られなかったり，想定外の未知の交絡が存在する可能性は否定できないため，結果の解釈には十分な注意を要する。

表2　バイアスの分類

分類	どのようなバイアスか	具体例
選択バイアス（selection bias）	研究対象者を選択する際に生じる偏り	・A薬とB薬の有効性を比較する際に，片方の群に重症度の高い患者が偏り，結果が歪められる。
情報バイアス（information bias）	研究対象者から必要な情報（曝露やアウトカムなど）を得る際に生じる偏り	・新生児に奇形が見つかった母親は，妊娠中の要因の曝露（薬剤の使用など）について，健常な子供を生んだ母親よりも些細なことでも思い出す〔思い出しバイアス（recall bias）〕。
交絡（confounding）	曝露がアウトカムに与える影響と，曝露とは別のなんらかの要因がアウトカムに与える影響が混合することにより生じる偏り	・飲酒者と非飲酒者では飲酒者の肺癌発生率が高くなる。 ・これは飲酒者に喫煙者が多いことが原因であり，このとき喫煙が交絡因子となる。

図1　交絡のメカニズムと事例

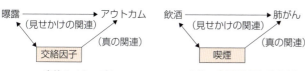

a：交絡のメカニズム　　b：交絡の事例（飲酒と肺がん）

> **補足**
> **情報バイアス**
> 　情報バイアスはインタビューなど，研究対象者の思い込みによって回答が変化しうる観測方法で生じやすい。情報バイアスを小さくするための方法として，思い込みを少なくする「盲検化」が有効な場合がある。盲検化とは，研究対象者が処置群か対照群かわからない状態で試験をすることであり，これにより主観に基づくデータの偏りを取り除くことができる。

3 観察研究の主な研究デザイン

POINT
- 観察研究のデザインとして，症例報告，症例蓄積，傾向分析，断面研究（横断研究），症例対照研究，コホート研究などがある
- ケースコントロール研究とコホート研究の問題点を解決するための手法として，ハイブリッドデザインが挙げられる
- 代表的なハイブリッドデザインとして，ネステッドケースコントロール研究とケースコホート研究がある

観察研究の重要性

通常，新薬開発には長い研究期間と莫大な費用が投じられ，厳しく管理された試験データを基に認可に至る。しかし，臨床研究には「5 toos」（p.36参照）が存在するため，上市してからのリアルワールドでの有効性と安全性調査（市販後調査）が必要である。市販後のランダム化比較試験の実施は困難であることが多く，一般に観察的疫学研究の手法が用いられる。図2に代表的な観察研究のデザインを示す。

■症例報告

症例報告（case report）は，患者1例についての報告である。薬剤師が行う場合，医薬品の有害事象に注目した症例報告が多いが，医薬品の有効性に関する報告も行われる。症例報告は対照群が存在せず，医薬品とアウトカムの因果関係を評価することはできない。そのため，症例報告はあくまで医薬品とアウトカムとの因果関係の仮説生成に過ぎないことに留意する。症例報告はそれ自体のエビデンスレベルは高くはないものの，さらなる試験（質の高い臨床研究）で検証する価値のある重大な発見の第一歩となりうることから，決して軽視すべきではない。臨床現場の薬剤師は，自らが経験した珍しい症例をcase reportにまとめて公開し，積極的に共有すべきである。

■症例集積

症例集積（case series）は，症例を蓄積することで，その特徴を測定・調査する手法である。これにより，1症例の報告からは得られない情報を見出すことができる。症例集積は，症例報告と同様に対照群をもたないため，医薬品とアウトカムの因果関係を評価するには不十分であるが，複数の症例から得られる「仮説」が臨床的に重要な発見となることがある。薬害スモン事件は症例集積が原因解明の手がかりとなった代表的事例である。椿忠雄氏は疫学的調査（症例集積）により，SMON*を発症している患者の大部分がキノホルムを服用していることを明らかにした。この調査と患者検体の分析結果を合わせることで，当時の厚生省がキノホルム薬の販売

図2 観察研究での主な研究デザイン

研究デザイン		対照群	証明力	費用
症例報告 (case report)	記述疫学的	なし	偶発的・観察的 ↑ 弱	安価 ↑
症例集積 (case series)		なし		
傾向分析 (analysis of secular trends)		なし		
断面研究 (cross sectional study)	分析疫学的	あり/なし	↓ 強 計画的・検証的	↓ 高価
症例対照研究 (case control study)		あり		
コホート研究 (cohort study)		なし		

（文献1）を参考として作成）

*SMON：subacute myelo-optico neuropathy

や使用の中止を決定し，スモンの発生が激減した。

■ 傾向分析

傾向分析（analyses of secular trends）は集団を対象とした研究であり，生態学的研究（ecological study）ともいわれる。例えば，ある集団を単位とした医薬品の処方量などの使用実態や，疾病の発生などの傾向を分析する研究である。傾向分析では，時間的経過に伴う変化が評価されることもあれば，地域間で比較されることもある。傾向分析は比較的簡便に実施できるが，交絡の制御が困難であるため注意を要する。

■ 断面研究

断面研究（cross-sectional study）は，特定の集団に対して，ある1時点（または短い期間）のデータを収集し，分析や検討をする研究デザインであり，横断的研究ともよばれる。断面研究は，その目的により対照群を置かない場合（記述的研究）と置く場合（分析的研究）がある。断面研究は1時点における有病率などを測定し記述（分析的研究の場合は，対照群と有病率などを比較）するものであるため，研究対象集団の追跡が必要なく簡便に実施できる。しかし，曝露とアウトカムの時間的前後関係が不明（曝露が先かアウトカムが先か）であるため，その因果関係が立証できない点に注意を要する。なお，断面研究（横断研究）とは逆に，経時的に患者を追跡していく研究を縦断研究とよぶ。

■ ケースコントロール研究

ケースコントロール研究（case-control study）は，曝露とアウトカムの関連を調べるために汎用される研究デザインであり，症例対照研究ともよばれる。ケースコントロール研究では，興味のあるアウトカム（疾病や有害事象）が発生した症例（ケース）と発生していない対照（コントロール）を特定し，過去の曝露の有無を比較する（図3）。このケースとコントロールを抽出することをサンプリングという。

ケースコントロールデザインでは，すでにある対象をサンプリングするため，コホート研究のようにケースの発生を待つ必要がなく，低いコスト（労力・費用）で実施できる。特にまれなアウトカムを検討する際には，コホート研究では大規模な集団を対象とする必要があるが，ケースコントロール研究ではケースとコントロール（原集団から抽出したサンプル）のみを抽出すればよいので有利である。ただし，検討したい曝露がまれな場合は多くの対象患者を集める必要があり，ケースコントロールデザインは不向き

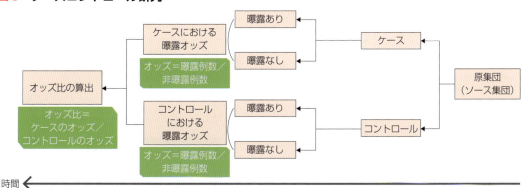

図3　ケースコントロール研究

原集団のアウトカムの有無を特定してケースとコントロールに分け，過去の曝露の有無を比較する。

である。前述の通り，ケースコントロールは通常サンプリングが行われるため，対象とするアウトカムの発生割合や発生率は求めることができず，さらにサンプリングの際に選択バイアスが生じやすいため，研究計画とその実施の際には注意が必要である。

ケースコントロール研究では，曝露とアウトカムの関連の指標としてオッズ比（ある事象が起こる確率を，その事象が起こらない確率で割ったもの）を用いる。前述のサンプリングの際に，コントロールをバイアスなく集めることが重要である。例えば，重症患者におけるアウトカムと曝露の関連を探索したい，という場合に，ケースが入院患者に集中しているのに対し，コントロールはその病院の外来患者に偏った場合，曝露のリスクの正しい評価は困難であり，算出されたオッズ比はバイアスを有するだろう。つまり，コントロールにおける曝露の分布が，ケースを生み出した集団（原集団）における曝露の分布を代表している場合に，バイアスのないオッズ比が得られるのである。ケースコントロール研究では，バイアスなくオッズ比が推定される場合に，その値は**相対リスクの妥当な推定値**となる。

■ コホート研究

コホート研究（cohort study）は，対象集団（コホート）を長期間にわたって追跡し，疾病や有害事象などのアウトカムの発生を測定する研究であり，**縦断研究**の一種である。コホートとは，ラテン語で「数百人の兵隊の単位」を示す言葉であり「集団」を意味する。追跡するコホートは，研究開始時においてアウトカムが発生しておらず，将来的にそれが発生しうる（at riskな）集団である。多く場合，コホート研究は疾病の要因（曝露）と，疾病や有害事象発症（アウトカム）の関連を調べるために行われる（**分析的コホート研究**，**図4**）。例えば，ある薬剤の使用を曝露あり，非使用を曝露なしとして，追跡開始後の疾病（アウトカム）の発生状況を比較するなどの場合である。曝露とアウトカムの関連を評価するための指標として，リスク差，リスク比，率差，率比が用いられ，目的に応じて選択される。一方で，コホート研究は対照群を設定せずに記述的に行うこともある（例えば，特定の集団における疾患の発生状況を追跡する）。これは**記述的コホート研究**とよばれる。コホート研究の強みとして，複数のアウトカムを同時に検討できる点が挙げられる。一方，

図4 分析的コホート研究

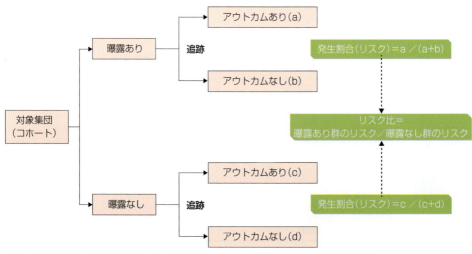

アウトカムが発生しうる集団に対して，曝露の有無によるアウトカム発生の有無を追跡する。

発生頻度が低いアウトカムを対象とする際には，非常に大きな集団を追跡する必要があり，莫大なコストがかかり，現実的に実施が困難であることが多い。近年ではこの問題点を解決する手段として医療ビッグデータを活用した研究が実施されることも増えつつある。

分析的コホート研究のデザインは，無作為化比較試験と類似しており，医薬品の効果や有害事象を検討するスタンダードな方法である。一方で，コホート研究は無作為割付けが行われず，曝露の有無で患者背景に違いが生じるため，交絡因子の調整がきわめて重要となる。交絡を制御する方法の1つとして，傾向スコア(propensity score)マッチングという手法が挙げられる。これは無作為割付けが難しくさまざまな交絡が生じやすい観察研究において，共変量を調整して因果関係を評価するために用いられるバランス調整の統計手法である。具体的には，ある対象者が曝露群となる(例えば，特定の薬剤を使用する)確率を年齢や性別，併用薬剤，併存疾患などの患者背景を基に予測するスコア(傾向スコア)を算出する。この傾向スコアを各対象患者について計算し(傾向スコアは0～1の値をとる)，マッチングすることにより測定可能な交絡因子の分布が曝露群と対照群で等しくなる。しかし，未測定の交絡は傾向スコアでは測定されない点に注意する。

■ ハイブリッドデザイン

代表的な疫学研究デザインであるケースコントロール研究とコホート研究の問題点として，前述のとおりケースコントロール研究は選択バイアスなどの各種バイアスの生じやすい点，コホート研究はまれなアウトカム測定のために，大規模なコホートを長期間にわたって追跡する必要があるという点が挙げられる。この問題点を解決するための手法として**ハイブリッドデザ****イン**がある。これはケースコントロール研究とコホート研究のそれぞれの利点を活かしたハイブリッド型の疫学研究デザインである。ここでは，代表的な2つの手法を紹介する。

ネステッドケースコントロール研究

ネステッドケースコントロール研究(nested case-control study)は**コホート内ケースコントロール研究**ともよばれる。まず，定義されたコホートを追跡し，興味のあるアウトカムが発生した症例(ケース)を特定する。続いて，ケース発生時点で，観察期間が同じアウトカム非発生例(コントロール)をコホートから1人またはそれ以上ランダムに選択する(時点マッチング)。このことで，コホートからケース(全例抽出)とコントロール(時点マッチングを実施してからランダム抽出)が得られ，症例対照研究が実施可能となる。ネステッドケースコントロール研究は追跡するコホートが明確に定義されているため，ケースコントロール研究の問題である選択バイアスが回避可能である。また，詳細な交絡要因に関する調査は，コホートから抽出されたケースおよびコントロールについてのみ行うため，コホート研究と比較して低コストで実施できる。ネステッドケースコントロール研究はコホート内で実施する症例対照研究であるため，結果はオッズ比で算出される。

ケースコホート研究

ケースコホート研究(case-cohort study)は，定義されたコホートを追跡し，ケース全例と対象患者(＝コホート)の一部(**サブコホート**)についてのみ詳細な調査を行う。サブコホートは，コホートの部分集団であり，追跡開始時点(疾病や有害事象が誰も発生していない状態)のコホートから無作為に抽出される。サブコホートは，コホートからのランダムサンプルとなっているので，母集団の特徴を直接推定することが可能であり，これがネステッドケースコントロール

研究と比較した利点となる。また，ネステッドケースコントロール研究と同様に，詳細な調査はケースおよびサブコホートのみで行うため，コホート研究と比較して低コストで実施できる。加えて，サブコホートは特定のアウトカムに対して選ばれたものではないため，曝露と複数のアウトカムとの関連を検討できることもケースコホート研究の強みである。

> **学習の要点**
>
> **ケースコントロール研究とコホート研究**
>
> ケースコントロール研究では，疾病などのアウトカムの発生有無で集団をまず分割し，過去に遡って曝露の有無を比較する。特定の集団を対象に，曝露のあり/なしで患者を分割し，アウトカムの発生有無を比較するのはコホート研究であり，両者の混同に注意する。一般的に，エビデンスレベル（証明力）はコホート研究のほうが強い。

■ 実態調査

実態調査とは，医薬品の処方実態や保険診療の現状，患者満足度，医療経済などさまざまな対象に着目してその状況を記述的に評価するものである。薬剤疫学領域では，リアルワールドでの医薬品の処方や使用実態を記述する**医薬品使用実態研究**（drug utilization study）が行われる。近年，医療ビッグデータの整備が進み，バイアスが少なく，多くのサンプルサイズを確保した状況下で比較的容易に医薬品使用実態研究の実施が可能な環境が整いつつある。例えば，多くの場合ウイルス性である，いわゆる「風邪」に対する抗菌薬の使用実態や，医薬品処方後に必要な臨床検査の適正な実施についての調査がそれに当たる。また，このような実態を時系列に分析することで，緊急安全性情報発出や添付文書改訂などのアクションの影響を評価することもできる。

> **補足**
>
> **薬剤師独自の視点で実施される疫学研究**
>
> 今井らは，調剤業務をきっかけにベンズブロマロン投与後の肝機能検査（劇症肝炎の副作用があるため，定期的な検査が必須）が適正にされていない可能性に気づき，その不十分な実態を医療ビッグデータの活用により明らかにした[2]。このように，薬剤師独自の視点で実施される疫学研究が近年増えてきており，医療の発展に寄与する薬剤師が発信したエビデンスが今後も増えていくことが期待される。

4　観察研究の結果のパラメータ

POINT
- 観察研究の結果のパラメータとして，発生割合，発生率，絶対リスク，絶対リスク減少，相対リスク，相対リスク減少，オッズ比などがある
- 絶対リスク減少の逆数を治療必要数といい，疾病の発生を予防するために治療が必要な患者数を示す

観察研究の指標

観察研究には**発生割合**，**発生率**，**絶対リスク**，**絶対リスク減少**，**相対リスク**，**相対リスク減少**，**オッズ比**などのさまざまな結果のパラメータが存在する。これら指標の意味と算出方法を正確に把握することが，適切な観察研究遂行のための第一歩である。

■ 発生割合

発生割合（incidence proportion）は，集団を一定期間追跡したとき，疾病や有害事象などのアウトカムの発生した人数の割合である。

$$発生割合 = \frac{ある一定期間に事象が発生した人数（A人）}{ある一定期間追跡された対象者の人数（N人）} = A/N$$

発生割合は，すべての研究対象者の追跡期間が同じである必要があり，かつその追跡期間が重要である。例えば，医薬品を投与した際に，観察期間（投与期間）が1年間である場合と10年間の場合で発生割合は後者で高くなることは当然である。医薬品を投与した際に有効性が認められた割合を改善割合または奏効率などとよぶことがある。研究対象が疾病や有害事象であるとき，その発生割合は**リスク（risk）**や**絶対リスク（AR）**とよばれる。

■発生率

発生率（incidence rate）は，**分母に人－時間（person-time）**を用いる指標である。分母に時間を入れることで，追跡期間が研究対象者によって異なる場合でも算出できる。人－時間は，研究対象者の観察期間の和であり「人－年，人－月，人－日」のような単位で表される。臨床研究において，発生割合と発生率は異なる概念であり，これを混同しないように注意していただきたい。

$$発生率 = \frac{追跡期間に事象が発生した人数（A人）}{対象者の追跡期間の総和（T人－時間）} = A/T$$

例えば，1,000人の研究対象者を1年間追跡したときの人－時間は1,000人－年であり，500人を2年間追跡したときも1000人－年となる。

■絶対リスクと絶対リスク減少

医薬品の有効性や安全性は，適切な対照群を置くことで相対的に評価できる。例えば，新薬承認ではプラセボや既存薬などの対照群との比較が行われる。このとき，治療薬の使用により，イベントの発生割合（**絶対リスク**またはリスク）が比較対照群と比較してどの程度低下したのかを評価する指標が絶対リスク減少（ARR）である。

絶対リスク減少＝比較対照群におけるリスク－治療群におけるリスク

例えば，ある観察期間におけるイベントの発生割合がプラセボで10％，治療薬で5％であった場合，ARRは5％である（その差がすべて治療薬によるものである場合）。

また，**ARRの逆数を治療必要数（NNT）**といい，疾病の発生を予防するために治療が必要な患者数を示す。例えばARRが5％の場合NNT＝1/0.05＝20となり，20人に治療薬を投与するとイベント発生を1人予防できることを示す。つまり，NNTが小さいほど効果が大きくなる。

医薬品の使用によりイベントのリスクが増加する場合，絶対リスク減少の比較対照群と治療薬のリスクの引き算を逆転させて評価することが適切である。この指標を寄与危険（**ARI**または**AR**）とよぶ。

寄与危険＝治療群におけるリスク－比較対照群におけるリスク

> **学習の要点**
> **絶対リスク減少**
> 絶対リスク減少は，比較対照群における発生割合と治療群における発生割合の差である。一方で，相対リスクは発生割合の比であるリスク比，発生率の比である率比の総称であり，これらの用語の混同に注意する。絶対リスク減少の逆数は治療必要数である。「イベントの発生割合」に続く「治療必要数」までは算出できるようにしておくとよい。

■相対リスクと相対リスク減少

相対リスク（RR）は発生割合の比である**リスク比（RR）**，発生率の比である率比（RR）の総称である。

例えば，興味のあるイベントの発生割合が治療薬で5％，プラセボで10％の場合，リスク比は「0.05/0.10＝0.5」となる。**相対リスク減少**

＊AR：absolute risk ＊ARR：absolute risk reduction ＊NNT：number needed to treat
＊ARI：attributable risk ＊AR：attributable risk ＊RR：relative risk ＊RR：risk ratio ＊RR：rate ratio

(RRR)は1からリスク比を引いた値を示す。この例の場合，「1−0.5＝0.5」となり治療薬はイベントのリスクを50％減少させることになる。

■ オッズ比

オッズ比（odds ratio）は，ケースコントロール研究で主に使われるオッズの比である。オッズとは，ある事象が発生しない確率（1−P）に対するその事象の発生確率（P）の比であり，「ある事象の発生のしやすさ〔P/（1−P）〕」を示す。ケースコントロール研究では，曝露のオッズ比が指標として用いられる。詳細は次項を参照していただきたい。

5 コホート研究とケースコントロール研究の解析例

- 発生率は，分母に人−時間を用いる
- オッズ比は分割表を作成すると算出しやすい

各種パラメータの算出

さまざまな統計解析ソフトウェアの発達により，実際の臨床研究遂行の場面において，手計算で相対リスクやオッズ比などを算出する機会は少ない。しかし，われわれはその原理を正確に理解し，基本的なパラメータを算出できるようにしておく必要がある。ここでは，コホート研究とケースコントロール研究の具体的な解析例を紹介する。

■ コホート研究の解析例（図5）

患者1〜5からなるコホートを5年間観察し，医薬品Aの使用（曝露）が，ある有害事象の発生（イベント）と関連するかを検討したいとする。ここでは，曝露ありと曝露なしにおける発生率と，曝露ありに対する曝露なしの率比を算出する。

このとき，曝露群におけるイベント発生率を計算する。図5から，医薬品Aの使用（曝露）中にイベントが2回発生していることがわかる（患

図5 コホート研究の解析事例

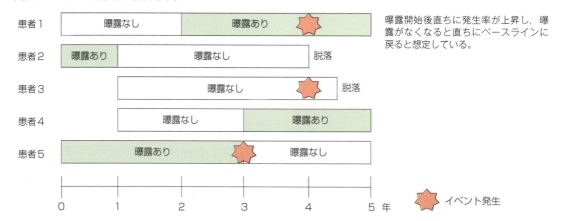

曝露開始後直ちに発生率が上昇し，曝露がなくなると直ちにベースラインに戻ると想定している。

| 用語解説 | **オッズ比** オッズとは「見込み」のことで，ある事象が起きる確率をPとした場合におけるその事象が起きない確率（1−P）に対する比を示す。臨床薬学領域では，オッズ比は薬剤投与に伴う副作用の発生要因の分析に汎用され，ロジスティック回帰分析などの多変量解析により，「曝露」の「アウトカム」に及ぼす影響を，交絡因子の効果を考慮した調整オッズ比によって評価できる。 |

＊RRR：relative risk reduction

者1と患者5)。また，曝露群の追跡期間の和は8人-年(2+1+2+3)である。そのため，発生率は2(人)/8(人-年)=0.25/年となる。この際，患者1についてはイベントが発生した後の1年は曝露期間に加えないことに注意されたい。

同様に，曝露なし群におけるイベント発生率は1(人)/10(人-年)=0.1/年となる。この際，患者3と患者5についてはイベントが発生した後の期間は追跡期間に加えないことに注意する。発生率の比である率比(RR)は0.25/0.1=2.5となる。すなわち，医薬品Aの使用(曝露)は非曝露群と比べて，有害事象の発生(イベント)リスクが2.5倍になると解釈できる。

■ ケースコントロール研究の解析例(表3)

ここでは，ケースコントロールにおいて，医薬品A使用(曝露)による疾患B発生への曝露オッズ比を算出する。まず，曝露と疾患B発生への関連は，表3のような分割表として表される。

このとき，ケース(疾患B発生例)における医薬品Aの曝露オッズは，次の計算式で求められる。

$$\frac{\frac{a}{a+c}}{1-\frac{a}{a+c}} = \frac{\frac{a}{a+c}}{\frac{c}{a+c}} = \frac{a}{c}$$

また，コントロール(疾患B非発生例)における医薬品Aの曝露オッズは，次の計算式で求められる。

$$\frac{\frac{b}{b+d}}{1-\frac{b}{b+d}} = \frac{\frac{b}{b+d}}{\frac{d}{b+d}} = \frac{b}{d}$$

両者の比を取ると，オッズ比は，次の計算式で求められる。

$$\frac{\frac{a}{c}}{\frac{b}{d}} = \frac{a}{c} \times \frac{d}{b} = \frac{ad}{bc}$$

具体例を挙げると，抗てんかん薬服用の有無と奇形発生の関連性を後ろ向きに検討したケースコントロール研究で，表4のような分割表が得られたとする。

このとき，曝露オッズは次の計算式で求められる。

奇形発生群(ケース)における抗てんかん薬の曝露オッズ=60/5
奇形非発生群(コントロール)における抗てんかん薬の曝露オッズ=240/595

抗てんかん薬服用による奇形発生への曝露オッズ比は，上記式に当てはめると29.75となる。

表3 医薬品A使用による疾患B発生に関する2×2分割表

		疾患B発生 あり(ケース)	疾患B発生 なし(コントロール)
医薬品A使用(曝露)	あり	a	b
	なし	c	d

表4 抗てんかん薬服用と奇形発生に関する2×2分割表

抗てんかん薬服用	奇形発生 あり	奇形発生 なし
あり	60	240
なし	5	595

6 介入研究について

> POINT
> - 臨床研究のうち，診療行為を伴うものを臨床試験といい，さらに承認申請目的に行うものを治験という
> - 臨床試験は医薬品の有効性と安全性に重要な情報を提供する

臨床研究と臨床試験，治験の違い

　人を対象として，疾患の原因を解明したり，予防や診断，治療方法などを検討する目的で実施する研究を**臨床研究**という。そのうち，診療行為を伴うものを**臨床試験**といい，さらにそのなかでも承認申請を目的に行われるものを**治験**という。

介入とは

　倫理指針において，介入とは「研究目的で，人の健康に関する様々な事象に影響を与える要因（健康の保持増進につながる行動及び医療における傷病の予防，診断又は治療のための投薬，検査等を含む。）の有無又は程度を制御する行為（通常の診療を超える医療行為であって，研究目的で実施するものを含む。）をいう」[3]と定義されている。介入を伴わない臨床研究は**観察研究**，介入を伴う臨床研究は**介入研究**に大別される。

7 臨床試験の目的と試験デザイン

> POINT
> - 臨床試験では「比較」を可能にするためにさまざまな工夫が行われている
> - 医薬品の進歩に合わせた新しい試験デザインも開発されている
> - 比較の型として，優越性，非劣性，同等性を検討する方法がある

臨床試験の分類と目的

　臨床試験に関する概念として，「**検証**」と「**探索**」の2種類がある。意義のある治療効果を示すには，まず探索的にデータを集め仮説を形成し，次にその仮説を検証する過程をとる。後者の検証を担う臨床試験を**検証的試験**といい，「事前に定められた仮説を評価するための，適切に計画・実施された比較試験である」と定義される[4]。それ以前の試験は**探索的試験**とよばれ，検証的試験の研究デザインに資する根拠を得るために行われる。本項では検証的試験を前提に解説する。

臨床試験の基本となる「比較」

■ 比較の重要性

　「風邪」を例に医薬品の有効性について考える。風邪をひき，医薬品Aを服用したところ，数日後には元気になった患者がいたとする（**図6**）。これは医薬品Aが効いたと考えられるだろうか。数日で自然治癒する上気道のウイルス感染を一般的な風邪とするならば，医薬品Aを服用しなくても症状は消失していた可能性がある。このように「医薬品を服用した」ことで「症状が消失した」場合にも，だから「この医薬品は有効だ」という話にはならない。医薬品の有効性を論じる臨床研究の原則は「比較」である（「薬をつかった，

図6 かぜ薬が効いたのか？ 自然治癒しただけなのか？

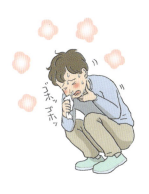
風邪ひいた…

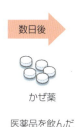
数日後
かぜ薬
医薬品を飲んだ

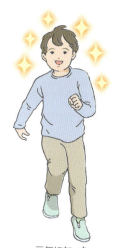
元気になった

よくなった，だから効いた」という考え方は「3た論法」とよばれている）。多くの場合，対象者をランダムに新規治療を使用する群（本項では試験治療群とする）とプラセボや標準治療を用いる対照群に割付ける試験が行われる。医薬品Aを服用した場合，していない場合（もしくは標準治療）を比較することでより適切に効果を推測することができる。

臨床試験において，バイアスは重要な関心ごとの1つである。バイアスを最小にして，比較ができるようにするための技法には，ランダム化と盲検化がある。

ランダム化と盲検化

■ ランダム化

介入とする治療を対象者に対してランダムに割付けする（**ランダム割付け**）。これにより，介入治療を受けた・受けていないという違いのみがある2群が作られる。介入治療を受けた群，受けていない群において，現時点で未知の交絡因子を含む制御不可能なすべての要因も均一化される。これを**比較可能性**が成立している状態という。

■ 盲検化

盲検とは，どのような治療が行われているか知らない状態を指す。試験によってはランダム割付けされた治療を知ることがバイアスになる場合があり，**盲検化**という技法が採用されることがある。盲検化される対象には試験の対象者，データ収集をするスタッフ，評価する医師，製薬企業などのスポンサーがあり，**表5**のように分類される。

表5 盲検化の種類

盲検化の種類	盲検化される対象	説明
非盲検	なし	すべての関係者が治療を把握している
単盲検	対象者のみ	対象者のみが，治療を知らない
二重盲検	対象者，スタッフ/医師	対象者，スタッフ/医師が治療を知らない
三重盲検	対象者，スタッフ/医師，スポンサー	対象者，スタッフ/医師，スポンサーのすべてが治療を知らない

■ランダム化と盲検化の維持

ランダム化された時点で比較可能性が成立していても，治療の中止や切替など，さまざまな原因によって比較可能性が失われていく場合がある。ランダム化や盲検化を維持するために，臨床試験ではさまざまな対応がされている[5]。

> **学習の要点**
> **バイアスの制御**
> 比較を適切に行うために，バイアスを最小化するための対策が講じられている。ただし，倫理的な問題などから，非盲検で行われることも少なくない（例；抗がん薬の検証的試験）。

代表的な比較方法（試験デザイン）

■前後比較の限界

p.219で示した例のような，ランダム化をせずに介入前後の比較をする試験は前後比較試験とよばれる。対象を1つの群としてとらえた場合，同一の群の中での比較，つまり群内比較をするデザインである。このデザインの限界としては，表6の3点が挙げられる。

前後比較試験のデザインが有用な場合もあるが，臨床試験では対照群を設置した群間比較を行う場合がほとんどで，そのデザインは多様である。

表6　前後比較試験の限界

限界	例
学習効果	介入前後で知識を問う同じテストを実施すると，初回のテストでコツを覚えた対象はよい得点をとることができる可能性がある。
平均への回帰	血圧が（偶然）高値であった対象は，その後の血圧測定では降圧薬の服用といった介入がなくても低値となる可能性が高くなる。
時期効果	風邪やインフルエンザなど季節性の疾患で発症頻度をアウトカムにした試験を流行時期に開始し，流行が終わる時期に終了とした場合，介入によらず発症頻度が低下することが起こりうる。

■並行群間比較試験

対象をランダム化して，介入（試験治療）を受ける群と受けない（対照治療）群を設定し，アウトカムを評価するデザインを**並行群間比較試験**という（図7）。最も古典的な研究デザインである。

図7　並行群間比較試験

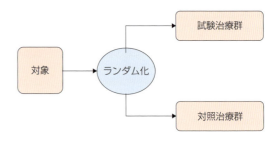

■クロスオーバー試験

クロスオーバー試験は，並行群間比較試験のようにまずは試験治療と対照治療に割付けるが，その後に一定の**回復期間（Wash-out期間）**が経過すると，試験治療と対照治療を交差させ，試験治療を受けた群には対照治療，対照治療を受けた群には試験治療を受けるようにするデザインである（図8）。このデザインは並行群間比較試験のように群間比較ができることに加え，前後比較のような群内比較ができる。

図8　クロスオーバー試験

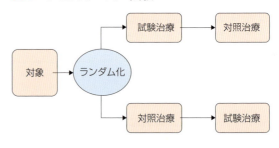

■要因実験デザイン

要因実験では複数の試験治療の組み合わせを試験することが可能である。治療Aと治療Bの2つの治療があるとすると，「A単独」「B単独」「AB併用」「どちらも用いない」の4つの群で試験が実施される（表7）。クロスオーバー試験と同

様に2つの介入を受けるが，クロスオーバー試験と異なるのは2つの介入を同時に受ける点である[6]。

表7　要因実験の組み合わせ

		治療B	
		あり(B)	なし(0)
治療A	あり(A)	AB	A0
	なし(0)	0B	0

■ 進歩する研究デザイン

がん領域では腫瘍の分子生物学的分類が可能となり，遺伝子変異をターゲットにした治療が開発されるようになっている[7]。1つのがん種であっても遺伝子変異などのサブタイプごとに分類すると，研究の対象は非常に少数になってしまい，臨床試験の実施が困難となる。そこで，1つの試験内で複数のサブタイプを対象とした共通の研究実施計画書，「マスタープロトコール」に基づく試験が行われるようになっている。マスタープロトコールに基づく試験には「バスケット試験」「アンブレラ試験」「プラットフォーム試験」がある（表8）。

優越性・非劣性・同等性

対照治療群にプラセボを用いる場合は「プラセボ対照試験」とよばれ，プラセボではなく標準治療など既存の治療法が用いられる場合は活性対照試験（active control trial）とよぶ。2つの治療方法を比較することから，比較効果研究（comparative effectiveness research）ともよばれる。その多くは試験治療が対照治療より優れることを示す，つまり優越性を示すための優越性試験として行われる。一方，試験治療が対照治療と比較して有効性で優れるわけではないものの，副作用が軽減されたり服用回数が減少するなどのメリットがある場合，試験治療が対照治療よりも劣っていないことを示すための非劣性試験が行われる。また，有効性が同等であることを示す必要がある場合，同等性試験が行われる。

表8　マスタープロトコールに基づく試験のデザイン

デザイン	説明
バスケット試験	複数の疾患や複数の疾患サブタイプに対して単一の標的治療を評価する試験
アンブレラ試験	単一または共通化できる疾患に対して複数の標的治療を評価する試験
プラットフォーム試験	永続的に単一の疾患に対して複数の標的治療を評価し，さらに試験中に新たな治療法や対象患者の追加や除外することを認める試験

8　臨床試験の効果指標

- 原則として，1つの試験に1つの主要評価項目が設定されている
- 臨床的に意義のある治療効果が得られるかを検討する指標が設定される
- 臨床試験では，何を測定し，どう比較するのかが明確に定義されている

臨床試験における効果指標の設定

臨床試験では，臨床的に意義のある治療のベネフィットを測定（数値化）して統計学的に解析する。1つの臨床試験で検証できるのは1つのエンドポイントであり，それを主要評価項目（プライマリーエンドポイント）という。研究開始前に

主要評価項目は決められている。それ以外に測定して示す評価項目は副次的評価項目（セカンダリーエンドポイント）といい，これらは探索的な解析という位置づけになる。これらはICHの「臨床試験におけるestimandと感度分析」が発出されて以降，estimand（エスティマンド）とよばれるフレームワークを用いて解析方針が定められている。

効果指標を決める際に考慮する事項

■ 臨床的に意義のある治療ベネフィット

臨床試験は，介入によって臨床的に意義のある治療効果が得られるか，つまり被験者の感覚（主観）や機能，生存に対する効果を測定する。これは「treatment benefit」や「clinical benefit」とよばれる。本項では治療ベネフィットと訳す。

■ アウトカム・アウトカム評価・エンドポイント

治療ベネフィットを期待して測定する対象を「アウトカム」，そしてアウトカムを評価する方法を「アウトカム評価」という。アウトカムを統計学的にどう解析するか記述されたものは「エンドポイント」とよばれている。アウトカム評価を定め，estimandのフレームワークを用いてエンドポイントが記述される。

アウトカム評価は生存期間，バイオマーカー，臨床アウトカム評価の3つに大別される。このうち，臨床アウトカム評価はその情報源によって①患者報告アウトカム，②臨床家評価アウトカム，③観察者評価アウトカム，④パフォーマンスアウトカムの4つに分類される。昨今，目的に適合したアウトカムの選択が重要視されている。

■ 真のエンドポイント・代用エンドポイント

治療ベネフィットを反映するエンドポイントは，患者に直接的な利益をもたらすという意味で「真のエンドポイント」とよばれる。しかし，この「真のエンドポイント」の測定が困難な場合は，これらの代わりになるほかのエンドポイントを用いることがあり，これを「代用（サロゲート）エンドポイント」とよぶ[8]。

代用エンドポイントとして使用されているもののすべてが，真のエンドポイントと同じような性能があるわけではない。その性能に関する臨床的な検証のレベルによって，①validated，②reasonably likely，③candidateの3つに分類されており，その位置づけが異なるので解釈には注意が必要となる[9]。

■ 主要評価項目と副次的評価項目

臨床試験を実施する際に得られるデータから，さまざまな統計解析が可能であるが，その試験で最も重要で意義のある効果を反映するエンドポイントを，主要評価項目（プライマリーエンドポイント）として設定する。それ以外の解析したい項目は，副次評価項目（セカンダリーエンドポイント）として定める。原則として，1つの臨床試験で主要評価項目を1つ設定し，検証することができる。副次評価項目には複数の項目が列挙されるが，それらはすべて探索的であり，結果は仮説形成に用いられる。

> **実践!! 臨床に役立つアドバイス**
>
> **非劣性試験における検定手法**
>
> 非劣性試験では，非劣性を示した後に優越性を検討する，つまり主要評価項目で2つの検定を行うことがある。1つの試験で1つの結論を述べるのが原則だが，閉手順とよばれる手法で多重性の問題を回避している試験がある。

■ 解析対象集団

ランダム化されたすべての対象者が計画されたとおりに治療を受け，試験を終了できること

*ICH：International Council for Harmonisation of Technical Requirements for Pharmaceuticals for Human Use

が理想的だが，現実的には計画された治療をすべて予定通りに受けられない場合や，割付けられた治療を1度も受けない場合などがある。臨床試験では，どのような対象集団にどのような解析をするのか，事前に明確に定めて解析が行われている。代表的な解析対象集団には次の3つが挙げられる（図9）。

ITT(intention to treat)

ランダム化された集団すべてを **ITT** といい，これらを対象とした解析は **ITT解析** とよばれている。直訳の「治療の意図」という言葉どおり，治療を予定どおり受けられたかどうかなどに限らず，治療が割付けられた群に従って解析されることになる。

FAS (full analysis set)

ITTでは，極端な例として試験治療に割付けられた対象者に対照治療を投与してしまった場合でも，当初割付けられた群である試験治療群として解析が行われる。こうした場合に「除外すべき理由のある最低限の症例を除外してよい」とされており，これらを除外した集団を **FAS** とよぶ。具体例として，主要な選択規準を満たしていない場合，割付けられた試験治療を1回も受けていない場合，ランダム化後のデータがない場合などでは除外されることになる。

PPS (pen protocol set)

FASのうち，事前の計画を遵守できた対象集団は **PPS** とよばれている。FASから，事前に定められた治療を完了できなかった場合や違反などの規定に抵触するような場合を除いた対象集団となる。PPSを用いた解析は **PPS解析** ともよばれる。

> **解析対象集団**
> 治療方針を考えるうえでITTによる推定は適切だが，治療を受けていない対象を安全性評価に含めると，有害事象は過小評価にもなりうる。解析に合わせて適切な解析対象を選択する必要がある。

■ estimand（エスティマンド）

2019年に，ICH E9（臨床試験のための統計的原則）の補遺となる，ICH E9（R1）「臨床試験のための統計的原則補遺 臨床試験におけるestimandと感度分析」が発刊され，**estimand** という概念が導入された。直訳すると，「臨床試験で推定されるべきもの」であり，臨床試験の実施に際して起こるさまざまな事象にどのような対処をするかなどを定めている。新薬では医薬品インタビューフォームなどにもestimandに関して記載されるようになりつつある。

図9 解析対象集団の違い

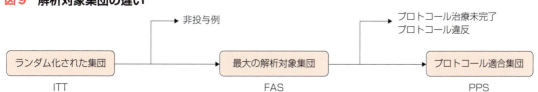

*ITT : intention to treat *FAS : full analysis set *PPS : per protocol set

まとめ

- 介入研究と観察研究の違いを説明せよ（☞p.207）。 試験
- 記述的研究と分析的研究の違いを説明せよ（☞p.207）。 試験
- 偶然誤差と系統誤差の違いを説明せよ（☞p.208）。 試験
- 選択バイアス，情報バイアス，交絡の違いを説明せよ（☞p.208，209）。 試験
- 交絡の代表的な事例を説明せよ（☞p.209）。 試験
- 代表的な記述疫学的研究デザインを挙げよ（☞p.210）。 試験
- 代表的な分析疫学的研究デザインを挙げよ（☞p.210）。 試験
- コホート研究とケースコントロール研究の違いを説明せよ（☞p.211，212）。 試験
- ハイブリッドデザインの代表的な研究の種類を挙げよ（☞p.213，214）。 試験
- 率比とオッズ比の違いを説明せよ（☞p.215，216）。 試験
- 有効性，安全性に関する重要なデータを提供する臨床研究・臨床試験・治験の違いについて説明せよ（☞p.219）。 試験
- 臨床試験の重要な「比較」をするためのさまざまな工夫やデザインについて説明せよ（☞p.219～222）。 試験
- 臨床試験における効果指標の設定方法について説明せよ（☞p.222～224）。 試験 実習

【引用文献】

1) 小林道也，ほか編：コンパス医薬品情報学改訂第3版[電子版付]－理論と演習，南江堂，p.232，2022.
2) Imai S, et al.：Implementation status of liver function tests for monitoring benzbromarone-induced hepatotoxicity: An epidemiological survey using the Japanese claims database. Biol pharm bull, 44(10)：1499-1505, 2021.
3) 厚生労働省：臨床研究に関する倫理指針（https://www.mhlw.go.jp/general/seido/kousei/i-kenkyu/rinsyo/dl/shishin.pdf）（2024年10月時点）
4) 厚労省：「臨床試験のための統計的原則」について（https://www.pmda.go.jp/files/000156112.pdf）（2024年10月時点）
5) 日本製薬工業協会：データサイエンス部会タスクフォース6．盲検性の維持（https://www.jpma.or.jp/information/evaluation/results/allotment/lofurc0000007qfa-att/2014tf6.pdf）（2024年10月時点）
6) 佐藤俊哉：人間栄養学講座連載 ランダム化臨床試験をする前に【第3回】ランダム化臨床試験のデザイン．栄養学雑誌，65(4)：193-197, 2007.
7) 平川晃弘，ほか：マスタープロトコルに基づくがん臨床試験．計量生物学，39(2)：85-101, 2018.
8) FDA-NIH Biomarker Working Group：BEST (Biomarkers, EndpointS, and other Tools) Resource (Last Updated: November 16, 2020)（https://www.fdanews.com/ext/resources/files/2020/11-24-20-BEST.pdf?1606261388）（2024年10月時点）
9) FDA：Table of Surrogate Endpoints That Were the Basis of Drug Approval or Licensure（https://www.fda.gov/drugs/development-resources/table-surrogate-endpoints-were-basis-drug-approval-or-licensure）（2024年10月時点）

【参考文献】

1. Rothman KJ：Epidemiology: an introduction. 2nd ed., Oxford University Press, 2012.
2. 山崎幹夫 監：医薬品情報学 第5版，p.137-143, 東京大学出版会，2021.

4章 医薬品情報の解析と評価

4 EBMの実践と医薬品情報

1 EBMの概念

- EBMとは,「根拠に基づく医療」のことである
- エビデンスの質(信頼度)を表すエビデンスレベルがある

EBMとは

EBMとは,evidence-based medicineの略で「根拠に基づく医療」を意味している。科学的根拠(エビデンス)に基づく最善の医療を,個々の患者に対して提供するための方法論や行動指針と位置づけられている。ただし,患者に対して根拠を直接的に適用するようなマニュアル式の医療ではない。

EBMを成立させるためには図1に示す3つの要素が必要であり,この3要素を統合してはじめてEBMが成立するとされている。このためすべての患者に適用できるわけではなく,限界もあることに留意する。

エビデンスの成り立ちと活用の流れ

EBMの基になるエビデンスについて,その成り立ちと活用の流れを図2に示す。大きく「つくる」「伝える」「使う」の3つの段階に区分できる。まず,臨床試験や疫学研究などをはじめとする

図1 EBMにおける3つの要素

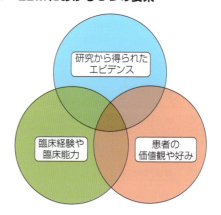

種々の研究の成果が科学的根拠として作成される。次に,作成された科学的根拠が収集・解析・評価されたうえで提供される。各種ガイドラインやコクラン共同計画(後述)はここに該当する。そして,提供された科学的根拠が医療で活用されることになり,この部分がEBMの実践に該当する。

図2 エビデンスの成り立ちと活用の流れ

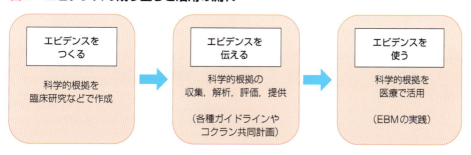

*EBM:evidence-based medicine

エビデンスレベル

エビデンスを「つくる」際の研究デザインによって，**エビデンスレベル（エビデンスの質）** が異なるとされている。エビデンスレベルは，研究の区分と信頼度を示すものとして用いられている（**図3**）。

実際には研究の目的や対象によって，推奨される研究デザインは異なる。EBMの実践のなかで情報収集を行った場合，エビデンスレベルの高いものばかりが収集できるわけではない。このため，集めたエビデンスについては，その質も確認したうえで活用することが重要である。

図3 エビデンスレベルの分類

エビデンスの質	
高い	●システマティックレビュー／複数のランダム化比較試験から得られたメタアナリシス
	●ランダム化比較試験
	●ランダム化されていない比較試験
	●分析疫学研究（コホート研究）
	●分析疫学研究（症例対照研究，横断研究）
	●記述研究（症例報告など）
低い	●専門家の意見

> **補足　システマティックレビューとメタアナリシス**
> システマティックレビューは，ある臨床的な疑問（クリニカル・クエスチョン）に関して網羅的に文献を集めて批判的に吟味を行い，情報を統合して評価したものである。
> メタアナリシスは，複数の研究の質を評価し，一定の質を満たした研究の結果を統計学的に統合し，1つの結論を導く研究手法である。システマティックレビューの一部として，統計的手法のメタアナリシスが含まれるという考え方がある。

2　EBM実践のプロセス

● EBM実践のプロセスには，5つのステップがある

EBMの5つのステップ

EBM実践のプロセスは，**図4**の5つのステップで考えられている。

■ ステップ1：患者の問題の定式化

まずは目の前にいる患者の臨床的な問題を整理して，回答を導きやすくするための再構成を行う。問題を定式にする手法として **PICO** （**PECO**）がある（**表1**）。

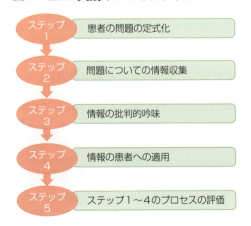

図4　EBM実践の5つのステップ

- ステップ1：患者の問題の定式化
- ステップ2：問題についての情報収集
- ステップ3：情報の批判的吟味
- ステップ4：情報の患者への適用
- ステップ5：ステップ1～4のプロセスの評価

表1　PICO(PECO)による問題の定式化

P：patient	どのような患者に
I：intervention (E：exposure)	どのような介入を行うと どのような要因があると
C：comparison	何と比べて
O：outcome	どのような結果になるか

■ ステップ2：問題についての情報収集

ステップ1で定式化された問題点を解決するための情報を収集する。EBMを実践する際に利用できる情報源の例を**表2**に示す。

■ ステップ3：情報の批判的吟味

ステップ2において収集した情報を対象に**批判的吟味**を行う。ここでは情報の**内的妥当性（研究の信頼性）**を評価することになる。

例えばランダム化（無作為化）比較試験の批判的吟味を行う際の評価ポイントとして，次のものが挙げられる。

- 試験デザインの記述はどうなっているか
- 症例数はどう決められたか
- 被験者の選択基準は何か
- アウトカム（エンドポイント）は何か
- 統計学的手法はどうなっているか
- 参加した患者の背景はどうなっているか
- 解析された人数はどうなっているか
- 得られた結果について臨床的意義はあるか

など

なお，臨床試験や研究における報告の質を改善させるための確認用チェックリストやフローチャートが研究デザインごとに公表されている（**表3**）。これらは，批判的吟味を行う際の評価に活用できる。

表2　EBMを実践する際に利用できる情報源の例

名称	管理機関	概要
Cochrane Library	コクラン共同計画	システマティックレビューなど，質の高いエビデンスを提供するデータベース
MEDLINE(PubMed)	米国立医学図書館	世界最大の医学文献データベース
UpToDate®	Wolters Kluwer	臨床における意思決定の支援ツールとして提供されている更新型の電子教科書
Mindsガイドラインライブラリ	日本医療機能評価機構	わが国で作成された診療ガイドラインデータベース

表3　研究の質を確認するための代表的なチェックリスト

研究デザイン	代表的なチェックリスト
システマティックレビュー（介入研究） 　　　　　　　　　　（観察研究）	PRISMA声明 MOOSE声明
ランダム化比較試験	改訂版CONSORT声明
非ランダム化比較試験	TREND声明
観察研究	STROBE声明

補足

コクラン共同計画

コクラン共同計画は，1992年に発足した英国の国民保健サービスの一環とされるプロジェクトである。治療や予防に関する臨床試験の情報を網羅的に収集し，系統的な方法でこれらを評価し，外部に情報を提供している。Cochrane Libraryは，コクラン共同計画で作成されたシステマティックレビューのCDSRをメインとしたデータベースである。その他，ランダム化比較試験などを収載したCENTRALも検索可能となっている。

---

* PRISMA：Preferred Reporting Items for Systematic Reviews and Meta-analyses Statement
* MOOSE：Meta-analysis of Observational Studies in Epidemiology
* CONSORT：Consolidated Standards of Reporting Trials
* TREND：Transparent Reporting of Evaluations with Nonrandomized Designs
* STROBE：Strengthening the Reporting of Observational Studies in Epidemiology
* CDSR：Cochrane Database of Systematic Reviews
* CENTRAL：Cochrane Central Register of Controlled Trials

■ステップ4：情報の患者への適用

　ステップ3で吟味した情報が，目の前にいる患者に適用できるかを判断する。ここでは情報の**外的妥当性**（目標とする対象への一般化が可能か）を評価することになる。情報を患者に適用する際には，これまでのステップで得られた結果を臨床経験や臨床能力と統合して，適用の可能性について判断することが重要である。

■ステップ5：ステップ1〜4のプロセスの評価

　ステップ1〜4で実施してきた一連のプロセスを評価する。自分の実施した行為を評価し，適切であったか確認する。

EBMの実践例

　EBMの実践の際には，前述したステップ1〜5までの手順に沿って，臨床上の問題や疑問に対応することになる。図5の事例を基に概説する。

図5　事例情報

年齢・性別：50歳代女性
現病歴：慢性心不全でアンジオテンシン受容体ネプリライシン阻害薬(ARNI)により治療中。左室駆出率45％，NYHA心機能分類Ⅲ度。2型糖尿病も合併しているがコントロール良好（HbA1c 6.7％）。心不全の悪化があり，担当医師よりSGLT2阻害薬を追加した場合の有効性（今回は心血管系イベントの減少）について相談があったため，調査することになった。

■ステップ1：患者の問題の定式化

　図5の内容をPICOの項目に沿って整理すると，次のようになる。

- P：2型糖尿病を合併したARNI治療中の慢性心不全患者に
- I：SGLT2阻害薬を投与すると
- C：投与しない場合と比較して
- O：心血管系イベントの減少はみられるか

■ステップ2：問題についての情報収集

　定式化した問題についての情報収集を行う。ガイドラインや教科書などの三次資料，そして各種データベースから二次資料や一次資料（原著論文）などにアクセスし，幅広く情報を収集する。

■ステップ3：情報の批判的吟味

　定式化した今回の問題については三次資料でも情報が得られるが，収集できた情報のうち，ここでは一次資料の原著論文[1]を対象とする。図6に概要を示す。

　結果として，SGLT2阻害薬であるエンパグリフロジンの投与は，プラセボを投与したときに比べて，心不全患者における心血管系イベントを低下させたと結論づけている。

　この論文はランダム化比較試験の報告となるため，批判的吟味を行う際には，改訂版CONSORT声明のチェックリストなどを用いて

図6　一次資料の概要

論文名：Empagliflozin in Heart Failure with a Preserved Ejection Fraction.[1]

研究デザイン：ランダム化比較試験，プラセボ対照，二重盲検
対象患者：NYHA心機能分類Ⅱ〜Ⅳの慢性心不全で左室駆出率が40％を超える18歳以上の男女。
治療法：通常の治療〔アンジオテンシン変換酵素(ACE)阻害薬，アンジオテンシンⅡAT1受容体拮抗薬(ARB)，アンジオテンシン受容体ネプリライシン阻害薬(ARNI)，β遮断薬など〕に加えて，エンパグリフロジン（1日1回10mg）またはプラセボを投与
投与期間と追跡期間（中央値）：エンパグリフロジン投与群でそれぞれ1.91年と2.15年，プラセボ投与群でそれぞれ1.92年と2.15年
主要評価項目：心血管死，または心不全による入院の複合リスク
結果：評価イベントの発現割合は，エンパグリフロジン投与群(n=2,997)で13.8％，プラセボ投与群(n=2,991)で17.1％，ハザード比0.79（95％信頼区間：0.69-0.90，p<0.001）であった。エンパグリフロジンの投与は左室駆出率が維持された心不全患者における心血管死または心不全入院の複合リスクを低下させた。糖尿病の有無には関係がなかった。

（文献1）を基に作成）

＊ARNI：angiotensin receptor neprilysin inhibitor
＊ACE：angiotensin converting enzyme　＊ARB：angiotensin Ⅱ receptor blocker

質を確認する。詳細は省略するが、ランダム化や二重盲検化が行われており比較した2群の患者背景には差がないこと、症例数の設定、追跡期間やアウトカム（評価項目）の設定などをチェックして、その後の対応を行っていくことになる。

■ ステップ4：情報の患者への適用

外的妥当性の確認を行う。例えば、臨床試験論文の結果で有意差があったのでそのまま現在検討中の患者に実施する、という判断はできない。エビデンスの結果のみならず、患者背景の詳細および患者の好みなどの要素や、臨床経験などを統合して医療を実践する。

■ ステップ5：ステップ1～4のプロセスの評価

医療を実践した後は、経過を観察してアウトカムを確認し、評価を行うことが重要である。

3　メタアナリシス

● メタアナリシスは、複数の研究結果を統合して1つの結論を導く研究手法である

メタアナリシスとは

メタアナリシスは、ある特定の目的のなかで複数の研究を系統的に収集して、一定の質を満たした研究結果を統計学的手法により統合することで、1つの結論に導く研究手法である。EBMにおいては、1つのランダム化比較試験よりも、複数のランダム化比較試験を統合したメタアナリシスのほうが、エビデンスレベルが高いとされている。

例えば、評価したい治療法に関する情報を収集した際に、個々の研究ではサンプル数が少ない場合や、複数の研究間での結果が異なる場合などがある。このようなときは評価したい治療法に関する決定的な結論を出すことができない。そこでメタアナリシスの手法を用いて、複数の研究を統合して1つの結論を導き出すことが行われる。

メタアナリシスの手順

基本的な手順は、おおむね次のようになる。

■ 仮説を立て研究計画を作成する

明らかにしたい課題（研究テーマ）に対する仮説を立て、仮説の証明に必要な研究実施方法を決める。

■ 文献（論文）を収集する

適切なキーワードを設定し、MEDLINE、Cochrane Libraryなど、可能な限り複数のデータベースを使用して検索を行い、幅広く文献（論文）を収集する。

■ 研究の質を検討し解析対象の文献を選択する

収集した文献（論文）のなかから、解析対象とするものを選択する。選択に際しては、バイアスを最小限にして解析の再現性を保証するための適格基準をあらかじめ作成しておき、その基準に沿って行うようにする。

■ 必要なデータを抽出する

選択された解析対象の文献（論文）から、解析

に必要なデータを抽出する。

■ データを統合する

　複数の研究結果から得られたデータを統合して効果量(effect size)を算出する。得られたデータから単純に平均値を求めるわけではなく，個々の研究結果のデータの分散（ばらつき）を加味した重みづけをして効果量を算出する。データの統合方法としては，固定効果モデルと変量効果モデルがある。固定効果モデルはすべての研究の母集団が同じと仮定するもので，研究間のばらつきは標本抽出の際の偶然の誤差によるものとなる。一方，変量効果モデルは各研究の母集団が異なると仮定するもので，研究間のばらつきは標本抽出の際の偶然の誤差と，研究間のばらつきの両方が考慮される。このため，統合した結果の効果量の信頼区間を比較すると，固定効果モデルよりも変量効果モデルのほうが広くなる。

■ 統合した結果を検討する

　メタアナリシスの結果を総合的に表す図としてフォレストプロットが用いられる（詳細を次に示す）。

フォレストプロットと結果の解釈

■ フォレストプロットの見方

　メタアナリシスの結果を示す**フォレストプロット**の例を**図7**に示した。

　個々の研究における症例数，効果量，信頼区間，重みづけの割合の数値と，それを定量的に表すシンボルと横棒が1行ずつ記載され，最下段には統合した結果が示される。研究論文ごとに表記方法が異なる場合もあるが，おおむね次のような記載となっている。

図7　フォレストプロットのイメージ図
（糖尿病に対するインスリンの強化療法と標準療法を比較した研究例）

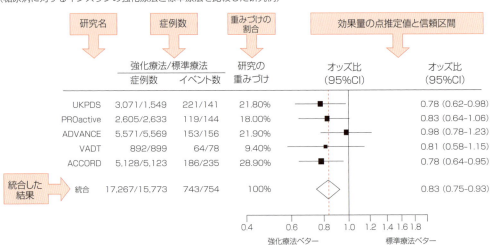

（文献2）を基に作成

- 各研究の結果は■のシンボルで表示される
- ■の中央が各研究における効果量の点推定値を示す
- ■の大きさは，各研究の大きさ（重みづけをした値）で，サンプル数に応じて決まる
- ■の両端に伸びる横棒（——）が信頼区間の幅を示す
- メタアナリシスで統合した結果は，最下段の◇で示される
- ◇の中央が統合した結果の効果量の点推定値を示す
- ◇の両端（左右の端）が統合した結果の信頼区間の幅を示す

■結果の解釈

　結果の解釈を行う際は，図の中央の縦線を基準線として検討する。効果量がリスク比やオッズ比の場合には，比較する2群間が同等であれば「1.0」となる。一方，効果量が連続変数の平均値の差やリスク差で示される場合には，比較する2群間が同等であれば「0」となる。

　結果の解釈は大きく次の2つの観点で検討できる。

① 統合した結果の点推定値が基準線のどちら側に位置するかで，評価対象が比較している相手に比べてどのような傾向にあるかを判断する。
② 統合した結果の信頼区間が基準線と交わらない場合には統計学的に有意差があり，交わる場合には有意差なしと判断する。

　なお，フォレストプロットの解析では**異質性**に関するデータも示される。図7は文章としての記載例であるが，一般的にはフォレストプロットの図中に記載される。

　異質性は，メタアナリシスの結果のばらつきを示すもので，統合された効果量に対する信頼性に関係する。解析に使用した個々の研究における結論のばらつきが大きければ異質性も高くなり，メタアナリシスの信頼性が低くなる。異質性の判定にはI統計量（I^2）を用いることが推奨されており，I^2が取りうる0〜100％のなかで，異質性は0〜25％で低い，25〜50％で中等度，50〜75％で高い，75〜100％で非常に高いと判定される。

メタアナリシスを行う際の留意点〔公表（出版）バイアス，ファンネルプロット〕

　メタアナリシスで情報収集を行う場合には，種々のデータベースなどを活用して幅広く実施する必要がある。しかし，その多くは論文として学術雑誌などに掲載されているものとなる。一般的に，統計学的に有意な結果が出た研究は投稿されやすく，学術雑誌などに掲載されやすいため，世の中に公表されている情報は，ポジティブな結果が多くなる。このような偏りを**公表バイアス**（**出版バイアス**）といい，メタアナリシスを実施する際や，結果を読む際に考慮すべき事項となる。

　公表バイアスを検討するための図式法として，**ファンネルプロット**がある（図8）。得られたプロットの様相により，公表バイアスの有無を検討できる。図8のイメージ図の場合，次のように考えることができる。

- あるメタアナリシスで用いた個々の研究ごとに得られた効果量（この場合はリスク比やオッズ比）のデータを横軸にとる。
- 研究の精度の指標としてサンプル数などを縦軸にとる。
- 比較した両者の治療効果が同等（1.0）の場合，精度が高い研究のデータは真実の値に近くなり，精度が低くなるにつれて均等にばらつく

ため，本来は左右対称になることが考えられる（図8b）。
- 一方，左右非対称になる場合（図8a）は，ネガティブデータが公表されていないと考えられ，公表バイアスによってメタアナリシスの結果がポジティブの方向に偏っている可能性があると解釈することができる。

メタアナリシスの結果を見る際には，公表バイアスの有無も含めて確認することが重要である。

図8 ファンネルプロットのイメージ図

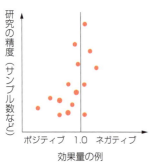
a 左右非対称 → 公表バイアスあり

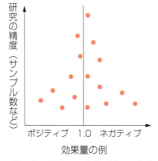
b 左右対称 → 公表バイアスなし

●は解析対象の研究ごとに得られた結果（効果量）を示す。

メタアナリシスにおける解析の注意点
メタアナリシスでは，解析に使用される試験の質が多様であるほど，結論の正確性は低くなることが考えられる。このためデータベースなどで検索してヒットしたすべての文献を解析に用いるわけではなく，一定の質を満たした文献を対象として解析を実施する。一方で，相反する結論を示す文献が解析対象として混在することはありうる。解析を行う際には，公表（出版）バイアスの存在に留意して検討を行う必要がある。

まとめ

- EBMの5つのステップについて説明せよ（☞p.226）。 試験 実習
- メタアナリシスの結果を示すフォレストプロットについて説明せよ（☞p.230, 231）。 試験 実習

【引用文献】
1) Stefan DA, et.al. : Empagliflozin in Heart Failure with a Preserved Ejection Fraction. N Engl J Med, 385(16) : 1451-1461, 2021.
2) Ray KK, et al. : Effect of intensive control of glucose on cardiovascular outcomes and death in patients with diabetes mellitus: a meta-analysis of randomised controlled trials. Lancet, 373(9677) : 1765-1772, 2009.

4章 医薬品情報の解析と評価

5 医薬品の有効性の評価

1 医薬品の有効性評価に活用できる情報

- 医薬品の有効性について記載されている情報源にはさまざまな種類がある
- 各情報源の特徴を理解して活用し，その内容を読み解くことが重要である

承認された医療用医薬品の効能・効果に関する情報源

医療用医薬品の有効性に関する情報を収集する場合，承認された効能・効果に関しては，添付文書，医薬品インタビューフォーム，および承認時に公開される情報（審査報告書，申請資料概要）などから入手することができる。医薬品の有効性評価を行う際には，各情報源の特徴を理解して活用し，記載されている内容を読み解くことが重要である。

■医療用医薬品の添付文書

医療用医薬品の添付文書では項目に通し番号が付されており，臨床試験や製造販売後調査等に基づく有効性の情報は，「17. 臨床成績」に記載されている（詳細は後述）。

■医薬品インタビューフォーム

医薬品インタビューフォームは，医療用医薬品の添付文書を補完する情報源であり，臨床における有効性の情報は，主に「Ⅴ．治療に関する項目」のなかの「5. 臨床成績」において確認できる（詳細は後述）。

■承認時に公開される情報（審査報告書，申請資料概要）

審査報告書には，承認された医薬品に対する審査過程とその結果が掲載されている。医薬品医療機器総合機構（PMDA）が作成した文書であり，PMDAのWebサイトで閲覧することができる。医薬品を評価する際に有用な情報源の1つである。

申請資料概要は，審査報告書と同じWebサイトで公開される。申請資料の概略を製薬企業などの申請者がまとめたものである。CTDの一部を抜粋して公開されることが多く，添付文書や医薬品インタビューフォームなどの記載を裏づけるデータを確認したい場合などに利用できる。

一次資料（原著論文）

医薬品の有効性については，一次資料（原著論文）から詳細なデータが得られることがある。個々の臨床試験が原著論文として公表されることも多く，前述した各種情報源の中で引用されている場合もある。当該試験の具体的な情報を入手することができ，論文中に臨床試験の目的，方法（対象，試験デザイン，評価項目，解析方法など），結果（得られたデータとその解析結果），および考察などが記載されている。試験実施の背景や結果に関する著者の見解も含まれ，有効性評価を行う際は参考となる。

＊CTD：common technical document

2 評価指標

- 医薬品の有効性を評価するために，リスクを定量的にとらえた指標で検討されることがある
- 抗悪性腫瘍薬などの臨床試験では，有効性の指標として生存期間が用いられる

発生割合と発生率

医薬品の有効性を評価するために，さまざまな指標が用いられる．そのなかで「ある医薬品の投与により，疾患の新たな発症や再発のリスクがどれだけ変化したか」という観点で検討されることがある．

リスクを定量的にとらえるために，疾患の新たな発症や再発などのイベント（出来事）の発生割合あるいは発生率を考える．**発生割合**は，ある集団のすべての対象者を同じ期間で追跡したときに，観察対象となるイベントが発生した人の割合を指す．発生割合をリスクあるいは絶対リスクとよぶこともある．**発生率**は，対象者によって追跡期間が異なる場合に算出され，イベントが発生した人数を，各対象者の追跡期間の総和で除した値となる．

相対リスク・相対リスク減少・絶対リスク減少・治療必要数

発生割合や発生率を用いて，**相対リスク（RR）**，**相対リスク減少（RRR）**，**絶対リスク減少（ARR）**，**治療必要数（NNT）** などの指標を算出し，定量的な検討を行うことができる．各指標の算出式を示す（**表1**）．

これらの指標は，添付文書にも記載されていることがある．**図1**[1]にその事例を示した．

図1①の部分で発生率について検討していることが理解できる．解析の結果は**図1**②にあるようにチカグレロル9.8％（**表1**のEERに該当），クロピドグレル11.7％（同じくCERに該当）であり，算出された指標の値が**図1**③である．**図1**③の値は，添付文書の読み手の立場で概算したものである．**表1**の算出式により，まずは相対リスク（RR）として，0.84が算出できる（添付文

> **補足**
> 「相対リスク」「絶対リスク減少」の呼称について
> 発生割合の比は「リスク比」，発生率の比は「率比」とよばれ，相対リスクは両者を含んだ表現となっている．本来は異なる指標であるため，相対リスクという用語の使用については議論がある．同様に絶対リスク減少に関して，発生割合の差は「リスク差」，発生率の差は「率差」とよばれる．

表1 各指標の算出式

指標	算出式	内容
相対リスク（RR）	RR=EER/CER	評価する群と対照群との発生割合（または発生率）の比．1より小さければ評価する群が対照群に比べてリスクが低く，大きければリスクが高い．
相対リスク減少（RRR）	RRR=1−RR	評価する医薬品の投与により，発生割合（または発生率）が対照に比べて相対的にどの程度変化するかを減少率として示したもの．
絶対リスク減少（ARR）	ARR=EER−CER	評価する群と対照群との発生割合（または発生率）の差．
治療必要数（NNT）	NNT=1/ARR	対照となる治療あるいは自然経過（プラセボ対照の場合）の効果に加えて，評価する治療の効果を1人分多く得るためには，その治療を何人の患者に用いればよいかを表す．NNTが小さいほど，有効な治療法となる．

EER：評価する医薬品投与群のイベントの発生割合（または発生率）
CER：対照群のイベントの発生割合（または発生率）

＊ RR：relative risk ＊ RRR：relative risk reduction
＊ ARR：absolute risk reduction ＊ NNT：number needed to treat
＊ EER：experimental event rate ＊ CER：control event rate

図1　医療用医薬品の添付文書にみられる各指標の記載

```
17. 臨床成績
17.1 有効性及び安全性に関する試験
〈急性冠症候群（不安定狭心症、非ST上昇心筋梗塞、ST上昇心筋梗塞）〉

（略）

17.1.2 国際共同第Ⅲ相試験
　日本人を含まない海外の急性冠症候群（不安定狭心症、非ST上昇型心筋梗塞、又はST上昇型心筋梗塞）患者を対象に、チカグレロル90mg1日2回（初回負荷用量180mg）の心血管性イベント発生抑制効果をクロピドグレル75mg1日1回（初回負荷用量300mg）と比較する二重盲検無作為化並行群間有効性及び安全性試験（PLATO試験）であり、合計18,624例の患者が無作為割付けされた。有効性の複合エンドポイント（心血管死、心筋梗塞、及び脳卒中）を用いて心血管性イベント発生予防効果を検討した結果、イベント発生例数はチカグレロル864／9,333例、クロピドグレル1,014／9,291例であった。12カ月時点でのイベント発生率は、チカグレロル9.8％、クロピドグレル11.7％であり、チカグレロルは12カ月にわたる心血管性イベント発生予防効果において、クロピドグレルと比較して統計学的に有意に優れていた（相対リスク減少16％、絶対リスク減少1.9％、NNT＝54）。
```

ブリリンタ®錠添付文書第5版（2024年10月改訂）より。

① 「発生率」で検討している

② チカグレロル投与群 9.8％（表1のEERに該当）
　クロピドグレル投与群 11.7％（表1のCERに該当）

③ 相対リスク（RR）（記載なし）：
　9.8（％）／11.7（％）＝0.84
　相対リスク減少（RRR）：
　1－0.84＝0.16（→16％）
　絶対リスク減少（ARR）：
　11.7％－9.8（％）＝1.9（％）
　治療必要数（NNT）：
　1／0.019＝52.63…

（文献1）より引用）

書には記載されていない）。相対リスク減少（RRR）は、1から相対リスクを引いた値なので0.16、すなわち16％となる。一方、絶対リスク減少（ARR）は両剤の発生率の差をとり1.9％となる。治療必要数（NNT）はARRの逆数で、1／0.019＝52.63…となり、添付文書上の54とおおむね合致する。このNNTの値は、「チカグレロルを54人の患者に投与すると、クロピドグレルを54人に投与した場合に比べて、効果が得られる人数が1人多い」ことを示す。ただし、これが臨床において有用といえる数値かどうかは、患者や疾患の背景、各医薬品の特性など、種々の観点からの検討が必要である。

オッズ比

　オッズ比（OR）は、「対象とする疾患の発症があった（イベントあり）グループのなかで、評価したい因子に曝露した群の非曝露群に対する割合（オッズ）」を「発症がなかった（イベントなし）グループのオッズ」で除した値で示される。例えば症例対照研究では、評価したい因子（医薬品投与など）に曝露した全体の人数がわからない状態で研究を行うため、イベントの発生割合や発生率を求めることができない。そこで評価の指標としてオッズ比（OR）が用いられる。表2に算出式を示す。

　なお、添付文書の臨床成績の項目に記載されるのは臨床試験（介入研究）の情報であり、対象医薬品の投与人数が明確なため、発生割合や発生率の算出が可能なデータが多い。しかし、オッズ比の値も示されることがあるので、指標の考え方について理解しておく必要がある。

生存期間

　抗悪性腫瘍薬などの臨床試験において、有効性の指標として用いられるのが**生存期間**である。生存期間に関係するエンドポイントを表3に示す。
　抗悪性腫瘍薬の有効性の評価を行う場合、真

＊OR：odds ratio

表2 オッズ比の算出式

a

	イベント【発症】	
	あり（人）	なし（人）
評価したい因子（医薬品投与など）に曝露した群	a	b
非曝露群	c	d
オッズ	a/c	b/d

b

指標	算出式	内容
オッズ比（OR）	$QR = \dfrac{a/c}{b/d} = ad/bc$	「イベントなし」のオッズに対する「イベントあり」のオッズの比を示したもの。評価したい因子への曝露群が非曝露群に比べて何倍のオッズになるかを示す。

のエンドポイントとして**全生存期間**（**OS**）が考えられる。しかし，OSを主要評価項目とした臨床試験を実施すると，がん種によっては，長期にわたる試験期間が必要になることが想定される。このため，時間的余裕が少ない医薬品開発時などにおける臨床試験では，**無増悪生存期間**（**PFS**），無再発生存期間（RFS），無病生存期間（DFS），および客観的奏効率など，OSよりも短期間で評価可能なエンドポイントを設定することが多い。代用エンドポイントが用いられることもある。

図2に，添付文書における生存期間にかかわ

表3 生存期間に関係するエンドポイント

全生存期間（OS）	試験の登録日から死亡までの期間で，死因は問わない。（悪性腫瘍以外の疾患や事故が原因の場合も含める）
無増悪生存期間（PFS）	試験の登録日から悪性腫瘍が増悪するまでの期間
無再発生存期間（RFS）	試験の登録日から悪性腫瘍が再発するまでの期間
無病生存期間（DFS）	試験の登録日から悪性腫瘍が再発あるいは二次性腫瘍が発生するまでの期間

るデータの記載例を示す[2]。添付文書では，前述のいずれの指標も記載されることがあるので，各指標の意味を理解しておく必要がある。

図2 医療用医薬品の添付文書にみられる全生存期間（OS），無増悪生存期間（PFS）の記載

17. 臨床成績
　17.1 有効性及び安全性に関する試験
　　〈悪性黒色腫〉
　　　（略）
　17.1.2 海外第Ⅱ相試験（KEYNOTE-002試験）
イピリムマブによる治療歴を有する根治切除不能な悪性黒色腫患者を対象に，本剤2mg/kg 3週間間隔投与[注1]及び10mg/kg 3週間間隔投与[注1]の有効性及び安全性が，化学療法（ダカルバジン，テモゾロミド，カルボプラチン，パクリタキセル又はカルボプラチン＋パクリタキセル）を対照として検討された。なお，画像評価で疾患進行が認められた場合に，疾患進行を示す症状が認められない等の臨床的に安定している患者では，次回以降の画像評価で疾患進行が認められるまで本剤の投与を継続することが可能とされた。主要評価項目は全生存期間（OS）及び無増悪生存期間（PFS）とされ，本剤は化学療法と比較して，PFSを有意に延長した（表1，図1及び図2）[1]。
本剤2mg/kg 3週間間隔投与[注1]の安全性解析対象例178例中121例（68.0％），及び本剤10mg/kg 3週間間隔投与[注1]の安全性解析対象例179例中133例（74.3％）に副作用が認められた。主な副作用（10％以上）は，本剤2mg/kgの3週間間隔投与[注1]で疲労40例（22.5％），そう痒症37例（20.8％）及び発疹21例（11.8％），本剤10mg/kgの3週間間隔投与[注1]で疲労52例（29.1％），そう痒症42例（23.5％），下痢19例（10.6％）及び発疹18例（10.1％）であった。

キイトルーダ®点滴静注添付文書第20版（2024年9月改訂）より。下線部にOS，PFSに関する記載がある。

（文献2）よりMSD株式会社の許諾を得て掲載）

＊OS：overall survival　＊PFS：progression free survival　＊RFS：relapse-free survival
＊DFS：disease-free survival

> **研究のエンドポイントとして設定される有効性評価の指標**
> 　有効性評価に用いる評価指標は，各研究のエンドポイントとして設定される．エンドポイントの分類として，真のエンドポイントと代用エンドポイントに区分する方法がある．真のエンドポイントは主に患者に視点を向けたもので，疾患の発症率，死亡率，QOLなどが該当し，臨床上重要で最終的な有効性を表す．一方，代用エンドポイントは主に疾患に視点を向けたもので，各種検査値や腫瘍縮小率などが該当し，それ自体は臨床上の利益を直接反映するものではない．代用エンドポイントは真のエンドポイントと相関し，臨床での結果を合理的に予測できることが求められる．

3　一次資料（原著論文）の評価と活用

● ランダム化（無作為化）比較試験（RCT）の質を確かめるためのチェック項目があり，一次資料である原著論文の評価にも用いられる

　有効性に関する情報は，個々の臨床試験について報告された一次資料（原著論文）からも収集することができるが，その際には当該試験の質の評価が必要となる．ここでは**ランダム化（無作為化）比較試験（RCT）**の評価について概説する．

　RCTの質を確認するために**CONSORT声明**（CONSORT Statement）によるチェックリストが広く用いられており，現在は「ランダム化比較試験を報告する際に含まれるべき情報のCONSORT 2010チェックリスト」と「フローチャート」などが公表されている[3]．このうちチェックリストでは，原著論文の構成（章/トピック，**表4**）に沿って必要事項が評価できるようになっている．

　RCTに関する原著論文から情報収集を行う場合には，これらのチェック項目を用いて内容を評価することで，適切な情報を抽出することができる．

表4　CONSORT 2010のチェックリストにおける章・トピック

章	トピック
タイトル・抄録	―
はじめに	背景・目的
方法	試験デザイン，参加者，介入，アウトカム，症例数，ランダム化（順番の作成，割振りの隠蔵機構，実施），ブラインディング，統計学的手法
結果	参加者の流れ，募集，ベースライン・データ，解析された人数，アウトカムと推定，補助的解析，害
考察	限界，一般化可能，解釈
その他の情報	登録，プロトコール，資金提供者

（文献3）を基に作成）

4　審査報告書の活用

● 審査報告書の内容を理解することは，医薬品の評価を行ううえで有用である

　医薬品が承認された際に公表される**審査報告書**は，医薬品医療機器総合機構（PMDA）が申請品目ごとに作成してWebサイトで公開している．審査内容については，主に**表5**に挙げた項目に

＊QOL：quality of life　＊RCT：randomized controlled trial
＊CONSORT：Consolidated Standards of Reporting Trials

整理され，記載されている。

このうち有効性に関する情報は，**表5**⑦から入手することができる。申請に関係する臨床試験の概略と，それに対するPMDAの意見が記載され，必要に応じてPMDAからの指摘事項と申請者の回答や見解が示される。審査の際にどのようなことが問題となり，何が議論され，どのように結論づけられたのかの経緯を知ることができる。

表6に，臨床的有効性に関連して議論されている内容の例を示した。

審査報告書の内容を理解することは，当該医薬品に関する議論と客観的評価の内容を知ることにつながるため，医薬品の評価を行ううえで有用である。

表5 審査報告書の主な記載項目

① 起原又は発見の経緯及び外国における使用状況に関する資料等
② 品質に関する資料及び機構における審査の概略
③ 非臨床薬理試験に関する資料及び機構における審査の概略
④ 非臨床薬物動態試験に関する資料及び機構における審査の概略
⑤ 毒性試験に関する資料及び機構における審査の概略
⑥ 生物薬剤学試験及び関連する分析法，臨床薬理試験に関する資料並びに機構における審査の概略
⑦ 臨床的有効性及び臨床的安全性に関する資料並びに機構における審査の概略
⑧ 機構による承認申請書に添付すべき資料に係る適合性調査結果及び機構の判断

表6 臨床的有効性に関連して議論されている内容の例

- 試験デザインの設定根拠
- 用法・用量の設定根拠
- 主要評価項目，副次評価項目の設定根拠
- 有効性に影響を及ぼす因子
- 患者背景別の有効性
- 有効性に関する申請者の見解　など

5　製薬企業からの情報の評価と活用

- 医薬品の有効性を評価するための基本の情報は電子化された添付文書である
- 医薬品インタビューフォームの臨床データパッケージは臨床試験の概要がまとめられているため，有効性に関する成績を探す際にも有用である
- 製薬企業からの情報提供は原則として承認された範囲内のものに限られている
- 承認外の使い方を検討する場合には情報を利用する側の適切な評価と判断が求められる

製薬企業が作成している情報

■電子化された添付文書（電子添文）

医療用医薬品の効能・効果および有効性に関する情報を得るには，まずは医療用医薬品の電子化された**添付文書**（**電子添文**）を参照する。電子添文は，医薬品の適正使用を図るために作成された公的な文書であり，厚生労働大臣の承認を受けた効能・効果に関連した情報が掲載されている。電子添文における有効性に関する項目は「17. 臨床成績」であるが，個々の患者の背景に応じて有効性を評価するためにはほかの項目（**表7**）[4]も参照すべきである。

医薬品を使用する患者の年齢や生理機能，併用薬などに応じて必要な情報を選択し，使用した場合の有効性について総合的に評価する。

> **補足**
> **最新の医薬品情報の入手方法**
> 電子添文の情報を基に作成された医薬品集や書籍などは情報がまとまっており利用しやすいが，医薬品情報は日々更新されるため，最新の電子添文の内容が反映されていない可能性があることに留意する。PMDAのホームページからは最新の電子添文や医薬品インタビューフォームが参照可能である。

■ 医薬品インタビューフォーム

医療現場で医薬品を使用する際の情報の基本は添付文書であるが，添付文書の情報を補完するものとして，**医薬品インタビューフォーム**が製薬企業によって作成されている。添付文書に記載された情報を裏づけるさらに詳細な情報が必要な場合には医薬品インタビューフォームを参照する。有効性を評価する際に必要な情報は「Ⅴ．治療に関する項目」から得られる。「5.臨床成績」の項の臨床データパッケージ（**表8**）[5]には臨床試験の概要がまとめられているため，有効性に関する成績を探す際にも有用である。

表7 医薬品の有効性を評価する際に参照する添付文書の主な記載項目

項目	内容
4. 効能又は効果	承認を受けた効能又は効果。
5. 効能又は効果に関連する注意	承認を受けた効能又は効果の範囲における患者選択や治療選択に関する注意事項。
9. 特定の背景を有する患者に関する注意	腎機能障害，肝機能障害，妊婦，授乳婦，小児，高齢者などの特定の背景を有する患者に関する注意について，効能又は効果等から臨床使用が想定される場合であって，投与に際して他の患者と比べて特に注意が必要である場合や，適正使用に関する情報。
10. 相互作用	他の医薬品を併用することにより，当該医薬品又は併用薬の薬理作用の増強又は減弱，副作用の増強，新しい副作用の出現又は原疾患の増悪等が生じる場合で，臨床上注意を要する組合せの情報。 物理療法，飲食物等との相互作用についても重要なものを含む。
17 臨床成績 17.1 有効性及び安全性に関する試験	精密かつ客観的に行われ，信頼性が確保され，有効性及び安全性を検討することを目的とした，承認を受けた効能又は効果の根拠及び用法及び用量の根拠となる主要な臨床試験の結果。
17.2 製造販売後調査等	希少疾病医薬品等の承認時までの臨床試験データが極めて限定的であって，「17.1 有効性・安全性に関する試験」を補完する上で特に重要な結果に限り，記載されている。 原則として，医薬品の製造販売後の調査及び試験の実施の基準に関する省令（平成16年厚生労働省令第171号）に準拠して実施された結果が記載されている。
17.3 その他	「17.1 有効性・安全性に関する試験」及び「17.2 製造販売後調査等」の項目に該当しないが，精密かつ客観的に行われた，有効性評価指標以外の中枢神経系，心血管系，呼吸器系等の評価指標を用いた特に重要な臨床薬理試験（QT/QTc評価試験等）等の結果について記載されている。

（文献4）を基に作成）

表8 臨床データパッケージの例

		国内				海外		
臨床薬理試験	◎	第Ⅰ相試験	ABC-01-JP01	日本人健康成人男子□例	◎	民族間比較PK試験	ABC-01-EJ01	日本人/白人健康成人男子□例
					○		ABC-01-EU02	外国人健康高齢男女□例
用量反応探索試験	◎	前期第Ⅱ相非盲検試験	ABC-02-JP02	日本人▽▽患者□例				
検証的試験	◎	後期第Ⅱ相/第Ⅲ相二重盲検試験	ABC-03-JP03	日本人△△患者□例	◎	第Ⅲ相二重盲検試験	ABC-03-EU01	外国人△△患者□例
安全性試験（長期投与試験）	◎	第Ⅲ相長期投与試験	ABC-03-JP04	日本人△△患者□例				

（文献5）を参考として作成）

> **補足**
> **医薬品インタビューフォームの活用**
> 　医薬品インタビューフォームの各項目における解説は，情報を評価し利用するうえで有用である．例えば，「V．治療に関する項目」の「3．用法及び用量」の項には用量反応試験などの概要が示され，承認用量の設定経緯や根拠が記載されている．

> **学習の要点**
> **添付文書と医薬品インタビューフォームの違い**
> 　添付文書（電子添文）は，医薬品，医療機器等の品質，有効性及び安全性の確保等に関する法律（薬機法）において製薬企業に作成が義務づけられている法的根拠のある情報源である．医薬品インタビューフォームは日本病院薬剤師会が製薬企業に作成を依頼して発行されている学術資料である．医薬品インタビューフォームは公的文書ではないが，医薬品の管理，処方設計，調剤のための情報，適正使用情報，患者ケアに関する情報などが集約された重要な医薬品解説書であり，医薬品の採用を検討する際にも重視される．

製薬企業への問い合わせ

■ MRからの情報

　医療用医薬品の適正使用を目的として2018年に**医療用医薬品の販売情報提供活動に関するガイドライン**が策定された．情報提供はこのガイドラインに従って行われており，MRからの情報は承認された範囲内のものに限られている．承認外の情報は医療者から要求があれば提供されるが，承認外の使い方を検討する場合には情報を利用する側の適切な評価と判断が求められるとともに，倫理的配慮も必要となる．

> **補足**
> **承認外の用法**
> 　一般的に行われている錠剤の粉砕，簡易懸濁なども承認外の用法である．粉砕，簡易懸濁の情報については医薬品インタビューフォームの「XIII．備考」の項目に参考情報として記載されている医薬品もある．

■ 学術部門からの情報

　添付文書，医薬品インタビューフォーム，文献検索で目的とする情報が得られない場合には，学術部門に問い合わせることで有用な情報が得られる場合がある．

6　医療施設における有効性の評価と活用

POINT
- 採用薬の選定は，有効性や安全性を中心とした各種情報を収集し，評価したうえで行う
- 同効薬がすでに採用されている場合はそれらとの比較を行い，投与対象となる患者を明確にし，採用の必要性を検討する
- 採用薬の中止は，使用実績，医療安全面や経済性を考慮して定期的に検討する

採用薬の選定

■ 新薬の採用

　採用の検討に際しては，製薬企業から当該製品に関する**ヒアリング**を行い，有効性や安全性を中心とした各種情報を収集する．すでに同効薬が発売されている場合は既存の製品と比較し，臨床的な位置づけや使い分けについて検討する．この際，投与対象となる患者や施設内での薬の管理体制を考慮したうえで，採用の可否，処方制限の要否，在庫の要否を判断する．

■ 後発医薬品の採用

　後発医薬品の開発段階において，先発医薬品に対する後発医薬品の治療学的な同等性を保証するために，生物学的同等性試験が行われる．生物学的同等性試験では，通常，先発医薬品と後発医薬品の**バイオアベイラビリティ**の比較が行われる．また，経口製剤では**溶出挙動**が生物

*MR：medical representative

学的同等性に関する重要な情報となる．

後発医薬品の選定に際しては，生物学的同等性試験の結果も含めてさまざまな評価項目について調査し，総合的に候補となる採用医薬品を判断する．**表9**に評価項目の例を示す．

> **補足**
> **ブルーブック**
> 　上市されている後発医薬品は，生物学的同等性試験を含む各試験をクリアしたものである．PMDAでは後発医薬品の品質に対するさらなる信頼性向上を目的として，有効成分ごとに品質に関する情報を体系的にとりまとめた医療用医薬品最新品質情報集（通称：ブルーブック）を作成し，医療関係者向けに情報提供している．

■ バイオ後続品の採用

バイオ医薬品は，化学合成で製造される一般的な医薬品とは異なり，微生物や細胞の中で起こる生合成反応を利用して製造されるため，製造ロット間において品質特性にばらつきがある．バイオ後続品では，先行バイオ医薬品との間で品質特性にわずかな差異が認められたとしても，その差が臨床的に影響を及ぼさないことを確認するために，物理的化学的性質を評価する品質特性解析や非臨床試験に加えて，**PK/PDの評**

価や有効性・安全性の評価を目的とした**臨床試験**が実施されている．一般に，抗体医薬品のバイオ後続品の同質性の評価においては，抗原との結合活性に加え，中和活性，Fcγ受容体，胎児性Fc受容体および補体C1qとの結合活性，抗体依存性細胞傷害（ADCC）活性，補体依存性細胞傷害（CDC）活性などの比較が重要になる．また，糖鎖構造などが体内動態に大きく影響する場合もあることにも留意して，情報の評価を行う．

医薬品の採用中止

■ 採用中止基準

採用薬の品目数が適切に管理されていることは，取り間違え，処方間違えなどのインシデントの抑制，医薬品費の抑制，医薬品管理業務の効率化などさまざまな面で重要である．各施設では医薬品の採用中止基準を設け，定期的に採用薬の見直しを行う必要がある（**表10**）．

> **臨床に役立つアドバイス**
> **採用薬の検討**
> 　施設の採用薬は薬事委員会で検討される．薬事委員会では有効性・安全性・経済性などのあらゆる面を考慮して採用の検討がなされる．

表9 後発医薬品の評価項目の例

製剤的特徴 安定性	・製品名 ・製品の外観 ・包装単位，規格など ・粉砕，一包化の可否および安定性（内服薬の場合） ・配合変化情報（外用薬および注射薬） ・添加物の差
有効性安全性	・溶出試験や体内動態についてのデータ ・有害事象報告の有無
供給	・原末について ・製造（製造ライン数を含む） ・備蓄量
経営面	・薬価 ・納入価
情報提供体制	・日常の情報提供状況 ・患者向け情報資材

（筆者の施設の評価項目を基に作成）

表10 採用中止基準の例

処方状況の定期的な見直しによる医薬品の中止基準
・1年間の総処方量が少ない医薬品であり，その代替薬があるもの ・処方量が少なく，適切な在庫管理を行っていても期限切れとなるもの ・同効薬を複数採用しているもの

医薬品安全管理の観点における医薬品の中止基準
・外観や名称が類似している採用医薬品がある場合，処方量が少ないもの，あるいは代替薬があるもの ・同一成分で複数規格の採用がある場合，処方量が少ないもの，あるいは代替薬があるもの

（筆者の施設の中止基準を基に作成）

＊PMDA：Pharmaceuticals and Medical Devices Agency　＊PK：pharmacokinetics
＊PD：pharmacodynamics　＊ADCC：antibody-dependent cellular cytotoxicity
＊CDC：complement-dependent cytotoxicity

まとめ

- 医薬品の有効性評価に活用できる情報源にはどのようなものがあるか説明せよ（☞p.233）。 試験 実習
- 医薬品の有効性を評価するための指標のうち，相対リスク，相対リスク減少，絶対リスク減少，治療必要数，オッズ比について説明せよ（☞p.234〜236）。 試験 実習
- 医薬品の有効性を評価する際に参照する添付文書の項目を挙げよ（☞p.239）。 実習
- 新薬を採用する際に考慮すべきポイントを挙げよ（☞p.240）。 実習
- 後発医薬品，バイオ後続品の有効性評価のポイントを挙げよ（☞p.240，241）。 実習

【引用文献】

1) アストラゼネカ株式会社：ブリリンタ®錠60mg・90mg添付文書第5版（2024年10月改訂，2024年11月時点）
2) MSD株式会社：キイトルーダ®点滴静注100mg添付文書第20版（2024年9月改訂，2024年11月時点）
3) 津谷喜一郎, ほか訳：CONSORT 2010 声明 ランダム化並行群間比較試験報告のための最新版ガイドライン. Jpn Pharmacol Ther（薬理と治療）, 38(11)：939-947, 2010.
4) 日本製薬工業協会：「医療用医薬品の電子化された添付文書」作成の手引き−平成29年・令和3年記載要領対応（https://www.jpma.or.jp/information/evaluation/results/allotment/rfcmr00000002goy-att/electronic_document_guide_202204.pdf）（2024年10月時点）
5) 日本製薬工業協会：医薬品インタビューフォーム 作成の手引き（改訂版）令和2年5月改訂（暫定版）（https://www.jpma.or.jp/information/evaluation/results/allotment/lofurc000000b7ke-att/medicine_interview_form.pdf）（2024年10月時点）

4章 医薬品情報の解析と評価

6 医薬品の安全性の評価

1 医薬品の安全性評価に活用できる情報

- 安全性評価に関する情報は多岐に渡るが，必要な情報源を見極める必要がある
- 医薬品の安全性情報は日々更新，集積されているため最新の情報を入手する

医薬品を適正に使用するためには，ベネフィットとリスクのバランスを吟味することが不可欠であり，有効性のみならず安全性に関する評価も必須である．医薬品情報を入手するための情報源についてはすでに第3章（p.58〜）で述べられているため，本項では医薬品の安全性評価に活用できる情報源を抜粋して概説する（表1）．なお，医薬品の安全性情報は日々更新され，集積された情報を基に新しい副作用や相互作用が発見されている可能性があることから，常に最新のものを入手するように心がける．

表1 医薬品の安全性評価に活用できる情報源

情報源の分類	主な医薬品安全性情報源
行政通知	・厚生労働省から発出される医薬品関連の通知＊ ・厚生労働省から発出される医療安全対策に関する通知＊
承認審査・再審査・再評価に関する情報	・承認情報（医薬品・医薬部外品等）Web版＊ 　―医療用医薬品，一般用医薬品・要指導医薬品，医薬部外品の承認審査情報＊ 　―医療用医薬品の再評価結果＊ 　―市販直後調査に関する情報＊
安全対策・措置に関する情報	・緊急安全性情報（イエローレター）および安全性速報（ブルーレター）＊ ・回収情報（医薬品・医薬部外品等）＊ ・医薬品安全対策情報（DSU）＊ ・医薬品・医療機器等安全性情報＊
医療安全に関する情報	・PMDA医療安全情報＊ ・医薬品・医療機器ヒヤリ・ハット事例等検索システム＊
医薬品基本情報	・医薬品添付文書＊ ・医薬品インタビューフォーム ・医薬品リスク管理計画（RMP）＊ ・当該医薬品に関する一次資料（症例報告，症例集積報告）
副作用関連書籍	・重篤副作用疾患別対応マニュアル＊ ・Meyler's Side effect of Drugs ・重大な副作用回避のための服薬指導集 ・薬の副作用チェックマニュアル
後発医薬品関連情報	・医療用医薬品品質情報集（オレンジブック） ・ジェネリック医薬品・バイオシミラー品質情報検討会の資料（Web公開版）＊
その他	・副作用が疑われる症例報告に関する情報＊ ・PubMed，EMBASE，TOXNET，医中誌Webなどの二次資料 ・製薬企業，医薬品卸などが提供する医薬品安全性情報などに関する二次資料 ・日本薬剤師会，日本病院薬剤師会，日本医師会などで編集・監修した指針やその他三次資料 ・その他の医薬品安全性情報など

＊：医薬品医療機器総合機構（PMDA）または厚生労働省のホームページから入手可能な情報

＊PMDA：Pharmaceuticals and Medical Devices Agency

2 有害事象と副作用

- 有害事象は因果関係の有無に関係のない事象である
- 薬物有害反応（副作用）と有害事象は包含関係にある

　有害事象（AE）とは，医薬品が投与された患者に生じたすべての好ましくないまたは意図しない疾病またはその徴候（臨床検査値異常を含む），あるいは事柄と定義され，必ずしも当該医薬品との因果関係の有無は問わない。つまり，当該医薬品との前後関係のみによって有害事象か否かが判断される。一方，**薬物有害反応**（ADR）とは，有害事象のうち当該医薬品との間の因果関係について，少なくとも合理的な可能性があり，因果関係を否定できない反応のことをいう。特に市販後の場合は疾病の予防，診断，治療，または生理機能の調整のために用いられる通常の投与量範囲で投与された医薬品に対する有害で意図しない反応を**副作用**という。つまり，薬物有害反応（副作用）と有害事象は包含関係にある（**図1**）。なお，**広義の副作用**（side effect）とは薬理作用のなかで「主作用ではない作用（主作用以外の薬理作用）」と定義されることがあり，この場合は好ましい事象も含むため，用語の使い方に注意を要する。

図1　有害事象と薬物有害反応（副作用）の関係

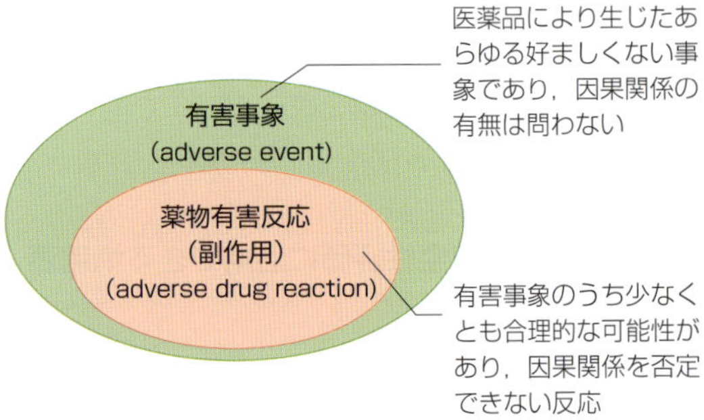

有害事象
(adverse event) ── 医薬品により生じたあらゆる好ましくない事象であり，因果関係の有無は問わない

薬物有害反応（副作用）
(adverse drug reaction) ── 有害事象のうち少なくとも合理的な可能性があり，因果関係を否定できない反応

3 有害事象発現時の評価

- 有害事象発現時にはその詳細を「重症度」「重篤性」「予測可能性」などさまざまな視点から評価する

　医薬品を使用した後，その患者に有害事象が発現した場合，その有害事象に対して「重症度」「重篤性」「予測可能性」「因果関係」などの多面的な視点で評価が行われる。

重症度

　有害事象の症状の程度（強度）を記述する際には「**重症度**」による評価を行う。重症度はがん領域で作成された有害事象共通用語基準（**CTCAE**）を用いることが多く，有害事象の程度に応じてグレード（Grade）別に5段階に分類される（**表2**）。例えば「嘔吐」に関してCTCAE Version5.0では，Grade1（治療を要さない），Grade2（外来での静脈内輸液を要する；内科的治療を要する），Grade3（経管栄養/TPN/入院を要する），Grade4（生命を脅かす），Grade5（死亡）と判定される[1]。CTCAE以外では厚生労働省が定める「医薬品等の副作用の重篤度分類基準」（「医薬品等の副作用の重篤度分類基準について」（平成4年6月29日付薬安第80号））などを参考にする場合もある。

244　＊AE：adverse event　＊ADR：adverse drug reaction
　　　＊CTCAE：Common Terminology Criteria for Adverse Events　＊TPN：total parenteral nutrition

表2 CTCAEによるグレード分類の原則

Grade 1	軽症；症状がない，または軽度の症状がある；臨床所見または検査所見のみ；治療を要さない
Grade 2	中等症；最小限/局所的/非侵襲的治療を要する；年齢相応の身の回り以外の日常生活動作の制限
Grade 3	重症または医学的に重大であるが，直ちに生命を脅かすものではない；入院または入院期間の延長を要する；身の回りの日常生活動作の制限
Grade 4	生命を脅かす；緊急処置を要する
Grade 5	AEによる死亡

※実際は有害事象ごとに個別に記載されている。Grade 説明文中のセミコロン（；）は「または」を意味する。

（文献1）を基に作成）

重篤性

患者の生命または機能を危険にさらす有害事象に対して，規制上の報告義務を定義するための尺度として「重篤性」の判定も重要である。重篤性は重症度と同義ではないことに注意する。**重篤な有害事象**（SAE）とは一般的に**表3**のように定義される。重篤性は表3の①～⑦の定義に該当すれば重篤，該当しなければ非重篤かのどちらかに分類される。重篤な有害事象が発現した場合は，直ちに適切な対応が求められるとともに，規制当局への報告などが必要となる。

予測可能性

「**予測可能性**」とはある有害事象がすでに公表された安全性情報から予測できるか否かを示すものであり，信頼できる資料（医薬品添付文書や医薬品インタビューフォームなど）に記載されている情報と一致する場合は「予測される（＝既知）」，記載されていないまたは一致しない場合は「予測できない（＝未知）」有害事象と判断される。なお，有害事象名が既存資料に記載されていても，その重症度，転帰，特異性などが異なる場合は「予測できない」事象とみなされる。

表3 重篤な有害事象

① 死亡
② 障害
③ 死亡につながるおそれのある症例
④ 障害につながるおそれのある症例
⑤ 治療のために入院又は入院期間の延長が必要とされる症例
⑥ ①から⑤までに掲げる症例に準じて重篤である症例
⑦ 後世代における先天性の疾病又は異常

薬機法施行規則第二百二十条の二十，第二百七十三条より
※規則・通知などにより多少表現が異なるが，本質的な違いはない

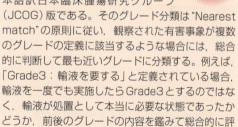

CTCAEのグレード分類の考え方
現在，日本で使用されるCTCAEは米国NCIが公表したオリジナル版の日本語訳日本臨床腫瘍研究グループ（JCOG）版である。そのグレード分類は"Nearest match"の原則に従い，観察された有害事象が複数のグレードの定義に該当するような場合には，総合的に判断して最も近いグレードに分類する。例えば，「Grade3：輸液を要する」と定義されている場合，輸液を一度でも実施したらGrade3とするのではなく，輸液が処置として本当に必要な状態であったかどうか，前後のグレードの内容を鑑みて総合的に評価して最適なグレードに分類するのが原則となる。

---
*SAE：serious adverse reaction *NCI：National Cancer Institute *JCOG：Japan Clinical Oncology Group

4 有害事象の因果関係評価

- 因果関係評価は有害事象と副作用を区別するうえで重要であるが容易ではない
- 近年，因果関係評価は個別症例の評価だけでなく集積された情報に基づく評価も行われる

　医薬品の安全性評価において「その有害事象の原因が当該医薬品（この場合，被疑薬という）であると言えるか」という因果関係評価は，その医薬品のベネフィット/リスクバランスを考えるうえで非常に重要な問題である．しかし，有害事象の発現関連要因は被疑薬以外にも原疾患の悪化，合併症の影響，併用薬の作用など多岐に渡るだけでなく，有害事象の発現時期も医薬品使用直後から数週〜数カ月後までさまざまであり，こうした複数の要因が複雑に関連しているため，因果関係を明確に判断することはしばしば困難となる．

　発現した有害事象はMaybool（メイブーム）らによる副作用の分類[2]によりその特徴を把握できる（表4）．タイプAは主として薬理学的に生じるもの，タイプBはいわゆる特異体質的反応によって生じるものである．一方，タイプCは治療対象となる集団でもともとある程度発現しうる有害事象に対して医薬品がその発現リスクに影響を与えて，背景発生率を高めるものである．この場合，患者に発現した有害事象に対して医薬品との因果関係がある，すなわち医薬品による薬物有害反応（副作用）と確実に断定できる場合は限られており，同様に因果関係を完全に否定できる場合も限定的である（詳細は後述）．

　このように有害事象と副作用を明確に区別するための確立された手法や信頼できる基準などは存在しない．そのため現在では有害事象の因果関係評価は2段階に分けて検討される（図2）[3]．

図2　因果関係評価により有害事象が薬物有害反応（副作用）となる流れ

```
1st step：個別症例における因果関係評価
          ↓
2nd step：集積された情報に基づく因果関係評価
       ↙                    ↘
    副作用              副作用ではない
```

（文献3）を参考として作成）

表4　Mayboomらによる副作用の分類

タイプA	タイプB	タイプC
特徴		
・比較的高頻度 ・高用量でより頻繁で重症 ・薬理学的作用 ・特異性あり ・実験的に確かめられる ・予見できる	・低頻度 ・ほかの発症要因あり ・自然発生率は低い ・薬理作用から予測困難 ・用量依存的ではない ・特異体質的	・薬の治療対象集団で発現しうる副作用の発現リスクを上昇 ・自然発生率の増加 ・発症までの期間が長いかさまざま ・しばしば特徴的，重篤，持続的 ・薬剤の関与が大きくない場合も多い
例		
・鎮静薬における眠気 ・抗がん薬による脱毛	・アナフィラキシーショック ・Stevens-Johnson（スティーブンス・ジョンソン）症候群	・ステロイドによる白内障 ・経口避妊薬による血栓症乳がん

（文献2）を参考として作成）

個別症例における因果関係評価

患者に発現した有害事象の原因が医薬品である可能性や関連性を定量的に推測することは困難であり，因果関係評価は確度のグラーデションのなかで行われる（図3中央棒グラフ）[4]。関連性の強弱についてはいくつかの手法がありNaranjo（ナランホ）スケール（表5）[5]やWHO-UMCによる分類（表6）[6]などが利用される。最終的に因果関係を「あり」または「なし」のどちらかに判定する際の考え方は主として2種類存在する。1つ目は合理的な理由により因果関係を否定できる場合を除き，因果関係を否定できないすべてを「因果関係あり」とする考え方であり（図3左側），もう1つは逆に合理的な理由や可能性がある場合のみを「因果関係あり」と判定しそれ以外を「因果関係なし」とする考え方である（図3右側）。従来わが国では前者の考え方が主流であったが，欧米では後者の考え方が主流でありわが国でも徐々に変更されている。これは従来の考え方では因果関係がないと断言できるケース「以外」はすべて因果関係ありと判定されるため，関連性不明なものもすべて添付文書の「副作用」に記載されてしまう危険性を回避するための対応である。特に臨床試験の分野ではこの傾向が顕著で，例えば日本臨床腫瘍研究グループ（JCOG）は米国NCIのガイドラインによる判断基準（表7）[7]を採用し

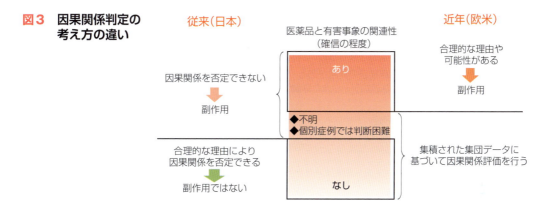

図3 因果関係判定の考え方の違い

（文献4）を参考として作成）

表5 Naranjoスケールによる因果関係評価

有害事象を評価するために以下の質問に答え，適切な点数をつけてください。

No	質問項目	はい	いいえ	不詳
1	生じた有害事象に関して，すでに決定的な報告がありますか？	+1	0	0
2	疑わしい健康食品を摂取した後に，有害事象が現れましたか？	+2	−1	0
3	当該健康食品を中止した際，有害事象は改善されましたか？	+1	0	0
4	再摂取した際，有害事象はまた現れましたか？	+2	−1	0
5	その有害事象を引き起こすかもしれないほかの要因（その健康食品以外）はありますか？	−1	+2	0
6	プラセボが与えられたとき，その有害事象は起こりましたか？	−1	+1	0
7	血中（あるいはほかの体液）の濃度が毒性域に入っていましたか？	+1	0	0
8	その有害事象は摂取量を増量したとき程度は重くなり，減量したとき軽くなりましたか？	+1	0	0
9	以前に，同じかあるいは類似の健康食品または医薬品で同様の有害事象が現れましたか？	+1	0	0
10	その有害事象は客観的証拠によって確かめられましたか？	+1	0	0

（文献5）を基に作成）

* WHO-UMC：World Health Organization-Uppsala Monitoring Centre
* JCOG：Japan Clinical Oncology Group　* NCI：National Cancer Institute

表6　WHO-UMCの因果関係分類

因果関係	評価基準
確実	・薬物摂取と妥当な時間関係があり，イベントまたは臨床検査の異常がある ・疾患やほかの薬物では説明できない ・妥当と思われる撤回への対応（薬理学的病理学的） ・薬理学的または現象学的に決定的なイベント（すなわち，客観的かつ特定の医学的障害または認識された薬理学的現象） ・必要に応じて十分な再検討を行う
可能性が非常に高い/高い	・薬物摂取との妥当な時間関係を伴うイベントまたは臨床検査の異常。疾患またはほかの薬物に起因する可能性が低い ・臨床的に合理的な中止への対応 ・再検討は不要
可能性がある	・薬物摂取との合理的な時間関係を伴うイベントまたは臨床検査の異常がある ・疾患やほかの薬物によっても説明できる ・薬物の使用中止に関する情報が不足しているか不明である可能性がある
可能性が低い	・関係がありそうにない（ただし不可能ではない）薬物摂取までの時間を伴うイベントまたは臨床検査の異常 ・病気またはほかの薬物が最もらしい説明を提供する
条件付き/分類できない	・イベントまたは臨床検査の異常がある ・適切な評価に必要な追加データまたは調査中の追加データ
評価不能/分類できない	・副作用を示唆する報告 ・情報が不十分または矛盾しているため，判断できない ・データを補足または検証することが不可能

（文献6）を基に作成）

表7　米国NCIによる有害事象の因果関係評価

因果関係	関連性	説明
試験薬や研究上の介入との因果関係あり	明らかにあり	明らかに関連する
	おそらくあり	関連する可能性が大きい
	可能性あり	関連する合理的可能性がある
試験薬や研究上の介入との因果関係なし	おそらくなし	関連する合理的可能性は考えにくい
	なし	明らかに関連しない

（文献7）を基に作成）

ている。

因果関係を詳細に検討するうえで個別症例に基づくエビデンスや有害事象および薬剤（薬効群）に関する既知の知見に関する具体的な項目はCIOMS Ⅵワーキンググループによる因果関係判断基準が有用である（**表8**のAおよびC）[8]。ここに列挙された項目に該当するあるいはすでにエビデンスが得られている場合には合理的な理由により因果関係ありと判断できる可能性が高くなる。

集積された複数症例の情報に基づく因果関係評価

個別症例における因果関係評価において合理的な理由や関連性が不明あるいは判断ができない場合でも，副作用の可能性が否定されたわけではない。また，例えばMayboomらの分類におけるタイプCの副作用（**表4**）や発現率が低い副作用の場合，個別症例だけでは情報不足のため評価自体が困難である。そのため，こうした潜在的リスクを検出し，重要な副作用を見逃さないための仕組みとして，集積された複数症例のエビデンスによる因果関係評価が行われる（**図2，3**）。これにより長期間にわたり収集された多数症例の分析結果，対照群との比較，さらなる臨床試験のエビデンスなどに基づいた評価により因果関係あり（＝副作用）と判定される（**表8**のB）。

＊CIOMS：Council for International Organization of Medical Sciences

表8 因果関係の判断基準(CIOMS Ⅵ)

	A 個別症例に基づくエビデンス	C 有害事象，薬剤の既知の知見
個別症例での評価	・リチャレンジ陽性(再投与による再発) ・因果関係が確立されており明らか ・事象発現までの時間に説得力がある ・デチャレンジ陽性(投与中止で消失) ・交絡するリスク因子がない ・曝露量や曝露期間との整合性がある ・正確な病歴により裏づけられる ・その症例の場合明らかで容易に評価可能 ・併用治療が原因である可能性が低い ・その他の治験責任(分担)医師による判断 ・ほかに説明できる原因がない	・過量投与の結果として知られている ・対象となる患者集団では(その薬なしで)起こることはまれな事象である ・歴史的に薬剤製の事象であることが知られている(Stevens-Johnson症候群，好中球減少症など) ・薬物相互作用などのエビデンス ・既知の作用機序 ・既知のdrug class効果 ・動物モデル，in vitroモデルでの同様の所見 ・その事象を引き起こすほかの薬剤との類似性
	B 複数症例に基づくエビデンス	
集積情報による評価	・安全性に的を絞った試験でのポジティブな結果 ・発現割合がプラセボや対照薬に対して一貫して高い(統計的に有意かは問わない) ・用量反応関係が認められる(固定用量あるいは漸増法の試験) ・その事象による中止症例の割合が対照群より高い ・対照群と比較して，より早期に発現している，あるいは重症度が高い ・関連する症状のパターンに一貫性がある ・発現までの時間に一貫性がある ・異なる試験間で一貫した傾向が観察される ・表現形や潜伏のパターンが一貫している	

(文献8)を基に作成)

5 安全性シグナルの検出

- 医薬品安全性監視活動において，自発報告は基本的な情報源の1つである
- 伝統的なシグナル検出と統計的なシグナル検出がある
- 自発報告の限界点を踏まえた解釈が重要である

自発報告の意義・シグナルの定義

　医薬品が承認されるまでに得られる安全性情報は限られており，市販後の**医薬品安全性監視活動**によって承認時には明らかでなかった新たな副作用が発見されたり，副作用が発現しやすい集団が特定されたりすることは決して珍しくない。医薬品安全性監視活動にはさまざまな情報が利用されるが，そのなかの1つに**自発報告**がある（**図4**)[9]。

　自発報告とは，「企業，規制当局又は他の組織〔例えば，世界保健機構（WHO），地域の副作用モニタリングセンター（Regional Centres），中毒管理センター等〕に対する医療専門家または一般使用者による自発的な報告であり，1種類あるいは複数の医薬品を投与された患者における1件あるいは複数の副作用を記述するものであって，臨床試験又は何らかの系統的な方法で収集された症例は自発報告に当たらない」とされている[10]。なお，わが国では，医薬品，医療機器等の品質，有効性及び安全性の確保等に関する法律（薬機法）に基づく製薬企業や医薬関係者からの報告や予防接種法に基づく報告があるほか，患者からの副作用報告も別途受けつけている[11]。このように集積された自発報告の分析は，これ

* WHO: World Health Organization

までに多くの医薬品の添付文書の改訂や市場からの撤退などの判断根拠の1つとして用いられている。

> **専門分野へのリンク**
> **医薬品情報と医療法規の関連性**
> 　医薬品情報が生成される際，その背景にどのようなルール・データが存在するかを認識することはその情報を的確に把握するうえで重要である。医薬品情報を適切に解釈して医療現場における意志決定につなげるには，医療法規の知識も必要となる。

　自発報告の集積は各国のさまざまな組織で行われており，近年では大規模な自発報告データベースが構築されている。WHOのVigiBase®，日本の医薬品副作用データベース(JADER)，米国医薬品食品局(FDA)のFAERSなどはその代表例であり，製薬企業内で独自に自発報告データベースが構築されていることもある。上記のJADER，FAERSはインターネット上で公開されており，誰でも分析可能となっているため，研究者がその解析結果を学術論文として公表することもある。このように，自発報告を用いて医薬品の安全性に関する**シグナル**を検出する試みは，規制当局や製薬企業内のみに留まらず，広く行われている。ここでいう**シグナル**とは，「単一あるいは複数の情報源(観察および実験)から得られた情報であり，それらは，介入と事象の関係，あるいは有害もしくは有用な事象の中での新たな潜在的な因果関係や，すでに知られていた関係での新たな側面を示すものであり，検証するに足りる十分な可能性があると判断されたもの」とされている[12]。従って，**シグナル**として発見された医薬品と有害事象の組み合わせは，**必ずしもそれが医薬品による副作用であるとは限らない**点に注意が必要であるが，**今後検証するに足りる重要な情報である可能性**がある。

シグナル検出の種類

　シグナル検出には，個別症例のレビューなどをはじめとする**伝統的**なアプローチとデータマイニング手法を用いた**統計的**なアプローチが存在する(**表9**)[13]。自発報告データベースが大規模になるに従い，効果的にかつ早期にシグナル検出が可能となるように後者の手法が開発され，前者による安全性評価を補うものとされている。なお，個別症例における因果関係の考え方は，前項の「有害事象の因果関係の評価」を参照されたい。

図4 医薬品リスク管理計画(RMP)における自発報告の位置づけ

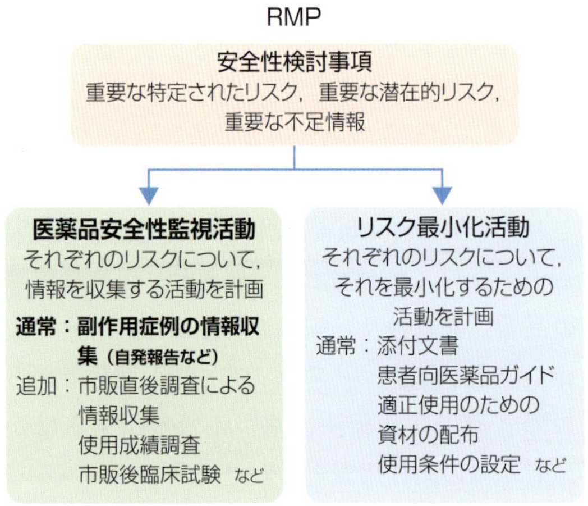

RMP
安全性検討事項
重要な特定されたリスク，重要な潜在的リスク，重要な不足情報

医薬品安全性監視活動
それぞれのリスクについて，情報を収集する活動を計画
通常：副作用症例の情報収集(自発報告など)
追加：市販直後調査による情報収集
　　　使用成績調査
　　　市販後臨床試験　など

リスク最小化活動
それぞれのリスクについて，それを最小化するための活動を計画
通常：添付文書
　　　患者向医薬品ガイド
　　　適正使用のための資材の配布
　　　使用条件の設定　など

(文献9)を基に作成)

表9 シグナル検出の種類

伝統的シグナル検出

質的アプローチ
- 注目すべき事象のレビュー(例：再生不良性貧血，重篤な肝障害，重症皮膚疾患など)
- 特筆すべき特徴をもつ他の報告事象のレビュー(例：再投与による再発)
- 定期的な自発報告の集積レビュー

定量的アプローチ
- 特定の有害事象報告数(絶対数)
- 特定の有害事象／薬剤の総有害事象報告数(割合)
- 特定の有害事象／薬剤への推定曝露(割合)

統計的シグナル検出

自発報告データベースにおける不均衡分析

(文献13)より許諾を得て転載)

* RMP：risk management plan　　* JADER：Japanese Adverse Drug Event Report database
* FDA：Food and Drug Administration　　* FAERS：FDA Adverse Event Reporting System

統計的シグナル検出の方法

統計的シグナル検出では，基本的に自発報告データベースに集積された症例を医薬品と有害事象の組み合わせから分類し，2×2表を作成して解析を行う（**表10**）。理論的には，注目する医薬品による注目する有害事象の報告が，データベース全体における報告から推測される期待値と比べて多い場合に，医薬品と有害事象に関連があるだろうと推測する方法であり，**不均衡分析**（disproportionality analysis）とよばれる。古典的な指標としては**報告オッズ比（ROR）**や，**比例報告比（PRR）**があり，ベイズ理論に基づくBCPNNやMGPSなどもある。

結果の解釈における注意点[12]

自発報告の主な役割はシグナル検出であり，さまざまな限界点があることは認識しておく必要がある。データベースには，発生頻度の**分母となる情報は存在しない**ために有害事象の発生頻度にあたる指標は算出できない。そのため，前述の不均衡分析の指標は，医薬品による有害事象のリスクの大きさを示すわけではない。また，医療現場で発生した有害事象は一部しか報告されていないという**過少報告**の問題もあり，ほかにも規制措置の実施に伴ってその医薬品と有害事象に注目が集まり，集中的にその報告が集積されるといった**報告バイアス**も存在する。報告バイアスにはこの例のほかにもさまざまな要因によるものがあり，自発報告データベースの分析結果を歪めている可能性には留意しなくてはならない。さらに，自発報告には**詳細な臨床情報が欠如**している場合があることも限界点の1つである。従って，医薬品の安全性シグナルの管理において，シグナル検出は上流の1ステップであり，その後にシグナルの検証などのステップが存在することに留意する必要がある。自発報告データベースを用いた研究にも報告ガイドライン[14]や研究発表の際に留意すべきチェックリスト[15]などが作成されており，それらを参照することも適切に結果を解釈するうえで有用である。

表10 統計的シグナル検出における2×2表

	注目する有害事象	その他の有害事象
注目する医薬品	a	b
その他の医薬品	c	d

ROR：$a/b \div c/d$
PRR：$\{a/(a+b)\} \div \{c/(c+d)\}$

6 医療施設における医薬品の安全性評価

- 病院薬剤師はほかの職種と協働し，副作用モニタリングなどの安全対策を講じる
- 医薬品安全管理責任者は医薬品を安全に使用することができるように業務の取り決めをしたり，必要な医薬品情報の収集，管理，周知などを行い，適正使用に向けた対策を行う
- 適応外使用や未承認薬の使用は院内で適切な倫理審査を行い，適否を判断する

病院内での副作用モニタリングと安全対策

医療技術や薬物療法が進歩し，高度化・複雑化も同時に進んでいる。医師や看護師，その他の医療職種と医療チームの一員として薬の専門家である薬剤師が連携して業務を行うことで医療の質向上や医療安全の確保につながる。特に病院薬剤師においては病棟に常駐して種々の業務を行うことが医療安全上重要とされ，従来か

---

* ROR：reporting odds ratio　* PRR：proportional reporting ratio
* BCPNN：Bayesian confidence propagation neural network　* MGPS：multi-item gamma poisson shrinker

らの薬剤管理指導料に加えて2012年度の診療報酬改定により「病棟薬剤業務実施加算」が新設され算定可能となっている。

病棟で薬剤師は患者に対し薬剤の効果だけでなく副作用なども説明し，その初期症状や生理機能変化に伴う薬物動態の変動などに細心の注意を払い経過を観察していく。その結果を医師と共有，協議し次の処方支援につなげていくことを繰り返した結果，医薬品の適正使用サイクルが形成される（図5）[1]。また，病棟での申し送りや診療科のカンファレンスなどにも参加し，添付文書の改訂情報，適正使用情報や安全性情報などを説明，周知することも重要な業務である。

副作用を疑うようなケースがあれば，医師や薬剤師が中心となり医薬品・医療機器等安全性情報報告制度に基づく報告をする必要がある。報告の対象となるのは，薬機法に基づく医薬品，医療機器，再生医療等製品，医薬部外品及び化粧品の副作用，感染症，不具合についての報告や，予防接種法に基づく予防接種後副反応疑い事例となる。PMDAホームページからWeb入力することで報告できる。併せて当該医薬品の製薬会社に対しても詳細調査票の記入などの報告を行うこともある。なお，医療事故情報やヒヤリハット事例については，日本医療機能評価機構に報告する。副作用などの報告については，その情報を薬剤部門で一元管理することが望ましい。

このように院内では薬剤師のみならず医師や多職種で医薬品の適正使用に努めていても避けられない副作用や予期しない副作用も起こりうる。医薬品などを適正に使用したにもかかわらず発生した副作用による健康被害を受けた患者に対し医療費などの給付を行い，迅速な救済を図るため，国は医薬品副作用被害救済制度を設けている。医療従事者は，重篤な事象と医薬品の使用との関連が否定できない場合には，患者に対し本制度の説明や申請のサポートを行うことも考慮すべきである。

> **学習の要点**
>
> **副作用モニタリング**
> 副作用をモニタリングするためには，各副作用がどのような症状として表れるか，また初期に症状が伴わなければどのような臨床検査値の変動で発見できるかを把握することが重要である。また，特徴的な副作用についてはその好発時期なども念頭に置き，注意深く患者を見守ることや患者とその家族にもわかりやすく説明しておくことで，安全を確保していく必要がある。

図5　医薬品の適正使用サイクル

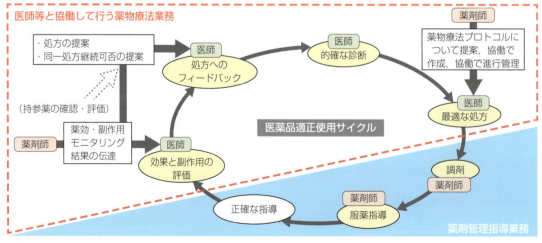

（文献16）を基に作成）

医薬品安全管理責任者の業務

医療法ではすべての医療機関に医療の安全を確保するための措置を講ずることを義務づけている。このうち，医薬品に係る安全管理のための体制の確保としては**医薬品安全管理責任者**を置くことが必要とされている。医薬品安全管理責任者は単に薬剤部門の長ということではなく，院内全体の医薬品にかかわる安全を管理する立場で業務を行うこととなる。医薬品安全管理責任者が行う具体的な業務は次のようなものである。

- 職員に対する医薬品の安全使用のための研修の実施
- 医薬品の安全使用のための業務手順書（以下，手順書）の作成
- 作成した手順書に基づく業務の実施状況の確認
- 医薬品の安全使用のために必要となる情報の収集，その他医薬品の安全確保を目的とした改善のための方策の実施

手順書には院内での医薬品採用・中止に関する基準や手順，購入や管理などから病棟や各部門に対する供給方法，外来での医薬品使用時に関する注意などをはじめ，病棟での医薬品管理，入院患者への医薬品の使用，院内各部門における医薬品使用に関する事項など病院全体としての手順書となる構成が求められる。特に重要なものとして薬剤部の医薬品情報担当部門での医薬品情報の収集，管理，周知に関するものがあり，医薬品の安全使用，適正使用に向けた手順を定めることは必須である。このほか，有害事象が生じた際の報告の流れ，医薬品が関係する情報システムについての事項，職員に対する教育・研修にかかわることまで幅広く網羅する必要がある。作成には平成29年度厚生労働科学特別研究により作成された「医薬品の安全使用のための業務手順書」作成マニュアル（平成30年改訂版）[17]が参考となる。

また，医薬品安全管理責任者は手順書に記載された内容が院内の各部署で適切に実施されているか確認することが義務づけられている。医薬品安全管理責任者は確認の結果，改善を要することがあればそれについて改善を求め，必要に応じて手順書の記載内容の見直しなどの改訂を行う。

> **補足**
> **医薬品安全管理責任者**
> 医療法では病院の管理者（病院長）に対し，院内感染対策，医薬品に係る安全管理，医療機器に係る安全管理，診療用放射線に係る安全管理，さらに特定機能病院に対してはそれらに加えて高難度新規医療技術および未承認新規医薬品等を用いた医療の提供についての体制を確保し安全管理を講ずるよう義務づけている。このうち，医薬品に係る安全管理の責任を担うのが医薬品安全管理責任者であり，多くの場合は薬剤部門の責任者が任命される。

未承認薬，医薬品の禁忌となる使用，適応外使用について

医薬品は，薬機法に基づき厚生労働省が承認した方法で使用することが求められている。しかし，治療上の必要性から承認された方法以外での使用方法（禁忌に該当する使用または適応外使用）が必要となる場合がある。**その際には各医療機関内の倫理審査委員会において審議し，有効性および安全性が危険性などのデメリットを上回る場合に限り，使用することを病院の決定として認める場合がある。**禁忌使用あるいは適応外使用を行う場合，通常は医師が説明文書などを用いて患者に十分説明して理解と同意を得る必要がある。未承認薬については国内未承認の医薬品を輸入して用いるなどのほか，院内製剤なども該当する。

院内製剤は薬機法の承認を得た医薬品だけでは医療ニーズを満たせない場合に，病院薬剤師により調製され用いられてきた。院内製剤はその使用目的に応じ，①調剤の準備を目的とする

もの，②患者の治療・診断を目的とするもの，③医療に用いるが患者の治療・診断目的ではないもの，に大別でき，調剤の迅速化，効率化を図るための予製を行うものから，まったく新たな薬剤を製造するものまで多種多様である。院内製剤は医療法の下で医療機関の責任下で院内において調製・使用されているが，薬事関係法規や製造物責任法の考え方などへの対応を考慮し，日本病院薬剤師会が適正な院内製剤の調製および使用を図ることを目的に「院内製剤の調製及び使用に関する指針」を作成している（**表11**）[18]。

また，特定機能病院においては医療法により未承認新規医薬品等を用いた医療の提供に関する基準が定められている[19]。特定機能病院では未承認新規医薬品等の倫理的・科学的妥当性をもとにした使用条件や使用の適否等を決定する部門を置き，その部門の責任者には医薬品安全管理責任者を配置する必要がある。医薬品安全管理責任者は未承認新規医薬品等が適正な手続きに基づいて使用されていたかどうかや使用後の有効性や有害事象等についても必要な確認を行うことが求められている。

表11　院内製剤のクラス分類と院内手続き

クラス分類	対象となる院内製剤の例	必要な院内手続き
クラスⅠ	・注射剤など人体への侵襲性が大きい場合 ・主薬として試薬などを治療診断目的で製剤する場合	・倫理性（科学的妥当性を含む）を審査する委員会での承認 ・文書による患者への説明と自由意思による同意
クラスⅡ	・承認された投与経路の変更（例；注射→内服） ・治療診断目的ではない場合（手術時マーキング用など） ・原材料とする医薬品に添加剤等を加えて打錠する場合 ・局方品を治療診断目的で適用範囲外で製剤化する場合	・倫理性（科学的妥当性を含む）を審査する委員会での承認 ・患者への説明方法と同意書の要不要については審査委員会の指示に従う
クラスⅢ	・調剤の準備行為として2以上の医薬品を混合予製する場合（例：軟膏の混合，散剤の希釈，消毒剤の希釈など） ・医薬品をカプセルに充填する場合 ・局方品の適用範囲内での製剤化を行う場合 ・組織保存液	・院内製剤と各使用目的のリストを院内の適切な委員会に報告

（文献18）を基に作成）

まとめ

- 有害事象と薬物有害反応の関係について述べよ（☞p.244）。 試験 実習
- 有害事象発現時に評価すべき視点（項目）について説明せよ（☞p.244，245）。 実習
- 有害事象の因果関係評価の手順と近年の考え方について述べよ（☞p.246）。 実習
- 医薬品安全性監視における自発報告の位置づけについて説明せよ（☞p.249）。 試験
- 自発報告を用いたシグナル検出の方法と，その分析結果の留意点について説明せよ（☞p.250，251）。 試験 実習
- 副作用（その疑いも含む）が発生した場合に薬剤師はそれをどのような機関に報告すべきか説明せよ（☞p.251，252）。 試験
- 医薬品安全管理責任者が行うべき業務を挙げよ（☞p.253，254）。 試験

【引用文献】

1) 日本臨床腫瘍研究グループ：有害事象共通用語規準 v5.0 日本語訳 JCOG（https://jcog.jp/assets/CTCAEv5J_20220901_v25_1.pdf）（2024年10月時点）
2) Mayboom, RHB, et al.：Principles of Signal Detection in Pharmacovigilance. Drug Saf, 16(6)：355-365, 1997.
3) 市販後・データサイエンスアドバイザリーグループ有志：科学的な安全対策への転換をめざして（2）―個別の有害事象が副作用になるまで―，医薬品医療機器レギュラトリーサイエンス，PMDRS, 45(2)：98-105, 2014.
4) 小宮山 靖：続編：くすりと有害事象の因果関係. JMPA News Letter, No.151：8-11, 2012.
5) Naranjo CA, et al.：A method for estimating the probability of adverse drug reactions. Clin Pharmacol Ther, 30(2)：239-245, 1981.
6) Uppsala Monitoring Centre：The use of the WHO-UMC system for standardised case causality assessment.（https://who-umc.org/media/164200/who-umc-causality-assessment_new-logo.pdf）（2024年10月時点）
7) Cancer Therapy Evaluation Program：NCI GUIDELINES FOR INVESTIGATORS: ADVERSE EVENT REPORTING REQUIREMENTS FOR DCTD (CTEP AND CIP) AND DCP INDs AND IDEs（https://ctep.cancer.gov/protocolDevelopment/electronic_applications/docs/aeguidelines.pdf）（2024年10月時点）
8) Council for International Organizations of Medical Sciences, Working Group Ⅵ：Management of Safety Information from Clinical Trials-Report of CIOMS Working Group Ⅵ. Geneva, 2005.
9) 医薬品医療機器総合機構：医薬品リスク管理計画（RMP：Risk Management Plan）（https://www.pmda.go.jp/safety/info-services/drugs/items-information/rmp/0002.html）（2024年10月時点）
10) 厚生労働省：医薬品安全性監視の計画について（https://www.pmda.go.jp/files/000156059.pdf）（2024年10月時点）
11) 医薬品医療機器総合機構：患者副作用報告の取組の概要（https://www.pmda.go.jp/safety/reports/patients/0030.html）（2024年10月時点）
12) CIOMS Working Group Ⅷ：Practical aspects of signal detection in pharmacovigilance. CIOMS, 2010.
13) 古閑 晃，ほか：2. シグナル管理の在り方について. 薬剤疫学, 25(1): 28-38, 2020.
14) Fusaroli M, et al.：The Reporting of a Disproportionality Analysis for Drug Safety Signal Detection Using Individual Case Safety Reports in PharmacoVigilance (READUS-PV): Development and Statement. Drug Saf, 47(6)：575-584, 2024.
15) 酒井隆全，ほか：日本の有害事象自発報告データベース（JADER）を用いた研究におけるチェックリストの作成と実態調査. 医薬品情報学, 22(1): 7-16, 2020.
16) 中央社会保険医療協議会：病院医療従事者の負担軽減について（その2）（https://www.mhlw.go.jp/stf/shingi/2r9852000018toj-att/2r9852000019ok5.pdf）（2024年10月時点）
17) 厚生労働科学研究成果データベース：「医薬品の安全使用のための業務手順書」作成マニュアル（平成30年改訂版）（https://mhlw-grants.niph.go.jp/system/files/2017/171031/201706028A_upload/201706028A0005.pdf）（2024年10月時点）
18) 日本病院薬剤師会：院内製剤の調製及び使用に関する指針（Version 1.1）（https://www.jshp.or.jp/activity/guideline/20230206-2.pdf）（2024年10月時点）
19) 厚生労働省：医療法施行規則第9条の23第1項第8号ロの規定に基づき未承認新規医薬品等を用いた医療について厚生労働大臣が定める基準について（https://www.mhlw.go.jp/file/06-Seisakujouhou-10800000-Iseikyoku/0000138716.pdf）（2024年10月時点）

4章 医薬品情報の解析と評価

7 その他の評価

1 薬剤経済学（医薬品の経済性の評価）

POINT
- 薬剤経済学は限られた医療資源の効率的活用を目的に，費用と効果を評価する学問である
- 効果指標に質調整生存年（QALY）を用いた費用効用分析（CUA）がよく用いられる
- 費用効用分析では増分費用を増分効果で除した増分費用効果比（ICER）を算出し，費用対効果の良し悪しを判断する

　薬剤経済学（pharmacoeconomics）は，医薬品の費用と効果を評価するための学問であり，**医療経済評価**（economic evaluation in health care）を医薬品や薬物療法に適用したものである。

　医療技術の進歩や高齢化の進展などにより医療費の増大が問題視される現代においては，「限りある医療財源や医療資源を効率的に使う」ことが求められており，政府機関や保険者のみならず，製薬企業や医療機関などにおいても「医薬品情報」の一部として経済的エビデンスの創出や利用が求められてきている。本項では，薬剤経済学の基本概念や手法，批判的吟味の方法などを解説する。

薬剤経済学の手法

　薬剤経済学の手法は4つに分けられる（**表1**）。

■ 費用最小化分析（CMA）

　費用最小化分析は，複数の薬物療法について健康アウトカムが同等の場合，それぞれの費用を推計し，費用が一番少ないものを特定する手法である。この場合，薬の値段（薬価）のみを比較するのではなく，薬物療法に関連したさまざまな費用を算出する。

　表2に，非小細胞肺がんに対する費用最小化分析の例[1]を示した。この論文では，臨床試験の結果から3つの化学療法の効果が同等とみなされることを示したうえで，公的医療の立場から費用最小化分析を実施している。抗がん薬の

表1　薬剤経済学（医療経済評価）の分析手法

分析手法	費用	効果	効果尺度の例
費用最小化分析（CMA）	「円」「ドル」などの通貨単位	（同一の効果であることを証明する）	
費用便益分析（CBA）	「円」「ドル」などの通貨単位	効果を金銭価値に換算	「円」「ドル」などの通貨単位
費用効果分析（CEA）	「円」「ドル」などの通貨単位	当該治療の効果を反映する尺度	血圧の低下値，血圧の正常化率，生存年の延長などさまざま
費用効用分析（CUA）	「円」「ドル」などの通貨単位	質調整生存年（QALY）	質調整生存年（QALY）

* QALY：quality-adjusted life year　　* CUA：cost-utility analysis
* ICER：incremental cost-effectiveness ratio　　* CMA：cost-minimization analysis
* CBA：cost-benefit analysis　　* CEA：cost-effectiveness analysis　　* CUA：cost-utility analysis

表2　費用最小化分析の例

	抗がん薬	調剤	入院	その他 （支持療法など）	合計
ゲムシタビン/シスプラチン	2,883	768	2,315	2,127	8,094
パクリタキセル/カルボプラチン	6,615	270	2,715	1,603	11,203
ビノレルビン/シスプラチン	1,461	828	4,537	2,493	9,320

＊単位はすべてユーロ　　　　　　　　　　　　　　（文献1）を基に作成）

費用だけを比較すると「ビノレルビン/シスプラチン」が一番安いが，調剤，入院，その他（支持療法など）の費用を合計すると「ゲムシタビン/シスプラチン」が最も安く，3つのなかでは最も望ましい治療戦略であると結論づけている。

■ 費用便益分析（CBA）

費用便益分析は，得られる効果を金銭価値に換算する方法である。便益の算出法として，人的資本法，支払い意思法などがある。人的資本法では，平均賃金などを用いて死亡が回避された場合には命の年数を金銭換算し，障害が回避された場合には障害の価値を金銭換算する。支払い意思法では，ある治療法について一般市民や患者に対して最大いくらまでであれば支払ってもよいかを尋ねる。これらの方法は技術的・倫理的な課題が多くあるため，医療における意思決定に利用されることは多くない。

■ 費用効果分析（CEA）

費用効果分析は複数の選択肢について，各々の「費用」と「効果」を計算し，比較検討する方法である。なお費用には，医療技術そのものの価格のみに限らず，合併症が生じた場合の治療費など，当該医療技術に関連して発生するさまざまな費用項目を含むことが一般的である。仮に新規医療技術の価格が高いとしても，その技術の使用により治療経過が大幅に改善したり合併症の発生が抑えられるならば，逆に費用が安くなる場合もある。このように，新規医療技術のほうが効果が高く，なおかつ費用が安い場合を「**dominant**（ドミナント）」と言い，臨床効果の面からも経済的側面からも優れていると結論づけることができる。

しかし，新規医療技術のほうが効果は上回るが，費用は既存の医療技術を使用した場合を上回ってしまう，という場合もありうる。この場合には，新規医療技術を導入することによって必要となる追加分の費用が，それによって得られる追加分の効果に見合ったものであるかを検討する必要がある。具体的には，「**増分費用効果比**」（ICER，表3）を算出し，この値が小さいほど費用対効果がよいと言える。

表3では費用効果分析の例として「救命数」を評価指標とし，100人に治療法AあるいはBを適用した場合の費用と生存数を示している。Aは1人救命当たり100万円，Bは1人救命当たり250万円となるが，これによりBの費用対効果が悪いのでAを採用すべき，ということにはなら

表3　費用効果分析における増分費用効果比の計算

	費用		効果 （100人中の生存数）		費用効果比 （1人救命当たり）
治療法A	5,000万円	/	50人	=	100万円
治療法B	20,000万円	/	80人	=	250万円

$$\text{A→Bの増分費用効果比} = \frac{20,000-5,000\,[\text{万円}]}{80-50\,[\text{人}]} = \frac{500万円}{(1人救命当たり)}$$

100人に治療法Aあるいは治療法Bを適用した場合の費用と生存数を示している。

＊ICER：incremental cost-effectiveness ratio

ない。重要なのはAと比較した場合のBの相対的な価値である。Aの代わりにBを採用した場合には30名多く救命でき，それにより1億5,000万円余計にかかることから，1名多く救命するために500万円かかることになる。これが増分費用効果比であり，この500万円の費用が受け入れられるかあるいは割高すぎて受け入れられないかを判断することとなる。

このように，費用効果分析では用いた効果指標ごとに費用対効果の良し悪しを判断するための基準値（閾値）を設定する必要があり，結果の解釈が困難な場合も多い。

■ 費用効用分析（CUA）

費用効用分析は，費用効果分析において質調整生存年（QALY）という効果指標を用いたものである。1質調整生存年とは「1年分の健康な命の価値」に相当する概念であり，完全に健康な状態のスコアを1，死亡を0としたスケールにおいて，半身不随の状態のスコアは0.5である，というように，各健康状態におけるQOLを「効用値」あるいは「QOL値」としてスコア化し，これと生存年数を掛け合わせることにより，QOLと生存期間の両方を総合的に評価した指標である（**図1**）。例えば，効用値0.5の健康状態で10年間生存した場合には，0.5×10＝5.0 QALYということになる。

表4に英国における費用効用分析の例を示した[2]。英国では費用対効果の良し悪しを判断するための増分費用効果比（ICER）の閾値を原則20,000～30,000ポンド/QALYと定めており，この例では15,978ポンド/QALYと算出されたことから費用対効果が良好と判断され，英国NICEが作成した技術評価ガイダンスにおいてこの治療は推奨された。なお，20,000ポンド/QALYという厳しい閾値を適用するのは，分析結果に一定の不確実性を伴うような場合であり，分析結果の信頼性が高い場合には30,000ポンド/QALYまで閾値を緩和する。さらに，疾病の重症度により閾値はさらに50,000ポンド/QALY程度まで緩和する場合がある[3]。

わが国では2019年から高額薬剤などの公定価格（薬価）を決める際に費用対効果評価制度を導入している。QALYを効果指標として用いており，ICERが500万円/QALY（抗がん薬などは750万円/QALY）を上回った場合には費用対効果に課題があるものと見なし，一定のルールで価格を引き下げている。

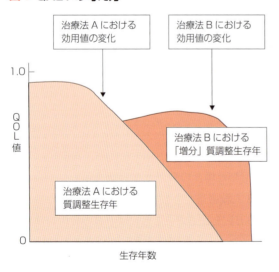

図1 QALYの考え方

表4 費用効用分析の例

	費用	質調整生存年（QALY）	増分費用効果比（ICER）
リツキシマブ不使用	66,721ポンド	7.207 QALY	
リツキシマブ使用	85,403ポンド	8.376 QALY	
増分	18,681ポンド	1.169 QALY	18,681ポンド/1.169 QALY＝15,978ポンド/QALY

（文献2）を基に作成）

*NICE：National Institute for Health and Clinical Excellence

2 費用効用分析の批判的吟味のポイント

- 分析の立場・視点や目的によって含まれる費用の範囲が変わり、社会の立場からの分析では患者本人や家族の生産性損失を含めることがある
- QOL値の測定方法や分析モデルの妥当性について吟味が必要である
- 費用対効果の推計にあたってはさまざまな前提条件や仮定を用いることがあり、結果の不確実性について十分検討する

論文を読む際のポイント

薬剤経済学の論文を読む場合、次の点に注意しながら読むとよい。

■分析の立場・視点

多くの場合は「公的医療の立場」や「医療費支払い者の立場」が用いられる。一方、より広い範囲の費用を含める場合を「社会の立場」とよぶ。

■費用の種類とデータソース

分析の立場・視点や目的によって含まれる費用の種類が変わりうる。精神疾患など休職や離職が問題となるような場合には社会の立場として患者本人の生産性損失を含めたり、小児疾患や認知症などで家族による看病や通院へのつき添いが生じる場合などでは同じく社会の立場として家族の生産性損失を含める場合がある。

■効果指標

効果指標としてQALYを用いた費用効用分析を実施することが増えてきている。なお、費用効用分析は費用効果分析の一種であることから、QALYを用いた分析であっても費用効果分析とよぶ場合もある。

■QOL値の測定方法（費用効用分析の場合）

QOL値を測定する方法には、EQ-5D[4]などの患者への質問票を用いることが一般的だが、どの国・地域でどのような方法で測定したのか、それがわが国にもどの程度当てはまるのかについて注意する必要がある。

■分析モデルの妥当性

薬剤経済学では病態推移モデルなどを用いた長期的な予後予測に基づく医療費やQALYの推計を行うことが多い。その場合は、分析モデルの妥当性について十分な吟味が必要である。

■割引率

長期的な費用やQALYの推計を行う場合、将来発生する費用やQALYの改善・延命などは、現在価値に割引いて計算する必要がある。割引率については各国の経済状況などによりさまざまな値が用いられているが、わが国では国立保健医療科学院が作成した研究ガイドラインに従い、年率2％を用いることが多い[5]。

■結果の解釈

費用最小化分析の場合には一番費用が安いものが優れている。費用効果分析の場合には費用削減・効果改善（ドミナント）の結果であれば（効果指標が適切だとすれば）その治療が望ましいが、費用増加・効果改善の場合には結果の解釈は困難である。費用効用分析の場合には、ICERの閾値（基準値）を下回れば費用対効果は良好といえる。

■結果の不確実性

長期的な費用や効果の推計にあたってはさま

＊QOL：quality of life　＊EQ-5D：Euroqol 5 Dimension

ざまな前提条件や仮定を設定したうえでモデリングやシミュレーションを用いることも多い。

また，使用したパラメータを変化させることで結果に大きな影響を与える可能性もあり，これらについて感度分析やシナリオ分析でどのように対応しているかを検討する。

薬剤経済学や医療資源の効率的な配分を考えることは，最適な薬物治療を実践するために有用である。薬剤師をはじめとする医療従事者が薬物療法の経済的なエビデンスも十分に吟味・評価したうえで，クリニカルパスやフォーミュラリの作成などで活用を進めることが望まれる。

3　健康食品の有効性・安全性評価

POINT
- いわゆる「健康食品」には，国の制度として認められた「保健機能食品」とそれ以外の食品がある
- 保健機能食品は医薬品とは異なり，疾病に対する効果はない
- 健康食品は消費者の自己判断で利用されるので，正確な情報収集が欠かせない

健康食品の分類

■ 健康食品の位置づけ

いわゆる「健康食品」とは，健康によいことを謳った食品を指す。法律上の定義はなく，広く健康の保持増進に資する食品として販売されている。健康食品のうち，国が定めた機能性や安全性の基準に従って製造されたものを保健機能食品とよび，「おなかの調子を整える」「コレステロールが高めの方」「亜鉛は，味覚を正常に保つのに必要な栄養素です」といった食品の機能を表示することができる食品である。現在，保健機能食品には，特定保健用食品，機能性表示食品および栄養機能食品の3種類がある。これらは健常者が対象であり，医薬品のように患者を対象として疾病の治療に供されるものではない。当然，食品の機能表示を超える医薬品のような効能・効果を謳うことはできない。一方，それ以外の健康食品は，一般食品（その他の「いわゆる健康食品」を含む）に該当し，機能性表示はできない（図2）。

> **補足**
> **保健機能食品制度**
> 　消費者が安心して食生活の状況に応じた食品の選択ができるよう，適切な情報提供をすることを目的として創設された。当初，厚生労働省が食品表示などに関する業務を行っていたが，現在は消費者庁へ移管されている。

図2　いわゆる「健康食品」の位置づけ

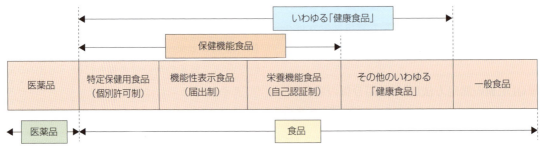

（文献7）を基に作成）

> **補足**
> **認証方式**
> 保健機能食品の認証方式には，国による個別許可制，届出制，自己認証制がある。特定保健用食品は主に個別許可制であり，製品ごとに国が審査し許可を与える。届出制は，販売前に国への届出が必要で，機能性表示食品がこれにあたる。自己認証制は，成分量が規格基準の範囲内にあれば，国の許可や届出は不要である。

■ 特定保健用食品（トクホ）

消費者庁の許可を受けて，特定の保健の目的が期待できる旨の表示（保健の用途の表示）をする食品である。対象は，食生活などが原因となって起こる生活習慣病などに「罹患する前の」もしくは「境界線上の」人であり，疾病の治療に用いることはない。消費者庁の許可を受けるには，製品ごとに有効性や安全性についての審査が必要である。有効性の審査には，保健の用途を医学的・栄養学的に明らかにした資料が必要で，関与成分の作用機序や有効性などの科学的根拠，適切な摂取量の設定をできるなどが許可要件である。科学的根拠を示すには，人を対象とした臨床試験を実施し，プラセボ食品摂取群を対象としたランダム化（無作為化）比較試験（RCT）で有意差を証明する必要がある。有意水準5％以下で有意差が得られない場合や非無作為化による比較試験の実施では，条件付き特定保健用食品となる（表5）。一方，安全性の評価は，個別食品ごとにケースバイケースで実施されるが，十分な食経験，*in vitro* および動物を用いた *in vivo* 試験，臨床試験で安全性を確認する必要がある。特に *in vivo* 試験では復帰突然変異試験，単回投与試験，反復投与試験などが実施される。臨床試験では，過剰摂取や長期摂取時の人における安全性を確認する。過剰摂取試験では，1日摂取目安量の3倍量を4週間以上，長期摂取試験では1日摂取目安量を12週間以上摂取し，安全性を評価する。なお，現在，特定保健用食品は4つの区分に分類されている（表6）。

表5 特定保健用食品の臨床試験における科学的根拠の評価

作用機序 \ 試験	ランダム化比較試験 有意差あり（有意水準5％以下）	ランダム化比較試験 有意傾向（有意水準10％以下）	非ランダム化比較試験（有意水準5％以下）
明確	特定保健用食品	条件付き特定保健用食品	条件付き特定保健用食品
不明確	条件付き特定保健用食品	条件付き特定保健用食品	—

（文献7）を基に作成）

表6 特定保健用食品の区分

- **特定保健用食品**
  食生活において特定の保健の目的で摂取をする者に対し，その摂取により当該保健の目的が期待できる旨の表示をする食品
- **特定保健用食品（リスク低減表示）**
  関与成分の疾病リスク低減効果の科学的根拠が医学的・栄養学的に広く認められ確立されている場合，疾病リスク低減表示を認める特定保健用食品
- **特定保健用食品（規格基準型）**
  特定保健用食品としての許可実績が十分あるなど，科学的根拠が蓄積されている関与成分について規格基準を定め，消費者委員会の個別審査なく，消費者庁において規格基準に適合するか否かの審査を行い許可する特定保健用食品
- **条件付き特定保健用食品**
  特定保健用食品の審査で要求している科学的根拠のレベルには届かないものの，一定の有効性が確認される食品を，限定的な科学的根拠である旨の表示をすることを条件として許可対象とする特定保健用食品

（文献8）を基に作成）

＊RCT：randomized controlled trial

> **特定保健用食品（規格基準型）**
> 特定保健用食品としての許可実績が十分であり，科学的根拠が蓄積されている関与成分については，個別での審査を省略し，消費者庁において定められた規格基準に適合するかの審査によって許可される。規格基準型の関与成分には，難消化デキストリン（食物繊維として）や大豆オリゴ糖などがある。

■ 機能性表示食品

機能性表示食品は，事業者の責任で，科学的根拠を基に商品パッケージに機能性を表示できるもので，消費者庁に届け出られた食品である。生鮮食品を含め，すべての食品が対象になる。機能性の科学的根拠は，文献や論文の引用または最終製品による臨床試験のどちらかで証明すればよく，臨床試験の実施を必須としていない。対象者は，疾病に罹患していない者〔未成年，妊産婦（妊娠を計画している者を含む）および授乳婦を除く〕であるが，未成年者や妊産婦などが食品自体を利用してはいけないという意味ではない。表示する機能は，疾病に罹患していない成人を対象とした試験の結果に基づいているので，それ以外の者では表示機能を証明できていないだけで，摂取を禁止するものではない。文献や論文の引用での科学的根拠は，研究レビュー（システマティックレビュー）で評価する。一方，安全性評価は，食経験の評価，データベースの二次情報などを用いた情報収集，最終製品・機能性関与成分における安全性試験のいずれかで行い，機能性関与成分と医薬品の相互作用についても届け出る必要がある。

■ 栄養機能食品

栄養機能食品は，特定の栄養成分の補給のために利用される食品で，栄養成分の機能を表示できる。個別の許可申請を行う必要がない自己認証制度で，1日当たりの摂取目安量に含まれる当該栄養成分量が，定められた上・下限値の範囲内にあることが条件となる。機能の表示をすることができる栄養成分は，脂肪酸，ミネラル，ビタミンである（表7）。

健康食品に関する情報源

■ 情報の重要性

健康食品の販売に薬剤師などの専門家がかかわる機会は少ない。それにもかかわらず，関与成分が明らかな作用機序をもち，医薬品における副作用のような好ましくない作用が生じる可能性を否定できず，さらには医薬品との相互作用の懸念もある。そのため，健康食品に関する情報，特に安全性にかかわる情報の入手は極めて重要である。

■ 特定保健用食品の安全性・有効性情報

医薬基盤・健康・栄養研究所のホームページ[10]では，「特定保健用食品情報」を掲載している。掲載情報は，許可された実際の機能表示や利用上の注意，関与成分の特性および作用機序，分析方法，安全性・有効性に関する試験の評価などである。

表7 栄養機能食品の対象栄養成分

脂肪酸（1種類）	n-3系脂肪酸
ミネラル（6種類）	亜鉛，カリウム，カルシウム，鉄，銅，マグネシウム
ビタミン（13種類）	ナイアシン，パントテン酸，ビオチン，ビタミンA，ビタミンB$_1$，ビタミンB$_2$，ビタミンB$_6$，ビタミンB$_{12}$，ビタミンC，ビタミンD，ビタミンE，ビタミンK，葉酸

（文献9）を基に作成）

■ 機能性表示食品の届出情報データベース

　機能性表示食品は，事業者が食品の安全性と機能性に関する科学的根拠などを消費者庁長官に届け出ている。届出の情報は消費者庁のホームページ[11]で検索できる。掲載情報は，関与成分名および表示しようとする機能性，有効性・安全性に関する基本情報（評価方法と届出者による評価），摂取をするうえでの注意事項などである。

■ 健康食品と医薬品の相互作用

　医薬品との相互作用でよく知られている成分には，セントジョーンズワートやイチョウ葉，ビタミンA，ビタミンKなどがある。それ以外にも重症度グレード3を発症した症例として，抗てんかん薬とキトサン，抗悪性腫瘍薬とアロエベラ・朝鮮ニンジン，血液凝固阻止薬とクランベリーなどが報告されている。

臨床に役立つアドバイス

健康食品を使用すべきでないケース
　健康食品のなかにはαグルコシダーゼ阻害作用やアンジオテンシン変換酵素阻害作用に類似した作用をもつものもあり，同種の作用機序をもつ医薬品との同時服用は好ましくない。基本的に，医薬品を服用している，あるいは何かしらの疾患に罹患している者は健康食品を使用するべきではなく，どうしても使用するのであれば，薬剤師が薬学的視点からアドバイスを行う。

補足
健康食品の広告の問題点
　健康食品は，雑誌やSNSなどで広く広告されている。「有名人が利用している」や「病気が治った」など高い効果があると誤認させるものも少なくない。「個人の感想です」といった文言を併記したとしても，誇大広告であることに変わりはなく，法規制に抵触するものもある。

4 医薬品適正使用のための評価

- 医薬品の薬効発現は，投与される患者側の要因によっても変化する
- 添付文書の薬物動態の項で「食事の影響」と「特定の背景を有する患者」に注意する
- 未変化体の尿中排泄率から，腎排泄と肝代謝の割合を確認する
- 遺伝子変異によって代謝酵素活性が低下すると血中濃度が高くなり，代謝酵素活性が亢進すると血中濃度が低くなる
- DLSTはアレルギー症状に対する特定の医薬品の関与を判定する目的で実施される
- 遺伝子パネル検査は国が指定したゲノム医療機関で受けられ，結果は専門家会議において検討される

薬物動態パラメータの評価

　医薬品が薬効発現部位に到達する過程は医薬品ごとに異なっているだけでなく，投与される患者側の要因によっても変化する。医薬品添付文書の薬物動態の項で，「食事の影響」「特定の背景を有する患者」に記載された肝機能障害や腎機能障害をもつ患者への注意事項を踏まえて，薬物動態を正しく予測し評価することが適正使用につながる。臨床試験の段階では小児や乳幼児，高齢者の情報は不足しており，臓器機能が低下した高齢者では，注意が必要である。

■ 吸収

　同じ医薬品でも投与経路によって吸収過程に

---

*SNS : social networking service　*DLST : drug-induced lymphocyte stimulation test

差が生じる。最高血中濃度到達時間（T_{max}）を確認すると，吸収の特性がわかりやすい。T_{max}が2時間を超える場合は，徐放化などの製剤的工夫がされていると考えられる。胃のpHや食事によって溶解度や吸収率が変化する医薬品があるので，食事の影響の項は必ず確認し，適切な投与方法を指導する。

■分布

体内に吸収された医薬品は，それぞれの特性に従って体内に分布する。血中のみに留まる医薬品，細胞間液と血中に留まる医薬品，脂肪組織により高濃度に分布する医薬品などさまざまな特徴をもっており，最高血中濃度を左右するのみでなく，体内からの消失の速度にも影響する。分布容積が体重よりも大きい場合には，消失が緩やかなことが多く，非臨床試験データを参考にして分布しやすい臓器を確認する。

■代謝

医薬品は肝臓の代謝酵素やグルクロン酸抱合によって代謝され体内から消失する。また，併用薬や遺伝的要因によっても代謝能が変化する。添付文書の「**特定の背景を有する患者**」で肝機能障害患者に関する記述を参考にして，投与量調節の必要性を判断する。肝機能はChild-Puph（チャイルド ピュー）分類による評価も有用である。代謝物は，腎排泄されることが多いため，生成された代謝物に薬効がある場合には，腎機能低下時に注意が必要となる。

■排泄

主に腎臓からの排泄や胆汁中からの排泄が考えられる。腎臓からの排泄は糸球体濾過，尿細管分泌，再吸収の総和である。糸球体濾過は腎臓への血流低下，糸球体の減少によって減少し，タンパク結合率の低下によって増加する。尿細管分泌や再吸収の過程では，濃度勾配，トランスポーターの関与，併用薬による阻害や促進の可能性がある。「**特定の背景を有する患者**」の腎機能障害患者についての記載を確認し，投与量調節を行う。

最も重要なことは，**医薬品が肝代謝型なのか腎排泄型なのかを知ること**である。薬物動態の排泄の項で，**尿中未変化体の排泄率**を確認する。尿中未変化体の排泄率が高い場合には，腎機能障害時に大きな影響を受ける。

> **臨床に役立つアドバイス**
>
> **GFRが50 mL/minに低下した患者の全身クリアランスはどうなる？**
>
> 全身クリアランスは次の式で算出される。
> 腎クリアランス(A) ＋ 腎外クリアランス(B)
> ＝全身クリアランス(C)
> GFRが100 mL/minを正常と仮定すると，腎クリアランスが80％の医薬品および10％の医薬品の場合には，全身クリアランスは次のとおりとなる。
> 腎クリアランスが80％の医薬品：
> 　80％×50/100＋20％＝60％
> 腎クリアランスが10％の医薬品：
> 　10％×50/100＋90％＝95％
> つまり，腎排泄の割合が高いほど腎障害時の影響は大きい。

薬物代謝酵素の遺伝的多型の評価

医薬品の効果が個人によって変化する要因の1つに，肝臓での薬物代謝酵素の遺伝的要因が挙げられる。遺伝子変異により代謝酵素活性が低下（slow metabolizer）あるいは欠失（poor metabolizer）している場合，標的とする薬物の血中濃度が高くなり，副作用を発現しやすくなる。また，プロドラッグから活性型に変化させるための代謝酵素である場合には，効果を認めなくなることがある。逆に，代謝酵素活性が通常よりも亢進（extensive metabolizer）している場合には，通常の投与量では効果が不十分となる。このような代謝多型による注意事項がある薬物

では，必要に応じて遺伝子検査を実施することで適正な投与量の判断につながる。

遺伝子多型に関して添付文書に記載される医薬品の例を**表8**に示す。添付文書の代謝の項に，遺伝子多型に関する記載があるか確認し，必要と考えられる場合には適切な投与量への変更や，該当する代謝酵素の関与がない同効薬への変更を検討する。

> **学習の要点**
> **UGT1A1の遺伝子多型**
> イリノテカンは，肝臓でカルボキシエステラーゼによってSN-38という活性代謝物になり薬効を発揮し，肝臓のUGT1A1によってグルクロン酸抱合を受けてSN38Gとなり，胆汁中に排泄される。UGT1A1には*6，*28という遺伝子多型が存在し，いずれかの変異をもつ患者では，SN-38の代謝が遅延するため，骨髄抑制，下痢などの重篤な副作用を生じる可能性が知られている。

表8 代謝酵素の遺伝子多型と関連する医薬品の例

UGT1A1	イリノテカン塩酸塩
CYP2C9	セレコキシブ
CYP2C19	オメプラゾール，クロピドグレル硫酸塩
CYP2D6	アトモキセチン塩酸塩，ベンラファキシン塩酸塩，ペルフェナジンマレイン酸塩，エスシタロプラムシュウ酸塩
NAT-2	イソニアジド
NUDT15	アザチオプリン，メルカプトプリン

コンパニオン診断

近年開発される抗悪性腫瘍薬は，生命科学の進歩によって限られた分子生物学的変異を標的とするものが多い。これらは，標的とする遺伝子やタンパクの発現がない場合には効果が期待できないことから，事前に診断したうえで使用する必要がある。標的となる遺伝子やタンパクが限定される医薬品について，投与の可否を評価することを**コンパニオン診断**といい，そのために開発された検査薬，検査キットをコンパニオン診断薬という。トラスツズマブ投与前のHer2遺伝子・Her2タンパクの発現やゲフィチ

表9 コンパニオン診断例

標的遺伝子	診断内容	投与を判断する医薬品例
Her2遺伝子	Her2遺伝子またはHer2タンパクの過剰発現	トラスツズマブ ペルツズマブ ラパチニブ
EGFR遺伝子	EGFR遺伝子変異陽性	ゲフィチニブ エルロチニブ アファチニブ ダコミチニブ オシメルチニブ
ALK融合遺伝子	EML4-ALK融合遺伝子またはEML4-ALK融合タンパク	ブリグチニブ アレクチニブ クリゾチニブ
RAS遺伝子	RAS遺伝子変異（活性型）	セツキシマブ パニツムマブ
BRAF遺伝子	BRAF遺伝子変異（活性型）	エンコラフェニブ ダブラフェニブ ベムラフェニブ
MET遺伝子	MET遺伝子エクソン14スキッピング	テポチニブ カプマチニブ

ニブ投与前の*EGFR*遺伝子変異の確認は，この代表例として知られている(**表9**)。

> **補足**
> **コンパニオン診断の目的**[13]
> コンパニオン診断を実施する目的として，次の①~③が挙げられる。
> ①特定の医薬品の効果がより期待される患者を特定するため
> ②特定の医薬品による特定の副作用が発現するおそれの高い患者を特定するため
> ③特定の医薬品の用法・用量の最適化又は投与中止の判断をするため

薬剤誘発性リンパ球刺激試験(DLST)

医薬品によるアレルギーが疑われる場合に，被疑薬を特定する目的で実施される。患者の末梢血を被疑薬とともに培養し，T細胞性リンパ球の増殖を測定する。特にⅣ型アレルギーの被疑薬を再投与することなく検査可能であるため安全だが，偽陰性や偽陽性の頻度が高いことから結果の判断には注意が必要である。

遺伝子パネル検査

技術の進歩によって次世代シークエンサーが開発され，数百個の遺伝子を一度に検出できる遺伝子パネル検査が，2019年から保険適応されることになった。遺伝子パネル検査では，得られた結果を総合的に判断してがん細胞の特徴に合わせた最適な治療法を検討することが可能になる。**遺伝子パネル検査の情報を基に治療法を決めることをゲノム医療という**。遺伝子パネル検査は国が指定したゲノム医療機関で受けることになっており，保健適応となる患者も決められている(**図3**)[14]。

遺伝子パネル検査では，複数のコンパニオン診断を一度に行うことも可能であり，限られた手術材料や生検材料を有効に利用できる利点がある。

遺伝子パネル検査によって得られたゲノム解析情報は，ゲノム情報管理センター(C-CAT)に集積され，治療法選択に役立つ情報が得られる。専門家会議ではこれらの解析結果を基に効果が期待できる医薬品の使用や臨床試験への参加を検討し，レポートを作成して担当医が患者に説明し，治療方針の提案を行う。遺伝子パネル検査を行うことで，がんの多様性に対して**個別化医療**が期待できるが，現状では，専門家会議で提示された適応外薬または未承認薬の治験や臨床試験に参加できた患者は10％程度である[15]。

図3 遺伝子パネル検査の概要

遺伝子パネル検査が保険適応となる患者
固形がん患者であって
① 標準治療が終了(もしくは終了予定)
② 標準治療がない

保険適応となる遺伝子パネル検査(2024年6月現在)
- OncoGuide™ NCCオンコパネルシステム
- FoundationOne® CDxがんゲノムプロファイル
- FoundationOne® Liquid CDx がんゲノムプロファイル
- Guardant®360 CDxがん遺伝子パネル
- GenMineTOP®がんゲノムプロファイリングシステム

がんゲノム医療機関の種類と役割 ◎は必須項目 2024年9月現在

	中核拠点病院 (13病院)	拠点病院 (32病院)	連携病院 (223病院)
患者説明(検査・結果)	◎	◎	◎
検体準備，治療	◎	◎	◎
専門家会議，レポート作成	◎	◎	△参加
研究開発，人材育成	◎	○連携	○連携

(文献14)を参考として作成)

*C-CAT：center for cancer genomics and advanced therapeutics

5 医療にかかわる情報の評価

- 医療の質の改善には客観的指標が必要であり，QIを指標としている
- QIにはさまざまな視点があり，複数の視点でQIを設定する

医療の質と薬剤師業務の質

近年，薬剤師の活動が対物業務から対人業務にシフトし，薬剤師の業務が多様化してきている。薬剤師の活動を客観的に測定・評価して改善することは，医療全体の質の改善につながっていく。**質の改善を行うためには，客観的な指標（QI）が必要となり，QIとしてさまざまな指標が用いられる。**

「医療の質」という言葉を1つとっても，さまざまな考え方があるが，医療の質の中核にある特性は，「有効性指標」「安全性指標」「応答性/患者中心性指標」の3つに分類される（**表10**）。

Donabedian（ドナベディアン）は質改善の枠組みとして，QIをストラクチャー（構造），プロセス（過程），アウトカム（結果）の3つの側面でとらえるドナベディアンモデルを提唱している（**表11**）。ストラクチャーは物的資源（施設，資産，設備，薬剤など），知的資源（医療知識，情報システム），人的資源（医療専門職などの医療提供に必要な体制・環境・資源を含む），プロセスは患者に関連するプロセス〔診療ガイドラインの適用，患者安全対策，患者経験など組織的側面（薬剤供給，順番待ちリストの管理など）を含む〕，アウトカムは患者あるいは集団の健康状態に対する医療の結果を示している。

厚生労働省では「医療の質向上のための体制整備事業」を実施しており，日本病院会をはじめ，さまざまな団体が医療の質の評価を公開している。薬剤に関するQIも多く含まれ，今後は国内で薬剤に関するQIを標準化していくことで，他施設との医療の質の比較が可能となる。

表10　医療の質の中核特性の例

中核特性	薬剤に関連するQIの例
有効性指標	・脳梗塞患者のスタチン処方割合
安全性指標	・病棟における薬剤関連事故事象発生率 ・安全管理が必要な医薬品に対する服薬指導実施率
応答性/患者中心性指標	・患者満足度

表11　ドナベディアンモデル

	薬剤に関連するQIの例
ストラクチャー指標	・薬学生の受入実習学生数
プロセス指標	・安全管理が必要な医薬品に対する服薬指導の実施率
アウトカム指標	・心不全患者の30日以内再入院率

＊QI：quality indicator

まとめ

- 薬剤経済学の手法を4つ挙げよ（☞p.256〜258）。 試験
- 薬剤経済学の論文を読む際の注意点を述べよ（☞p.259，260）。 試験
- 保健機能食品の種類と特徴を説明せよ（☞p.260）。 試験
- 機能性表示食品の安全性評価について説明せよ（☞p.262）。 試験
- 栄養機能食品の対象成分を列挙せよ（☞p.262）。 試験
- 腎機能が低下している場合，どのような医薬品に注意すべきか説明せよ（☞p.264）。 試験 実習
- *CYP2C19* に遺伝子変異がある患者にオメプラゾールが処方された場合の対応について検討せよ（☞p.265）。 試験 実習
- 特定の分子を標的とする医薬品に対するコンパニオン診断の意義を述べよ（☞p.265，266）。 試験 実習
- 遺伝子パネル検査の利点を挙げよ（☞p.266）。 実習
- 医療の質改善のためのQIを分類せよ（☞p.267 **表10**）。 実習
- 薬剤に関するQIを挙げよ（☞p.267 **表11**）。 実習

【引用文献】

1) Novello S, et al.：Cost-minimisation analysis comparing gemcitabine/cisplatin, paclitaxel/carboplatin and vinorelbine/cisplatin in the treatment of advanced non-small cell lung cancer in Italy. Lung Cancer, 48：379-387, 2005.
2) National Institute for Health and Care Excellence：Rituximab for the first-line maintenance treatment of follicular non-Hodgkin's lymphoma. Technology appraisal guidance [TA226], 2011.
3) National Institute for Health and Care Excellence：NICE health technology evaluations: the manual [PMG36], 2022.
4) 池田俊也, ほか：日本語版EQ-5D-5Lにおけるスコアリング法の開発. 保健医療科学, 64(1)：47-55, 2015.
5) 「医薬品・医療機器等の費用対効果評価における公的分析と公的意思決定方法に関する研究」班（研究代表者 福田敬）：中央社会保険医療協議会における費用対効果評価の分析ガイドライン第3版（https://c2h.niph.go.jp/tools/guideline/guideline_ja.pdf）（2024年11月時点）
6) 厚生労働省：いわゆる「健康食品」のホームページ（https://www.mhlw.go.jp/stf/seisakunitsuite/bunya/kenkou_iryou/shokuhin/hokenkinou/index.html）（2024年11月時点）
7) 山田和彦, ほか：保健機能食品の課題と展望. 日本栄養・食糧学会誌, 70(3)：91-99, 2017.
8) 消費者庁：特定保健用食品制度（疾病リスク低減表示）の概要（https://www.caa.go.jp/policies/policy/food_labeling/meeting_materials/assets/food_labeling_cms206_201224_04.pdf）（2024年11月時点）
9) e-GOV法令検索：食品表示基準 別表第11（https://elaws.e-gov.go.jp/document?lawid=427M60000002010）（2024年11月時点）
10) 国立研究開発法人医薬基盤・健康・栄養研究所：特定保健用食品（https://hfnet.nibiohn.go.jp/specific-health-food/）（2024年11月時点）
11) 消費者庁：機能性表示食品の届出情報検索（https://www.fld.caa.go.jp/caaks/cssc01/）（2024年11月時点）
12) 小島彩子, ほか：「健康食品」の安全性・有効性情報の収載データ分析から示される健康食品と医薬品の併用における注目すべき有害事象. 食衛誌, 59(2)：80-88, 2018.
13) コンパニオン診断薬プロジェクトチーム：コンパニオン診断薬に関するガイダンス案について（https://www.pmda.go.jp/files/000155784.pdf）（2024年11月時点）
14) 国立がん研究センター：がんゲノム医療提供体制におけるがんゲノム医療中核拠点病院等一覧表（https://for-patients.c-cat.ncc.go.jp/common/pdf/Hospitals20240901.pdf）（2024年11月時点）
15) 厚生労働省健康局 がん・疾病対策課：がんゲノム医療中核拠点病院等の指定について（https://www.mhlw.go.jp/content/10901000/001073345.pdf）（2024年11月時点）
16) 日本医療機能評価機構：医療の質指標基本ガイド〜質指標の適切な設定と計測〜第1.1版.（https://jq-qiconf.jcqhc.or.jp/wordpress/wp-content/uploads/2024/04/Quality_Indicator_Guide.pdf）（2024年11月時点）
17) 日本病院会：QIプロジェクト（https://www.hospital.or.jp/qipro/）（2024年11月時点）

第5章

医薬品情報の応用と創生

5章 医薬品情報の応用と創生

1 医薬品情報の加工・提供・発信

1 薬剤師が提供する医薬品情報の分類

POINT
- 情報を伝えるべき対象者を適切に判断する
- 情報を提供する対象者によって内容や提供方法を工夫する
- 緊急性が高く重要な内容は，迅速かつ確実に伝わる方法で情報提供を行う

情報を提供する対象者

医薬品情報は日々更新されており，新しい情報を入手した際は内容に応じて伝えるべき対象者を判断する。対象者となりうるのは，医師，薬剤師，看護師などの医療従事者に加え，患者やその家族などである。情報提供を行う相手によって伝えるべき内容も異なるため，対象者に応じて要点をまとめる必要がある。また専門知識をもつ医療従事者に対する場合とそうではない患者に対する場合では伝え方が異なり，表現を工夫する必要がある。

■ 医療従事者への情報提供

医師や看護師，施設内の薬剤師などに対して伝達するべき情報としては，**緊急安全性情報（イエローレター）**，**安全性速報（ブルーレター）**，**回収情報**，**医薬品・医療機器等安全性情報**，厚生労働省および医薬品医療機器総合機構（PMDA）から発信された情報のほか，施設内の採用薬に関する各種情報などが挙げられる[1]。

■ 患者への情報提供

医薬品の適正使用において患者への情報提供は必須である。誤った方法で服用した場合，効果が十分に得られないばかりか重篤な副作用につながることもありうる。患者には医薬品の基本的情報（薬名，薬効，服用方法等）および副作用などの安全性にかかわる情報を提供する必要がある。

> **補足**
> **薬剤師法における薬剤師の情報提供・指導義務**
> 患者への情報提供および指導は薬剤師法第二十五条の二で法的にも規定されている。薬剤師は調剤・交付時に患者や家族などに必要な情報を提供し，必要な薬学的見地に基づく指導を行わなければならない。また，患者の薬剤の使用の状況を継続的かつ的確に把握したうえで，必要な情報提供と薬学的指導を行うことが求められている。

医療従事者が日常用いている言葉であっても，患者にはその言葉が知られていないこともある。また，言葉は知られていても理解が不十分であるだけでなく別の意味と混同されている可能性があることにも注意する[2]。患者によって知識や理解度に個人差があることにも留意する。

情報提供の方法

情報提供の方法にはいくつかのパターンがある。情報の内容や情報提供を受ける対象者，施設の環境によって適した方法を選ぶ。重要かつ緊急性が高い情報であれば，速やかにかつ確実に伝わる方法で対応すべきである。

■ 能動的か受動的か

情報提供の形態には**能動的情報提供と受動的情報提供がある**。薬剤師（薬剤部）が自ら発信するのが能動的な情報提供，医療従事者や患者からの問い合わせなどに応じて提供するのが受動

＊ PMDA：Pharmaceuticals and Medical Devices Agency

的な情報提供である。

■ 情報提供のタイミング

受動的な情報提供ではその都度対応することになるが，能動的な情報提供を行う場合，例えば月に1回など定期的に行うのか，必要に応じて不定期に臨時で行うのか，情報提供する内容によって**適切なタイミングを検討する**必要がある。緊急性のある内容は臨時で速やかに提供する。

■ 全体か個別か

情報の内容によって，情報提供を全体（網羅的）に行うべきか個別に行うべきか，**範囲と手段を検討する**。

病院における採用薬品の変更など，すべての医療従事者に周知したい内容は網羅的な方法が有効である。文書の配布，メーリングリストでの配信，電子カルテシステムなどの院内ネットワークにおける掲示板の活用といった方法がある。一度に多数の職員に提供できることが利点となる一方で，各自が確実に閲覧したか把握しにくいという欠点もある。

重篤な転帰につながるおそれがあるような重要な内容は，確実に伝えるため個別に情報提供を行うほうがよい。例えば抗リウマチ薬のイグラチモドは，発売当初ワルファリンとの相互作用は併用注意の位置づけであったが，市販後にワルファリンとの相互作用が疑われる肺胞出血による死亡例が認められたことから安全性速報（ブルーレター）が発出され，ワルファリンとの併用は併用禁忌に改められた[3]。このような場合には投薬歴情報からイグラチモドの処方医師や投与患者を特定し，個別に情報提供することが望ましい[4]。個別に情報提供を行うには，**使用患者や処方医師を特定できる体制**をあらかじめ整備しておく必要がある。

■ 情報提供の手段・媒体

情報提供の手段および用いる媒体も，それぞれの利点・欠点を踏まえて適切な方法を選択する（**表1**）。複数の手段を組み合わせて行うと効果的な場合も多い。

口頭での情報提供は対面のほか電話などの手段がある。確実に対象者に伝えられることや相手の理解度に応じた説明を行えることが利点である。ただし，それには相手の反応から適切に伝わっているかどうかを判断し，それによって伝え方をその場で適宜工夫するといった，ある程度のコミュニケーションスキルが必要とされる。伝達すべき相手が複数の場合，1人ひとり個別に口頭で伝達するには時間や労力を要する。情報提供の対象者が特定の診療科の医師など，あ

表1 情報提供の方法・手段の種類と特徴

情報提供の方法手段		利点	欠点や注意事項
口頭	・個別に対面 ・複数人と対面（会議など） ・電話	・確実に対象者に伝わる。 ・対象者の理解度を確認できる。 ・（対象者が少数であれば）速やかに伝達できる。	・個別での対面・電話は，対象者の人数が多いと時間がかかる（人数によっては現実的ではない）。 ・一定以上のコミュニケーションスキルが必要となる。 ・伝えた内容の記録が残らない。
文書	・紙面配布 ・メール配信 ・電子掲示板 　など	・一度に多数の対象者に伝えられる。 ・図表や写真を用いることで，口頭では説明が難しい内容も伝えやすい。 ・対象者が必要時に繰り返し閲覧できる。	・文書を作成する必要がある。 ・わかりやすく文書をまとめる技能が必要となる。 ・紙面の場合，印刷や配布の労力を要する。 ・メールや掲示板は，対象者が閲覧する確証がなく確実性に欠ける。 ・対象者の理解度を確認できない。

る程度の集団に絞り込める場合には，会議やカンファレンスなどの場を利用する方法もある。このような場合には病棟担当薬剤師との連携が重要となる。また，口頭での説明のみでは記録が残らないため，文書での情報提供と組み合わせて行うことが効果的である。

　文書での提供は紙面として配布するほか，メールでの配信，電子カルテなどの院内ネットワーク上の掲示板を活用するといった方法がある。図表や写真を用いることで視覚的にわかりやすく工夫できるほか，情報の受け手側が必要に応じて繰り返し閲覧することも可能となる。また，情報提供を行うべき対象者の職種・部署が多岐にわたる場合や人数が多い場合に効率的な手段となる。一方で，情報提供を行った相手がその文書を閲覧する保証はなく[5]，閲覧されたとしても内容が適切に伝わったかどうかの確認がとりにくく，確実性に欠けるのが欠点である（直接渡す場合を除く）。また，こうした文書でのお知らせは薬剤部以外の部署からも適宜発信されているため，大量の情報に埋もれてしまい重要な情報が見過ごされてしまうおそれもある。重要かつ緊急性が高いものは一目で判別できるよう，紙面のデザイン・メールなどのタイトルを工夫するとよい。

2　能動的医薬品情報提供

POINT
- DIニュースは，発信する内容によって定期発行するか臨時発行するかを検討する
- トレーシングレポートは，保険薬局の薬剤師が「緊急性は低いが処方医へ伝える必要がある内容」を伝達する手段であり，疑義照会とは異なる
- 口頭での服薬指導は，薬剤師と患者間の双方向コミュニケーションで実施する
- 重篤な副作用を患者に説明するときには，早期発見のため初期症状を伝える
- お薬手帳は複数の医療機関からの処方内容を一元管理できるツールである

■医療従事者への能動的医薬品情報提供

◼ DIニュース

　医療従事者に対する情報提供の手段として医薬品情報（DI）室が発行する広報誌〔「**DIニュース**」（）などとよばれることが多い〕がある。DIニュースには，その施設での新規採用薬・削除薬の情報のほか，院内で報告された副作用情報，安全性情報，回収情報など院内の医療従事者に周知すべき内容を掲載する（図2）。

　掲載する内容によって定期的（月1回など）に発行するのか，必要時に臨時発行するのか適切な方法を選択する。緊急安全性情報（イエローレター）・緊急安全性速報（ブルーレター）や回収情報などは速やかに周知する必要があるため，臨時発行で対応するのが一般的である。

　採用薬の基本的情報のサマリーは，添付文書の記載情報をただ転記するだけでなく，薬剤師の視点での評価や，施設で採用するにあたっての運用（例；医師限定，診療科限定）などを掲載内容に盛り込むように工夫するとよい。

◼ 院内採用医薬品集

　院内採用医薬品集は，各病院で採用されている医薬品の基本的情報をまとめたものである。書籍の形で発行する場合，その編集には労力を要するだけでなくコストもかかるため，頻繁に

* DI：drug information

図1　DIニュース表紙の例

筆者の施設で発行しているDIニュースの書式を例に挙げる。定期発行する採用薬情報をまとめたDIニュースでは，表紙に新規採用，変更・切り替え，削除の医薬品を一覧にまとめるなど，見やすい工夫をする。

発行日：●●●●年●月●日
発行：●●病院　薬剤部　医薬品情報室

DIニュース
採用薬情報
●●●●年●月分

新規採用

薬品名	一般名	薬効分類
○○○錠 5mg	・・・・	2 型糖尿病治療薬
△△皮下注用シリンジ 30mg	・・・・	アトピー性皮膚炎治療薬

※次ページ以降に詳細な情報を掲載しております

変更・切り替え

□□□OD 錠 10mg（□□□錠 10mg からの切り替え）

削除

◇◇◇錠 2mg

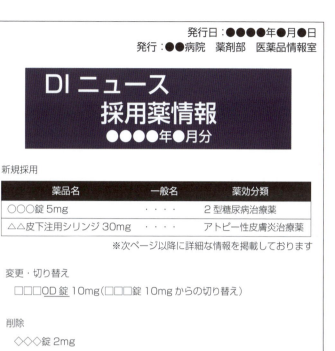

図2　DIニュース掲載の採用薬のサマリーの例

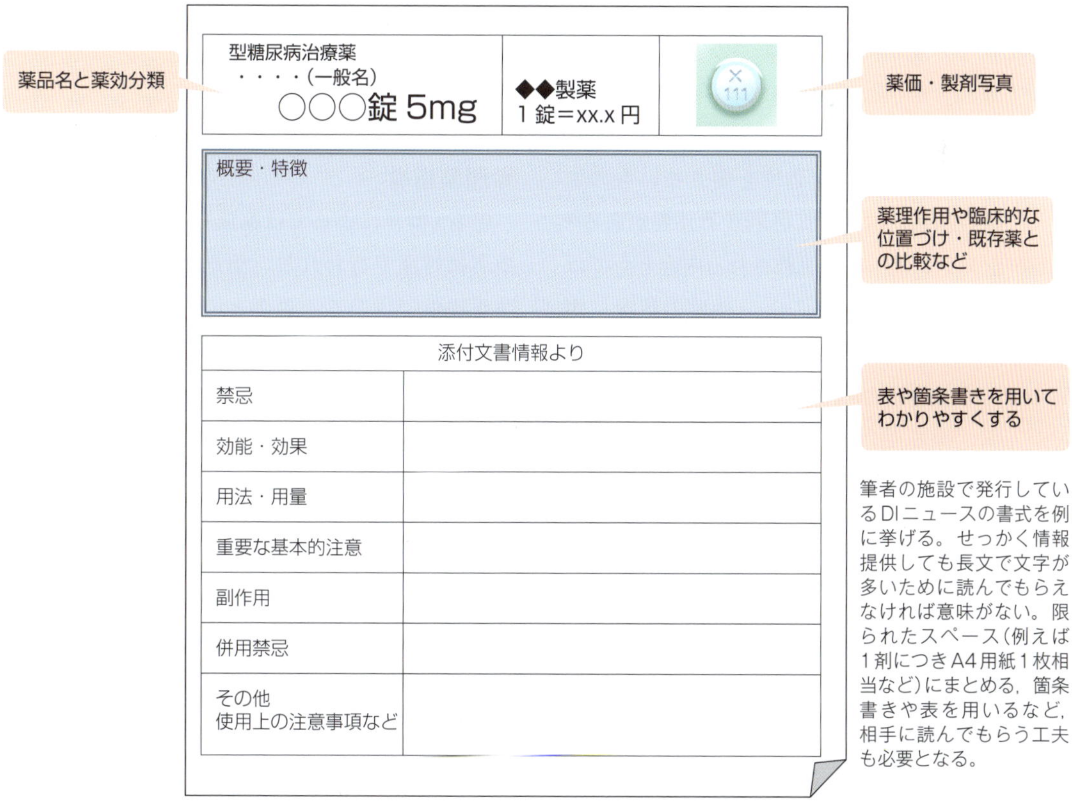

薬品名と薬効分類
型糖尿病治療薬
・・・・（一般名）
○○○錠 5mg
◆◆製薬
1 錠＝xx.x 円
薬価・製剤写真
概要・特徴
薬理作用や臨床的な位置づけ・既存薬との比較など
表や箇条書きを用いてわかりやすくする

添付文書情報より	
禁忌	
効能・効果	
用法・用量	
重要な基本的注意	
副作用	
併用禁忌	
その他 使用上の注意事項など	

筆者の施設で発行しているDIニュースの書式を例に挙げる。せっかく情報提供しても長文で文字が多いために読んでもらえなければ意味がない。限られたスペース（例えば1剤につきA4用紙1枚相当など）にまとめる，箇条書きや表を用いるなど，相手に読んでもらう工夫も必要となる。

改訂することが困難である（数年に一度の改訂になることが多い）。よって近年ではデータベースを用いた市販製品の**電子版医薬品集システム**を導入している施設も多い。電子版では情報の更新が定期的に（月1回など）行えるほか，検索などの各種機能が備わっているため利便性が高い。

■ トレーシングレポート

保険薬局において患者から得られた情報に基づき，「緊急性は低いが処方医に伝えておくべき内容」だと保険薬局の薬剤師が判断したときに使用する文書ツールであり，服薬情報提供書ともよばれる[6]。処方元である病院が運用や**トレーシングレポート**のフォーマットを定めている場合，地域単位で共通版を用いている場合がある。保険薬局から処方元の病院にFAXなどで送信し，その内容を当該患者のカルテに反映させるという運用方法が主流である（図3）。

薬剤師には疑義照会義務があり，処方箋の内容に疑わしい点があるときは，必ず処方医に照会して疑義を解消してからでなければ調剤・交付してはならない。トレーシングレポートで対応する内容はあくまで緊急性を要さないものであり，**疑義照会とは明確に区別する**必要がある[6]。トレーシングレポートに記載される内容としては，アドヒアランスに関すること，残薬の状況，**ポリファーマシー**に伴う減薬の提案のほか，吸入薬などの手技習得状況に関する情報提供や外来抗がん薬治療を受けている患者の副作用発現状況（緊急性を要さないもの）の情報提供などにも

用いられている[6,7]。

■ 適正使用の推進と安全対策の立案

施設の規模などによっても運用は異なるが，病院では自施設の採用医薬品は**薬事委員会**などの委員会で審議して決定し，その委員会に薬剤師が参画することがある。薬事委員会における薬剤師の役割は，医薬品の有効性や安全性についての情報収集，経済的な面なども含めた評価，これらを踏まえた委員会の資料作成に加え，採用後の適正使用への関与，安全対策の立案などがある[1]。具体的な安全対策の例として，当該医薬品の適応疾患などに高度な専門知識を有する医師や特定の診療科に限定して使用を許可する運用（医師限定・診療科限定），一定の期間，当該医薬品の使用状況の詳細を薬剤部でモニタリングするなどの方法がある。施設の環境に応じて，実行可能な方法を検討する。また採用後も使用状況などの調査や評価を行い，採用薬の見直しを実施する[1,8]。

患者への能動的医薬品情報提供

■ 服薬指導

患者（場合によっては家族や介護者）への服薬指導は対面で行われる。薬剤師からの一方的な情報提供ではなく，患者との会話を通して理解度などを確認しながら行う。対面服薬指導の最大のポイントはこの**双方向コミュニケーション**である点と言ってもよい。得られた情報から患者のアドヒアランスや治療効果，副作用の発現

図3　トレーシングレポートの運用例

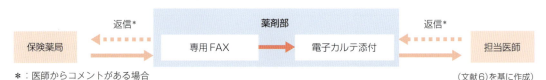

*：医師からコメントがある場合

（文献6）を基に作成）

用語解説　ポリファーマシー　単に服用する薬剤数が多いことを指すのではなく，それに関連して副作用や相互作用による薬物有害事象の発生，服薬過誤，服薬アドヒアランスの低下などの問題につながる状態のことである[9]。高齢者になるほど複数の疾患を有するため，それに伴い複数の医療機関や診療科にかかることでポリファーマシーの状態になりやすいとされている[10]。

*FAX：facsimile

状況などを評価し，薬学的管理を実践する。必要に応じて医師や看護師へのフィードバックも行う。

口頭による説明のみでは伝えられる情報量に限りがあるほか，患者の状態によっては理解力や記憶力が芳しくないこともある。患者が後から見返すことができるように薬剤情報提供書などの文書も併用して実施することが一般的である。外用薬や自己注射薬の手技説明のときには，製薬企業が作成したパンフレットなどの資材も活用する。最近では動画を用いたツールもある。

入院患者は，手術，検査，入院下での管理が必要な治療など，さまざまな目的で入院している。カルテや医師・看護師などから患者の基礎情報を収集し，適切なタイミングで服薬指導を実施する。退院時には，退院後に服薬する医薬品を自己管理するうえで必要な情報（服用方法，保管方法，副作用発現時の対処方法など）を伝える。

外来患者の場合，医療従事者が不在の状況での服用となることを考慮して服薬指導を行う。予測される副作用については症状や対処方法，重篤な副作用についてはその初期症状を伝える。重篤な副作用の発生頻度はまれであり，服用した患者すべてに起こるものではない。しかし，発生したときに対処が遅れると重篤な転帰を辿るおそれがある。初期症状を伝えておく目的は，患者や家族が初期症状に気づき医療従事者に相談することで早期発見および重篤化の予防につなげる点にある。厚生労働省が作成している「**重篤副作用疾患別対応マニュアル**」には患者向けのものがあり，医薬品医療機器総合機構（PMDA）のホームページに公開されているので適宜活用するとよい[11]。副作用の説明は患者の不安を煽り服薬拒否につながることも懸念されるため，患者の不安な思いを傾聴し，丁寧に対応する必要がある。

■ 薬剤情報提供書

薬剤情報提供書は患者向けのいわゆる「薬の説明書」である（図4）。患者が適切かつ安全に薬剤を服用するために必要な情報を掲載している。薬剤名・規格（mg数など），薬効や服用目的，用法・用量，外用薬や自己注射薬の場合は具体的な使用方法，服用するうえでの留意事項，保管方法のほか，相互作用や副作用についての情報も適宜掲載する。

このほか，製薬企業が作成する「**くすりのしおり**」という文書もあり，インターネットで公開されているため必要に応じて利用することができる。英語版も多数作成されており，外国人患者用としてだけでなく，海外渡航時に利用してもらうこともできる[12]。

図4 薬剤情報提供書の例

薬の名前	薬の写真	朝	昼	夕	寝	薬のはたらき・注意点
●●●錠 10mg	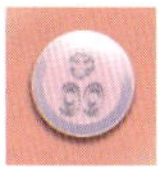	1	1	1		痛みや炎症をおさえる薬です ◆発疹・かゆみなどの過敏症状があらわれたときには，中止が必要な場合がありますので，医師・薬剤師にご相談ください ◆〇〇〇，〇〇，〇〇の症状があらわれた場合には，医師・薬剤師にご相談ください
		1日3回　毎食後 1回1錠（1日3錠） 7日分				

〇〇　〇〇さん のお薬

■■■薬局

■お薬手帳

患者の処方内容を記録し患者自身が所有するものである。薬剤を交付する際に薬剤情報提供書とともにお薬手帳用のシールを発行し，薬剤師が手帳に貼付するのが一般的である。**お薬手帳**への記載項目および内容は標準化されていないが，発行元の医療機関名，処方医師名，処方内容（薬品名，用法・用量，処方日数など）が記録されるのが基本である[13]。また処方内容だけでなく，裏表紙などにアレルギー歴や副作用歴などを記録しておくこともできる。医薬品，医療機器等の品質，有効性及び安全性の確保等に関する法律（薬機法）施行規則でもお薬手帳の機能について「当該薬剤を使用しようとする者が患者の薬剤服用歴その他の情報を一元的かつ経時的に管理できる手帳」と明記されている。

近年ではスマートフォンなどを利用する電子版のお薬手帳も登場している。医療機関における閲覧方法や利用者（患者）から薬局への情報提供など，仕様や運用が統一されていないことが電子版お薬手帳の普及を阻む原因の1つであった[14]。この課題を解決するため，厚生労働省は「電子版お薬手帳ガイドライン」を作成した[15]。本ガイドラインにおいて電子版お薬手帳が実装すべき機能として，マイナポータルからの薬剤情報の取り込み，一般用医薬品（OTC）などの登録，処方記録・服薬記録の表示，医薬品の効能・効果や用法・用量などの情報表示，医薬品の有効成分の表示，利用者が秘匿したい情報の指定，利用者の服薬を支援する服薬管理が挙げられている。

お薬手帳を活用することにより，現在服用中の薬剤やこれまでに服用した薬剤の内容を患者自身が容易に確認できる。また，病院や保険薬局でお薬手帳を医師や薬剤師に提示することにより，服用中の薬剤が正確に伝えられるだけでなく，ほかの医療機関からの処方内容を参照することで，重複投与の回避や相互作用の確認が可能になる。安全面でも有効なツールであり，患者にはお薬手帳の利用を勧めるべきである。薬機法施行規則においても，薬局開設者の義務として患者がお薬手帳を所持していない場合はその所持を勧奨することとされている。また，薬剤師がお薬手帳を活用した情報提供と指導を行うことが義務づけられている。

一方，患者がお薬手帳を所有していても有効活用できていない場合がある。例えば，医療機関受診時に手帳を持参せず，医療者に提示することもなく，保険薬局でもらったシールを自宅で貼りつけているだけであったり，複数の医療機関を受診している際にそれぞれの医療機関ごとにお薬手帳を分けていたりすると，情報共有が行えずお薬手帳の本来の機能が発揮できない。お薬手帳は処方履歴を記録として残しておくことだけが目的ではない。**処方内容の一元管理**を行うためのツールであり，複数の医療機関を受診している場合でもお薬手帳は1つにまとめる必要がある（図5）。患者にお薬手帳の所有を勧める際は，お薬手帳の機能や適切な活用方法を十分に説明する。

薬剤師からの情報提供の目的

薬剤師が医療従事者や患者に情報提供を行う目的は，その専門性を活かして医薬品の適正使用を推進し，薬物療法のベネフィット/リスクバランスを最適化することにある。厚生労働省やPMDA，製薬企業から発信される各種情報を収集し，薬剤師としての専門的評価を行う必要がある。そして医療従事者や患者のニーズに合った手段で情報提供する。

図5 お薬手帳を1つにまとめる理由

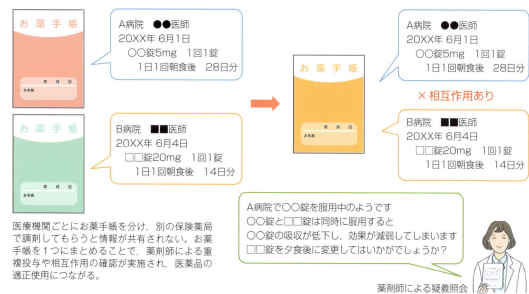

医療機関ごとにお薬手帳を分け，別の保険薬局で調剤してもらうと情報が共有されない。お薬手帳を1つにまとめることで，薬剤師による重複投与や相互作用の確認が実施され，医薬品の適正使用につながる。

3 受動的医薬品情報提供

- 受けた質問に対して的確に情報提供ができるように，背景情報を確認し，質問者の意図を明確に把握する
- 短時間で目的とする情報を検索できるように，あらかじめ使用頻度の高い情報源とその特徴について知っておくことが重要である
- 問い合わせを受けたなかで重要な内容については能動的な情報提供を行う

受動的医薬品情報提供とは

受動的医薬品情報提供とは，主に医療従事者や患者から医薬品に関連した質問や相談を受けた際に行う個別の情報提供のことを指す。受けた質問に対して的確に情報提供ができるように，背景情報を確認し，質問者の意図を明確に把握することが重要である。また，質問者の意向だけでなく，解決すべき問題の内容も考慮して回答の緊急性を判断する。

医療従事者への受動的医薬品情報提供

■ **問題解決に必要な背景情報の整理**

医療従事者からの質問項目の具体例を**表2**に示す。質問の意図を正確に理解して回答に必要な要素を把握するために，患者背景や併用薬，合併症について相手に確認することが重要である。すぐに回答できない場合には，相手に回答期限を確認し，回答可能な範囲と時間の見通しをあらかじめ伝えておくようにする。

■ **受動的な情報提供に利便性の高い資料**

質問の背景情報が整理できたら，情報収集に

5章 医薬品情報の応用と創生

277

表2　医療従事者からの質問例

錠剤・カプセル剤の粉砕可否
注射薬の配合変化
注射薬のフィルター透過性
注射薬の溶解後の安定性
腎機能低下患者における用量調節
透析患者における医薬品の投与設計
妊婦・授乳婦への医薬品の投与可否
周術期における休薬の必要性
副作用の被疑薬
薬物相互作用
採用薬
未採用医薬品の代替

用いる情報源や検索の手順を選択し，調査を行う。投与時に生じた問題や疑問についての問い合わせなど，至急の回答を要することもしばしばある。短時間で目的とする情報へ辿りつくためには，どの資料を見ればどのような情報が得られるかをあらかじめ知っておくことが重要である。得られた情報について専門的な評価と解釈を行ったうえで要約し，適切な手段で回答する。

> **補足**
> **妊婦・授乳婦に対する医薬品投与の情報源**
> 　妊婦・授乳婦に対する医薬品の投与についての情報は，添付文書やIFでは不十分な場合がある。情報源としては，書籍[16-18]やデータベース[19, 20]が有用である。

■ **情報提供後のフォローアップと活用**

　質疑応答の内容は事後評価を行って情報提供の質の担保に努める。問い合わせの多い内容については事前に情報をまとめて自施設内に公開するなど，能動的な情報提供を行うことで業務の効率化，回答の均質化や問い合わせ件数の削減にもつながる。問い合わせを受けたなかで**重要な内容については能動的な情報提供を行う**ことで，医薬品の適正使用や副作用の重篤化回避に役立てることができる。

患者への受動的医薬品情報提供

　患者や家族に対する受動的医薬品情報提供は外来患者，入院患者ともにさまざまな場面で求められる。質問者の意図，患者背景，患者と質問者の関係を考慮し，解決すべき課題を整理する。有害事象への対応などの医学的な判断が必要な場合や治療方針にかかわると考えられる場合は，主治医に取り次ぐなど適切に対応する。また，電話で質問を受けた際，折り返しとなる場合は個人情報に留意し，折り返し先，連絡してよい日時を確認する。また，病院名を名乗ってよいか確認する。

■ **情報提供に使用する資料**

　患者や家族からの質問に対しては，口頭説明に加えパンフレットなどの視覚的資料を用いて情報提供を行うと患者の理解が高まる。質問された内容や患者の理解度に応じてお薬説明書，くすりのしおり，RMP資材などを使い分ける。患者の背景に応じた個別の医薬品情報など，既存で適当な資材がない場合には情報を加工し，患者向けの資料を作成することを考慮する。この際，**専門用語の使用は避け，誰にでもわかる平易な言葉で説明**を行う。

> **補足**
> **医薬品リスク管理計画（RMP）**
> 　RMPとは，医薬品の安全性の確保を図るために医薬品の開発から市販後まで一貫したリスク管理を1つの文書にわかりやすくまとめたものである。
> 　RMP資材とは，RMPに基づいて作成された資料であり，リスクを最小化するためにさらなる情報提供が不可欠と判断された際に作成される資材である。

> **学習の要点**
> **能動的情報提供と受動的情報提供の違い**
> 　医療現場における「能動的情報提供」とは，医薬品の適正使用，安全使用のために必要な情報を医療従事者や患者・家族に向けて積極的に提供することである。重大な副作用の未然回避や早期発見，有効な薬物治療の推進などにおいて重要である。一方，「受動的情報提供」とは医薬品に関する医療従事者や患者・家族からの質問や相談に対する情報提供を指す。医薬品情報の提供では，相手により表現や内容を選択することが求められる。

4 OTC医薬品に関する情報

● 危険度に応じた陳列，情報提供が行われている

OTC医薬品販売のルール

OTC医薬品については，2009年5月から危険度に応じた陳列，情報提供が行われている。**図6**に医薬品の分類と販売のルールを示した。販売ルールに関連した薬機法の改定や通知がたびたび行われるので情報のアップデートが重要である（**図6**）。図中の＊1〜6に補足説明を加えた[21]。

> **補足**
> **OTC医薬品とは**
> 本項では，要指導医薬品と一般用医薬品を合わせて「OTC医薬品」とよぶ。OTCとは，英語の「over the counter」の略で，カウンター越しに薬剤を販売することに由来している。

「してはいけないこと」

OTC医薬品を販売する際には，まずの医療用医薬品の禁忌に相当する「してはいけないこと」に挙げられている内容をチェックしなければならない。**表3**にOTC医薬品の「してはいけないこと」の例を示した[21]。販売に携る薬剤師や登録販売者はこのような基本を学習したうえで，OTC医薬品の情報提供・販売に努める必要がある。

OTC医薬品の添付文書改訂指示

医薬品添付文書の改訂指示についてはPMDAのWebサイトで一覧できる。そのなかから，一般用医薬品添付文書の「してはいけないこと」に関する改訂指示のみを抜粋して**表4**に示した[21]。

濫用のおそれのある医薬品

近年，若年層を中心としたOTC医薬品の濫用，

図6　医薬品の分類と販売のルール

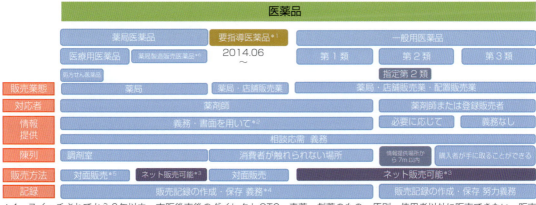

＊1　スイッチされてから3年以内，市販後直後のダイレクトOTC，毒薬，劇薬のもの。原則，使用者以外に販売できない。販売数量の制限。
＊2　第1類医薬品は適正に使用されると薬剤師が判断した場合はこの限りではない。
＊3　「特定販売」配送手段として郵便，宅配便，薬局・薬店の従業員の直接配達（搬送は管理薬剤師の管理業務に含まれる）。実際の店舗で貯蔵・陳列されている一般薬を販売する。特定販売のみ行う時間帯でも薬剤師が勤務していること。
＊4　品名，数量，販売日時，販売した薬剤師氏名，購入者が情報を理解した旨の確認は義務，購入者連絡先は努力義務。記録を2年間保存
＊5　2019年度の薬機法改正により，一定のルールのもとで調剤された薬剤についてオンライン服薬指導が可能。
＊6　2019年度の薬機法改正により，陳列場所が定義や解説などを掲示したうえで調剤室外への陳列が可能。

＊OTC：over the counter

オーバードーズ（過剰摂取）が社会問題となり、鎮咳去痰薬に限らず総合感冒薬の依存症例も多く報告されている。そこで、従来鎮咳去痰薬に限定されていた対象となる医薬品の濫用などのおそれのある医薬品について、対象となる医薬品の範囲が広がり、2023年4月から適応となった（表5）。薬局や医薬品販売業の関係者は、適正販売および濫用などに関する防止啓発に努める必要がある[22]。

OTC医薬品に関する情報のポイント　学習の要点

OTC医薬品に関しては、図6に示した販売ルール（販売業態、対応者、情報提供、陳列、販売記録など）をしっかり理解しておくことが重要である。それに加えて成分ごとに禁忌に相当する「してはいけないこと」を覚えておくとよい。さらに若者のオーバードーズが社会問題となっており、「濫用のおそれのある医薬品」は押さえておくべきである。

表3　OTC医薬品の「してはいけないこと」

してはいけないこと（禁忌）	OTC薬の成分の例
卵白アレルギーの人は服用・使用しない	リゾチーム塩酸塩を含有するもの（内服薬、外用薬）（医療用は2016年より販売中止）
前立腺肥大による排尿困難*の症状がある人は使用しない	プソイドエフェドリン塩酸塩を含有する内服薬
解熱鎮痛薬を服用して、喘息を起こしたことがある人は服用しない	アスピリン、アスピリンアルミニウム、エテンザミド、サザピリン、サリチルアミド、イブプロフェン、アセトアミノフェン、イソプロピルアンチピリン、ロキソプロフェンナトリウムなどの含有する内服薬
喘息を起こしたことがある人は使用しない	インドメタシン、ケトプロフェン、ジクロフェナクナトリウム、ピロキシカム、フェルビナクを含有する外用薬
乗物または機械類の運転操作をしない	抗ヒスタミン薬、スコポラミン、ブロムワレリル尿素、アリルイソプロピルアセチル尿素などを含有する内服薬
服用時は飲酒しない	総合感冒薬、解熱鎮痛薬、ビスマス製剤、ブロムワレリル尿素を含有する内服薬。例えばアセトアミノフェンは、毒性の強い活性型代謝産物産生が増加し、肝障害の危険性が高まる。ブロムワレリル尿素は中枢神経抑制作用が増強する。
授乳中の人は服用しない	ニコチン、エメダスチンフマル酸塩、ジフェンヒドラミンサリチル酸塩、ジフェンヒドラミンタンニン酸塩、フェキソフェナジン塩酸塩、ベポタスチンベシル酸塩、ロラタジン、ロートエキス、アミノフィリン、テオフィリン、ジメンヒドリナート、アンブロキソール、センノシド、センナ、ダイオウなどを含有する内服薬、ジフェンヒドラミン塩酸塩を含有する内服薬、坐薬
長期連用しない	グリチルリチン酸40mg/日以上、またはカンゾウとして1g/日以上配合されている内服薬は、偽アルドステロン症を起こす可能性がある。副腎皮質ステロイドをコルチゾン換算で1gまたは1mL中に0.025mg以上含有する内服薬、坐薬は含量に限らずすべて運用を避ける。アルミニウム塩を含有する胃腸薬は運用を避ける。
15歳未満の小児は服用しない	アスピリン、アスピリンアルミニウム、サザピリンを含有する内服薬。サリチル酸系製剤はライ症候群が現れる危険性があるため避ける。フラボキサート塩酸塩、フェキソフェナジン塩酸塩、ベポタスチンベシル酸塩、ロラタジン

（文献21）を基に作成）

表4 一般用医薬品添付文書の「してはいけないこと」に関する改訂指示

一般用医薬品添付文書の「してはいけないこと」に関する改訂指示の例（2010年10月～2024年4月）

事務連絡発出日	医薬品名	改訂内容
2010年10月12日	ケトプロフェンを含有する製剤（外皮用薬）	［してはいけないこと］の項を「次の人は使用しないこと。光線過敏症を起こしたことがある人」など、「本剤を使用している間は、オクトクリレンを含有する製品（日焼け止め等）を使用しないこと。」を追記。
2011年4月20日	ケトチフェンフマル酸塩（経口薬）	［してはいけないこと］の項に「次の人は服用しないこと てんかん又はけいれん発作を起こしたことがある人。」を追記。
2012年4月24日	イブプロフェン含有製剤（経口薬）	［してはいけないこと］の項に「次の人は服用しないこと。出産予定日12週以内の妊婦。」を追記。
2013年4月23日	トラネキサム酸（経口薬）	［してはいけないこと］の項に「次の人は服用しないこと。透析療法を受けている人。（けいれんがあらわれることがある。）」を追記。
2015年1月22日	ロキソプロフェンナトリウム水和物（経口薬）	「次の人は服用しないこと」に「出産予定日12週以内の妊婦」を追記。
2019年8月22日	コデインリン酸塩水和物またはジヒドロコデインリン酸塩含有製剤（経口薬）	「次の人は服用しないこと」に「12歳未満の小児」を追記。

（文献21）を基に作成）

表5 濫用のおそれのある医薬品

エフェドリン	プソイドエフェドリン
コデイン	メチルエフェドリン
ジヒドロコデイン	
ブロムワレリル尿素	

5 薬局における情報提供

- 薬局における情報管理では、通知・制度への対応が大きくかかわる
- 患者には薬剤情報提供書（薬情、p.275参照）、医療従事者にはトレーシングレポートなどを提供する

薬局における医薬品情報活動の特徴

　2022年度に処方箋受取率（医薬分業率）は75％を超え、受取処方箋枚数は約8億枚となっている。IT趨勢の時代では、地域医療にかかわる医薬品情報については薬局薬剤師がその責任を負わなければならない。

　薬局業務において、医薬品情報はほかの薬局関連情報と混然となって利用されている。

薬局における情報収集

　薬局が収集する情報は、病院薬剤部（科）に比べて深度は浅く、広範囲である。薬局における医薬品情報には、薬物療法に特化した内容というよりも、薬局開設者や管理薬剤師に課せられる通知、制度への対応が大きくかかわっている。

　情報の発信元は主に薬剤師会、PMDA、Webメディア、MRなどであり、発信方法は郵送、FAX、電子メールなどである。地区薬剤師会によっては、Web上に独自のグループウェアシス

> 用語解説　**グループウェア**　ネットワークを使用することで企業および団体の情報共有やコミュニケーションを円滑にするツールである。スケジュール管理やメッセージ機能、掲示板、ファイル共有などの機能を搭載している。

＊IT：information technology　＊MR：medical representative　＊RMP：risk management plan

テムが構築されている。

　PMDAから得られる情報の詳細は他の章に譲るが，近年，薬局薬剤師も医薬品インタビューフォームを日常業務に活用することが増えた。薬局薬剤師がよく利用する情報は，混合，一包化，あるいは簡易懸濁法や粉砕時の製剤の安定性，腎障害，肝障害，高齢者の薬物動態，安全性情報となっている[21]。また，RMP概要，RMP資材も活用が広がっている。

生活者・患者への情報提供

　患者には，処方された医薬品について薬剤情報提供書を提出する。一方，生活者への情報提供としては，健康の啓発活動のほかに，いわゆる健康食品やサプリメントなどに関するものも多い。必要に応じて，機能性表示食品などによる健康被害についての情報収集・情報提供も必要である。

drug event monitoring（DEM）

　日本薬剤師会の行っている日薬DEM事業とは，薬の使用後に生じた副作用などのイベントについて薬剤師が患者に聴取し，それを報告・解析することによって，医薬品の適正使用に資する安全性に関する情報を得る取り組みである。

バランスのとれた情報管理

　薬局は取り扱う情報の範囲が広いにもかかわらず，現状では情報の管理が行き届かない面もある。今後，薬局情報管理を充実させることで，地域医療の情報ステーションとなり，地域住民のプライマリケアによりいっそう貢献できると考える[23]。「医薬品情報」というと，副作用（安全性）情報のみに着目しがちではあるが，医療費増大と医療保険制度の危機が問題となり，在宅業務，リフィル処方箋，オンライン診療／オンライン処方箋などの医療の変革が進むなか，薬局薬剤師は患者をマクロの眼で見てバランスのとれた情報管理を実践することが重要である（図7）。

図7　バランスのとれた情報管理

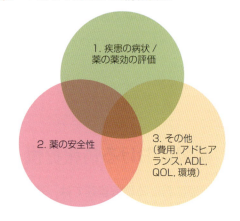

まとめ

- 医療従事者および患者に提供するべき医薬品情報としてどのようなものがあるか，それぞれ具体例を挙げて説明せよ（☞p.270）。 試験 実習
- 施設内の医療従事者に対して，網羅的に情報提供を行うのが望ましい内容について，特定の医療従事者に個別に情報提供を行うのが望ましい内容について，それぞれ具体例を挙げて説明せよ（☞p.271）。 試験 実習
- 情報提供の手段・媒体としてどのようなものがあるか，それぞれの特徴を挙げて説明せよ。（☞p.271，272） 試験 実習
- DIニュース，トレーシングレポート，薬剤情報提供書，お薬手帳の各用語について説明せよ（☞p.272，274～276）。 試験
- 薬事委員会における薬剤師の役割について説明せよ（☞p.274）。 試験 実習
- 患者に服薬指導を行う際の留意事項を説明せよ（☞p.274，275，277，278）。 試験 実習
- 受動的な情報提供とは何か（☞p.277）。 実習
- OTC医薬品の対応者と販売記録について説明せよ（☞p.279 図6）。 試験 実習
- OTC医薬品の「してはいけないこと」の内容と対応する成分について説明せよ（☞p.280 表3）。 試験 実習
- OTC医薬品の「濫用のおそれのある医薬品」について説明せよ（☞p.281 表5）。 試験 実習

【引用文献】

1) 日本病院薬剤師会：医薬品情報業務の進め方2018（https://www.jshp.or.jp/activity/guideline/20220512-5.pdf）（2024年11月時点）
2) 国立国語研究所「病院の言葉」委員会：「病院の言葉」をわかりやすくする提案（https://www2.ninjal.ac.jp/byoin/）（2024年11月時点）
3) 医薬品医療機器総合機構：安全性速報「ケアラム®錠25mg/コルベット®錠25mg（イグラチモド）とワルファリンとの相互作用が疑われる重篤な出血について（https://www.pmda.go.jp/files/000147651.pdf）（2024年11月時点）
4) 谷藤亜希子，ほか：病院DIにおける医薬品評価と安全対策 第4回神戸大学医学部附属病院での取り組みー安全性情報への対応を中心に―. 日病薬誌, 49(9)：955-958, 2013.
5) 江角 悟，ほか：電子メールを用いた院内医薬品安全性情報伝達の有用性―能動的副作用情報提供の業務評価と改善策に関する検討―. 医薬品情報学, 13(4)：160-166, 2012.
6) 松原和夫，ほか：京都大学医学部附属病院でのトレーシングレポート活用事例. 薬局, 67(10)：2906-2912, 2016.
7) 黒岩勇人，ほか：上手くいく薬薬連携のコツは？ FAXを活用した双方向性の情報共有. 月刊薬事, 58(7)：1743-1748, 2016.
8) 井上修司，ほか：医薬品の安全対策～採用薬品の観点から～. 日病薬誌, 42(3)：363-367, 2006.
9) 厚生労働省：ポリファーマシーに対する啓発資材の活用について（https://www.mhlw.go.jp/stf/newpage_10074.html）（2024年11月時点）
10) 日本老年医学会, ほか編：高齢者の安全な薬物療法ガイドライン2015, 株式会社メジカルビュー社, 2015.
11) 医薬品医療機器総合機構：重篤副作用疾患別対応マニュアル（患者・一般の方向け）（https://www.pmda.go.jp/safety/info-services/drugs/adr-info/manuals-for-public/0001.html）（2024年11月時点）
12) 一般社団法人くすりの適正使用協議会：くすりのしおり®とは（https://www.rad-ar.or.jp/siori/about/）（2024年11月時点）
13) 山口絢子，ほか：お薬手帳の記載様式に関する実態調査. 医療薬学, 47(3)：145-149, 2021.
14) 厚生労働省：お薬手帳（電子版）の運用上の留意事項について（https://www.mhlw.go.jp/content/001199645.pdf）（2024年11月時点）

15) 厚生労働省：電子版お薬手帳ガイドラインについて（https://www.mhlw.go.jp/content/001199653.pdf）（2024年11月時点）
16) 伊藤真也, ほか編：薬物治療コンサルテーション 妊娠と授乳 改訂3版, 南山堂, 2020.
17) Hale TW, et al.: Hale's Medications & Mothers' Milk 2023(20th ed), SPRINGER PUBLISHING COMPANY, 2023.
18) Briggs GG, et al.：Briggs Drugs in Pregnancy & Lactation, 12th ed, Wolters Kluwer, 2022.
19) 国立成育医療研究センター：妊娠と薬情報センター（https://www.ncchd.go.jp/kusuri/）（2024年11月時点）
20) LactMed®：Drug and Lactation Database（https://www.ncbi.nlm.nih.gov/books/NBK501922/）（2024年11月時点）
21) 下平秀夫：薬局における情報管理-保険薬局の情報収集・DIツールの活用-. 調剤と情報, 29(2)：145-153, 2023.
22) 厚生労働省：医薬品・医療機器安全性情報No.400「濫用等のおそれのある医薬品の改正について」（https://www.mhlw.go.jp/content/11120000/001087200.pdf）（2024年11月時点）
23) 下平秀夫：セルフメディケーション・プライマリーケアにおける薬剤師の役割.医薬品情報学第2版, p.183-185, 化学同人, 2017.

5章 医薬品情報の応用と創生

2 情報を取り扱ううえでの注意点

1 知的所有権について

- 著作権は自然発生し，著作者の死後70年間保護される
- 著作権は著作者の創作的表現を保護するもので，AIは著者要件を満たさない
- 引用，図書館利用，行政利用など，著作権制限規定が設けられている

著作権について

わが国の著作権法[1]はヴィクトル・ユーゴーが尽力した「文学的及び美術的著作物の保護に関するベルヌ条約」(1886)などをベースに，制定時になかった新しい事象についても概念を拡張して取り込んでいる。

著作物は「思想又は感情を創作的に表現したものであって，文芸，学術，美術又は音楽の範囲に属するもの」とされ学術論文も含まれる。

この定義から，著作権法で保護されるのは創作的表現であり，ありふれた表現，データ，アイデア，作風は保護の対象外である。これも多くの判例の蓄積があるが，苦労してまとめたデータであっても，紋切り型の記述，単純な表や一般的なグラフなど創作性がなければ著作物と認められない（「額の汗」とよばれる）。もちろん，研究不正としての盗用・剽窃の問題はあるので，慣行として転載許諾を求めるか，引用の範囲に留めるのが通常である。

著作権には複製権（コピーなど），公衆送信権（メール，Web掲載など），上映権，放送権などさまざまな支分権があり，権利の束と称される。著作権は著作者の死後70年間という期間を定めた権利であるが，特許や商標などのほかの知的財産権と異なり，創作時に自然発生する無登録主義をとっている。

著作権の存続中は許諾を与えるか否か著作権者が専有する強い権利であるが，公共目的や著作権者への経済的な影響がほぼ存在しない場合には，著作権を制限して著作権者に許諾を得ることなく利用できることを定める権利制限規定がある。代表的なものとして，私的複製（第三十条：個人的に又は家庭内その他これに準ずる限られた範囲内），図書館複製（第三十一条：調査研究目的で，所蔵資料の一部分），引用（公正な慣行に合致するものであり，かつ，報道，批評，研究その他の引用の目的上正当な範囲内），学校教育（第三十五条），裁判・行政利用（第四十一条の二～第四十二条の二)がある。

学術論文の世界では，従来，読者が費用を負担して購読するスタイルであったが，インターネットの普及や紙幅の問題，論文の価値を被引用回数（インパクトファクター）で評価する風潮から，著者が出版社に出版費用を支払って出版し，読者は無料で読むことができる**オープンアクセス誌**が増えてきている。多くのオープンアクセス誌は**クリエイティブコモンズライセンス**という，一般の著作権よりも自由な規約（出典明示すれば許諾不要など数種類のマークがある）で公開されている。

国内学会誌の多くも，前述したJ-STAGEの論文プラットフォームから図書館と同様の条件で公開されるようになっている。また，欧米の例に従い，公的予算での研究成果を掲載した学術

＊AI：artificial intelligence

論文の即時オープン（大学リポジトリやJ-STAGEなどへの収載）も求められつつある。

なお、オンラインジャーナルやデータベースの利用に当たっては、利用規約に同意することで契約が成立し、民法五百二十一条の契約自由の原則から、利用条件は著作権者が自由に設定でき、図書館蔵書のような権利制限は生じないので注意が必要である。

AI利用について

■ 著作権法での位置づけ

平成30年著作権法改正（平成31年1月1日施行）では、柔軟な権利制限規定として、AI利用を見越した①著作物に表現された思想又は感情の享受を目的としない利用（第三十条の四）、②電子計算機による情報処理及びその結果の提供に付随する軽微利用（第四十七条の五）が創設された。

①は著作権者の利益を不当に害する場合を除く旨の但し書きはあるものの、営利・非営利を問わない世界的にもユニークなものである。昨年来の生成系AIの急速な普及による令和5年改正時の附帯決議[2]や知的財産推進計画2023[3]もあり、現在、文化庁の審議会で但し書きの内容の明確化について検討されている。また、出力時の既存著作物との依拠性・類似性、人の関与の程度による著作物性の問題も議論されている。

文化庁が2024年3月5日に公表した「AIと著作権に関する考え方について」では、アイデアや文体と同様、作風や画風は著作権法の保護の対象外との見解が示されている。EUや中国などでAI規制法が作られるなか、わが国でもAI事業者ガイドラインが出され、AIと人の行為の間に差を設けるか否かなど、今後の動向には注視されたい。

■ AIの著作者性と論文利用の注意について

著作権法で保護されるのは人の創作的表現であり、**AIはICMJE Recommendationsの著者要件を満たさない**。論文作成に使用する場合、最も確率の高い文章のつながりを生成するというAI特有のハルシネーションにも注意が必要であるが、基本的には、翻訳ソフトなどと同様の「道具」であり、画像生成も含め、最終的な確認・責任は著者にあることは変わらない。ICMJE Recommendations（Jan 2024）ではChatGPTのような大規模言語モデルや画像生成AIなどのAI支援システムを使用する場合はカバーレター、本文の双方でどのように使用したか開示すること（盗用でないこと、内容の正確性などは人間の著者が責任をもつ）、また、ChatGPTなどのチャットボットは著者要件を満たさない（引用・出典とする）とされている。

学会・論文発表と特許権

学会・論文発表により、「公知」のものとなり、そのままでは、特許法第二十九条の特許出願要件の「**発明の新規性**」を失うこととなる。これに対応するため、国内向けには特許法第三十条に「発明の新規性の喪失の例外」規定が定められており、一定の条件・手続きのもとで、公表から1年以内の出願を可能としているが、海外には適用されないなどの限界があり、注意が必要である。

286　＊EU：European Union　＊ICMJE：International Committee of Medical Journal Editors

2 患者情報利用について

POINT
- 病歴，薬歴は要配慮個人情報に当たる
- 個人情報保護法はEUのGDRPなどと整合した国際的ルールである
- 次世代医療基盤法に基づく特例的な利用が定められている

個人情報保護について

個人情報の保護に関する法律（個人情報保護法）[4]は，**EUの一般データ保護規則（GDPR）**と2019年に相互に同等と認める十分性認定を受けており，補完的ルールを遵守することで，EUおよび英国と日本の間でデータ移転を可能としている。

要配慮個人情報

個人情報保護法第二条第三項で，「**要配慮個人情報**とは，本人の人種，信条，社会的身分，病歴，犯罪の経歴，犯罪により害を被った事実その他本人に対する不当な差別，偏見その他の不利益が生じないようにその取扱いに特に配慮を要するものとして政令で定める記述等が含まれる個人情報をいう。」とされている。政令第二条で，病歴などに加え，「本人に対して医師その他医療に関連する職務に従事する者により行われた疾病の予防及び早期発見のための健康診断その他の検査の結果」「健康診断等の結果に基づき，又は疾病，負傷その他の心身の変化を理由として，本人に対して医師等により心身の状態の改善のための指導又は診療若しくは調剤が行われたこと」が定められており，診療記録，調剤録，薬剤服用歴，お薬手帳に記載された情報など，病院受診や薬局で調剤を受けた事実も要配慮個人情報となる。要配慮個人情報の取得や第三者提供には，原則として本人の同意が必要であり，法第二十七条第二項の規定による第三者提供（オプトアウトによる第三者提供）は認められていない。

また，「要配慮個人情報が含まれる個人データの漏えい等が発生し，又は発生したおそれがある事態が生じた場合には，個人情報保護委員会に報告しなければならないこと」とされている。

一方，個人情報保護法の特例法として健診結果やカルテ等の医療情報の研究活用を目指す医療分野の研究開発に資するための匿名加工医療情報に関する法律（次世代医療基盤法）では，認定事業者が匿名化することで，一定の要件を満たす丁寧なオプトアウトで，利活用者への提供を可能としている。

参加者同意について

世界医師会の「人間を対象とする医学研究の倫理的原則」（ヘルシンキ宣言）[5]では，一般原則で「9. 参加者の生命，健康，尊厳，全体性，自己決定権，プライバシーおよび個人情報の秘密を守ることは医学研究に関与する医師の責務である。参加者の保護責任は常に医師またはその他の医療専門職にあり，参加者が同意を与えた場合でも，決してその参加者に移ることはない。」とし，25.・26.ではインフォームド・コンセントを経た自発的研究参加を原則としている。これらは臨床研究法，GCP省令，人を対象とする生命科学・医学系研究に関する倫理指針でも踏襲されている。

オプトアウトについて

ヘルシンキ宣言の32.ではデータや検体の二次利用による研究で，参加者の同意が不可能・実行困難な場合に，例外的に研究倫理委員会の検討・承認による利用を認め，**オプトアウト**の手法を容認している。

＊GDPR：General Data Protection Regulation　＊GCP：Good Clinical Practice

個人情報保護委員会が定めた「個人情報の保護に関する法律についてのガイドライン」[6]のQ&Aでは、医療機関等が以前治療を行った患者の臨床症例を、利用目的の範囲に含まれない観察研究に用いる場合は、個人情報保護法第十八条第三項第三号の「公衆衛生の向上のために特に必要がある場合であって、本人の同意を売ることが困難であるときには、あらかじめ本人の同意を得ないで、個人情報を当初の利用目的の達成に必要な範囲を超えて取り扱うことが許容される」とし、「医療機関等が、本人の転居等による有効な連絡先を保有していない場合や、同意を取得するための時間的余裕や費用等に照らし、本人の同意を得ることにより当該研究の遂行に支障を及ぼすおそれがある場合等には、本人の同意を得ることが困難であるときに該当するものと考えられる」としている。「人を対象とする生命科学・医学系研究に関する倫理指針」[7]では、「内容によりインフォームド・コンセントを受ける

ことを要しないケース、研究対象者等に通知し、又は研究対象者等が容易に知り得る状態に置いていること」(オプトアウト)を要件とするケースを設けている。

なお、日本医学会連合研究倫理委員会「学術集会への演題応募における倫理的手続きに関する指針」[8]においては、「生命・医学系指針」の適用範囲外の研究として、「5.1 症例報告」では、個人情報保護法及び関連法令を遵守することを前提に、侵襲や介入、観察研究の解析手法を用いる場合を除き、個人を特定できないようにし、統計解析等を行わなければ複数症例を示すケースシリーズも含め、症例数に関わらず生命・医学指針対象外としている(個人を特定できる場合は同意又は倫理審査対象)。学会によっては、倫理審査が不要な「症例報告」として扱う症例数に上限を設けていることもある。運用については、各学会の規定を参照していただきたい。

3 守秘義務について

- 薬剤師、医薬品販売者は医師と同様に刑法の守秘義務が課されている
- ヘルシンキ宣言でも被験者のプライバシー保護が謳われている

守秘義務

刑法[9]第百三十四条では秘密漏示の罪として「医師、薬剤師、医薬品販売者(略)又はこれらの職にあった者が、正当な理由がないのに、その業務上取り扱ったことについて知り得た人の秘密を漏らしたときは、六月以下の懲役又は十万円以下の罰金に処する。」とされている。また、看護師などほかの医療職では個別の法律で守秘義務が設けられているほか、病院などの就業規則で守秘義務が課されている。

ヘルシンキ宣言でも24.でプライバシーと秘密保持に言及しており、医薬品、医療機器等の品質、有効性及び安全性の確保等に関する法律(薬機法)第八十条の二第10項で治験依頼者にも守秘義務をかけている。

臨床研究法[10]でも特定臨床研究に従事する者(第十一条)、認定臨床研究審査委員会の委員(第二十八条)などに対し、職を離れた後も秘密保持義務を課している。

4 医薬品の広告

- 薬機法の医薬品等の定義は目的で定められている
- 健康食品等の医薬品的広告は未承認医薬品等として禁止されている

　薬機法の第二条の医薬品，医療機器等の定義は日本薬局方収載のほか，「疾病の診断，予防，治療を目的とするもの」「身体の構造又は機能に影響を及ぼすことが目的とされているもの」と，目的で定められている。例えば，ショ糖は，日本薬局方の医療用途は医薬品であるが，料理用のグラニュー糖は食品となる。同様に，ナイフ（刀）でも，手術に用いるメスは「医療用刀」として医療機器であるが，調理で使う包丁や工作に使うナイフは雑貨となる。

　薬機法の広告に関する条文は第六十六条の誇大広告等，第六十七条の特定疾病用の医薬品等の広告の制限（がんや肉腫などが対象），第六十八条の承認前の医薬品等の広告の禁止がある。

　第六十六条は「何人も（略）虚偽又は誇大な記事を広告し，記述し，又は流布してはならない」としており，販売業者だけでなく，マスメディアなども対象となりうる。広告の該当性については，課長通知のいわゆる広告三要件「顧客を誘引する（顧客の購入意欲を昂進させる）意図が明確であること」「特定医薬品等の商品名が明らかにされていること」「一般人が認知できる状態であること」があり，医薬品等適正広告基準とその解説および留意事項が示されている。これらは承認・許可された医薬品等の効能・効果の範囲を超えたり，明示的・暗示的に効果を保証する広告を規制するものである。一方で，高血圧薬の論文操作に伴う事案では，査読論文は対価を支払えば掲載されるものではなく，広告には該当しないとの判例がある[11]。

　なお，第二条の定義から，実際の効果の有無にかかわらず，医薬品等としての効果を標ぼうすれば，「未承認薬」として第六十八条の取締りの対象となる。具体的には「無承認無許可医薬品の取締りについて」[12]（昭和46年に出されたことから「46通知」とよばれる）別添の「医薬品の範囲に関する基準」で判断されている。また，専ら医薬品に用いられる成分は「食薬区分リスト」で示されている。

本項目で覚えておきたいポイント
　著作権は著作者の創作的表現を保護するもので，死後70年間存続する。AIは著作者の要件を満たさない。病歴や薬歴は個人情報保護法の要配慮個人情報に該当する。薬剤師には刑法第百三十四条の守秘義務が課される。医薬品該当性は広告三要件で判断される。医薬品の広告は医薬品等適正広告基準で規制されている。

まとめ

- 著作権の存続期間について説明せよ（☞ p.285）。試験
- 著作権者の許諾が必要なく利用できる場合について説明せよ（☞ p.285）。試験 実習
- 次世代医療基盤法で認められたインフォームド・コンセント以外の手法は何か（☞ p.287）。試験 実習
- 薬剤師の守秘義務を規定する法律は何か（☞ p.288）。試験 実習
- 薬機法で医薬品等とみなされる要件は何か（☞ p.289）。試験

【引用文献】

1) e-GOV 法令検索：著作権法（https://elaws.e-gov.go.jp/document?lawid=345AC0000000048）（2024年10月時点）
2) 参議院：著作権法の一部を改正する法律（https://www.sangiin.go.jp/japanese/joho1/kousei/gian/211/pdf/k0802110512110.pdf）（2024年10月時点）
3) 内閣府知的財産戦略推進事務局：「知的財産推進計画2023」について（https://www8.cao.go.jp/cstp/ai/ai_senryaku/3kai/chizai2023.pdf）（2024年10月時点）
4) e-GOV 法令検索：個人情報の保護に関する法律（https://elaws.e-gov.go.jp/document?lawid=415AC0000000057）（2024年10月時点）
5) 日本医師会：WMAヘルシンキ宣言（https://www.med.or.jp/doctor/international/wma/helsinki.html）（2024年11月時点）
6) 個人情報保護委員会：個人情報の保護に関する法律についてのガイドライン（通則編）（https://www.ppc.go.jp/personalinfo/legal/guidelines_tsusoku/）（2024年10月時点）
7) 厚生労働省：人を対象とする生命科学・医学系研究に関する倫理指針（https://www.mhlw.go.jp/content/001077424.pdf）（2024年10月時点）
8) 日本医学会連合研究倫理委員会：学術集会への演題応募における倫理的手続きに関する指針（https://www.jmsf.or.jp/uploads/media/2024/01/20240111133412.pdf）（2024年10月時点）
9) e-GOV 法令検索：刑法（https://elaws.e-gov.go.jp/document?lawid=140AC0000000045）（2024年10月時点）
10) e-GOV 法令検索：臨床研究法（https://elaws.e-gov.go.jp/document?lawid=429AC0000000016）（2024年10月時点）
11) 最高裁判所判例集：平成30(あ)1846　薬事法違反被告事件（https://www.courts.go.jp/app/hanrei_jp/detail2?id=90456）（2024年10月時点）
12) 厚生労働省：無承認無許可医薬品の指導取締りについて（https://www.mhlw.go.jp/content/000658257.pdf）（2024年10月時点）

5章 医薬品情報の応用と創生

3 先発医薬品と後発医薬品・バイオ後続品の比較・評価

1 後発医薬品

- 後発医薬品は先発医薬品と同等の臨床効果・作用が得られる医薬品である
- 先発医薬品よりも薬価が抑えられているため、患者負担や国民医療費を抑制できる
- 添加剤やコーティング剤の違いに由来する薬剤の使用感は、後発医薬品と先発医薬品で異なる場合がある

後発医薬品

後発医薬品（ジェネリック医薬品）とは「**先発医薬品と同一の有効成分を同一量含み、同一経路から投与する製剤で、効能・効果、用法・用量が原則的に同一**であり、**先発医薬品と同等の臨床効果・作用**が得られる医薬品」[1]である。先発医薬品の特許期間が満了した後に、厚生労働省の承認を得て製造・販売される。

後発医薬品は、先発医薬品との**生物学的同等性が確保**され、**品質が同等以上**であることが求められる。このため承認申請時には製造方法ならびに規格および試験方法に関する資料、安定性に関する資料、生物学的同等性に関する資料の提出が必要である。一方で、これらが示されていれば先発医薬品と臨床的に同等と見なすことができるとの考え方から、**非臨床試験**（動物を用いた薬理、毒性、薬物動体に関する試験）**および臨床試験**（人を対象とした有効性、安全性に関する試験）**の資料は必要としない**。このようにして、後発医薬品は開発コストを大きく低減できるため、薬価も安く設定される。国民医療費の膨張を抑えるために、わが国では先発医薬品から後発医薬品への置き換えが推し進められてきた。

先発医薬品の特許権を保有しているメーカーから許諾（authorize）を受けて製造・販売される後発医薬品を**オーソライズドジェネリック（AG）**という。AGは**一般的に有効成分・原薬・添加物・製法などが先発医薬品と同一**である。またAGは先発医薬品の特許期間中であっても再審査期間満了後であれば承認申請できるため、特許権保有者から特許実施許諾を得たうえで、ほかの後発医薬品に先行して承認申請し、販売することができる。

> **補足**
> **後発医薬品の使用割合**
> 2021年の骨太の方針では、後発医薬品の数量ベースにおける使用率を、2023年度末までにすべての都道府県で80％以上とすることが目標とされ[2]、2023年9月時点で全国平均は80.2％に達した[3]。一方、金額ベースの使用率は56.7％に留まり、厚生労働省は2029年度末までに金額ベースの使用率を65％以上とすることを新たな目標とした[4]。

使用する意義

後発医薬品は先発医薬品よりも薬価が低いことから、**患者の薬剤費負担を軽減**し、**国民総医療費の抑制**に貢献する。高齢化や医療技術の高度化などにより医療費の増加が見込まれるなかで、後発医薬品の使用により医療の質を落とさず医療費を削減することが期待される。

後発医薬品は、有効成分は先発医薬品と同一であるが、添加剤やコーティングなどは必ずし

用語解説　特許実施許諾　特許権をもつ者が契約に基づいて、その発明について第三者に対して使用などを許可すること。許可を受けた側はその発明を用いた製品の開発や販売などを行うことができ、特許権をもつ側はライセンス料を得ることができる。

＊AG：authorized generic

も同一ではない。このことによる治療学的な差は生じないが、薬剤の使用感には違いが生じる場合がある。この違いを生かして患者のニーズに合った後発医薬品を選択することができれば、服薬の容易さや使いやすさの向上につながり、患者にとって利点となる。例えば、飲みにくい錠剤がある場合、後発医薬品の口腔内崩壊錠への変更は、服薬の容易化につながる。また外用薬においても、先発医薬品とは異なる製剤特性を生かして、伸びがよい、ベタつきが少ないなど、使用感を向上させることができる。

　以上のように後発医薬品は、患者の自己負担の軽減、医療費の抑制、さらに特有の剤形や使用感を活かした治療の提供が利点であり、医療制度全体の持続可能性を確保するうえで重要な役割を果たしている。

臨床に役立つアドバイス

後発医薬品への変更調剤
　処方箋上で処方医が後発医薬品への変更を了承し、かつ患者が希望している場合は、保険薬局において後発医薬品に変更して調剤（変更調剤）することができる。このとき条件により、「類似する別剤形の後発医薬品」や「含量規格が異なる後発医薬品」への変更が可能である。保険薬局においては患者から聞き取った服薬に関する情報を活用して、その患者に最も適した剤形を選択できる。変更調剤の詳細な条件については調剤学で学ぶ。

専門分野へのリンク

剤形
　薬剤にはさまざまな剤形があり、それぞれに特徴がある。患者のニーズに応じて最適な剤形を選択するためには、製剤学・薬剤学の知識を活用して、それらの特徴を理解しておく必要がある。

> **補足**
> **後発医薬品の薬価（2024年度薬価改訂）**
> 　初めて薬価収載される後発医薬品の薬価は、先発医薬品の薬価の50％、ただし内用薬で銘柄が7品目を超える場合は40％となる。7銘柄を超えた場合に薬価が低くなるのは、1つの先発品に対して多くの後発品が販売されるのを避けるためである。
> 　後述するバイオ後続品の薬価は先発品の70％となる。これは化学合成で作られる薬剤と比較して研究開発や製造に多くの費用を要するためである。さらに、臨床試験の充実度に応じて10％を上限として加算がつく場合がある。

2　後発医薬品を採用する際の検討事項

- 病院や薬局で採用する後発医薬品を選定する際には、品質、情報提供体制、安定供給体制などの要素を考慮する必要がある
- 効能・効果、用法・用量が先発医薬品と異なる場合があることに注意する

品質

　後発医薬品の品質は先発医薬品と同等であることが担保されているが、採用を検討する際には薬剤部門で資料を収集し、製造方法、規格および試験成績、安定性、生物学的同等性などを確認する。特に開封後や粉砕後の安定性に関する情報は、承認申請時には提出されないが、医療現場では必要となる情報であるため、十分に調査する。

　また後発医薬品は効能・効果、用法・用量が先発医薬品と異なる場合があるため、これらの情報も整理する。

情報提供体制

　後発医薬品製造販売業者の医薬情報担当者（MR）および学術部門の体制や機能を確認する。

＊MR：medical representative

適切な情報提供が必要時に得られるか，また特に有害事象が発生した場合など緊急時の対応を確認する．インターネット上の各社ホームページに必要な情報が掲載されているかも確認する．

安定供給体制

後発医薬品の安定供給体制として，適切な製品の供給が確保されていることが不可欠である．製造販売業者の余剰製造能力や在庫の確保状況，卸売業者も含めた納入経路，納入頻度，緊急発注への対応を確認する．医薬品の回収や供給停止，製造中止，製造トラブル，流通トラブルなどへの対応はリスクマネジメントの観点からも重要事項であり，必ず確認する．

これらの要素を考慮することで，後発医薬品採用に関するリスクを最小限に抑え，安全かつ効率的な治療を提供することができる．

> **実践!! 臨床に役立つアドバイス**
>
> **変更調剤時の情報提供**
>
> 　後発医薬品への変更調剤を行ったとき，保険薬剤師は，後発医薬品を選択した基準（薬価，製造・供給・情報提供に係る体制，品質に関する情報開示の状況など）を患者に説明しなければならない．また処方箋を発行した保険医療機関に対して，調剤した薬剤の銘柄（含量規格が異なる後発医薬品を調剤した場合はその含量規格，類似する別剤形の後発医薬品を調剤した場合はその剤形）などについて情報提供しなければならない．

3　バイオ後続品（バイオシミラー）の比較・評価

POINT
- バイオ後続品は先行品とまったく同一の有効成分を含むものではないが，治療学的に同等/同質であることが確認されている
- バイオ医薬品は高額であるため，切り替えによる経済的な影響が大きい

バイオ医薬品

バイオ医薬品は，従来の化学合成による医薬品とは異なり，遺伝子組換え技術や細胞培養技術などの生物学的なプロセスを利用して製造される医薬品である．有効成分は抗体，ホルモン，酵素，サイトカインなどの高分子化合物であり，複雑な分子構造をもつ．がんや免疫疾患，糖尿病などの治療に用いられている．

バイオ後続品

バイオ後続品（バイオシミラー：biosimilar）とは，既存のバイオ医薬品の特許が切れた後に，別の製造販売業者によって開発されるバイオ医薬品である．高分子化合物であるバイオ医薬品の製造プロセスは複雑である．先行品であってもその最終製品に糖鎖や末端アミノ酸の欠損などに由来する不均一性を有するため，バイオ後続品を先行品とまったく同一のものとして製造することは難しい．そのため，先行品との間で品質特性になんらかの差異があったとしても，最終製品の薬物動態・安全性・有効性は先行品と同等または同質であることが確認される必要がある．承認申請時には品質試験，薬理試験，毒性試験などの非臨床試験に加えて，臨床試験が実施される．

バイオ後続品の比較・評価

バイオ後続品への切り替えにあたっては，後発医薬品の場合と同様に，品質，情報提供体制，安定供給体制を確認することが基本となる．特

にバイオ後続品には臨床試験の実施が課せられており，この結果は十分に検討する必要がある。先行品との適応症の違いも整理しておく。またバイオ医薬品は一般に高額であるため，切り替えによる病院・薬局経営や社会保障財政への影響が大きい。患者の負担額についても高額療養費制度を勘案した試算を行い，患者に対して適切に説明できなければならない。

> **補足**
>
> **高額療養費制度**
> 1カ月にかかった医療費の自己負担額が高額になった場合，一定の金額（自己負担限度額）を超えた分が払い戻される制度である。バイオ医薬品は高額であるため，バイオ後続品であっても患者負担が限度額を超える場合がある。このような場合，バイオ後続品に切り替えても患者の負担額は変わらないため，患者にとってはバイオ後続品を積極的に選択する理由がなくなる。このことはバイオ後続品への切り替えに対する阻害要因の1つであると指摘されている。

> **バイオ後続品の有効成分**
> バイオ医薬品は高分子化合物であるため，先行品であっても有効成分に不均一性を有する。そのためバイオ後続品の有効成分も，先行品とまったく同一とはならない。バイオ後続品の有効性，安全性が先行品と同等であることを確認するためには，臨床試験が必須となる。

まとめ

- 後発医薬品を使用する意義について説明せよ（☞ p.291）。 試験 実習
- 後発医薬品を採用する際に評価すべき項目を挙げよ（☞ p.292）。 試験 実習
- バイオ後続品とは何か，説明せよ（☞ p.293）。 試験 実習

【引用文献】

1) 厚生労働省：はじめに. ジェネリック医薬品への疑問に答えます〜ジェネリック医薬品Q&A〜, p.1, 2012.
2) 内閣府：経済財政運営と改革の基本方針2021 (https://www5.cao.go.jp/keizai-shimon/kaigi/cabinet/honebuto/2021/decision0618.html)（2024年10月時点）
3) 厚生労働省：後発医薬品（ジェネリック医薬品）及びバイオ後続品（バイオシミラー）の使用促進について (https://www.mhlw.go.jp/stf/seisakunitsuite/bunya/kenkou_iryou/iryou/kouhatu-iyaku/index.html)（2024年10月時点）
4) 厚生労働省：第176回社会保障審議会医療保険部会（ペーパーレス）資料 (https://www.mhlw.go.jp/stf/newpage_38615.html)（2024年10月時点）

5章 医薬品情報の応用と創生

4 フォーミュラリの運用

1 フォーミュラリとは

POINT
- フォーミュラリとは，有効性・安全性に加えて経済性などを踏まえ作成された医薬品の使用方針である
- フォーミュラリには病院フォーミュラリと地域フォーミュラリがあり，運用方法などが異なる

フォーミュラリが必要な背景

各疾患の治療に用いる医薬品については，関連学会などより診療ガイドラインが定められていることが多い。ガイドラインの策定においては，EBMに則って適切な医薬品群が推奨されているが，わが国においては同種同効薬が多数発売されており，その医薬品群のなかでどの医薬品を使用するかは医師の裁量や病院の採用薬などによって決まることが通例である。

「高血圧治療における薬物療法のガイドライン」（日本高血圧学会，2019）では積極的適応がない高血圧（本態性高血圧）において，第1選択薬として「ARB，ACE阻害薬」「Ca拮抗薬」「サイアザイド系利尿薬」が推奨されている。しかし，それに該当する医薬品は成分数だけでも数十種類にも及び，専門医でなければそれらを使いこなすことは難しく，判断に迷うこととなる。

診察ガイドラインとフォーミュラリの違い

一般的に**診療ガイドラインは有効性と安全性を踏まえて作成されるが，「経済性」の観点を踏まえ論じているものは少ない**。後発医薬品（ジェネリック医薬品）やバイオ後続品（バイオシミラー）を積極的に使用していくことは重要であるが，それに加えて後発医薬品がない新薬であっても，有効性・安全性に差がなければ同じ薬効群の後発医薬品を使用することで差し支えないだろう。これに対してフォーミュラリでは，有効性・安全性に加えて経済性も踏まえ，推奨薬を数品目までに選定している点でガイドラインとは異なる。

フォーミュラリのもたらすメリット

フォーミュラリを導入し活用することで，**専門外の医師が処方を行う場合でも最新かつ最良の処方を簡便に行うことが可能**となる。また，経済性に優れた医薬品を使用することで病院経営や患者負担の軽減，ひいては医療費全体の抑制にも寄与することができる。さらに，地域医療でフォーミュラリが広く浸透すれば，**保険薬局における在庫品目を圧縮することも可能**であり，そのポテンシャルは非常に大きい。

フォーミュラリの類型とその違い

わが国におけるフォーミュラリは，病院で実施される**病院フォーミュラリ**と地域の医師会や薬剤師会が連携して行う**地域フォーミュラリ**に大別される（**表1**）。前者は原則として単一施設での運用となることから，フォーミュラリの作成は院内の医師や薬剤師が担い，ステークホ

用語解説　**同種同効薬**　同じ薬理作用を有するが，主成分が異なるためそれぞれ別の医薬品として承認されているもの。例えば，血圧降下剤のARBでは7成分，HMG-CoA阻害剤では6成分が承認されている。処方を薬剤師の裁量で変更することができないため，薬局在庫が増えるだけでなく，名称の類似性から誤調剤のリスク要因にもなっている。

＊EBM：evidence-based medicine

ダーも病院長や薬剤部長などに限られるため、運用開始までの難易度は高くない。

一方、地域フォーミュラリは地域の医師会や歯科医師会、薬剤師会が中心となり、当該エリアの基幹病院などとも連携しながら運用していくため、ステークホルダーの数も多くなり難易度は非常に高い。地域医療に与える経済的な影響も大きいことから、行政（都道府県薬事関連所管課など）が地域フォーミュラリの実施や運営をサポートすることもある。

病院フォーミュラリの実施状況

2014年に聖マリアンナ医科大学病院（神奈川県）でPPI（プロトンポンプ阻害薬）注射薬の病院フォーミュラリが作成されたのが発端だとされている。その後、病院フォーミュラリは着実に導入が進んでおり、2020年度と2022年度に厚生労働科学特別研究事業で実施した特定機能病院と地域医療支援病院などを対象としたアンケートによると、当該施設において「フォーミュラリが存在する」と回答したのは2020年度25.7％であったのに対し、2022年度では42.6％となっている[2,3]。

地域フォーミュラリの実施状況

地域フォーミュラリは、2018年11月に山形県酒田地区で導入・運用が開始された。その後、しばらくは運用開始の報告がなかったものの、2021年10月に大阪府八尾市、2022年10月に茨城県つくば地区で運用が始まるなど、2024年9月現在で全国10エリア以上において運用が始まっており、急速に拡大している。

表1 フォーミュラリの類型と違い

	病院（院内）フォーミュラリ	地域フォーミュラリ
作成者	院内の医師や薬剤師	地域の医師（会）、薬剤師（会）、中核病院
ステークホルダー	少ない （理事長・オーナー、薬剤部長など）	多い （診療所、薬局、中核病院、地域保険者、自治体など）
管理運営	病院薬剤部	地域薬剤師会（医師会）
難易度	易	難
地域の医療経済への影響度	小さい	大きい
学術的要素	少ない	多い

（文献1）を基に作成）

2 フォーミュラリの定義と作成

- 政府は2023年7月に「地域フォーミュラリ」を定義し，関係団体に通知した
- 推奨薬となるのは後発医薬品やバイオシミラーであり，先発医薬品は含まれない
- フォーミュラリの原案は薬剤師が作成し，医師・歯科医師と十分に協議したうえで最終決定する

フォーミュラリの定義

　地域フォーミュラリについて，政府は「地域の医師，薬剤師などの医療従事者とその関係団体の協働により，有効性，安全性に加えて，経済性なども含めて総合的な観点から最適であると判断された医薬品が収載されている地域における医薬品集及びその使用方針」と定義している[4]。日本フォーミュラリ学会が提唱するモデル・フォーミュラリでは，掲載する医薬品を「推奨薬」および「オプション」として定義している[5]。

　病院フォーミュラリにおいてもこの考え方は同様であるが，以前は確立した方法論が存在しておらず，先発医薬品を推奨薬とするフォーミュラリを独自に解釈している施設も存在する。医薬品の適正使用や標準化という点では間違いではないが，経済的視点を無視したフォーミュラリは「地域フォーミュラリ」として馴染まないので注意する。

フォーミュラリの作成準備

　地域フォーミュラリの作成において，主体的な役割を担うのは薬剤師（会）である。地域薬剤師会だけで原案を作成するのが困難な場合，地域基幹病院のDI担当などと連携をしながら進めていくことが肝要である。

　具体的には，対象薬効群の選定，適応症や有効性・安全性に関するデータ，製剤の特徴や薬価に加えて，当該地区における流通状況を調査する。有効性・安全性の評価はメーカーから提供される資料に留まらず，各疾患の診療ガイドラインや学術論文のデータなども踏まえて判断する。さらに必要に応じてThe Cochrane Libraryなどの医療情報データベースを利用し，システマティックレビューや海外ガイドラインを参考にする。

　しかし，前記のような取組みを継続的に行っていくためには高い専門性と膨大な時間を要することから，参考資料として日本フォーミュラリ学会が提唱する「モデル・フォーミュラリ」や医薬品情報プラットフォーム[6]などを活用することも検討する。

フォーミュラリ決定プロセスにおける注意

　フォーミュラリを決定するにあたっては，原案を推し進めるのではなく，地域の医師・歯科医師の意見も踏まえ，十分な協議を行う必要がある。なお，審議に参加するメンバーは利益相反（COI）がないことを確認し，フォーミュラリが公正かつ適正に作成されていることを示しておくことが重要である。

推奨薬　薬効群のなかで，最も標準的に位置づけられる医薬品である。エビデンスに則って検討され，有効性・安全性および経済性に優れており，地域フォーミュラリとして推奨される。
オプション　ある特定の状況で使用される医薬品である。先発医薬品，後発医薬品のいずれでもオプションとして定義されうるが，地域フォーミュラリの推奨薬にはならない。
利益相反（COI）　COIとは，信任を得て職務を行う地位にある人物（医療関係者，研究者など）が立場上追求すべき利益・目的（利害関心）と，その人物がほかにも有している立場や個人としての利益（利害関心）とが，競合ないしは相反する状態のことをいう。

＊DI：drag information　＊COI：conflict of interest

代表的なフォーミュラリの一例

表2はARB（アンギオテンシンⅡ受容体拮抗薬）のフォーミュラリである。現在，国内においては7種類の成分が承認されているが，承認用量における降圧効果の高さや適応症の広さなどを考慮して3成分（いずれも後発医薬品）のみを推奨している。ロサルタンカリウムについては，高血圧およびタンパク尿を伴う2型糖尿病における糖尿病腎症の適応を有しており，降圧効果よりも腎保護作用を目的に使用する場合の選択オプションとして位置づけている。

表2　アンギオテンシンⅡ受容体拮抗薬フォーミュラリの一例

推奨薬	**アジルサルタン** （後発）　10mg・20mg・40mg（錠，OD錠） **カンデサルタン　シレキセチル** （後発）　2mg・4mg・8mg・12mg（錠，OD錠） **テルミサルタン** （後発）　20mg・40mg（錠，OD錠），80mgOD錠
オプション	**ロサルタンカリウム（降圧＜腎保護を優先する場合）** （後発）　25mg・50mg・100mg（錠）

（文献5）を基に作成）

3　フォーミュラリの運用と影響

POINT
- フォーミュラリは医師の処方権を制限するものではない
- フォーミュラリは定期的な見直しが必要である
- 地域フォーミュラリの経済効果は大きく，医療費の抑制に期待がかかる

フォーミュラリの運用

フォーミュラリの導入によって，医師の医薬品使用に制限を生じるものではない。例えば，すでに薬物療法を行っていて，症状が安定している患者に対してフォーミュラリ推奨薬に変更する必要はなく，既存薬を継続することで差し支えない。また，特定の専門領域で使用する医薬品を熟知していて，それを自らの判断で患者に対して推奨薬ではない医薬品を選択することもまったく問題ない。フォーミュラリはあくまでも医薬品の適正使用をサポートするためのツールであることから，処方を決定する権利（処方権）を制限するものではない。この点について誤解が生じないように注意する。

フォーミュラリの更新と見直し

フォーミュラリの運用が始まった後も，**最新の情報に基づいて定期的な更新や見直しを行う必要がある**。例えば，診療ガイドラインの改訂や同種同効薬に後発医薬品が初収載された場合，あるいは推奨薬の出荷制限や販売中止などがそのタイミングとなる。また，運用後の処方動向などを踏まえ，使用頻度が低くなったものは推奨薬から削除することも考慮する。更新後のフォーミュラリは速やかに薬剤師会や医師会を通じて，地域の医療機関や保険薬局などに周知する。

地域フォーミュラリの経済効果

フォーミュラリの推奨薬は後発医薬品に限られることから，地域での取組みが浸透することで医療経済にも大きな影響を与える。地域フォーミュラリに取り組んでいる山形県酒田地区の保険薬局（41件）における年間薬剤費は，2019年に

比べて2020年では約5,842万円の節減につながったと報告されている[7]。山形県酒田地区の人口は約14万人であることを考慮すると、これが全国規模で展開された場合は500億円程度の経済的なインパクトを有していることとなる。**医療財政が逼迫している現状において、地域フォーミュラリは注目すべき施策の1つとなる**であろう。

フォーミュラリと薬剤師の役割

薬剤師が科学的な根拠に基づき医薬品の適正使用を推進することは、医師のタスクシフトの観点からも期待されている。特に同効薬が複数ある場合、どのように使い分けすべきか考えてみるとよい。標準的で経済性にも優れた医薬品を選択するためには、各疾患における国内外のガイドラインや医薬品情報を身につけるだけでなく、薬価や流通状況、行政関連通知などについても調査する。医薬品卸業者や医薬品医療機器総合機構（PMDA）のホームページはこまめに確認しておきたい。

まとめ

- フォーミュラリ作成にあたり重視すべき事項を3つ挙げよ（☞p.295, 296）。 試験 実習
- フォーミュラリ推奨薬として、先発医薬品を選ぶことはできるか説明せよ（☞p.297）。 試験 実習
- フォーミュラリにより医師の処方を制限することができるか説明せよ（☞p.298）。 実習

【引用文献】

1) 中央社会保険医療協議会総会資料：医薬品の効率的かつ有効・安全な使用について（https://www.mhlw.go.jp/content/12404000/000522373.pdf）（2024年10月時点）
2) 厚生労働科学研究成果データベース：病院フォーミュラリーの策定に係る標準的手法開発および地域医療への影響の調査研究（https://mhlw-grants.niph.go.jp/project/145764）（2024年10月時点）
3) 厚生労働科学研究成果データベース：地域フォーミュラリ事例および質問調査に基づいた実施ガイドラインの開発. （https://mhlw-grants.niph.go.jp/project/161560）（2024年10月時点）
4) 厚生労働省：フォーミュラリの運用について（https://kouseikyoku.mhlw.go.jp/kyushu/000284763.pdf）（2024年10月時点）
5) 日本フォーミュラリ学会ホームページ：（高血圧症）アンギオテンシンⅡ受容体拮抗薬（ARB）フォーミュラリ（Ver.3.0）解説書（https://formulary.or.jp/official/wp-content/uploads/2023/10/modelformulary_042.pdf）（2024年10月時点）
6) 日本調剤：FINDATホームページ（https://www.findat.jp/di）（2024年10月時点）
7) 日本フォーミュラリ学会：地域フォーミュラリの実施ガイドライン Ver.1.0.（https://formulary.or.jp/official/wp-content/uploads/2023/12/guidelines20231207.pdf）（2024年10月時点）

＊PMDA：Pharmaceuticals and Medical Devices Agency

5章 医薬品情報の応用と創生

5 情報の創生と課題解決を目指した研究計画の立案

1 臨床研究とは

POINT
- 臨床研究とは，人を対象にした医学系研究全般を指す
- 医療の発展や患者の生活の質の向上などに寄与することを目的に行う
- 医療従事者は，臨床研究を通じて最新の医療知識や技術を学ぶことできる

　臨床研究とは，病気の原因や病態の解明，新たな診断や予防・治療方法，治療薬，医療機器の開発など患者の生活の質の向上や健康の増進などのために行う医学系研究である。これには，人由来の試料（血液や身体組織など）を用いた研究や診療データなどの個人情報を用いたデータ解析を行う研究（カルテ調査研究）も含まれる。これらの倫理的原則や規則には，世界医師会ヘルシンキ宣言や人を対象とした生命科学・医学系研究に関する倫理指針などがある。言い換えると，臨床研究は**人を対象にした研究全般で医療の発展に寄与することを目的に行うもの**といえる。

　さらには，臨床研究は新しい薬剤や医療機器の開発，また既存の治療法の有効性や安全性の検証のために必要とされている。ヘルシンキ宣言第6項では「最善と証明された治療であっても，安全性，有効性，効率性，利用可能性および質に関する研究を通じて継続的に評価されなければならない。」[1]と言及されている。また**医療従事者は，臨床研究をとおして最新の医療知識や技術を学ぶことができるため，臨床研究は医療の質向上につながる重要**な要素である。

臨床研究の科学性と倫理性

　臨床研究は参加する患者の権利を尊重し，科学的に，かつ法規や倫理規定に基づいて倫理的に実施されることが求められる。1979年に米国でまとめられたベルモント・レポート（研究対象者保護のための倫理原則および指針）では，日常の医療行為と「研究行為」とのすみ分けを明確化することを提言し，「**人格の尊重（respect for persons）**」「**善行（beneficence）：患者・研究対象者等のリスクの最小化と研究成果などのベネフィットの最大化**」「**正義（justice）：研究によって受ける利益と負担の公正性**」という倫理3原則が提示されている。この報告書では，さらに配慮すべき事項としてインフォームド・コンセントなどが挙げられている。

臨床に役立つアドバイス

インフォームド・コンセント
　患者の人格を尊重し，研究参加について自発的な意思決定をするために，インフォームド・コンセントは倫理的に重要なプロセスである。

2 臨床研究の進め方

- 臨床研究を進める際は，6つのステップを意識する
- 「臨床疑問と研究の想起」「研究計画の策定」「研究計画書などの作成」は準備段階，「倫理審査委員会の承認」「研究実施」は研究本番，「研究結果の公表」は研究の社会還元（ゴール）に分類される

臨床研究の6つのステップ

臨床研究の進め方には，図1に示す6つのステップがある。

図1 臨床研究の進め方

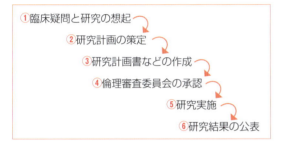

■ 臨床疑問と研究の想起（図1①）

普段の業務における患者の訴えや副作用から添付文書やガイドライン，また論文検索から解決できない疑問があった場合，臨床研究のテーマとなる可能性がある。**臨床疑問に対しては，PECOを立てて整理**するとよい（表1）。

■ 研究計画の策定（図1②）

研究テーマを選んだ理由，先行研究との関連性などを明確にする。そのうえで，検証したい仮説や研究方法を詳細に検討する必要がある。

表1 PECOを用いた臨床疑問の整理法

patient	どんな患者に
exposure（intervention）	何をすると（どのような治療をすると）
comparison	何と比べて
outcome	どうなるか

研究デザイン，被験者選定基準，データ収集方法，統計分析方法などを具体的に決定する。また，研究の倫理的な配慮やインフォームド・コンセントの手順などを決める。研究スケジュールと研究予算もあらかじめ検討しておく必要がある。

■ 研究計画書などの作成（図1③）

研究計画書や同意説明文書，その他の資料を作成する。資料を作成する際は，倫理指針などに加えて，申請予定の倫理審査委員会事務局にひな形や様式が定まっているか，記載方法のルールがあるかなどあらかじめ確認しておく。

■ 倫理審査委員会の承認（図1④）

臨床研究は，倫理審査委員会の承認および当該施設の長の許可を得て実施する。

■ 研究実施（図1⑤）

研究計画書の内容に沿って研究を実施する。特にインフォームド・コンセントの手順や同意書の保管方法，研究で取得したデータの個人情報の管理や記録の保管方法などは，研究者同士で事前に相談・打ち合わせを行う。

■ 研究結果の公表（図1⑥）

予定症例数のデータ収集が終了したらデータの解析や検討を行う。研究終了時は，倫理審査委員会に研究終了を報告する。得られた研究成果は，個人情報に十分に配慮したうえで，学会報告や論文投稿により公表する。これらの研究

成果の公表では，CONSORT 声明などの各種ガイドラインを参考とする。

> **補足**
> **症例報告と臨床研究の違い**
> 　臨床では臨床研究のほか，症例報告に取り組むことも多い。両者の違いを**表2**に示すので，参照していただきたい。

表2　症例報告と臨床研究の違い

症例報告	臨床研究
・1例から数例 ・普段経験しない，もしくは特異的な報告で結果の一般化が難しい ・比較対象がない	・集団を対象として，数十例から数百例以上の症例数で実施する。 ・予定症例数などは得られる結果に応じてあらかじめ統計的に検討する。 ・研究デザインによって内容や進め方がさまざまである。 ・実施にあたり倫理審査委員会の承認，また前向き研究では特に労力や時間が必要となる。

3　研究計画の作成

- 最新の「人を対象とする生命科学・医学系研究に関する倫理指針」を確認する
- 研究の実施期間，対象患者，研究デザインなどを具体的に検討する
- 計画書の作成の際は，用意されているひな形を参考にする

　研究計画の作成のためには，まず**倫理指針の適用となる研究かどうかを確認する**（**表3**）。そのうえで**研究計画書に記載する内容を検討**する。研究テーマに沿って，研究の実施期間，対象患者，研究デザイン，統計解析の方法，インフォームド・コンセントの方法，研究データの内容は管理方法（氏名の削除や符号化など）について具体的に検討する。

　研究計画書に記載すべき内容は，「人を対象とする生命科学・医学系研究に関する倫理指針（2024年3月時点）」[2]（以下，倫理指針）に従う。倫理指針では，**研究計画書では全25項目の記載が求められるが，15項目は必須，それ以外は該当する場合**となっている。具体的に記載すべき項目の例を**表4**に示す。また，所属する組織や申請予定の倫理審査委員会にひな形が用意されていればそちらを使用するとよい。

表3　倫理指針において審査が必要とされる研究，必要とされない研究

倫理審査委員会での審査が必要とされる研究	倫理審査委員会での審査が必要とされない研究
・人を対象とする生命科学・医学系研究 例；人に医薬品を投与する研究，血液を採血する，組織検体によりヒトゲノム解析を行う研究，患者のカルテ調査を行う研究，患者の心的外傷に関してのアンケート調査など	・症例報告 ・匿名加工情報を用いた研究 ・研究用として広く利用され，一般に入手可能な試料・情報など

研究者で判断が難しい場合は倫理審査委員会の意見を聞くことが推奨される。実際の判断の際は最新の倫理指針を参照していただきたい。

表4 研究計画書に記載すべき項目

①研究の名称	⑩試料・情報（研究に用いられる情報に係る資料を含む）の保管および廃棄の方法
②研究の実施体制	⑪研究機関の長への報告内容および方法
③研究の目的および意義	⑫研究の資金源その他の研究機関の研究に係る利益相反および個人の収益その他の研究者などの研究に係る利益相反に関する状況
④研究の方法および期間	
⑤研究対象者の選定方針	
⑥研究の科学的合理性の根拠	
⑦インフォームド・コンセントを受ける手続きなど	⑬研究に関する情報公開の方法
⑧個人情報などの取扱い	⑭研究により得られた結果などの取扱い
⑨研究対象者に生じる負担ならびに予測されるリスクおよび利益，これらの総合的評価ならびに当該負担およびリスクを最小化する対策	⑮研究対象者などおよびその関係者が研究に係る相談を行うことができる体制および相談

（文献2）を基に作成）

4 臨床研究に関係する用語

POINT
- 「介入」や「侵襲」などの臨床研究特有の用語の意味を押さえる
- インフォーム・ドコンセントとオプトアウトがどう異なるのか理解しておく

臨床研究に関する用語のうち，主に臨床研究を分類する用語，または患者の同意に関係する用語について，理解する必要がある。臨床研究の場合，当該臨床研究に「侵襲」と「介入」の要素が含まれるかどうかで倫理指針において求められる要件が異なってくる。また，患者の同意に関係する用語には，「インフォームド・コンセント」や「オプトアウト」などがある。さらには，個人情報に関連する用語として「匿名加工情報」については，臨床研究を計画・実施する際にその用語の意味を十分理解しておく必要がある。

侵襲

「研究目的で行われる，採血，切開，薬物投与，放射線照射，心的外傷に触れる質問等によって，研究対象者の身体又は精神に傷害又は負担が生じること」[1]を指す（図2）。

介入

人の健康に関するさまざまな事象に影響を与える要因を制御する行為を研究目的で実施することを指す。具体的には医薬品の投薬や医療機器を用いた治療などが該当する（図3）。

図2 侵襲の例（採血）

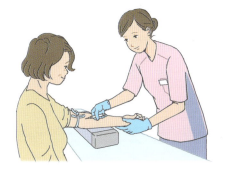

図3 介入の例（投薬）

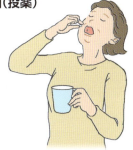

インフォームド・コンセント

研究者らが研究対象者に対して，実施する研究の目的，意義，方法，研究対象者に生じる負担，リスク・利益を含む予測される結果などを十分に説明し，それらを理解したうえで研究対象者が自由意思に基づいて同意することを指す。

オプトアウト

倫理指針に基づき，研究対象者から直接同意を受けない研究について，その詳細を情報公開し，診療データや検体の利用を拒否できる機会を保障することを指す(**図4**)。

代諾者

当該研究対象者がインフォームド・コンセントの能力を欠くと客観的に判断される場合〔小児(未成年者)や認知症患者などの場合〕に，研究対象者の意思及び利益を代弁し，インフォームド・コンセントなどを与える者を指す。

匿名加工情報

特定の個人を識別できないように個人情報を加工した情報を匿名加工情報という。この加工では，個人情報保護法に従った対応が必要であり，単に氏名などを削除した個人情報は匿名加工情報とはみなされない。

補足

「匿名化」という用語は使わない？

「匿名化」は，従来から医療・介護の実務で使われてきた用語である。これは，患者情報から氏名，年齢，性別，その他の直接的に個人を識別できる情報を削除し，特定の記号を付与することで直ちに特定の個人を識別できなくする方法を表す用語として広く用いられてきた。一方で，個人情報保護法における「匿名加工情報」と紛らわしいことから，「倫理指針」などでは用いられない用語となった。そのため，単に氏名の削除などを行う場合は，「符号化」もしくは「記号化」と表すのが望ましい。

図4　オプトアウトの例

臨床研究に関する情報公開について（オプトアウト）

本ページでは、昭和大学の各附属病院に受診された患者さんの診療情報や検体（血液等）などを医学研究に利用するための研究協力のお願いを掲載しております。

人を対象とする医学系研究を実施する際は、文部科学省・厚生労働省から発表している関連法規(※１)に沿って実施することが求められております。

カルテに記録された情報や、検査で採取した検体（血液等）を解析することで、新しい医学的な発見が得られることがありますが、このような研究を実施する際は、「オプトアウト」する必要があります。

オプトアウトとは、研究内容を説明した「情報公開文書」を公開し、研究への情報等の利用をご本人が拒否できるようにすることです。

本ページに公開されている研究で、ご自身の情報などを使われたくないとお考えの場合は、該当する情報公開文書に記載されている問い合わせ先までご連絡ください。なお、そのようなご連絡をいただいても診療に不利益になることはありません。

※１関連法規
- ・臨床研究法
- ・人を対象とする生命科学・医学系研究に関する倫理指針
- ・個人情報の保護に関する法律

本ページの使い方
- 2023年4月以降に実施中の研究が公開されています。
  2023年3月以前の研究は別のページ（以下のURL）で確認できます。
  URL: https://www.showa-u.ac.jp/visitor/medical/clinical_trial/
- 【施設検索】施設名（病院等）の前のチェックボックスにチェックを入れると絞り込みが可能。
- 【テキスト検索】で研究課題名や主治医の名前による検索が可能。
- 【PDF】ボタンで情報公開文書を見ることができます。

（https://showa-u.bvits.com/rinri/publish.aspxより）

5 臨床研究に関する法令や指針，ガイドライン

POINT
- 臨床研究に関しての法令や指針については把握しておく
- 臨床研究を行う際には，患者の個人情報保護も重要になる
- 研究報告の際には，研究デザインに応じた声明も参考にする

臨床研究に関係する法令や指針などのなかで，まずは「人を対象とする生命科学・医学系研究に関する倫理指針」が臨床研究（治験や特定臨床研究を除く）を実施する場合に遵守するべき指針となる。一方で，未承認・適応外や製薬企業等からの資金提供を受けた医薬品等の臨床研究（臨床試験）は，「特定臨床研究」として「臨床研究法」の遵守が義務づけられている。さらには，薬剤師が多く実施する観察研究（カルテ調査）では，個人情報の取得と管理が実施の中心になるため，その関連法規として「個人情報保護法」の十分な理解が必要となる。最後に，研究成果を公表する際は，報告する研究の質の担保のために「CONSORT声明」などのガイドラインを参考にすることも重要である（p.237参照）。

世界医師会ヘルシンキ宣言

世界医師会ヘルシンキ宣言の正式名称は「人間を対象とする医学研究の倫理的原則」で，世界医師会が作成し，1964年に採択された。医学研究者が自らを規制するために採択された倫理規範であり，近年重視される研究の透明性の確保などが項目として追加されるといった改訂が何度か行われている。

人を対象とする生命科学・医学系研究に関する倫理指針

従来の倫理指針が統合されて2021年に制定された。臨床研究における基本的原則や倫理審査委員会，研究計画書の記載項目，インフォームド・コンセントなどが定められている。

臨床研究法

未承認・適応外の医薬品等の臨床研究（臨床試験）や製薬企業等から資金提供を受けた医薬品等の臨床研究（臨床試験）を規制するために制定された法律で，法を遵守した研究を「特定臨床研究」と称する。

臨床研究登録

臨床研究の実施に先立って当該研究を登録し，研究の透明性を確保する方法である。厚生労働省が整備するデータベース（jRCT）や大学病院医療情報ネットワーク研究センター臨床試験登録システム（UMIN-CTR）などがある。

個人情報保護法

個人情報の有用性に配慮しながら，個人の権利や利益を守ることを目的とした法律で，正式名称は「個人情報の保護に関する法律」である。制定後に何度か大きな改正が行われ，「匿名加工情報」制度の創設，外国にある第三者への個人データ提供の規定整備などが盛り込まれた。

CONSORT声明

ランダム化比較試験（RCT）を論文として報告するために必要な項目を示したガイドラインである。25項目のチェックリストとフローチャートで構成されている。

＊jRCT：Japan Registry of Clinical Trials ＊UMIN-CTR：University Hospital Medical Information Network Clinical Trials Registry ＊CONSORT：consolidated standards of reporting ＊RCT：randomized controlled trail

STROBE声明

観察研究の報告において記載すべき項目のチェックリストのガイドラインである。論文の「タイトル」「抄録」「はじめに」「方法」「結果」および「考察」に関連する22項目で構成されるチェックリストとなっている。

PRISMA声明

システマティックレビュー・メタアナリシスの報告すべき項目を示したガイドラインである。文献検索の方法，検索で絞られた論文内容の統合，バイアスの報告，エビデンスの要約などのプロセスが示されている。

> **臨床研究と法令・倫理指針**
> 臨床研究は，人を対象とした医学系研究全般を指す。臨床疑問に対してPECOを立てて整理し，研究計画を策定する。倫理審査委員会の承認を得た後，被験者からインフォームド・コンセントを取得して実施する。その際には，「ヘルシンキ宣言」「人を対象とする生命科学・医学系研究に関する倫理指針」および「臨床研究法」を理解しておく必要がある。

まとめ

- 臨床研究とは何か説明せよ（☞p.300）。[試験]
- ベルモント・レポートでまとめられた3原則を説明せよ（☞p.300）。[試験]
- 臨床研究と症例報告の違いについて説明せよ（☞p.302）。[試験]
- 臨床研究における「介入」と「侵襲」の違いについて説明せよ（☞p.303）。[試験]
- 「インフォーム・ドコンセント」と「オプトアウト」の違いについて説明せよ（☞p.304）。[試験]

【引用文献】
1) WORLD MEDICAL ASSOCIATION 世界医師会：WMAヘルシンキ宣言 人間を対象とする医学研究の倫理的原則 (https://www.med.or.jp/dl-med/wma/helsinki2013j.pdf)（2024年10月時点）
2) 文部科学省・厚生労働省・経済産業省：人を対象とする生命科学・医学系研究に関する倫理指針 (https://www.mhlw.go.jp/content/001077424.pdf)（2024年10月時点）

---

* STROBE：Strengthening the Reporting of Observational Studies in Epidemiology
* PRISMA：Preferred Reporting Items for Systematic Reviews and Meta-Analyses

6 医療ビッグデータの例と特徴

1 医療分野の電子化

- 一般病院のうち半数以上，400床以上の大病院のうち9割以上の施設で電子カルテが導入されている
- 国を挙げて医療DXが推進されている

医療の電子化の進展

　病院に行くと診察室で医師が電子カルテに診療記録を入力している姿をよく見かけるように，医療分野において電子化が急激に進んでいる。**表1**のように電子カルテの普及率は，2008年には一般病院で14％程度，ベッド数が400床以上の大病院でも40％に満たなかったのが，12年後の2020年には，一般病院で50％を超え，400床以上では90％を超えている。しかも医療機関が保険者に対して診療報酬の請求をするための明細書として，一般にはレセプトといわれる様式で，かつては紙媒体であったものも現在ほぼ100％電子化されている。これらが電子化データとして日々の業務のなかで蓄積されていくとおのずと膨大な量となる。これらは**医療ビッグデータ**とよばれ，本来の治療や診療報酬請求などの目的で利用するのが一次利用であり，本来の目的以外の研究や教育，公衆衛生や医療サービスの向上などに役立てるために利用するのが二次利用である。また，この医療の電子化については，国も**医療DX**として推奨している。

> **医療データの一次利用と二次利用の違い**
> 　医療データの一次利用とは治療や診療報酬請求など本来の目的で利用することを指す。一方，医療データの二次利用とは，本来の目的以外の研究や教育，公衆衛生や医療サービスの向上などに役立てるために利用することを指す。

表1　電子カルテシステムの導入率

	一般病院	一般病院の病床規模別			一般診療所
		400床以上	200〜399床	200床未満	
2008年	14.2% (1,092/7,714)	38.8% (279/720)	22.7% (313/1,380)	8.9% (500/5,614)	14.7% (14,602/99,083)
2020年	57.2% (4,109/7,179)	91.2% (609/668)	74.8% (928/1,241)	48.8% (2,572/5,270)	49.9% (51,199/102,612)

2008年と2020年で比較すると電子カルテシステムの導入率が高まり，医療の急激な電子化が進んでいる。特に400床以上の大規模な病院では電子化が著しく，9割以上の施設で現在電子カルテが導入されている。

（文献1）を基に作成）

　医療DX　医療DXとは「医療のdigital transformation」のことであり，保健・医療・介護の各段階において発生する情報やデータを，全体最適化された基盤をとおして，関係者の業務やシステム，データ保存の外部化・共通化・標準化を図り，より良質な医療やケアを受けられるように，社会や生活の形を変えること[2]を指す。

*DX：digital transformation

2 医療ビッグデータについて

- 医療ビッグデータは，医療機関ベース，保険者ベース，保険薬局ベースとその他に分けられる

医療ビッグデータの種類・特徴と具体例

欧州や米国の政府は，医療ビッグデータを用いて効率的に新薬や新しい医療の開発，**安全性監視**に役立てようとしている[3,4]。特に米国ではビッグデータよりもリアルワールドデータ（RWD）と言われることが多い。そのRWDからつくられるエビデンスはRWEである[4]。日本政府も医薬品の安全性監視や臨床研究の推進のため，医療ビッグデータの活用を推奨している[5,6]。国内外の医療ビッグデータを活用した事例も多いが，本項ではわが国の医療ビッグデータのいくつかを紹介しながら，その特徴を説明する（**表2**）。詳しくは日本薬剤疫学会がデータベース一覧[7]としてまとめているので参照していただきたい（JADERは薬剤疫学会の一覧にはない）。さらに詳細な医療ビッグデータの特徴を学びたい場合は薬剤疫学の専門書[8]などを勧める。

表2 主な医療ビッグデータの種類・特徴と具体例

分類	医療機関ベース	保険者ベース	保険薬局ベース	その他
主な具体例の名称	MID-NET®	NDB	日本調剤	JADER
管理者	医薬品医療機器総合機構（PMDA）	厚生労働省	株式会社日本医薬総合研究所	医薬品医療機器総合機構（PMDA）
データベース名称	MID-NET	匿名医療保険等関連情報データベース	日本調剤株式会社処方データベース	JADER
Webサイト	https://www.pmda.go.jp/safety/mid-net/0001.html	https://www.mhlw.go.jp/stf/seisakunitsuite/bunya/kenkou_iryou/iryouhoken/reseputo/index.html	https://www.jpmedri.co.jp/	https://www.pmda.go.jp/safety/info-services/drugs/adr-info/suspected-adr/0005.html
DPC（様式1）	〇	×	×	×
DPC（EFファイル）	〇	×	×	×
医科レセプト	〇	〇	×	×
調剤レセプト	×	〇	〇	×
電子カルテ	〇	×	×	×
傷病名	〇	〇	×	〇
薬剤マスタ	〇	〇	〇	〇
検査結果	〇	×	×	×
データ開始年	2009年	2008年	2001年	2004年（E2B様式）
総登録人数［万人］	605	12,000	2,100	90

〇はデータあり，×はデータなし。JADERの開始年はICH E2Bの標準様式以降を記載しており，総登録人数は執筆時点における症例一覧テーブルの識別番号の数を記している。

---

* RWD：real world data　* RWE：real world evidence　* MID-NET®：medical information database network
* NDB：national database of health insurance claims and specific health checkups of Japan
* JADER：Japanese adverse drug event report database

■ 医療機関ベース

特徴

大規模病院などから電子カルテなどの内容を寄せ集めたデータである．代表的な **MID-NET®** は，大学病院やグループ病院の電子カルテデータを標準化して統合したデータセットとして，医薬品などの製造販売後調査や臨床研究などに利用可能である．

利点

臨床検査や細菌検査結果などのデータがあり，症例ごとの詳細な分析が可能である．

欠点

個々の医療機関を超えて患者を追跡できないことから患者追跡率が低く，規模も小さい．

■ 保険者ベース

特徴

診療報酬請求のためにつくられた電子データであり，入院・外来・歯科・調剤などのデータがある．代表的な **NDB** は厚生労働省が管理しており，皆保険のわが国では全国民を対象とする最も大規模な医療データベースである．

利点

保険者を変更しない限り医療機関を越えて患者を追跡できることから患者追跡率が高く，規模も大きい．

欠点

データの信頼性が課題である．また自費診療や生活保護を受けている患者のデータは含まれない．

■ 保険薬局ベース

特徴

大手保険薬局傘下の調剤レセプトを中心に集めたデータである．代表例として挙げた日本調剤株式会社の処方データベースは，国内第2位の規模である．

利点

疑義紹介による薬剤変更や後発品に変更された薬剤など，処方時よりも正確な情報が得られる．

欠点

院外処方箋の調剤データに限定され，病名や検査データがないことから，対象疾患や重症度についての情報は薬剤の使い分けなどから推察するしかない．

■ その他

特徴

日本薬剤疫学会のデータベース一覧[7]では，一般人や医療従事者を対象とした調査結果のデータベースも掲載しているが，**表2**では国が集めている副作用報告のデータベースである **JADER** を例として挙げている．JADERでは，ICHで合意された標準的な個別症例安全性報告様式であるE2B様式で報告されたデータを2004年度以降ダウンロード可能としているが，2004年度より前のデータもアーカイブとして利用可能である．

利点

患者や医療従事者でなければわからない情報がある．特にJADERは副作用の可能性のあるデータを最も効率よく収集できており，さらに詳細な調査が必要であるか否かをシグナル検出の手法を適用するなどして実用化されている．

欠点

主観的な情報が多い．JADERでは医薬品との関連性がない原疾患の悪化や偶発事象の報告や重複した報告が含まれること，またマスコミ報道などにも報告数が影響されやすいが，一般には過少報告が課題となっている．

3 医療ビッグデータの活用事例

- 医療ビッグデータはさまざまな種類の医薬品情報の創出に用いられている
- 解決すべき課題に合わせた医療ビッグデータの利活用が重要である

医療ビッグデータの利活用にあたって

前項では，医療ビッグデータの例とその特徴について解説した．医療ビッグデータの利活用ではそれらの特徴を踏まえて，解決すべき課題に適したものを用いることが重要である．そこで本項では，それぞれ異なる課題に対するデータベースの具体的な活用事例をいくつか紹介する．

医薬品安全性シグナルの早期発見

アンギオテンシン変換酵素阻害薬（ACE阻害薬）は，ブラジキニンやサブスタンスPの分解までも抑制し，副作用として空咳が発生することは現在ではよく知られている．しかし，その関連性は発売当初から広く知られていたものではなく，一説によるとこのシグナルが報告されたのはオランダ語の文献で1983年のことであり，広く文献的に報告されたのは1986年であったとされている[9]．

図1は当時に集積された自発報告の分析が実施されたならばという仮定で後方視的に行われた分析結果である．この分析は，世界保健機関（WHO）のデータベースを対象に，BCPNNという不均衡分析の手法を用いている．BCPNNではICという指標を計算するが，図中の95％信頼区間（95％CI）の下限値は1981年の第3四半期時点で0を上回っており，シグナルが検出されている[9]．つまりこの事例では，実際にACE阻害薬と空咳の関係性が広く知れ渡る前に，自発報告データベースの分析によってその関連性の疑いを推測可能であったことを示唆している．

現在では，自発報告データベースは，日本を含む各国でシグナルの早期発見のためのスクリーニングツールとして広く用いられている[10]．また，米国医薬品食品局（FDA）では，その自発報告データベースであるFAERSを分析して得られたシグナルの一部が四半期ごとに公表されている（**図2**）．

図1 1979～1996年のカプトプリルと咳のICの変化

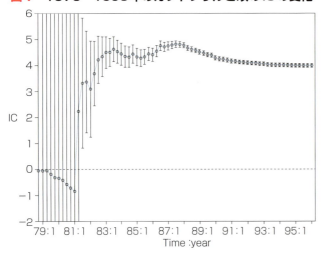

四半期ごとの集計結果であり，エラーバーは95％CIを示す．解析による四半期ごとの結果が示されており，例えば79：1は1979年第1四半期（1～3月）を意味する．

（文献9）を基に作成）

---

* ACE：angiotensin converting enzyme　* BCPNN：Bayesian confidence propagation neural network
* IC：information component　* CI：confidence interval　* FDA：Food and Drug Administration
* FAERS：FDA Adverse Event Reporting System

図2　米国医薬品食品局におけるシグナルの公表

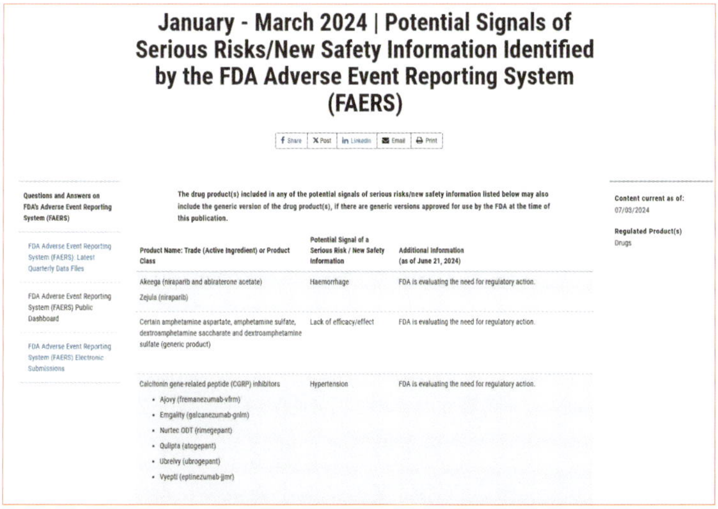
January - March 2024 | Potential Signals of Serious Risks/New Safety Information Identified by the FDA Adverse Event Reporting System (FAERS)

Share | Post | LinkedIn | Email | Print

Questions and Answers on FDA's Adverse Event Reporting System (FAERS)

FDA Adverse Event Reporting System (FAERS): Latest Quarterly Data Files

FDA Adverse Event Reporting System (FAERS) Public Dashboard

FDA Adverse Event Reporting System (FAERS) Electronic Submissions

The drug product(s) included in any of the potential signals of serious risks/new safety information listed below may also include the generic version of the drug product(s), if there are generic versions approved for use by the FDA at the time of this publication.

Product Name: Trade (Active Ingredient) or Product Class	Potential Signal of a Serious Risk / New Safety Information	Additional Information (as of June 21, 2024)
Akeega (niraparib and abiraterone acetate) Zejula (niraparib)	Haemorrhage	FDA is evaluating the need for regulatory action.
Certain amphetamine aspartate, amphetamine sulfate, dextroamphetamine saccharate and dextroamphetamine sulfate (generic product)	Lack of efficacy/effect	FDA is evaluating the need for regulatory action.
Calcitonin gene-related peptide (CGRP) inhibitors • Ajovy (fremanezumab-vfrm) • Emgality (galcanezumab-gnlm) • Nurtec ODT (rimegepant) • Qulipta (atogepant) • Ubrelvy (ubrogepant) • Vyepti (eptinezumab-jjmr)	Hypertension	FDA is evaluating the need for regulatory action.

Content current as of:
07/03/2024

Regulated Product(s)
Drugs

(https://www.fda.gov/drugs/questions-and-answers-fdas-adverse-event-reporting-system-faers/potential-signals-serious-risksnew-safety-information-identified-fda-adverse-event-reporting-systemより)
2024年1～3月の分析結果の一部を参照している（2024年7月時点）。

承認されたワクチンのリアルワールドにおける有効性評価

新型コロナウイルス感染症の流行下において迅速に開発・承認されたワクチンは，実際の診療下において効果を示すかどうかは多くの関心を集めた疑問であった。これは，**ランダム化比較試験**などの実験的研究で示された効果としての“**efficacy**”と，実際の医療の現場で観測される効果としての“**effectiveness**”が別の概念であるためである。その疑問への回答の1つとして，イスラエルではRWDを利用して迅速にその効果の検討を行い，報告した[11)]。この研究では，2020年12月20日～2021年2月1日までにワクチン接種を受けた患者を特定し，非接種者とマッチングして比較しているが，その結果は2021年2月24日には電子版が公開された。つまり，接種開始から3カ月足らずでこのような結果の公表が行われたということである。

また結果としては，2回目接種後7日以降のPCR検査陽性で確認されたSARS-CoV-2感染リスクに対して92％（95％CI：88－95％），症候性COVID-19リスクに対して94％（95％CI：87－98％），COVID-19による入院リスクに対して87％（95％CI：55－100％），重症COVID-19に対して92％（95％CI：75－100％）の有効性が示された。臨床試験[12)]におけるワクチン接種群に割当てられた患者数は約2万人であったものが，この時点で約60万人のワクチン接種患者のデータを用いた結果が得られているという点でも，RWDの解析の意義を示唆する事例である（**表3**）。

表3　新型コロナウイルスワクチンに関する2つの研究の比較

	臨床試験[12)]	リアルワールドデータ[11)]
組み入れ時期	2020年7月27日～2020年11月14日	2020年12月20日～2021年2月1日
論文の公表時期	2020年12月10日	2021年2月24日
ワクチン接種例の対象患者数	約2万例	約60万例
評価対象（研究目的）	safety and efficacy	effectiveness

（文献11，12）を基に作成）

＊PCR：polymerase chain reaction

補足

RWDを記述することで得られる知見

　データサイエンスのタスクは「記述」「予測」「因果推論」に分類されるという考え方がある[13]。広範に（ときには全国規模で網羅的に）収集されたRWDが利用可能となってきた昨今においては，医薬品の使用実態などを純粋に「記述」することによっても重要な知見が得られることを認識しておきたい。

医薬品と有害事象の関連性に関する検討

　顆粒球コロニー形成刺激因子（G-CSF）*製剤の1つであるペグフィルグラスチムでは，自発報告で血小板減少症が複数例報告されており，関連性が疑われていた。しかし，G-CSF製剤が使用される患者は主に化学療法を受けたがん患者であり，血小板減少症は抗悪性腫瘍薬に由来するものである可能性も否定できないという懸念があった。そこでPMDAは，**MID-NET®**を利用して，その関連性に関する検証的な検討を行った[14]。

　この研究は，研究デザインに**ネステッドケースコントロール研究**が用いられ，ケース群と対応するコントロール群が解析対象となった。マッチングには，index date，性別，年齢，医療機関，直近で処方が開始された抗悪性腫瘍薬，抗悪性腫瘍薬の初処方日からの日数といった情報が使用された。ケース群のindex dateは血小板数減少発現日であり，コントロール群のindex dateは，対応するケース群のindex dateの前後180日とされた。その結果，血小板数減少の2～7日前にペグフィルグラスチムの処方がある場合，G-CSF製剤の処方がない場合と比べて統計学的に有意に高いオッズを示し，関連性が示唆された（調整オッズ比：7.4［95％CI：2.0－28.1］）。

　この研究の結果に基づき，ペグフィルグラスチムの添付文書に血小板減少に関する記載が追加されている[15]。2023年にわが国の医薬品安全性監視における医療情報データベースの活用事例がまとめられ，事務連絡[16]が作成されているが，上記の研究はその文書において，医薬品と特定の事象に関する検証的な確認（**シグナル検証**）の事例として取り上げられている。

まとめ

- 医療ビッグデータはどのように作られてきたか説明せよ（☞ p.307）。 試験
- 医療DXとは何か説明せよ（☞ p.307）。 試験
- 可能であれば身近な医療ビッグデータを実際に使ってみて，その特徴を挙げよ（☞ p.309）。 実習
- 医療ビッグデータの解析例を1つ挙げ，その事例において医療ビッグデータを用いて解析することの利点を説明せよ（☞ p.310～312）。 試験
- 医療ビッグデータを用いた研究論文を取得し，その研究においてその医療ビッグデータが用いられた理由について考察せよ（☞ p.310～312）。 実習

【引用文献】

1) 厚生労働省：医療分野の情報化の推進について（https://www.mhlw.go.jp/stf/seisakunitsuite/bunya/kenkou_iryou/iryou/johoka/index.html）（2024年10月時点）
2) 厚生労働省：医療DXについて（https://www.mhlw.go.jp/stf/iryoudx.html）（2024年10月時点）
3) Heads of Medicines Agencies (HMA)-European Medicines Agency (EMA)：Joint Big Data Taskforce – summary report Summary report（https://www.ema.europa.eu/en/documents/minutes/hma-ema-joint-task-force-big-data-summary-report_en.pdf）（2024年10月時点）

＊G-CSF：granulocyte colony stimulating factor

4) U.S. Food and Drug Administration. : Framework for FDA's Real-World Evidence Program (https://www.fda.gov/media/120060/download)(2024年10月時点)
5) 厚生労働省：電子化された医療情報データベースの活用による医薬品等の安全・安心に関する提言（日本のセンチネル・プロジェクト）(https://www.mhlw.go.jp/stf/shingi2/2r9852000000mlub-att/2r9852000000mlwj.pdf)(2024年10月時点)
6) 厚生労働省厚生科学審議会臨床研究部会：臨床研究・治験の推進に関する今後の方向性について（2019年度版）(https://www.mhlw.go.jp/content/10808000/000495223.pdf)(2024年10月時点)
7) 日本薬剤疫学会：日本における臨床疫学・薬剤疫学に応用可能なデータベース調査 (https://www.jspe.jp/committee/kenkou-iryou/)(2024年10月時点)
8) 小出大介：わが国のデータベースの現状. 薬剤疫学の基礎と実践 改訂第3版（景山 茂, ほか編）, ライフサイエンス出版. p.282-290, 2021.
9) Bate A, et al. : A Bayesian neural network method for adverse drug reaction signal generation. Eur J Clin Pharmacol, 54(4) : 315-321, 1998.
10) 漆原尚巳：自発報告に基づくシグナル検出ができること，できないこと. 医薬品情報学, 21(4) : 135-141, 2019.
11) Dagan N, et al. : BNT162b2 mRNA Covid-19 Vaccine in a Nationwide Mass Vaccination Setting. N Engl J Med, 384(15) : 1412-1423, 2021.
12) Polack FP, et al. : Safety and Efficacy of the BNT162b2 mRNA Covid-19 Vaccine. N Engl J Med, 383(27) : 2603-2615, 2020.
13) Hernán MA, et al. : A Second Chance to Get Causal Inference Right: a Classification of Data Science Tasks. CHANCE, 32(1) : 42-49, 2019.
14) Kajiyama K, et al. : Nested Case-Control Study Utilizing MID-NET® on Thrombocytopenia Associated With Pegfilgrastim in Patients Treated With Antineoplastic Agents. Clin Pharmacol Ther, 110(2) : 473-479, 2021.
15) 厚生労働省：「使用上の注意」の改訂について 別紙9 (https://www.info.pmda.go.jp/kaiteip/20200331A001/09.pdf)(2024年10月時点)
16) 厚生労働省：「医薬品安全性監視における医療情報データベースの活用とその事例」について (https://www.pmda.go.jp/files/000253127.pdf)(2024年10月時点)

第6章

患者情報

6章 患者情報

1 情報と情報源

1 患者情報と情報源・媒体

- 情報源には，医師，薬剤師，看護師，患者・家族によるものがある
- 情報源の特性を理解し，適切な情報を選択し評価する

　薬物療法の個別化に対応するために，患者情報源として，診療録，お薬手帳，薬剤服用歴，患者・家族との対話，医療機関とのIT・電話・FAXを通じたやりとりなど，さまざまなものが利用されている。

患者情報の基本的情報

　患者の基本的情報には，遺伝的素因，年齢的要因，臓器機能といった医学的，薬学的情報や生活状況などがあり，医療機関では入院時などに患者や家族から情報収集が行われ，診療録に患者プロファイルとして登録される。登録される内容には，氏名，年齢，連絡先，家族構成，キーパーソン，既往歴，アレルギー，手術歴，薬歴，輸血歴，病歴，嗜好（喫煙歴，飲酒歴）から，居宅の手すり設置など退院時の生活援助を見据えた情報まで含まれる。

患者情報源・媒体

　患者情報源の種類は多様であるため，その目的に応じて使い分ける必要がある。

■ 診療録（カルテ）

　診療録は，時系列に沿った医療の過程（ケアプロセス）が多職種によって記録される。手書き記録と電子記録があるが，近年病院における診療業務では，病院情報システム（HIS）が普及しており，電子カルテシステム，オーダリングシステムが広く用いられている。

> **補足**
> **診療録の位置づけ**
> 　医師法第二十四条では「医師は患者を診療したときは遅滞なく診療に関する事項を診療録に記載しなければならない」とされ，「遅滞なく」記載することが求められている。診療録は社会的な証拠能力を有する公式文書であり，事実に即し客観的に記載される。

■ 診療情報提供書

　医師がほかの医療機関に患者を紹介する際，ケア移行のスムーズな連携を目的として発行する文書である。診療情報提供書には，現在の診療の状況や紹介目的が記載される。

> **学習の要点**
> **診療情報提供書と服薬情報提供書（トレーシングレポート）の違い**
> 　診療情報提供書は，一般的には紹介状とよばれ，患者をほかの医療機関に紹介する際に医師が作成する文書である。服薬情報提供書は，薬局薬剤師が患者から得た情報を処方医に伝える際の文書である。

■ 看護記録，経過記録

　看護師による記録として看護記録，バイタルサインなどを記録する経過記録がある。

> **用語解説**
> **看護記録**　ケアの実施状況を経時的に記録する。ほかの職種よりも高頻度に患者と接するため，詳細な経過が具体的に記載される。
> **経過記録**（図1）　脈拍，呼吸，体温，血圧，意識レベルなどのバイタルサインや食事量，尿量，排泄記録など看護ケアで得られる情報が記載されている。

＊IT：information technology　＊FAX：facsimile　＊HIS：hospital information system

図1 経過記録

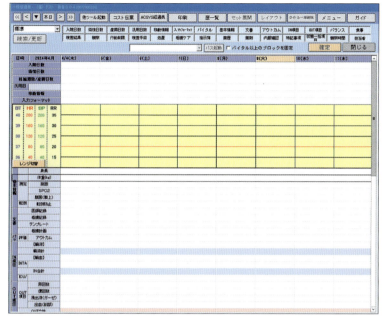

筆者の施設で用いている経過記録のフォーマットを提示する。バイタルサインや看護ケアで得られる情報が入力される。

■ 調剤録，薬剤服用歴（薬歴），薬剤管理指導記録

主に保険薬局などの薬剤師による記録として，調剤録，薬剤服用歴（薬歴），病院薬剤師による記録として，薬剤管理指導記録がある。

調剤録

保険薬局及び保険薬剤師療養担当規則（薬担規則）第五条，薬剤師法第二十八条で作成が義務づけられた調剤の記録である。令和2年8月31日薬生総発0831第6号厚生労働省医薬・生活衛生局総務課長通知で，薬剤師法第二十八条第二項の調剤録及び薬機法第九条の三第六項の記録については，調剤済みとなった処方箋又は患者の服薬状況や指導内容等を記録したもの（薬剤服用歴等）において，必要事項が記載されていれば当該規定を満たすものとされている[1]。

薬剤服用歴（薬歴）

薬歴は，薬局における薬学管理料の根拠になる記録であり，薬物療法の適正化と服薬指導において重要である。薬担規則の第八条第二項で，「保険薬剤師は，調剤を行う場合は，患者の服薬状況及び薬剤服用歴を確認しなければならない」と定められており，薬歴については確認が義務となっている。また，薬学管理料の通則で，薬歴の記載について**表1**のとおり規定され，最終記入日から3年間保存するよう定められている[2]。

- 医療用医薬品（処方箋医薬品以外）[1]

販売後フォローアップの実施内容等は，適切に販売記録（薬機法施行規則第十四条第三・四項）に反映し，必要に応じて薬剤服用歴に反映することが求められている。

- 薬局製造販売医薬品，要指導医薬品，一般用医薬品[1]

販売後フォローアップについて省令の規定はない。薬局製造販売医薬品は薬局医薬品に区分されるが，毒薬・劇薬以外は薬機法施行規則第百五十八条の十第二項の規定により適用が除外されている。

必要に応じて，販売時の情報提供に加え，購

表1 薬学管理料の通則で規定された薬歴の記載

薬学管理等の実施にあたっては，薬剤師法第二十八条で規定される調剤録において情報の提供及び指導の内容の要点等の記入が義務づけられていることから，必要事項等が記録されている薬剤服用歴等を作成すること．薬剤服用歴等は同一患者についての全ての記録が必要に応じ直ちに参照できるよう患者ごとに保存及び管理するものであり，オンライン資格確認等システムを通じて取得した患者の診療情報，薬剤情報等を含めて，次の事項等を記載すること．

ア 患者の基礎情報（氏名，生年月日，性別，被保険者証の記号番号，住所，必要に応じて緊急連絡先）
イ 処方及び調剤内容等（処方した保険医療機関名，処方医氏名，処方日，調剤日，調剤した薬剤，処方内容に関する照会の要点等）
ウ 以下の患者情報並びに当該情報等を踏まえた薬学的管理及び指導の要点
（イ）患者の体質（アレルギー歴，副作用歴等を含む．），薬学的管理に必要な患者の生活像及び後発医薬品の使用に関する患者の意向
（ロ）疾患に関する情報（既往歴，合併症及び他科受診において加療中の疾患に関するものを含む．）
（ハ）併用薬（要指導医薬品，一般用医薬品，医薬部外品及び健康食品を含む．）等の状況及び服用薬と相互作用が認められる飲食物の摂取状況
（ニ）服薬状況（残薬の状況を含む．）
（ホ）患者の服薬中の体調の変化（副作用が疑われる症状など）及び患者又はその家族等からの相談事項の要点
（ヘ）手帳活用の有無（手帳を活用しなかった場合はその理由と患者への指導の有無．また，複数の手帳を所有しており1冊にまとめなかった場合は，その理由）
エ 今後の継続的な薬学的管理及び指導の留意点
オ 指導した保険薬剤師の氏名

（文献2）を基に作成）

入者の連絡先等を確認し，適切に販売記録（薬機法施行規則第十四条第三〜六項）や薬剤服用歴管理記録を作成しておくこととされている．

近年では，紙媒体から電子薬歴への切り替えが進み，さらに携帯性に優れたタブレット型電子薬歴の普及が在宅での薬歴閲覧や効率的な記録作成に貢献している．

- **薬剤管理指導記録（図2）**

病院薬剤師の記録として薬剤管理指導記録があり，患者氏名，生年月日，性別，入院年月日，退院年月日，診療録番号，投薬歴，副作用歴，アレルギー歴，薬学的管理内容（重複投与，配合禁忌等に関するチェックを含む），患者への指導・相談事項（退院時を含む），その他麻薬に関する事項，指導実施日，記録作成日が記載される．

お薬手帳

お薬手帳は2000年から調剤報酬でも取り上げられている．その目的は服用歴を記載し，経時的に管理することで患者が医薬品に関する意識を高め，セルフメディケーションや健康増進，医薬品を活用したより安全で有効な薬物療法に

図2 薬剤管理指導記録

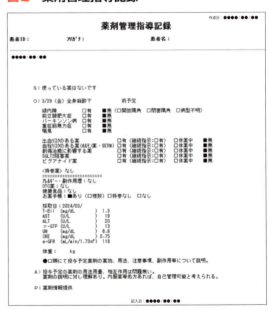

つなげることである．さらに，複数の医療機関受診時，薬局で調剤を受ける際，また，要指導医薬品・一般用医薬品を購入する際に，**患者がそれぞれの医療機関の医師及び薬局の薬剤師等にお薬手帳を提示することで，相互作用や重複**

投与を防ぎ，医薬品のより安全で有効な薬物療法につなげることである[3]。なお，お薬手帳に含まれる個人情報は，個人情報の保護に関する法律に則り取扱う必要がある。

お薬手帳の記載内容も「残薬数」や「残薬理由」の記載項目などの工夫がされている。

電子版お薬手帳[4]

電子版お薬手帳は，ITの進歩により，検査結果，血圧，体重などの健康情報を管理するPHRの機能を有するようになっている。処方薬の記録に留まらず，健康管理にも貢献しており，患者と医師，薬剤師の情報共有ツールとして副作用モニタリングなどさらなる発展が見込まれる。

電話・FAXなどによる情報

調剤時の疑義に関する内容（薬歴，お薬手帳，患者や家族との対話で解決できない病名，処方意図など）について，あらかじめ合意の得られた方法で疑義照会することになるが，現状では，電話やFAXによる問い合わせが多いと思われる[5]。今後はITによる医療機関同士の連携推進が期待される。

電子薬歴

患者の多くは複数の医療機関を利用していることから，医薬分業を効果的に推進するため，マイナンバー制度の活用などによる患者情報の一元化，集約化が必須となっている。

患者情報を一元化して医療機関同士で連携することで，患者情報の能動的活用が可能となる。

2 薬物治療の個別最適化の考え方

- 薬物治療の個別最適化を達成するためには，患者個人から得られる情報を活用する必要がある
- 各薬剤の特徴を理解し，影響を受ける患者情報を確認することが重要である

個別最適化の要因

薬物治療の個別最適化とは，生理的機能・疾患の状態や患者の遺伝的背景などを考慮して，患者個々に最適な治療法を設定することである。薬学的かかわりとしては，薬物動態学や臨床薬理学などの視点に基づく，薬物治療の個別最適化が求められる。そのためには，個々の薬物の体内動態や副作用情報などの特徴を理解し，薬物治療の効果および副作用に影響を与える患者情報（表2）を把握することが重要である。

表2 薬物治療に影響を与える要因の例

要因	例
基本背景	年齢，体重，バイタルサイン，遺伝子情報など
臨床検査値・生理機能	肝機能，腎機能，心機能など
病態	疾患の重症度，合併症など
副作用発現状況	副作用の種類，発現歴，重症度など
併用薬	同効薬および副作用が重複する薬の有無，薬物相互作用など
生活情報	全身状態，食事摂取状況，社会活動状況，喫煙など

＊PHR：personal health record

3 薬物治療を個別最適化するために把握すべき患者情報

- 各種の腎機能推定方法を理解し，正確な腎機能評価を行うことが薬物療法において重要である
- 肝機能低下時の薬物投与量を定量的に補正する簡便な指標は知られていないため，肝障害時の薬物動態データを参考とし，患者の状態と薬物の特徴を評価して投与量設計を行う

腎機能

近年，慢性腎臓病（CKD）の患者数が世界的に増加している．腎臓は薬の主要な消失経路の1つであり，腎臓の機能を正しく評価して薬物の投与量を設計することは重要である．腎臓からの薬物消失（腎クリアランス）には糸球体濾過，尿細管分泌，尿細管再吸収の3つのプロセスが関与しているが，腎クリアランスの変動要因としては糸球体濾過量（GFR）の寄与が大きい．

GFRの国際標準測定法はイヌリンクリアランスの測定であるが，検査が煩雑なため，クレアチニンクリアランス（CCr）による腎機能評価が一般的に行われている．CCrは24時間蓄尿を使用する実測方法があるが，日常診療では代替指標として各種推算式によるGFRやCCrが用いられる（**表3**）．なお，標準化eGFRは体表面積$1.73m^2$で補正されていることに注意して評価する．

腎機能低下時の薬物投与量
腎機能が低下した患者では，腎排泄型の薬物の排泄が遅延し血中濃度が上昇することで，薬効の増強や副作用発現リスクが高くなる．薬物の尿中未変化体排泄率などから腎排泄の寄与率を求めて患者の腎機能を評価し，その結果に応じた減量もしくは投与間隔の延長を行う必要がある．

肝機能

薬物の体内動態において肝臓は主に薬物代謝に直接的にかかわっているが，肝機能の低下は薬物代謝のみならず，吸収・分布・排泄など薬物動態のすべての過程に影響を及ぼすことが知られている．しかし，肝機能低下を定量的かつ精度よく示すバイオマーカーは現時点では存在しない．複数の臨床所見と検査値を組み合わせたスコアにより評価されるChild-Pugh（チャイルド ピュー）分類は臨床で肝機能障害の指標として用いられている（**表4**）[6]が，肝臓の代謝能そのものを定量的に反映しているわけではないことに注意する．

補足：シスタチンCを用いた腎機能推定
腎機能評価において，筋肉量が標準ではない患者には注意が必要である．特に，サルコペニアのような筋肉量が低下した患者では，血清クレアチニン値に基づく腎機能の推定精度が低い．高齢で活動性の低い患者や栄養状態が不良な患者における血清クレアチニン値の代替指標として，血清シスタチンCが知られている．シスタチンCは筋肉量の影響を受けないが，併用薬や併存疾患の影響を受ける可能性があるため，各推定方法の特性を理解したうえで参照する必要がある．

表3 腎機能の評価方法

名称	計算式・モデル式
実測CCr	CCr[mL/min]＝(uCr×時間当たりの尿量[mL/min])/sCr
Cockcroft & Gault式（コッククロフト ゴールト）	推算CCr[mL/min] ＝(140−Age)×BW/(72×sCr)（女性：×0.85）
標準化eGFR（日本腎臓学会）	$eGFR(mL/min/1.73m^2)$ ＝194×sCr−1.094×Age−0.287（女性：×0.739）

＊CKD：chronic kidney disease

バイタルサイン

■ バイタルサインとは

ヒトの生命活動における基本的な兆候のことで，主に「血圧」「脈拍」「体温」「呼吸」の4つの項目（**表5**）[7]を基本とし，「意識レベル」も含めて評価される。

■ 意識レベル

意識の状態を評価する基準として「覚醒」と「認知」があり，この両方またはいずれかが阻害された状態を「意識障害」という。患者の意識障害の程度を評価する基準としてJCS，GCSがある。

心機能

■ 心不全

心臓のポンプ機能が低下することによる，心拍出量の低下や末梢循環不全，肺や体静脈系のうっ血をきたす病態である。心不全の病期の進行および適切な治療介入を行うことについてはACCF/AHAの心不全ステージ分類（**表6**）[8]が用いられることが多い。

年齢

薬物動態および薬力学は加齢により変化する（**表7**）[9]。また，高齢者を対象とした臨床試験が十分に実施されていないため，情報が限られている。

表4 Child-Pugh分類

評点	1点	2点	3点
肝性脳症	なし	軽度（Ⅰ・Ⅱ）	昏睡（Ⅲ以上）
腹水	なし	軽度	中程度以上
血清ビリルビン値[mg/dL]	2.0未満	2.0～3.0	3.0超
血清アルブミン値[g/dL]	3.5超	2.8～3.5	2.8未満
プロトロンビン時間活性値[%] 国際標準比[INR]	70超 1.7未満	40～70 1.7～2.3	40未満 2.3超

各項目の点数を積算し，その合計点からclass A～Cに分類する。
class A：5～6点，class B：7～9点，class C：10～15点

（文献6）を基に作成）

表5 バイタルサインの基準値

項目	一般的な正常値
血圧	収縮期血圧120mmHg未満かつ拡張期血圧80mmHg未満
脈拍	60～85回/分程度
体温	36.0～37.0℃（腋窩）
呼吸数	12～18回/分

（文献7）を基に作成）

表6 ACCF/AHAの心不全ステージ分類

分類	Stage A（器質的心疾患のないリスクステージ）	Stage B（器質的心疾患のあるリスクステージ）	Stage C（心不全ステージ）	Stage D（治療抵抗性心不全ステージ）
病態	・危険因子あり ・器質的心疾患なし ・心不全兆候なし	・器質的心疾患あり ・心不全兆候なし	・器質的心疾患あり ・心不全兆候または既往あり	・治療抵抗性心不全
治療目標	・危険因子のコントロール ・器質的心疾患の発症予防	・器質的心疾患の進展予防 ・心不全の発症予防	・症状コントロール ・QOL改善 ・緩和ケア	・終末期ケア

（文献8）を基に作成）

＊JCS：Japan Coma Scale　＊GCS：Glasgow Coma Scale　＊ACCF：American College of Cardiology Foundation　＊AHA：American Heart Association　＊QOL：quality of life

表7　加齢による薬物動態・薬力学的変化

	加齢による変化
吸収	・消化管機能の低下 →鉄やビタミン剤などの吸収低下
分布	・水分量低下 →水溶性薬物の分布容積が減少 ・脂肪量増加 →脂溶性薬物の分布容積が増大 ・血清アルブミンの低下 →薬物のタンパク結合率が減少
代謝	・肝血流，肝細胞機能の低下 →肝代謝率の高い薬物の血中濃度が上昇
排泄	・腎血流量の低下 →腎排泄型薬物の血中濃度が上昇
薬力学	・β遮断薬，β刺激薬に対する感受性低下 ・ベンゾジアゼピンなどの中枢神経抑制薬に対する感受性亢進 ・高コリン系薬物に対する感受性亢進

(文献9)を基に作成)

臨床に役立つアドバイス

多剤併用

高齢者は多病に伴い多剤併用（ポリファーマシー）になりやすい。多剤併用は薬剤費の増大のみならず，薬物相互作用，飲み忘れ，飲み間違いの原因となる。さらに，有害事象のリスク増加や転倒の発生率増加にも影響を与えることが知られており，高齢者の多剤併用は医療管理上重要な問題である。

4　医薬品の効果や副作用の指標となる患者情報

- がん治療の効果は画像所見に加えて，身体症状や全身状態，腫瘍マーカーなど各種検査値を総合的に加味して判断される
- がん化学療法の有害事象はCTCAEにより重症度を数値化して評価されている

がん治療の効果の指標

■ RECIST

固形がんの治療効果判定基準として，RECISTが用いられる。治療開始前に主な腫瘍（標的病変）の大きさをCTなどの画像診断で計測し，治療経過中の腫瘍の大きさの変化を「完全奏功（CR）」「部分奏功（PR）」「安定（SD）」「進行（PD）」と表す。

■ PS

患者の全身状態を日常生活の制限の程度に応じて0～4の5段階で表した指標である。米国東海岸がん臨床試験グループ（ECOG）のPSが一般的に用いられている。

■ 腫瘍マーカー

主にがん細胞から産生されるタンパク質などの物質で，がんの診断の補助や診断後の経過観察，治療の効果判定などに用いられる。がんの種類や臓器ごとに特徴がある（**表8**)[10, 11]。腫瘍マーカーの値だけでは判断できないため，画像検査などと併せて総合的に評価する。

副作用の指標

■ 有害事象共通用語基準（CTCAE）

米国国立がん研究所（NCI）が公表している有害事象の評価基準であり，有害事象ごとに重症度（Grade）が定義されている。重症度の分類は**表9**[12]の原則に従って分類される。

＊CTCAE：Common Terminology Criteria for Adverse Events
＊RECIST：Response Evaluation Criteria in Solid Tumor
＊CR：complete response　＊PR：partial response　＊SD：stable disease　＊PD：progressive disease
＊PS：performance status　＊ECOG：Eastern Cooperative Oncology Group　＊NCI：National Cancer Institute

表8　臨床で主に用いられる腫瘍マーカー

マーカー	主ながん種
CEA	消化器がん，肺がん，乳がんなど
CA19-9	膵がん，胆道がんなど
CA125	卵巣がん，子宮頸がん，膵がんなど
CA15-3	乳がん
NSE	小細胞肺がん，神経内分泌腫瘍など
PIVKA-Ⅱ	肝細胞がん
PSA	前立腺がん
SCC	子宮頸がん，肺がん，頭頸部がん，食道がん，皮膚がんなど
β-HCG	精巣がん，卵巣がん，絨毛がんなど
AFP	肝細胞がん，消化器がん，肺がん，腎がんなど

（文献10，11）を基に作成

表9　CTCAEにおける重症度の定義

重症度	定義
Grade 1	・軽症または症状がない ・臨床所見または検査所見のみ ・治療を要さない
Grade 2	・中等症または最小限局所的非侵襲的治療を要する ・年齢相応の身の回り以外の日常生活動作の制限
Grade 3	・重症または医学的に重大であるが直ちに生命を脅かすものではない ・入院または入院期間の延長を要する ・身の回りの日常生活動作の制限
Grade 4	・生命を脅かす ・緊急処置を要する
Grade 5	・有害事象による死亡

（文献12）を基に作成

まとめ

- 医師，薬剤師，看護師，各職種による患者の記録媒体を挙げよ（☞p.316～319）。試験 実習
- 薬剤服用歴（薬歴）または薬剤管理指導記録に記載すべき内容を挙げよ（☞p.317，318）。試験 実習
- お薬手帳の取扱いに際して患者への配慮について説明せよ（☞p.318，319）。試験 実習
- 薬物治療の個別最適化に影響を与える要因について説明せよ（☞p.319）。実習
- 腎機能の推算方法について説明せよ（☞p.320）。試験 実習
- がん薬物治療における副作用の重症度の評価表方法について説明せよ（☞p322）。実習

【引用文献】

1) 日本薬剤師会：患者使用期間中の患者フォローアップの手引き第1.2版（https://www.nichiyaku.or.jp/assets/uploads/pharmacy-info/followup_1.2.pdf）（2024年10月時点）
2) 厚生労働省：令和6年度診療報酬改定の概要【調剤】（https://www.mhlw.go.jp/content/11120000/000665800.pdf）（2024年10月時点）
3) 厚生労働省医薬・生活衛生局：薬生発0331第2号 電子版お薬手帳ガイドラインについて（https://www.jshp.or.jp/content/2023/0403-14.pdf）（2024年10月時点）
4) 清水百合香，ほか：次世代型の薬局・薬剤師に求められるもの－ICT化の促進－．応用薬理，100(1-2), 27-32, 2021.
5) 飯嶋久志，ほか：薬局における医療情報源と調剤機器の現状と課題－千葉県における過去の調査結果を踏まえて－．医療薬学, 41(10), 705-713, 2015.
6) 日本肝臓学会 編：慢性肝炎・肝硬変の診療ガイド2019，文光堂，2019
7) 日本高血圧学会 編：高血圧治療ガイドライン2019，p18，ライフサイエンス出版，2019.
8) 日本循環器学会/日本心不全学会 編：急性・慢性心不全診療ガイドライン（2017年改訂版），p.11, http://www.j-circ.or.jp/cms/wp-content/uploads/2017/06/JCS2017_tsutsui_h.pdf（2024年10月時点）

9) 日本老年医学会 編：高齢者の安全な薬物療法ガイドライン2015，メジカルビュー社，2015．
10) 日本臨床検査医学会ガイドライン作成委員会 編，臨床検査のガイドライン2018，p80，メディカルレビュー社，2018．
11) 髙久史麿 監：臨床検査データブック2023-2024，医学書院，2023．
12) 日本臨床腫瘍研究グループ：National Cancer Institute. Common Terminology Criteria for Adverse Events (CTCAE) Version 5.0. 有害事象共通用語基準 v5.0 日本語訳JCOG版（https://jcog.jp/assets/CTCAEv5J_20220901_v25_1.pdf）(2024年10月時点)

6章 患者情報

2 患者情報の収集・評価・管理

1 患者情報の収集・評価

- 患者情報と医薬品情報を統合させた情報は，医薬品適正使用において重要である
- 服薬指導内容は医療スタッフの間で共有するために，わかりやすく記載する必要がある

患者情報の収集・評価

薬物治療を必要としている患者に，必要な薬剤を適正に使用するためには，患者情報と医薬品情報を統合させた情報が必要不可欠となる。医療の現場では，受動的に提供するのではなく，重篤な副作用や相互作用を回避するための医薬品情報を加工し，能動的に提供する必要がある。また，医療スタッフの間で患者情報を共有することで，よりよいチーム医療につながる。これらの記録を時系列で管理して，患者の薬物治療に役立てる。収集した患者情報や服薬指導の内容は，保険薬局では**薬剤服用歴管理記録簿（薬歴簿）**，病院における入院患者では，**薬剤管理指導記録**に記録する。これらの記録は，薬剤師だけでなく医療スタッフ間で共有することを念頭に置き，誰が見ても内容が理解できるようにわかりやすく記載する必要がある。特に，服薬指導の記録では，誰が，いつ，何を，どのような根拠で説明したのか，患者の訴えや要望についても記録し，より良質な薬物療法が提供できるよう心がけなければならない。

2 問題志向型システム

- 患者の最高のケアを目指し行動する，一連のコミュニケーションシステムの概念である
- 目標は問題解決であり，医療チームは患者中心の全人的ケアを行う

POSの概念

問題志向型システム（POS，**図1**）は，1960年代に米国の内科医Weed（ウィード）により提唱された。**問題志向型システム**と言われ，問題を論理的に解決するための基本的なシステムとされる。医療スタッフが各職種の専門性を発揮することにより，患者の抱える医療上の問題に焦点を合わせ，問題ごとに明確化する。それらの問題点を患者の立場に立って1つひとつ解決し，患者の最高のケアを目指し行動するという一連のコミュニケーションシステムの概念である。

図1 POSのサイクル

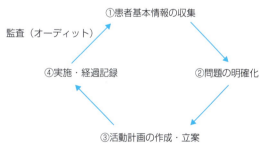

＊POS：problem oriented system

3 POSの構成要素

- POSに基づいて記載されている診療録（カルテ）をPOMR（問題志向型診療録）という
- 患者の問題点に焦点を合わせた診療記録は，診療録（カルテ）のほか，看護記録や薬剤管理指導記録についても，POSに則ったPOMRといえる

POMR

POSに基づいて作成される記録は，POR（問題志向型記録），そのなかで医療に関するものはPOMR（問題志向型診療記録）という（**表1**）。患者の問題点に焦点を合わせた記録であり，医師が主に記載する診療録（カルテ）のほか，看護師が記載する看護記録や温度板，薬剤師が記載する薬剤管理指導記録や薬歴についても，POSに則ったPOMRといえる。

■患者基本情報の収集（図1①）

患者の全体像を明らかにし，問題点を引き出すための基本情報である。医療スタッフの記録から，病状の経過などの情報を得ることも重要であり，診療録（カルテ）情報，医療スタッフ記録についても情報収集する。患者との初回面談や初回アンケート用紙，患者との会話から聴取した事項のうち，薬学的管理に必要な情報を収集する。これらは薬学的管理において信頼性のある情報でなければならない。

> **補足**
> **医療上の問題点で考慮すべきこと**
> 医療上の問題点として，家族構成，身体の障害，生活習慣だけでなく，社会的，経済的，心理的および宗教的な問題なども考慮する必要がある。

■問題の明確化（図1②）

最適かつ安全な薬物療法のため，患者情報から薬学的管理上の問題リストを明確化し，簡潔な内容となるようにその原因や誘因を箇条書きで抽出する（書籍の目次のようなイメージとなる）。チーム医療における薬剤師が抽出すべき問題点を**表2**に示す。問題リストは，薬剤師が解決す

表1　POMRの構成

構成	内容・特徴
①患者基本情報	診療録（カルテ）情報，医療スタッフ記録 患者との初回面談，会話から聴取した事項，アンケート用紙など
②問題の明確化	患者情報から明らかになった薬学的管理上の問題点 例：#1　○○○に関連した△△△ 　　#2　○○○に伴う△△△
③活動計画の作成・立案	・観察計画（Op） 　　検査結果の推移，バイタルサイン 　　患者の自覚症状，コンプライアンス ・ケアプラン（Cp） 　　医師や看護師への薬物療法の情報提供 　　薬剤の投与変更や投与中止，副作用発現時の対処法の提案 ・教育計画（Ep） 　　患者に対する薬効や副作用に関する情報提供，服薬指導
④実施・経過記録 ※監査（オーディット）	問題ごとにSOAP形式で記録 第三者あるいは実施者本人が監査，初期計画を修正
退院時要約	外来，他医療施設に向けて薬剤管理の継続を目的に作成

用語解説　退院時要約　外来，他医療施設での薬剤管理の継続を目的に作成され，**退院時サマリー**と言われる。

*POMR：problem oriented medical record　*POR：problem oriented record　*OTC：over the counter

べき問題点として，ハッシュタグ（#）記号および重要な順に番号をつける（#1，#2，…）。○○○に関連した△△△，○○○に伴う△△△のように記載する場合が多い。

■ **活動計画の作成・立案**（図1③）

活動計画は，問題を解決するための目標とその目標に到達するための具体的な初期計画で構成される。それらは**観察計画**（Op），**ケアプラン**（Cp），**教育計画**（Ep）の3つに大別される。問題点を解決するための具体的な活動計画を問題リストごとに作成・立案する。

観察計画（Op）

医師が患者の症状に基づき，診察の際に行った検査結果（画像情報や臨床検査データ）の推移，治療効果や副作用の発現を評価するための客観的な基礎データが記載される。これらを経時的かつ意図的に情報収集することが重要である。患者から聞き取った情報も含まれる。

ケアプラン（Cp）

薬学的観点から医師や看護師への薬物療法の情報提供，血中濃度測定や薬剤の投与方法変更や中止，副作用発現時における対処法の提案などが記載される。

教育計画（Ep）

患者に対する薬効や副作用に関する情報提供，服薬指導，コンプライアンスの向上を目指した生活指導などが記載される。患者の行動変容についても検討する。

> **補足**
> **初期計画の実践**
> 問題に応じて，患者への服薬指導，フィジカルアセスメントなどによる治療効果の確認および副作用モニタリング，医師への疑義照会，医療スタッフとの情報共有および連携を実施する。

■ **経過記録**（図1④）

問題ごとにSOAP形式で記録する（詳細は後述）。初期計画を実践し，問題がどのように変化したか，計画を変更したかなどをフォローアップする。これらを第三者あるいは実施者本人が監査（オーディット）と活動計画の修正を行う。患者の病状は常に変化しているので，その都度，患者基本情報の収集から繰り返すこととなる。

> **臨床に役立つアドバイス**
>
> **チーム医療における薬剤師の役割**
> チーム医療では，他医療スタッフが抽出した情報および問題点についても認識する必要がある。問題点を解決するための薬剤師の具体的な活動は，薬学専門性の観点から計画する。POSは単なる記録ではなく，薬剤師として，問題を解決するための実施計画の立案から改善までのスキルを向上させる。最終目標は患者の問題点を改善することである。

表2 チーム医療における薬剤師が抽出すべき問題点

処方内容に関する問題	薬剤の効果とその有効性，他施設や他診療科との重複投与の有無 相互作用（OTC薬を含む薬剤，食物など）の有無 用法・用量，剤形，投与方法および投与間隔などの妥当性
副作用に関する問題	副作用の初期症状の確認と早期発見および防止 患者の訴えや臨床検査値の変動の確認
患者知識に関する問題	薬物治療に対する患者の理解，不満 用法・用量などの服用方法，副作用などの理解 医療費，薬剤費の認識 退院後，在宅での服薬管理

*Op：observation plan　*Cp：care plan　*Ep：education plan

4　SOAP形式

POINT
- 医療スタッフはSOAP形式などの共通ルールに則り，患者の医療経過を記録している
- 初期計画に基づき，毎日の患者観察およびケア，指導した内容を記載したものである
- 論理的な問題解決を目標とし，患者の問題点を正確に把握，最適かつ安全な薬物治療を支援する

問題指向型システムに基づくSOAP形式による服薬指導の記録

患者の医療経過を記録するルールである。POSによって抽出された患者の問題点に＃記号をつけ加える。

■ S(subjective data，主観的情報)

患者の訴えは，患者本人，あるいは家族が話したそのままの言葉で記載する。患者の薬に対する訴え，症状や副作用発現などの問題，相談事項を記載する。薬剤師が意図的に聞き出した質問への返答は有益な情報となる。その際，薬剤師の主観は記載しない。

■ O(objective data，客観的情報)

薬剤師が客観的に観察した内容を記載する。個人の判断や解釈は入れず，事実を記載する。他診療科を含む服薬状況，診療録からの情報として，身体所見，バイタルサイン，画像情報や臨床検査データ，薬物血中濃度測定結果，カンファレンス内容なども含まれる。薬剤師の服薬指導内容についても記載する場合がある。

■ A(assessment，評価)

SやOの情報を薬学的観点で分析・評価し，問題点を明確化する。患者の訴えや相談事項と薬剤との関連についての薬学的評価，患者への回答や指導内容を記載する。初期計画の経過観察中の場合には，問題解決の程度を評価し，改善，変化なし，あるいは悪化などを見極める。理由と結論を簡潔に記載するとわかりやすい。今後の問題解決に向けた計画を立案するための評価を行う。

■ P(plan，計画)

初期計画の評価に基づき，問題解決のために実行すべき計画について検討し，今後の問題解決計画を観察計画(Op)，ケアプラン(Cp)，教育計画(Ep)に分けて具体的に作成する。

> **補足**
> **フォーカスチャーティング(F-DAR)**
> F-DARは記録形式の1つである。患者の心配や関心，出来事などの注目している事象をF(focus，焦点)とする。SOAPでは問題に焦点を当てるが，患者の出来事に焦点を当てるところが大きく異なる。主観的・客観的情報をD(data，情報・状況)，実施した治療や指導，今後の計画をA(action，介入・計画)，患者の反応やアウトカムをR(response，結果・反応)として記録する。

表3　SOAP形式の構成

			記載内容
S	subjective data	主観的情報	・患者の訴えを聞き，話した言葉をそのまま記載
O	objective data	客観的情報	・客観的に観察した情報を記載
A	assessment	評価	・SやOの情報を薬学的観点で分析，評価を記載 ・理由と結論を簡潔に記載
P	plan	計画	・Aに基づいた問題解決のための計画を具体的に記載

SOAPの記載例（表4）

他医療スタッフとの情報共有が重要であるため，SOAP形式などの共通ルールに則って記録する。

表4　SOAP形式による記載例

#1	ボグリボースの副作用に関連した食欲不振
S	食欲がなく，特に朝は食べたくないので，血圧の薬は飲まないときがある。
O	処方 　アムロジピンベシル酸塩錠5mg　1回1錠（1日1錠）1日1回　朝食後 　ボグリボース口腔内崩壊錠0.2mg　1回1錠（1日3錠）1日3回　朝昼夕食直前 　血圧159/106，空腹時血糖値123mg/dL，HbA1c（NGSP値）6.4％，BMI 25.8
A	ボグリボースの副作用に腹部膨満，放屁増加，下痢などがあるので，食欲不振との関連に注意が必要 服薬指導：下痢や腹部膨満，放屁の増加はない。
P	観察計画 Op 　食欲不振とボグリボースの副作用との関連に注意し経過観察 教育計画 Ep 　血圧測定の確認

POSを機能させるためのSOAPによる経過記録

患者の自覚症状や薬剤に対する訴えは，そのまま記載することにより問題を明確化する。また，身体所見，処方内容，検査値などは個人の解釈や評価を入れず，事実のみを記載する。これらの主観的情報「S」および客観的情報「O」から，薬学的観点の分析，薬剤師による評価「A」を記載し，それらの問題解決のための計画「P」を具体的に記載する。これら一連の記録は共通ルール（「SOAP」形式）であり，ほかの医療スタッフが読んでもわかりやすく，POSを機能させるための経過記録となる。

5　守秘義務

- 守秘義務の遵守は薬剤師の基本的かつ最重要事項である
- 患者特有の医薬品情報が含まれている処方箋や薬歴の取扱いには十分に注意する

医療スタッフは，患者情報について，守秘義務や個人情報保護法などの観点から，その管理，保管，利用などの取扱いには細心の注意を払う必要がある。患者情報は特定の個人を識別できる場合が多く，医療機関は個人情報保護法のもと取得，保管，利用において管理上の義務がある。具体的な患者情報とは，氏名，性別，生年月日，住所などに限らず，職業や役職，さらに，処方箋，調剤録，診察記録，検査記録，既往歴，家族歴などの診療録の記載情報などがあり，紙だけではなく電子媒体による情報も該当する。医療，介護の現場においては，厚生労働省が定めた「医療・介護関係事業者における個人情報の適切な取扱いのためのガイダンス」により，医療機関における個人情報の適切な取扱いの確保に関する活動を支援するための具体的な留意点・事例などを示している。

薬剤師の場合，業務上知り得た患者情報に対する守秘義務は，刑法第百三十四条の秘密漏示罪で規定されている。日本薬剤師会薬剤師倫理

規定（第九条 秘密の保持），薬剤師行動規範の5でも明記されているように，守秘義務の遵守は薬剤師の基本的かつ最重要事項であり，患者情報や施設情報はほかの人に漏らしてはならない。処方箋や薬歴も患者特有の医薬品情報が含まれているため，その取扱いには十分に注意する必要がある。患者などへの情報提供の法的根拠（薬剤師法第二十五条の二）に示されているが，保険薬局の窓口やカウンターでの服薬説明の際，患者のプライバシーを守る必要がある。その説明内容によっては声の大きさに注意するだけでなく，個室へ誘導するなどの配慮が必要である。特に，がん，感染症，遺伝性疾患，難治性疾患などの場合，身体的苦痛に加え，社会的偏見などによる精神的なストレスが生じることがある。また，守秘義務の観点から医療スタッフ間での情報交換は病院内の待合室やロビー，病棟の廊下などで絶対に行ってはならない。診療端末などの画面を掲示したまま離席するのは，部外者や患者が目にすることもできる可能性があり気をつけなければならない。また，守秘義務の重要性を十分に理解していても，**公共の場では患者に関する事項を話題にしないこと，家族などの身内に話さないようにすることは厳守しなければならない。**

6 個人情報保護

- 保険薬局が保有する個人情報には，処方箋，調剤録，薬剤服用歴（薬歴）などがある
- 個人識別符号には，個人番号（マイナンバー），運転免許証番号，旅券番号（パスポート）などがある

個人情報の保護に関する法律（個人情報保護法）

■ 個人情報，個人情報取扱事業者

個人情報保護法では，個人情報は生存している人の情報で，その情報に含まれる氏名，生年月日，その他の記述などにより，特定の個人を識別することができるもの，と定義している。その情報だけでは個人が特定できなくても，ほかの情報と容易に照合することができ，それにより特定の個人を識別可能なものも含まれる。死者に関する情報は対象ではないものの，医療分野においては死者の情報についても，患者安全の配慮から管理や開示に留意する必要がある。

また，個人情報保護法では個人情報取扱事業者を，国の機関，地方公共団体，独立行政法人などを除く，個人情報データベース等を事業の用に供している者，と定義している（第十六条二）。5,000人以上の患者の個人データを保存している診療施設や保険薬局は，個人情報取扱事業者となることが多い。

用語解説 個人識別符号 文字，番号，記号，その他の符号によって，当該特定の個人を識別することができるもの。例として，個人番号（マイナンバー），運転免許証番号，旅券番号（パスポート），DNA，指紋，虹彩，声紋などがある。

330 ＊DNA：deoxyribonucleic acid

7 マイナンバーカードの活用

- 過去の薬剤情報を参照することで，重複投薬などのチェックを行うことができる
- マイナンバーカードにより，重複・併用禁忌に該当するか確認可能である

マイナンバーカードの健康保険証利用

　医療機関を受診した際，本人が同意すると，過去の重複する投薬などのチェックを行うことができる。その他，医療費控除申請の手続き，高額な医療費が発生する場合でも，窓口で限度額以上の医療費一時支払いが不要になる。2024年秋に現在の健康保険証の廃止を目指すとされている。

患者の受付方法など

　医療機関や保険薬局で顔認証付きカードリーダーにマイナンバーカードを置くだけで受付完了となる。また，希望する処方箋の種類（電子処方箋，紙の処方箋）を選択できる。

> **補足**
> **マイナンバーカードによる本人確認**
> 　マイナンバーカードを用いた本人確認方法は3つであり，顔認証付きカードリーダーによる照合，受付による目視，あるいは暗証番号（4桁）の入力となっている。

8 オンライン資格確認

- 健康保険証から情報を入力する際，その手間や打ち間違いを減らすことが期待できる
- 特定健診情報や薬剤情報，診療情報が閲覧可能となる

資格確認

　医療機関や保険薬局では，患者が加入している最新の健康保険証の資格を確認する必要がある。この作業を資格確認という。これまでは，患者の健康保険証から，記号・番号・氏名・生年月日・住所などの情報を医療機関システムなどに手入力していた。2021年3月から，マイナンバーカードによるオンライン資格確認によって，最新の保険資格を自動で取り込めるようになった。これによって入力の手間や打ち間違い，さらには資格過誤によるレセプト返戻作業を削減できる。また，特定健診情報や薬剤情報などが医療機関で閲覧可能になった。2022年9月11日から，患者の同意のもと，診療情報（受診歴，手術情報を含む診療実績）が閲覧できるようになっている。問診・診察時のコミュニケーションの円滑化，重複検査の抑止などによる患者負担軽減や健康状態をより踏まえた医療などが実現できるとされている。

> **補足**
> **オンライン資格確認**
> 　2023年4月から，保険医療機関・薬局に対してオンライン資格確認の導入が原則として義務づけられており，順次導入を進めている。オンライン資格確認システムの導入状況は，保険医療機関・薬局数（2024年1月診療分）222,161施設のうち，210,176施設となっている（2024年3月31日時点）。

9　電子処方箋

- 電子処方箋は2023年1月から運用が開始されている
- 直近に処方・調剤された情報の参照，重複投薬の抑制などが可能となった

電子処方箋

紙で発行していた処方箋が電子化されたものを電子処方箋（**図2**）[1]という。2023年1月26日から全国で運用が開始された。医師や薬剤師は，国が運営する電子処方箋管理サービスを通じて，処方・調剤された情報などを共有し，複数の医療機関や薬局で直近に処方・調剤された情報の参照，それらを活用した重複投薬の抑制，併用禁忌の確認などが可能となった（**表5**）。

図2　電子処方箋の概要

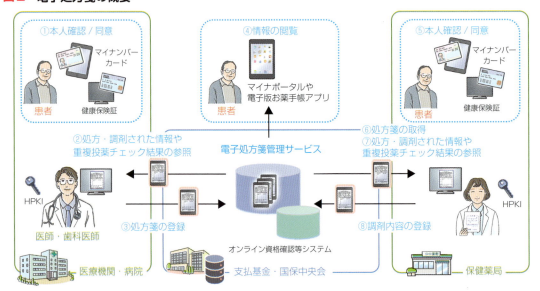

（文献1）を基に作成）

表5　電子処方箋のメリット

	メリット	
医師	・直近の処方・調剤情報を確認できる。 ・重複投薬などを確認できる。	・統一フォーマットで運用できる。 ・処方箋の印刷コストが削減できる。
薬剤師	・処方箋受付時に保険情報などの入力作業を軽減できる。 ・電子処方箋管理サービスで重複投薬などを確認できる。	・調剤結果や処方医への情報伝達が簡便になる。 ・調剤済処方箋の保管スペースが削減できる。
患者	・質の高い医療を受けることができる。 ・事故や災害時でも薬剤情報を把握できる。	・薬剤情報を一元的に確認，自己管理できる。

用語解説　HPKI　保険医療福祉分野の公開鍵基盤である。例えば，医師資格などの資格確認が可能となり，電子化された医療情報文書や電子処方箋に署名できる。生涯教育制度，認定医制度などの講習会の受付にも利用できる。

＊HPKI：healthcare public key infrastructure

まとめ

- SOAP形式の4つの記載項目について説明せよ(☞ p.328)。 実習
- 守秘義務の遵守について,具体的な例を挙げて説明せよ(☞ p.329, 330)。 実習
- 電子処方箋のメリットについて,医師,薬剤師および患者ごとに説明せよ(☞ p.332)。 実習

【引用文献】

1) 厚生労働省:電子処方箋 概要案内(https://www.mhlw.go.jp/content/11120000/001015593.pdf)(2024年11月時点)

索引

あ

アウトカム······················190,222
アウトカム評価······················222
アウトカムリサーチ··················12
安全確保措置·························45
安全性······························146
　──の評価························243
安全性監視活動······················37
安全性検討事項······················50
安全性情報···················8,43,44
　──の収集························44
　──の情報源······················44
　──の提供························48
安全性速報·························124
安全性薬理試験··················15,17
安全対策サイクル····················44
安定性······························103
安定性試験······················17,27
アンブレラ試験·····················221
アンメットニーズ····················15

い

イエローレター····················124
医学中央雑誌(医中誌)················61
意識レベル·························321
医師主導治験························31
異質性·····························231
一次資料························59,186
　──の評価······················188
医中誌Web··························72
一般使用成績調査····················47
一般的な「使用上の注意」·············48
一般名処方マスター·················133
一般用医薬品····················93,279
一般用医薬品の添付文書記載要領
······································93
遺伝子多型·························264
遺伝子パネル検査···················266
医薬品·······························2
　──の広告······················289
　──の適正使用··················2,75
　──の適正使用サイクル····2,3,252
　──の必須情報····················7
　──の分類························93
　──のライフサイクル·············14
医薬品・医療機器等安全性情報·······96
医薬品・医療機器等安全性情報報
　告制度····························40
医薬品,医療機器等の品質,有効性
　及び安全性の確保等に関する法律
　(薬機法)··························38
医薬品安全管理責任者···············253
医薬品安全性監視活動············51,249
医薬品安全対策情報·················125
医薬品医療機器総合機構·············131

医薬品インタビューフォーム

医薬品インタビューフォーム
································100,123,193
　──の記載事項··················100
医薬品インタビューフォーム作成の
　手引き··························100
医薬品インタビューフォーム利用の
　手引き··························111
医薬品卸売販売業··················128
医薬品卸売販売担当者··············129
医薬品開発と適正な情報提供のた
　めの薬物相互作用ガイドライン
····································149
医薬品規制調和国際会議·········21,84
医薬品コード·······················76
医薬品使用実態研究················214
医薬品情報·························10
　──の質の評価··················184
　──を学ぶ目的····················10
医薬品情報収集のサイクル············66
医薬品に関する評価中のリスク等の
　情報について····················146
「医薬品の安全使用のための業務手
　順書」作成マニュアル··············253
医薬品副作用被害救済制度······75,252
医薬品HOTコードマスター··········133
医薬品リスク管理計画
······························37,50,102,123
医療・介護関係事業者における個人
　情報の適切な取扱いのためのガイ
　ダンス···························329
医療経済評価······················256
医療情報システム開発センター·····133
医療情報データベース···············47
医療DX·······················4,76,307
医療統計··························195
医療の質向上のための体制整備事
　業······························267
医療ビッグデータ················7,307
　──の種類・特徴················308
医療用医薬品最新品質情報集········87
医療用医薬品製品情報概要·········125
医療用医薬品添付文書等の記載要
　項······························111
医療用医薬品の販売情報提供活動
　に関するガイドライン············240
医療用医薬品品質情報集·············28
インターネット・リテラシー········131
院内採用医薬品集··················272
院内製剤の調製及び使用に関する
　指針····························254
インパクトファクター··············187
インフォームド・コンセント···287,304

う・え

ウィルコクソン順位和検定·········200
ウィルコクソン符号順位検定·······200

運転免許証番号····················330
栄養機能食品······················262
　──の対象栄養成分··············262
エビデンス····················116,191
エビデンスレベル·············191,226
　──の分類······················226
エンドポイント················190,222

お

横断的研究························211
オーソライズドジェネリック···28,291
オーバードーズ················176,280
オーファンドラッグ·················89
オープンアクセス誌················285
おくすりe情報······················132
お薬手帳······················276,318
オッズ比··················212,216,235
オプトアウト················287,304
思い出しバイアス··················209
オレンジブック····················28
オンライン資格確認················331

か

海外添付文書·················142,170
回帰係数··························202
回帰直線··························202
回帰分析··························202
解析対象集団······················222
改訂のお知らせ····················48
外的妥当性··················190,228
カイ2乗検定·······················201
介入··························218,303
介入研究······················207,218
ガウス分布························197
科学技術振興機構··················73
科学的妥当性······················185
学術集会への演題応募における倫
　理的手続きに関する指針·········288
加工度による医薬品情報源の分類
······································58
苛酷試験···························18
加速試験·······················18,27
活性対照試験······················221
活動計画··························327
カテゴリ分類·················171,174
カプランマイヤー曲線··············203
カプランマイヤー推定··············203
過量投与······················85,176
カルテ························316,326
肝機能····························320
看護記録··························316
観察計画··························327
観察研究······················207,210
　──の指標······················214
観察者評価アウトカム·············222
患者情報··························316

索引

患者選択・除外基準··············20
患者報告アウトカム·············222
患者向医薬品ガイド·············127
感染症定期報告制度··············40
漢方薬························80

き

疑義照会·····················274
企業報告制度···················40
記述的研究···················207
記述的コホート研究············212
希少疾病用医薬品の指定··········31
規制区分······················78
規制当局······················15
機能性表示食品················262
基本統計量···················197
帰無仮説·····················198
客観的奏効率·················236
吸収···················87,107,263
教育計画·····················327
寄与危険·····················215
禁忌·························80
緊急安全性情報···············124
緊急承認······················29

く

偶然誤差···············189,195,208
区間推定·····················199
くすりのしおり··········127,133,275
くすりのしおり作成基準········128
くすりの適正使用協議会····128,133
具体性······················185
クラスカル・ウォリス検定······201
クリアランス·················158
クリエイティブコモンズライセンス
···························285
クリニカル・クエスチョン······116
グループウェア···············281
クロスオーバー試験···········220

け

ケアプラン···················327
ケアプロセス·················316
経過記録·················316,327
傾向スコア···················213
経口バイオアベイラビリティ·····19
傾向分析·····················211
警告·························79
経済性情報·····················8
系統誤差··················195,208
ケースコホート研究···········213
ケースコントロール研究·······211
　──の解析···················217
血中消失半減期················19
血中濃度··················87,106
血中濃度曝露量···············150

血中遊離形分率···············158
ゲノム医療···················266
ゲノム情報管理センター·······266
研究計画書···················302
研究デザイン·············189,191
健康食品·····················260
　──の分類···················260
検索式·······················71
検証的試験·················20,218
原著論文·····················59

こ

高額療養費制度···············294
効果量·······················230
広告三要件···················289
厚生労働省···············119,180
構造化抄録····················59
公知申請··················30,141
効能・効果···········81,95,105,139
後発医薬品················26,87,291
　──の採用··················240
　──を採用する際の検討事項
···························292
公表バイアス·················231
公平性·······················185
交絡·························208
交絡因子·····················209
国際医薬用語集···············84
コクラン共同計画·············227
国立医薬品食品衛生研究所··132,147
国立生物科学情報センター···69,137
誤差·························208
個人識別符号·················330
個人情報の保護に関する法律(個人
　情報保護法)·········287,305,330
個人情報の保護に関する法律につい
　てのガイドライン···········288
個人番号····················330
固定効果モデル···············230
個別化医療···················266
個別症例評価··················45
コホート研究·················212
　──の解析···················216
コホート内ケースコントロール研究
···························213
コモン・テクニカル・ドキュメント
····························21
コンパニオン診断············265

さ

剤形·····················103,292
最小推奨初回投与量············19
再審査期間···················109
再審査制度····················38
最大無毒性量··················19
最適使用推進ガイドライン·····101

再評価制度····················39
最頻値······················196
採用中止基準·················241
査読·························187
　──の主な観点··············187
サブコホート·················213
作用機序·····················90
サロゲートエンドポイント·····222
三次資料······················61
　──の評価··················193
サンプリング·················211
サンプルサイズ···············201

し

ジェネリック医薬品········26,87,291
ジェネリック医薬品情報検索システ
　ム··························133
資格確認····················331
識別コード················81,156
識別子·······················73
シグナル検出·················250
システマティックレビュー··191,226
次世代医療基盤法············7,287
シソーラス················70,192
実態調査····················214
質調整生存年·················258
時点マッチング···············213
自動マッピング機能············69
シトクロム P450··············150
自発報告·····················249
自発報告データベース·········310
市販後調査·················16,37
市販後プロセス················16
市販直後調査··················46
四分位範囲···················195
重回帰分析···················202
重症度······················244
集積評価······················45
従属変数·····················202
縦断研究·····················211
重篤·························40
重篤性······················245
重篤な有害事象··············245
重篤副作用疾患別対応マニュアル
···························275
重要な潜在的リスク········50,53
重要な特定されたリスク········50
重要な不足情報················50
出版バイアス·················231
受動的医薬品情報提供·········277
授乳中の薬物療法·············174
守秘義務·················288,329
主要評価項目·················222
腫瘍マーカー·················322
順序尺度·····················195
条件付き早期承認制度··········31

使用者向医薬品ガイド……………96
使用上の注意………………………94
「使用上の注意」改訂のお知らせ‥126
使用性情報…………………………8
使用成績調査……………………47
使用成績比較調査………………47
小児医薬品の適応外使用の状況
　………………………………168
小児等の年齢区分………………83
小児に対する医薬品の適応取得状
　況……………………………168
小児の薬物療法…………………166
小児薬用量を求める代表的な式
　………………………………168
承認条件…………………91, 102
承認申請プロセス………………15
情報提供…………………………95
　――の方法……………………270
情報バイアス……………………208
情報媒体の種類…………………185
情報リテラシー…………………187
症例集積…………………………210
症例対照研究……………………211
症例報告…………………………210
　――と臨床研究の違い………302
除外基準…………………………189
初期計画…………………………327
書誌事項……………………………60
新医薬品の「使用上の注意」の解説
　………………………………125
審議結果報告書……………………25
新規性……………………………185
心機能……………………………321
腎機能……………………………320
腎機能障害………………………161
腎機能低下時に最も注意が必要な
　薬剤投与量一覧……………136, 162
審査報告書……………25, 96, 237
侵襲………………………………303
真のエンドポイント…………190, 222
腎排泄型薬剤……………………161
信頼性……………………………184
診療ガイドライン………114, 193, 295
　――の検索方法………………114
診療情報提供書…………………316
診療録………………………316, 326

す・せ

推奨………………………………116
推奨薬……………………………297
スコープ…………………………116
スペシャルポピュレーション…158
正規分布…………………………197
性状…………………………………81
生殖発生毒性試験………………171
製造販売後調査……………………75

製造販売後データベース調査……47
製造販売後臨床試験………………47
製造販売承認審査…………………24
製造販売承認申請…………………21
生存期間………………………222, 235
生態学的研究……………………211
製品の特徴…………………………94
生物学的同等性試験……27, 87, 240
生物学的半減期…………………158
生物由来製品……………………40
製薬企業が提供する主な情報…123
セカンダリーエンドポイント…222
絶対リスク………………………215
絶対リスク減少………………215, 234
説明変数…………………………202
先駆的医薬品……………………30
全国医療情報プラットフォーム…5, 6
前後比較試験……………………220
全身クリアランス…………………19
全生存期間………………………236
選択基準…………………………189
選択バイアス……………………208

そ

総合製品情報概要………………125
相互作用………………83, 108, 151
相対リスク……………199, 215, 234
相対リスク減少…………………215
増分費用効果比…………………257
組織移行性………………………107
組成…………………………………81
ソリブジン事件…………………149

た

第一種の過誤……………………198
第Ⅰ相試験……………………15, 18
大学病院医療情報ネットワーク
　………………………………180
第Ⅲ相試験……………………15, 19
代謝………………………88, 107, 264
代諾者……………………………304
体内動態情報………………………8
第二種の過誤……………………198
第Ⅱ相試験……………………15, 19
胎盤通過性………………………171
代用エンドポイント…………190, 222
対立仮説…………………………198
多剤併用……………………149, 322
多重比較検定……………………201
脱落率……………………………190
単回帰分析………………………202
単回投与漸増試験…………………19
探索・創生プロセス………………14
探索的試験…………………19, 218
断面研究…………………………211

ち・つ

地域フォーミュラリ……………295
チーム医療………………………327
治験………………………15, 21, 218
知的所有権………………………285
注意事項等情報……………………75
中央値……………………………196
中毒………………………………176
長期保存試験………………………18
調剤録……………………………317
著作権……………………………285
著作物……………………………285
治療必要数………………………215
追跡率……………………………190

て

データベース………………………68
適用上の注意…………………85, 108
デジタルトランスフォーメーション
　…………………………………4
テューキー法……………………201
電子化された添付文書（電子添文）
　…………………………………75, 238
電子カルテ………………………307
電子処方箋……………………5, 332
電子版医薬品集システム………274
電子版お薬手帳…………………319
電子版お薬手帳ガイドライン…276
電子薬歴…………………………319
電子レセプト………………………5
点推定値…………………………199
添付文書……………………123, 193
　――医療用医薬品………………75
　――OTC医薬品…………………93
添文ナビ®……………………132, 156

と

同義語………………………………70
統計的シグナル検出……………251
同種同効薬………………………295
統制語………………………………70
透析………………………………108, 161
透析患者に対する投薬ガイドライン
　………………………………163
同等性試験………………………221
同等性/同質性評価………………28
投薬期間制限に関する情報……110
毒性試験………………………15, 17
特定項目製品情報概要…………125
特定使用成績調査…………………47
特定の背景を有する患者に関する注
　意………………………………82
特定保健用食品…………………261
　――の区分……………………261

──の臨床試験における科学的
　根拠の評価……………………261
特定保健用食品情報……………262
特定用途医薬品……………………30
特定臨床研究……………………305
匿名加工情報……………………304
独立変数…………………………202
特例承認……………………………29
特許公報……………………………60
特許実施許諾……………………291
ドナベディアンモデル…………267
ドメイン…………………………131
トランスポーター………………107
取扱い上の注意…………………91,108
トレーシングレポート………274,316

な・に
内的妥当性……………………189,227
二次資料……………………………60
　──の評価……………………192
日本医師会治験促進センター…180
日本医薬情報センター…………180
日本医療機能評価機構…………252
日本中毒情報センター…………177
日本標準商品分類番号……………78
日本薬局方…………………………79
乳児相対摂取量…………………174
乳汁移行性………………………174
尿中未変化体……………………264
妊娠・授乳サポート薬剤師……172
妊娠中の薬物療法………………171
妊娠と薬情報センター………136,175

ね・の
ネステッドケースコントロール研究
　……………………………………213
年次報告書………………………119
能動的医薬品情報提供…………272
ノンパラメトリック検定………200

は
バイアス……………………189,208
バイオアベイラビリティ…87,158,240
バイオ医薬品……………………293
バイオ後続品……………28,241,293
バイオシミラー…………………293
バイオマーカー…………………222
配合変化…………………………103
排泄………………………88,107,264
バイタルサイン…………………321
ハイブリッドデザイン…………213
白書………………………………119
曝露………………………………209
箱ひげ図…………………………197
ハザード比………………………205
バスケット試験…………………221

パスポート………………………330
発生率…………………………215,234
発生割合………………………214,234
パフォーマンスアウトカム……222
パラメトリック検定……………200
反復投与漸増試験…………………19

ひ
ピア・レビュー…………………174
比較効果研究……………………221
被疑薬……………………………246
非重篤………………………………40
ヒストグラム……………………197
必要症例数…………………………20
ヒト血漿中非結合形分率…………19
人を対象とする生命科学・医学系研
　究に関する倫理指針………288,305
批判的吟味…………………188,227
病院情報システム………………316
病院フォーミュラリ……………295
評価指標…………………………190
費用効果分析……………………257
　──の批判的吟味のポイント
　……………………………………259
費用最小化分析…………………256
標準化差…………………………201
標準偏差…………………………195
病棟薬剤業務実施加算…………252
費用便益分析……………………256
標本………………………………195
非臨床試験…………………………17
非臨床プロセス……………………15
比例報告比………………………251
非劣性試験………………………221
品質評価…………………………188

ふ
ファーマコビジランス…………37,44
ファンネルプロット……………231
フィッシャーの正確検定………201
フォーカスチャーチング………328
フォーミュラリ…………………295
　──の運用……………………298
　──の定義……………………297
フォレストプロット……………230
不均衡分析………………………251
副作用……………40,84,108,146,244
副作用・感染症報告制度…………40
副作用等報告……………………75
副作用モニタリング……………251
副次的評価項目…………………222
副次的薬理試験……………………17
服薬指導………………………274,325
服薬情報提供書………………274,316
物理化学的性状……………………8
プライマリーエンドポイント…222

プラセボ対照試験………………221
プラットフォーム試験…………221
フリードマン検定………………201
ブルーブック…………………87,241
ブルーレター……………………125
分散型臨床試験……………………32
分散分析…………………………201
分析的研究………………………207
分析的コホート研究……………212
分布………………………88,107,197,264
分布容積…………………………158

へ
平均値……………………………196
並行群間比較試験………………220
米国国立医学図書館…………69,137
米国国立衛生研究所……………179
併用禁忌……………………………83
ベースラインリスク……………171
ベネフィット／リスク比…………33
ヘルシンキ宣言………………287,300
ベルモント・レポート…………300
変更調剤…………………………292
変量効果モデル…………………230

ほ
報告オッズ比……………………251
報告制度……………………………40
報告バイアス……………………251
包装……………………………91,104
包装状態での貯法………………108
保険給付上の注意………………110
母集団……………………………195
ポリファーマシー……………274,322

ま・み
マイナポータル……………………5
マイナンバーカード…………5,331
マスク化…………………………190
マスタープロトコール…………221
麻薬及び向精神薬取締法…………78
慢性腎臓病………………………161
マン・ホイットニーのU検定…200
見かけの分布容積…………………19
未変化体尿中排泄率…………19,158

む
無再発生存期間…………………236
無作為化…………………………189
無作為化比較試験………………213
無増悪生存期間…………………236
無病生存期間……………………236

め・も

名義尺度	195
メタアナリシス	191, 226, 229
——の手順	229
盲検化	190, 219
目的変数	202
問題志向型記録	326
問題志向型システム	325
問題志向型診療記録	326

や

薬害	50
薬学管理料	317
薬剤鑑別	155
薬剤管理指導記録	318, 325
薬剤経済学	256
薬剤師のためのアンチ・ドーピングガイドブック	136
薬剤師法	270
薬剤情報提供書	275
薬剤服用歴	317
薬剤服用歴管理記録簿	325
薬事委員会	274
薬事審議委員会	52
薬物相互作用	88, 149
薬物速度論的パラメータ	107
薬物治療の個別最適化	319
薬物動態	86, 106, 152, 158
薬物動態学的相互作用	150
薬物動態試験	15, 17
薬物動態パラメータ	158, 160
薬物有害反応	244
薬力学的相互作用	150
薬力学的同等性試験	28
薬理作用	106
薬理作用情報	8
薬理試験	17
薬歴	317
薬歴簿	325
薬局医薬品	93
薬効分類名	78
薬効薬理	90, 105
薬効薬理試験	15, 17

ゆ

優越性試験	221
有害事象	40, 244
——の因果関係評価	246
有害事象共通用語基準	244
有害事象発現時の評価	244
有効期間	78
有効性情報	8
有効性の評価	233
有効成分	91, 95, 103

よ

要因実験デザイン	220
要指導医薬品	93, 279
溶出挙動	240
溶出試験	28
要配慮個人情報	287
用法・用量	82, 95, 105
予測可能性	245

ら

ライフコースデータ	4
ランダム化	189, 219
ランダム化比較試験	207
——の評価	237
濫用のおそれのある医薬品	279

り

リアルワールドデータ	7, 308
利益相反	60, 186, 297
リサーチ・クエスチョン	46
離散型変数	195
リスク	215
リスク差	234
リスク最小化活動	51
リスク比	199, 215, 234
率差	234
率比	199, 215, 234
留意事項通知	101
旅券番号	330
臨床アウトカム評価	222
臨床家評価アウトカム	222
臨床研究	20, 207, 218, 300
——の進め方	301
——の分類	207
——の目的	207
臨床研究情報ポータルサイト	179
臨床研究等提出・公開システム	132
臨床研究登録	305
臨床研究法	31, 305
——の対象範囲	31
臨床試験	17, 21, 218
——の3つのフェーズ	20
——の効果指標	221
臨床試験プロセス	15
臨床成績	89, 105
臨床データパッケージ	105, 239
倫理審査委員会	301

れ・ろ・わ

レギュラトリーサイエンス	33
連続型変数	195
ログランク検定	203
論理演算子	70
ワクチンなどの添付文書の記載	83

A・B

absolute risk(AR)	215
absolute risk reduction(ARR)	215, 234
active control trial	221
adverse drug reaction(ADR)	244
adverse event(AE)	244
AGREE Ⅱ	193
American Hospital Formulary Service(AFHS®)	135
analyses of secular trends	211
analytical study	207
artificial intelligence(AI)	285
attributable risk(AR, ARI)	215
authorized generic(AG)	28, 291
Bayesian confidence propagation neural network (BCPNN)	251, 310
bias	208

C

case-cohort study	213
case-control study	211
case report	210
case series	210
center for cancer genomics and advanced therapeutics (C-CAT)	266
Chi-square test	201
Child-Puph 分類	264, 320
chronic kidney disease(CKD)	161
clinical benefit	222
ClinicalTrials.gov	179
Cochrane Library	61
cohort study	212
common technical document (CTD)	21, 233
——の概念図	24
——の構成	23
Common Terminology Criteria for Adverse Events(CTCAE)	244, 322
——によるグレード分類の原則	245
comparative effectiveness research	221
conflict of interest(COI)	186, 297
confounding	208
Consolidated Standards of Reporting Trials(CONSORT) 声明	237, 305
control event rate(CER)	234

索引

cost-benefit analysis(CBA) ············257
cost-effectiveness analysis (CEA) ············257
cost-utility analysis(CUA) ····258
Council for International Organization of Medical Sciences(CIOMS) ············248
Cox 回帰分析 ············205
cross-sectional study ············211
cytochrome P450(CYP) ········150

D

DDI-Predictor ············153
decentralized clinical trial (DCT) ············32
descriptive study ············207
digital object identifier(DOI) ············73
digital transformation(DX) ········4
disease-free survival(DFS) ············236
disproportionality analysis ····251
dominant ············257
drug event monitoring(DEM) ············282
drug information(DI)ニュース ············272
Drug safety communications ············134
drug safety update(DSU) ····125
drug-induced lymphocyte stimulation test(DLST) ········266
DRUGDEX® ············148
Drugs.com ············148,153

E

ecological study ············211
effect size ············230
effectiveness ············311
efficacy ············311
EMBASE ············61
Emtreeシソーラス ············61
Epocrates® ············148
estimand ············223
EU Clinical Trials Register(EU-CTR) ············179
evidence-based medicine (EBM) ············117,191,225
──の5つのステップ ············226
──の成り立ちと活用の流れ··225
experimental event rate(EER) ············234

F

FINERの基準 ············191
first-in-human(FIH)試験 ············19
Fisher's exact test ············201
Food and Drug Administration (FDA) ············179,310
Friedman's test ············201
full analysis set(FAS) ········190,223

G・H

General Data Protection Regulation(GDPR) ············287
global trade item number (GTIN) ············76
good clinical practice(GCP) ············21,43
good laboratory practice(GLP) ············21
good post-marketing study practice(GPSP) ············37
good quality practice(GQP) ···43
good vigilance practice(GVP) ············37
Google Scholar ············73
healthcare public key infrastructure(HPKI) ············332

I

incidence proportion ············214
incidence rate ············215
incremental cost-effectiveness ratio(ICER) ············257
Individual Patient Data(IPD) ············180
information bias ············208
intent to treat(ITT) ········190,223
International Committee of Medical Journal Editors (ICMJE) ············60,179
International Council for Harmonisation of Technical Requirements for Pharmaceuticals for Human Use(ICH) ············21,84
interquartile range(IQR) ········195
interventional study ············207
interview form(IF) ············100
iyakuSearch ············73,137

J

J-STAGE ············73
Japan Medical Association Center for Clinical Trials (JMACCT) ············179,180
Japan Pharmaceutical Information Center(JAPIC) ············136,179,180
Japan Primary Registries Network(JPRN) ············179,180
Japan Registry of Clinical Trials (jRCT) ············132,179,180,305
Japan Science and Technology Agency(JST) ············73
Japanese adverse drug event report database(JADER) ············146,250,309

K・L

Kaplan-Meier curve ············203
Kaplan-Meier estimate ············203
Kruskal-Wallis test ············201
LactMed® ············136,174
Lexicomp® Drug Interactions ············153
log-rank test ············203

M

Mann-Whitney U test ············200
marketing specialist(MS) ······129
Martindale ············144,148
Mayboomらによる副作用の分類 ············246
Medical Dictionary for Regulatory Activities (MedDRA) ············84
medical information database network(MID-NET®) ············309
medical representative(MR) ············45,240
MEDLINE ············61,69
Medscape ············148
MedWatch ············134
MeSH用語 ············70
Micromedex® ············148
Minds ············114
Mindsガイドラインライブラリ ············114,132
minimum recommended starting dose(MRSD) ············19
MSDマニュアル ············135
multi-item gamma poisson shrinker(MGPS) ············251
multiple ascending dose(MAD)試験 ············19

N

Naranjoスケール ············247
narrative-based medicine (NBM) ············191

339

索引

National Center for Biotechnology Information (NCBI)……69
national database of health insurance claims and specific health checkups of Japan (NDB)……309
National Institute for Health and Clinical Excellence (NICE)……258
National Institute of Health Sciences (NIHS)……147
National Library of Medicine (NLM)……69
nested case-control study……213
no observed adverse effect level (NOAEL)……19
number needed to treat (NNT)……215, 234

O

observational study……207
odds ratio (OR)……235
OTC医薬品使用上の注意改訂情報……97
over the counter (OTC) 版DSU……97
over the counter (OTC) 医薬品……279
　——の「してはいけないこと」……280
overall survival (OS)……236

P・Q

p値……198
patient centricity……15
PDR.Net……148
PECO……189, 226
per protocol set (PPS)……190, 223
performance status (PS)……322
personal health record (PHR)……5
Pharmaceuticals and Medical Devices Agency (PMDA)……120, 131
　——メディナビ……48, 52
PICO……189, 226
POISINDEX……177
preferred reporting items for systematic reviews and meta-analyses (PRISMA)……306
Prescribers' Digital Reference (PDR)……135, 144, 148
problem oriented medical record (POMR)……326
problem oriented record (POR)……326
problem oriented system (POS)……325
progression free survival (PFS)……236
proportional reporting ratio (PRR)……251
PubMed……69, 137
quality-adjusted life year (QALY)……258
quality indicator (QI)……267

R

random error……208
randomized controlled trial (RCT)……237
rate ratio (RR)……215
real world data (RWD)……7, 308
real world evidence (RWE)……308
Recommendations for the Conduct, Reporting, Editing, and Publication of Scholarly Work in Medical Journals (ICMJE Recommendations)……180
relapse-free survival (RFS)……236
relative infant dose (RID)……174
relative risk (RR)……215, 234
relative risk reduction (RRR)……216, 234
reporting odds ratio (ROR)……251
Response Evaluation Criteria in Solid Tumor (RECIST)……322
Risk/benefit Assessment of Drugs, -Analysis & Response (RAD-AR®)……128
risk management plan (RMP)……37, 50, 102, 123, 278
　——の構成……50
　——の適用範囲……50
　——の入手方法……52
　——マーク……51
risk ratio (RR)……215
RxList……148

S・T

selection bias……208
serious adverse event (SAE)……245
side effect……244
single ascending dose (SAD) 試験……19
SOAP形式……328
standard deviation……195
standardised difference……201
Stockley's Drug interactions……153
Strengthening the Reporting of Observational Studies in Epidemiology (STROBE)……306
subacute myelo-optico neuropathy (SMON)……210
systematic error……208
t検定……200
treatment benefit……222

U

UDフォント……185
uniform resource locator (URL)……131
University Hospital Medical Information Network Clinical Trials Registry (UMIN-CTR)……305
University Hospital Medical Information Network (UMIN)……179, 180
unmet medical needs……15
unmet patient needs……15
UpToDate®……143, 148

V・W

VigiBase®……250
Webkis-Plus……147
WHO Primary Registry……180
Wilcoxon rank sum test……200
Wilcoxon signed-rank test……200
World Health Organization-Uppsala Monitoring Centre (WHO-UMC) による分類……247

数字・記号

5 toos……36
95％信頼区間……199
αエラー……198
βエラー……198

Crosslink 薬学テキスト
医薬品情報学

2025年1月10日　第1版第1刷発行

- ■ 編　集　真野泰成　まの　やすなり
- ■ 発行者　吉田富生
- ■ 発行所　株式会社メジカルビュー社
　〒162-0845 東京都新宿区市谷本村町2-30
　電話　03(5228)2050(代表)
　ホームページ　https://www.medicalview.co.jp

　　営業部　FAX　03(5228)2059
　　　　　　E-mail　eigyo@medicalview.co.jp

　　編集部　FAX　03(5228)2062
　　　　　　E-mail　ed@medicalview.co.jp

- ■ 印刷所　シナノ印刷株式会社

ISBN 978-4-7583-2224-9　C3347

©MEDICAL VIEW, 2025.　Printed in Japan

- ・本書に掲載された著作物の複写・複製・転載・翻訳・データベースへの取り込みおよび送信（送信可能化権を含む）・上映・譲渡に関する許諾権は，（株）メジカルビュー社が保有しています．
- ・JCOPY〈出版者著作権管理機構 委託出版物〉
本書の無断複製は著作権法上での例外を除き禁じられています．複製される場合は，そのつど事前に，出版者著作権管理機構（電話 03-5244-5088, FAX 03-5244-5089, e-mail：info@jcopy.or.jp）の許諾を得てください．
- ・本書をコピー，スキャン，デジタルデータ化するなどの複製を無許諾で行う行為は，著作権法上での限られた例外（「私的使用のための複製」など）を除き禁じられています．大学，病院，企業などにおいて，研究活動，診察を含み業務上使用する目的で上記の行為を行うことは私的使用には該当せず違法です．また私的使用のためであっても，代行業者等の第三者に依頼して上記の行為を行うことは違法となります．

薬学生向けの新シリーズが登場!!

薬剤師として求められる基本的な資質・能力を培うために
必要な各科目の学習内容と臨床に必要な知識・情報を
リンクさせて学べる！
講義と臨床の**橋渡し**となる
広く長く活用できる新しいテキスト

[クロスリンク]
Crosslink 薬学テキスト

専門基礎科目 — 専門科目

さまざまな科目をリンクさせて学べる！

Crosslink

国家試験　臨床実習　臨床現場

深く正しい理解につながる！

シリーズの構成

■ 調剤学

編集　鈴木 貴明　山梨大学医学部附属病院 薬剤部 特任教授／薬剤部長

■ 定価 5,500円（本体5,000円＋税10%）
B5判・312頁・イラスト260点, 写真275点　ISBN978-4-7583-2222-5

■ 医薬品情報学

編集　真野 泰成　東京理科大学 薬学部 教授

■ 定価 4,950円（本体4,500円＋税10%）
B5判・356頁・イラスト80点, 写真70点　ISBN978-4-7583-2224-9

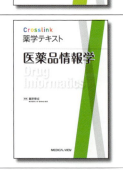

〈以下続刊予定〉　■薬物動態学　■薬理学　■製剤学

■ 体裁：B5判・オールカラー・280〜450頁程度・予価4,500円〜5,500円程度

MEDICAL VIEW